Psychotherapie suizidaler Patienten

Tobias Teismann
Christoph Koban
Franciska Illes
Angela Oermann

Psychotherapie suizidaler Patienten

Therapeutischer Umgang mit Suizidgedanken, Suizidversuchen und Suiziden

unter Mitarbeit von
Eva-Lotta Brakemeier und Rebecca Knoop

hogrefe

Dr. Tobias Teismann, geb. 1975. Diplom-Psychologe und Psychologischer Psychotherapeut (Verhaltenstherapie). 2009 Promotion. 2004–2012 Wissenschaftlicher Mitarbeiter in der AE Klinische Psychologie und Psychotherapie der Ruhr-Universität Bochum. Seit 2012 Geschäftsführender Leiter des Zentrums für Psychotherapie (ZPT) der Ruhr-Universität Bochum. Tätigkeit als Psychotherapeut und Supervisor.

Dr. Christoph Koban, geb. 1966. Diplom-Psychologe und Psychologischer Psychotherapeut (Verhaltenstherapie). 2006 Promotion. 1996–1999 Wissenschaftlicher Mitarbeiter in der AE Klinische Psychologie und Psychotherapie der Ruhr-Universität Bochum. 1999-2014 Geschäftsführender Leiter des Studiengangs Psychotherapie der Ruhr-Universität Bochum. Seit 2014 in freier Praxis als Psychotherapeut, Dozent, Prüfer und Supervisor in Krefeld bzw. Essen tätig.

Dr. Franciska Illes, geb. 1972. Diplom-Psychologin und Psychologische Psychotherapeutin (Verhaltenstherapie). 2008 Promotion. 2004–2015 klinische und wissenschaftliche Tätigkeit an der LWL-Universitätsklinik für Psychiatrie, Psychotherapie und Präventivmedizin der Ruhr-Universität Bochum, dort Leitung der Arbeitsgruppe Suizidpostvention, Psychologische Leitung der Traumaambulanz sowie Leitung des Kollegialen-Hilfeteams der Klinik. Seit 2015 in eigener Praxis als Psychotherapeutin und Supervisorin in Bonn niedergelassen.

Dipl.-Psych. Angela Oermann, geb. 1967. Diplom-Psychologin und Psychologische Psychotherapeutin (Verhaltenstherapie). 1998–2008 Psychologin im Zentrum für Soziale Psychiatrie GmbH, Forensik, Haina. 2008-2010 Leitende Psychologin der Fachklinik Hochsauerland. Seit 2010 freiberufliche Tätigkeit als Psychotherapeutin, Dozentin und Supervisorin in Bochum.

Bibliografische Information der Deutschen Nationalbibliothek
Die Deutsche Nationalbibliothek verzeichnet diese Publikation in der Deutschen Nationalbibliografie; detaillierte bibliografische Daten sind im Internet über http://dnb.dnb.de abrufbar.

Hogrefe Verlag GmbH & Co. KG
Merkelstraße 3
37085 Göttingen
Deutschland
Tel.: +49 551 999 50 0
Fax: +49 551 999 50 111
E-Mail: verlag@hogrefe.de
Internet: www.hogrefe.de

Satz: ARThür Grafik-Design & Kunst, Weimar
Druck: Media-Print Informationstechnologie GmbH, Paderborn
Printed in Germany
Auf säurefreiem Papier gedruckt

1. Auflage 2016

(E-Book-ISBN [PDF] 978-3-8409-2584-9; E-Book-ISBN [EPUB] 978-3-8444-2584-0
ISBN 978-3-8017-2584-6
http://doi.org/10.1026/02584-000

Inhaltsverzeichnis

Vorwort

Im Jahr 2012 sind weltweit etwa 800.000 Menschen durch einen Suizid verstorben (WHO, 2014), davon etwa 10.000 Menschen in Deutschland (Statistisches Bundesamt, 2014). Von Suizidalität betroffen sind oftmals hoffnungslose Personen in subjektiv schwer lösbaren Lebenskrisen, und dabei insbesondere Menschen, die an einer psychischen Erkrankung leiden. Psychotherapeuten, Psychiater und psychiatrische Pflegekräfte treten entsprechend am häufigsten mit suizidalen Personen in Kontakt. Studien zufolge erleben 20 bis 30 % der Psychologen und ca. 50 % der Psychiater mindestens einen Patientensuizid im Rahmen ihrer Berufslaufbahn (Chemtob et al., 1988; Brown, 1989). Das empathische Verstehen der Innenwelt einer suizidalen Person in Balance mit teils erforderlichem direktivem Vorgehen, der Kontaktaufbau, die Beurteilung des aktuellen Suizidrisikos, die Einschätzung der Distanzierungs- und Absprachefähigkeit sowie die (langfristige) Behandlung suizidalen Erlebens und Verhaltens gehören sicher zu den schwersten und gleichzeitig verantwortungsvollsten Aufgaben und Herausforderungen für professionelle Helfer, die psychotherapeutisch und psychiatrisch tätig sind.

Dem gegenüber steht, dass es in den vergangenen Jahren eine sehr positive Entwicklung im Bereich der Suizidalitätsforschung gegeben hat, die sowohl die psychologische Theoriebildung (O'Connor & Nock, 2014) als auch die empirische Überprüfung von Kriseninterventions- und Psychotherapiekonzepten betreffen. Unser Anliegen als Autoren war es, einen Behandlungsleitfaden anzufertigen, welcher dieses Wissen zum Thema Suizidalität zusammenführt. Kern der Darstellung ist die praxisorientierte Beschreibung und fallbezogene Veranschaulichung von Strategien und Methoden der Risikoabschätzung, Krisenintervention und Therapie bei suizidalen Erwachsenen, Kindern, Jugendlichen und alten Menschen. Es werden verschiedene Verfahren und Konzepte zur Risikoabschätzung, zur Feinsteuerung der therapeutischen Beziehung, zur Analyse und Optimierung der motivationalen Ausgangslage und zur weiteren Ausgestaltung der Krisenintervention vorgestellt. In Bezug auf letztere wird zudem differenziert zwischen Krisenintervention bei akuter und bei hochakuter Suizidalität: Mit hochakuter Suizidalität sind dabei Situationen gemeint, in denen eine Person Gefahr läuft, einen Suizid unmittelbar zu vollziehen. Hinsichtlich der längerfristigen Therapie zur Modifikation suizidfördernder Faktoren werden sowohl Strategien der kognitiven Therapie als auch der dialektisch-behavioralen Therapie beschrieben. Spezifikationen für den Umgang mit suizidalen Kinder und Jugendlichen sowie älteren Erwachsenen werden auch jeweils aus der Perspektive dieser beiden Therapieformen benannt. In einem Gast-Kapitel stellen Eva-Lotta Brakemeier und Rebecca Knoop zudem den Umgang mit suizidalen Patienten im Rahmen des Cognitive Behavioral Analysis System of Psychotherapy (CBASP) vor. Während die antisuizdale Wirkung der kognitiven Therapie und der dialektisch-behavioralen Therapie bereits gut dokumentiert werden konnte, fehlt es bislang (noch) an entsprechenden Nachweisen für CBASP. Die besondere Fokussierung der Therapiebeziehung und verschiedene innovative Einzelmethoden lassen den Ansatz allerdings als sehr vielversprechend erscheinen, sodass uns eine Integration in das vorliegende Buch angemessen schien. Die Evidenzen für die im Buch dargestellten Behandlungsansätze inklusive pharmakologischer Interventionen werden in einem eigenen Kapitel umrissen.

Aspekte der Risikoabschätzung, Krisenintervention und Therapie sind nicht getrennt voneinander zu betrachten, sondern greifen vielmehr ineinander bzw. sind Teil voneinander. Folglich bauen die Praxis-Kapitel in diesem Buch weitgehend aufeinander auf und sollten bestenfalls entsprechend gelesen werden.

Der Praxisteil des Buches ist eingebettet in Informationen, die das praktische Handeln begründen bzw. ergänzen. In diesem Sinne wird einleitend zunächst eine Begriffsbestimmung vorgenommen, bevor ein Überblick über epidemiologische Daten und die jeweiligen Verläufe suizidaler Krisen gegeben wird. Ebenso wird über einzelne Risiko- und Schutzfaktoren sowie über mögliche Komorbiditäten informiert. Ergänzend werden psychologische Ätiologiemodelle vorgestellt, die für das differenzierte Verstehen, für die Risikoabschätzung und für die Behandlung suizidaler Patienten von besonderer Bedeutung sind. Schlussendlich wird ein Überblick über den Interventions- und Forschungsbereich der Postvention gegeben, der sich mit den Mitbetroffenen eines Suizides befasst. Hierzu können neben den Angehörigen auch Mitpatienten oder auch die Behandler selbst zählen. Im letzten Kapitel des Buches wird auf zentrale rechtliche Aspekte im Umgang mit akuter Suizidalität eingegangen, deren Beachtung für Behandler von Relevanz ist.

Das Buch richtet sich in erster Linie an interessierte Fachleute, die regelmäßig mit dieser Thematik konfrontiert sind, wendet sich jedoch auch an jeden, der sich aus persönlichem Interesse eingehender mit der Thematik vertraut machen möchte. Ausschließlich aus Gründen der besseren Lesbarkeit wurde durchgängig die männliche Sprachform verwendet, wenngleich immer beide Geschlechter gemeint sind.

Bochum, Essen und Bonn, im Februar 2016

Tobias Teismann, Christoph Koban,
Franciska Illes und Angela Oermann

Kapitel 1

Definitionen, Häufigkeit und Risikofaktoren

1.1 Definition und Klassifikation suizidalen Erlebens und Verhaltens

Beispiele:

Sven B., ein 14-jähriger Realschüler, verfasst nach einem Streit mit seinen Eltern, einen Abschiedsbrief, schließt sich in sein Zimmer ein, nimmt fünf Paracetamol-Tabletten und legt sich schlafen. Am Morgen finden die Eltern den Abschiedsbrief. Sie wecken den Jungen und fahren mit ihm in die Notaufnahme einer Klinik. Hier berichtet Sven, dass er von der letalen Wirkung einer Paracetamolvergiftung gelesen hatte. Eine körperliche Schädigung aufgrund der Tabletteneinnahme zeigte sich nicht und Sven kann unmittelbar wieder mit nach Hause gehen.

Sören A., ein 32-jähriger Werbetexter, geht in der Silvesternacht in stark angetrunkenem Zustand zum nächstgelegenen Bahndamm und stellt sich auf die Gleise. Für ca. 30 Minuten bleibt er dort stehen und wünscht sich, tot zu sein. Er verlässt die Gleise als sich ein Güterzug nähert und geht nach Hause. Der Wunsch, tot zu sein, den er in der Nacht als sehr drängend wahrgenommen hat, ist am nächsten Morgen für ihn nicht mehr nachvollziehbar.

Die beiden skizzierten suizidalen Personen sind sich in ihrer jeweiligen aktuellen Ausgangslage, ihren Gefühlen und Motiven, ihren Gedankengängen und ihrem Verhalten einerseits ähnlich (u. a. bezüglich der Idee eines selbst gewählten Todes), andererseits unterscheiden sie sich aber auch deutlich hinsichtlich ihrer Handlungsentscheidungen. Was ist nun ein Suizidversuch? Auch wenn dies auf den ersten Blick relativ klar zu sein scheint, ist die Klassifikation im Einzelfall oftmals schwierig und verschiedene Behandler kommen zu unterschiedlichen Einschätzungen. Schwierigkeiten bei der Klassifikation suizidalen Verhaltens ergeben sich vor allem daraus, dass idiosynkratrische Maßstäbe bei der Gewichtung von Intention und potenzieller Letalität der vollzogenen Handlung angesetzt werden. Die verschiedenen Betrachtungsweisen spiegeln sich in einer Vielzahl verschiedener Definitionen und Abgrenzungen suizidalen Verhaltens wieder. Bis heute existiert keine einheitliche international gebräuchliche Nomenklatur und Klassifikation suizidbezogener Gedanken und Verhaltensweisen. Erst im DSM-5 (APA/Falkai et al., 2015) wird mit der Kategorie „Suizidale Verhaltensstörung" der Versuch unternommen, Suizidalität fokussiert zu klassifizieren; DSM-IV-TR (Sass, Wittchen, Zaudig & Houben, 2003) bietet dies nicht, sodass im Folgenden zunächst auf Klassifikationen suizidalen Erlebens und Verhaltens jenseits vom DSM eingegangen wird.

Tabelle 1: Nomenklatur suizidbezogener Verhaltensweisen (nach Silverman et al., 2007)

	Suizidale Intention		
Körperliche Schädigung	***nein***	***unklar***	***ja***
nein	Selbstverletzung I	unbestimmtes suizidbezogenes Verhalten I	Suizidversuch I
nicht tödlich	Selbstverletzung II	unbestimmtes suizidbezogenes Verhalten II	Suizidversuch II
tödlich	selbstherbeigeführter, nicht-intendierter Tod	selbstherbeigeführter Tod mit unbestimmter Intention	Suizid

Basierend auf früheren Arbeiten zur Begriffsbestimmung, legten Silverman, Berman, Sanddal, O'Carroll und Joiner (2007) einen Vorschlag zur Nomenklatur suizidaler Verhaltensweisen vor, der weitreichende Beachtung gefunden hat. Wie aus Tabelle 1 ersichtlich, stellen Silverman et al. (2007) zufolge die Abwesenheit bzw. das Vorhandensein einer Suizidintention – neben dem Ausmaß physischer Schädigung – die zentralen Differenzierungsmerkmale suizidbezogener Verhaltensweisen dar.

Auch wenn die Begrifflichkeit eher sperrig ist, erlaubt der Vorschlag eine sorgfältige Differenzierung verschiedener Arten von Selbstverletzungen. Das Wissen um die Intention, mit der eine Selbstverletzung ausgeführt wurde, entscheidet dabei über die Einordnung des Verhaltens als Selbstverletzung vs. Suizidversuch. Das Ausmaß an körperlicher Schädigung wird als zweite Beschreibungsdimension herangezogen. In der Praxis sei allerdings davor gewarnt, den Schweregrad einer körperlichen Schädigung unkritisch als Indikator für die Ernsthaftigkeit einer Selbstschädigung heranzuziehen: Viele Personen wissen nicht um die vorhandene bzw. fehlende Tötungspotenz einer gewählten Methode und manche sehr ernsthaften Tötungsversuche können ohne körperliche Schädigung ausgehen.

Vor dem Hintergrund der Notwendigkeit, suizidale Verhaltensweisen in Pharmakostudien standardisiert erfassen zu können, wurde von Posner, Oquendo, Gould, Stanley und Davies (2007) ein Klassifikationssystem vorgeschlagen, das Ähnlichkeiten mit dem Modell von Silverman et al. (2007) aufweist und dessen Nutzung mittlerweile vom amerikanischen Center for Disease Control and Prevention (CDC; Crosby, Ortega & Melanson, 2011), empfohlen wird. Im Rahmen dieses Klassifikationssystems werden unter dem Oberbegriff „Selbstverletzendes Verhalten" drei Klassen von Verhaltensmustern differenziert: (1) nicht suizidales selbstverletzendes Verhalten, (2) unbestimmtes selbstverletzendes Verhalten und (3) suizidales Verhalten. Die Differenzierung der drei Verhaltensklassen erfolgt auf Basis der dem Verhalten zugrundeliegenden Intention. Innerhalb der Gruppe

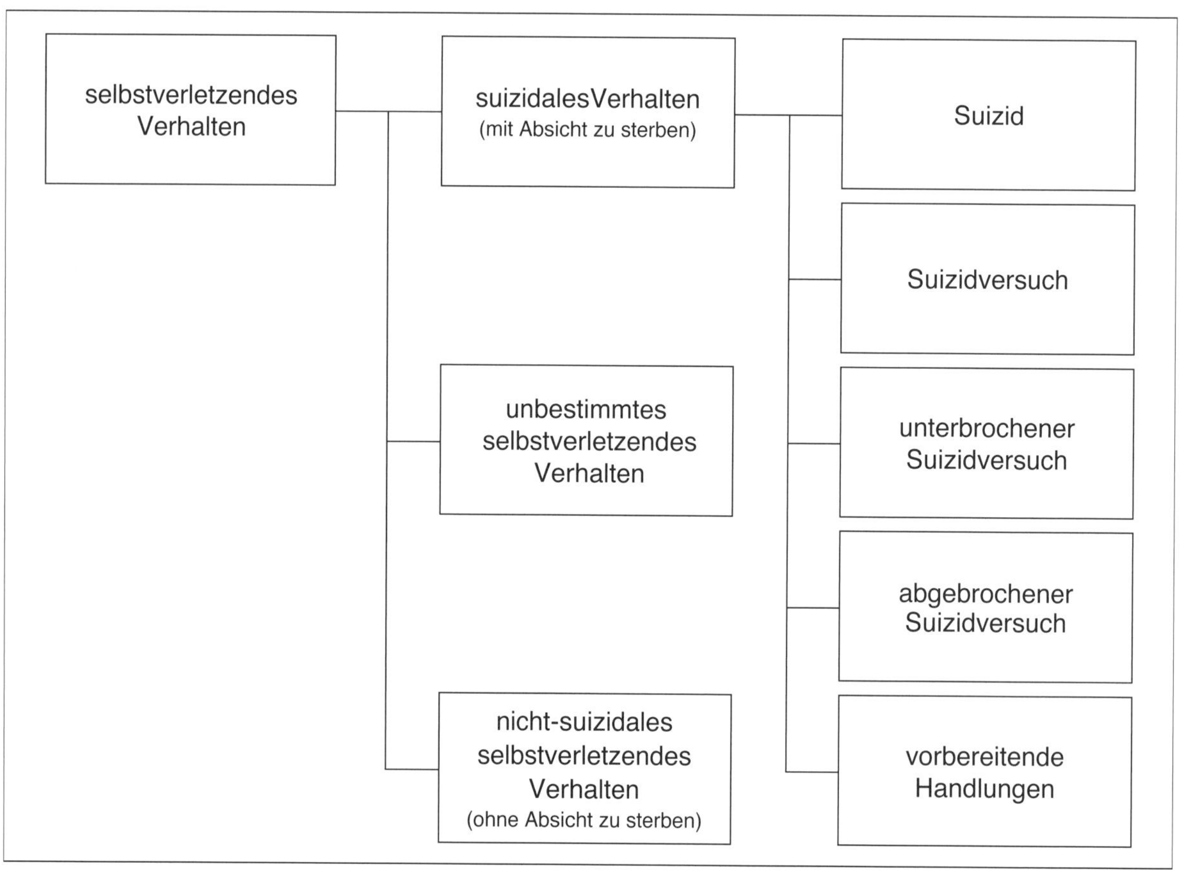

Abbildung 1: Klassifikation selbstverletzenden Verhaltens (nach Posner et al., 2014)

des suizidalen Verhaltens wird weiter differenziert in vorbereitendes Verhalten, abgebrochene Suizidversuche, unterbrochene Suizidversuche, Suizidversuche und Suizide (vgl. Abb. 1).

Die verschiedenen Begriffe werden wie folgt definiert und charakterisiert (Crosby et al., 2011; Posner, Brodsky, Yershova, Buchanan & Mann, 2014):

- *Suizid:* Tod aufgrund eines intentionalen, selbstschädigenden Verhaltens, das mit einem gewissen Maß an Absicht zu sterben assoziiert war. Drei Bestimmungsmerkmale gelten als zentral: (1) Die Person ist tot. (2) Das Verhalten der Person selbst führte zum Tod. (Die Person muss die tödliche Handlung allerdings nicht selber ausgeführt haben – sie muss sie lediglich selbst initiiert haben.) (3) Die Person hatte (in gewissem Ausmaß) die Absicht, ihren eigenen Tod herbeizuführen. Eine entsprechende Intention wird entweder erschlossen oder wurde explizit zum Ausdruck gebracht.

  Beispiel:

  Ein 42-jähriger KFZ-Mechaniker fährt nach einem erneuten und heftigen Streit mit seiner langjährigen Partnerin in ein entlegenes Waldgebiet und erhängt sich. Per SMS verabschiedet er sich kurz vorher noch von seiner Mutter.

- *Suizidversuch:* Auf die eigene Person gerichtetes, potenziell selbstverletzendes Verhalten, das nicht zum Tod führte, aber mit einem gewissen Maß an Absicht zu sterben, assoziiert war. Wiederum gelten drei Bestimmungsstücke als zentral: (1) Die Person hatte (in gewissem Ausmaß) die Absicht, ihren eigenen Tod herbeizuführen. Diese Absicht wird entweder erschlossen oder wurde explizit zum Ausdruck gebracht. (2) Es wurde ein Verhalten gezeigt, das das Potenzial zur Selbstschädigung hatte bzw. von dem die Person dachte, dass es dieses Potenzial hat. (3) Eine Verletzung oder Schädigung kann, aber muss nicht eingetreten sein.

  Beispiele:

  Ein 64-jähriger Geschäftsmann versucht, sich mit einer Kreissäge selbst zu enthaupten, nachdem mehrere Behandlungen wegen Alkohol- und Medikamentenabhängigkeit gescheitert sind und ein anhaltender Tinnitus erheblichen Leidensdruck verursacht. Bei der ersten Schnittverletzung am Hals gibt der Mann den Versuch auf.

  Auch der eingangs beschriebene Fall von Sven B. ist als Suizidversuch zu klassifizieren. Es bestand eine Intention zur Selbsttötung und der Junge vermutete, dass bereits eine geringe Dosis an Paracetamol tödlich wirke.

- *Unterbrochener Suizidversuch (interrupted suicide attempt)*: Die Ausführung eines auf die eigene Person gerichteten, potenziell selbstverletzenden Verhaltens, das mit einem gewissen Maß an Absicht zu sterben assoziiert ist, wird durch eine andere Person unterbrochen/verhindert, bevor es zu einer Schädigung oder einer potenziellen Schädigung gekommen ist. Zwei Merkmale sind entscheidend, um von einem unterbrochenen Suizidversuch zu sprechen: (1) Ohne die Unterbrechung wäre es zum Suizid(versuch) gekommen. (2) Es ist zu keiner Verletzung gekommen. (In dem Moment, in dem eine erste Tablette eingenommen oder ein erster Schnitt gesetzt wurde, handelt es sich um einen Suizidversuch.)

  Beispiel:

  Ein 19-jähriger Mann kündigt seinen unmittelbar bevorstehenden Suizid in einem Internetforum an. Der Polizei gelingt es, den Mann zu identifizieren und sich Zugang zu dessen Wohnung zu verschaffen. Er kann davon abgehalten werden, sich in eine bereits angebrachte Schlinge sinken zu lassen.

- *Abgebrochener Suizidversuch (aborted suicide attempt)*: Die Ausführung eines auf die eigene Person gerichteten, potenziell selbstverletzenden Verhaltens, das mit einem gewissen Maß an Absicht zu sterben assoziiert ist, wird vorbereitet. Die Person selbst stoppt ihr Verhalten jedoch unmittelbar bevor es zu einer Schädigung oder einer potenziellen Schädigung gekommen ist. Wie beim unterbrochenen Suizidversuch gilt auch hier: (1) Ohne die Unterbrechung wäre es zum Suizid(-versuch) gekommen. (2) Es ist zu keiner Verletzung gekommen. (In dem Moment, in dem eine erste Tablette eingenommen oder ein erster Schnitt gesetzt wurde, handelt es sich um einen Suizidversuch.)

  Beispiele:

  Ein 76-jähriger ehemaliger Bergmann plant, sich mit seinem Jagdgewehr zu erschießen, nachdem eine Krebserkrankung bei ihm diagnostiziert wurde. Er schreibt einen Abschiedsbrief, begibt sich in einen nahegelegenen Schrebergarten und setzt sich die Waffe an die Schläfe. Obwohl er „kein Feigling sei", kann er nicht abdrücken. Nach 30 Minuten kehrt er nach Hause zurück.

Auch der eingangs beschriebene Fall von Sören A. ist als abgebrochener Suizidversuch zu klassifizieren.

- *Vorbereitende Handlungen bzw. vorbereitendes Verhalten (preparatory acts or behavior)*: Vorbereitungen zur Durchführung eines Suizid(versuchs). Hierzu zählt beispielsweise das Schreiben eines Abschiedsbriefes, das Verfassen eines Testamentes, der Erwerb einer Waffe bzw. das Sammeln von Medikamenten. Suizidgedanken oder Verbalisierungen derselben gelten nicht als vorbereitendes Verhalten.

Beispiel:

Eine 17-jährige Schülerin beschließt sich – aufgrund eines eskalierten Konflikts mit ihren Eltern – zu töten. Während eines Schülerpraktikums bei einem Tierarzt stiehlt sie mehrere Ampullen eines Einschläferungsmittels für Hunde. Zudem sammelt sie Schmerztabletten ihrer Mutter. In Internetforen erkundigt sie sich exzessiv über die Vor- und Nachteile verschiedener Tötungsmethoden.

In den vorgestellten Klassifikationssystemen besitzt die Intention, mit der eine selbstverletzende Handlung ausgeführt wird, entscheidende differenzialdiagnostische Relevanz. Um von einer suizidalen Handlung sprechen zu können, muss ein gewisses Ausmaß an Absicht, durch die Handlung zu sterben, eruierbar sein; andernfalls handelt es sich um nicht suizidales oder unbestimmtes selbstverletzendes Verhalten. Die Bestimmung des Ausmaßes an Intentionalität erfolgt nun entweder durch Selbstauskunft des Betroffenen oder durch die Berücksichtigung der Umstände des Suizidversuchs bzw. Suizids.

Als Indikatoren für intentionales Handeln gelten u. a. folgende Merkmale:

a) es wurde ein hochletales Verhalten ausgeführt [z. B. der Versuch, sich in den Kopf zu schießen oder der Sprung von einem sehr hohen Gebäude (bei bestehendem Realitätsbezug)]
b) das suizidale Verhalten wurde (zeitlich/räumlich) so ausgeführt, dass eine Rettung unwahrscheinlich war,
c) die Person hat Vorkehrungen gegen den Abbruch der suizidalen Handlung getroffen (beispielsweise indem sie sich an Zugschienen oder unter Wasser festgekettet hat),
d) die Person hat nach der Durchführung der suizidalen Handlung kein hilfesuchendes Verhalten gezeigt,
e) Vorbereitungshandlungen, wie z. B. das Schreiben eines Abschiedsbriefes, wurden getroffen (Beck, Shuyler & Herman, 1974; Posner et al., 2014).

Grundsätzlich muss man sich allerdings darüber im Klaren sein, dass die Erfassung der Intention, die selbstverletzenden Handlungen zugrunde liegt, stark fehleranfällig ist: Selbstberichtete Intentionalität kann durch den Kontext, in dem sie erfragt wird, und durch potenzielle Konsequenzen der Offenbarung von suizidaler bzw. nicht suizidaler Intention beeinflusst werden. Überdies können sowohl Intoxikationszustände zum Zeitpunkt der suizidalen Handlung als auch impulsives Handeln und ambivalentes Erleben eine klare Benennung der eigenen Intentionen unmöglich machen. Die Umstände eines selbstverletzenden Verhaltens können schließlich so arrangiert werden, dass es nach einem Suizidversuch aussieht, ohne tatsächlich einer zu sein; wie auch der umgekehrte Fall, in dem ein tatsächlicher Suizidversuch den Anschein eines Unfalls vermittelt, denkbar ist. Im Einzelfall ist die Bestimmung der Intentionalität also mit diversen Schwierigkeiten behaftet.

Merke: Unakzeptable Begriffe

Auf dem Weg zu einer einheitlichen Bezeichnung suizidaler Verhaltensweisen empfiehlt die CDC (Crosby et al., 2011) auf verschiedene Begriffe zukünftig zu verzichten, entweder weil sie uneindeutig, tautologisch oder diffamierend sind, u. a.: *vollendeter Suizid, nicht tödlicher Suizid, erfolgreicher Suizid, gescheiterter Versuch, Parasuizid, manipulativer Akt.* Im deutschen Sprachraum herrscht weitgehende Einigkeit darüber, dass der Begriff Selbstmord aufgrund seiner moralisch, justiziablen Konnotation nicht verwendet werden sollte.

Suizidgedanken werden in der Klassifikation von Posner et al. (2007) nicht umfassend definiert. Wenzel, Brown und Beck (2009) verstehen unter Suizidgedanken *(suicidal ideation)* alle Gedanken, Vorstellungen, Überzeugungen, Stimmen (d. h. akustische Halluzinationen) oder andere Kognitionen, die eine Person hinsichtlich der absichtlichen Beendigung ihres eigenen Lebens hat. Unterschieden werden in der Regel sogenannte *passive Suizidgedanken*, also Gedanken, in denen ein Todeswunsch zum Ausdruck kommt, ohne dass bereits eine Handlungsabsicht formuliert wird („Manchmal wäre es mir am liebsten, ich würde einfach nicht mehr aufwachen“), und *aktive Suizidgedanken*, die das angestrebte Ziel, am Ende einer selbstinitierten Handlung tot zu sein und dies auch zu wollen beinhalten („Ich möchte mir das Leben nehmen“). Silverman et al. (2007) differenzieren suizidbezogene Gedanken des Weiteren nach dem Ausmaß an Absichtsbildung (ohne suizidale Absicht, mit unklarer suizidaler Absicht, mit suizidaler Absicht) und nach der Häufigkeit ihres Auftretens (gelegentlich, vorübergehend, anhaltend).

Wurden Suizidgedanken und -versuche im DSM-IV-TR (Sass et al., 2003) ausschließlich als Symptome im Rahmen einer Major Depression und einer Borderline Persönlichkeitsstörung aufgeführt, so wird suizidales Verhalten im DSM-5 (APA/Falkai et al., 2015) erstmals auf Störungsebene definiert. Im Rahmen der Forschungskriterien wurde eine suizidale Verhaltensstörung *(suicidal behavior disorder)* in den Kanon der weiter zu erforschenden Störungen aufgenommen (vgl. Kasten 1). Kern des Störungsbildes ist die Durchführung eines Suizidversuchs. Im Sinne der Klassifikation von Posner et al. (2007) wird im DSM-5 des Weiteren zwischen der suizidalen Verhaltensstörung und nicht suizidalem selbstverletzenden Verhalten unterschieden (vgl. Kasten 2).

Kasten 1: Diagnostische Kriterien für die Suizidale Verhaltensstörung nach DSM-5 (Abdruck erfolgt mit Genehmigung aus der deutschen Ausgabe des Diagnostic and Statistical Manual of Mental Disorders, Fifth Edition © 2013, Dt. Ausgabe: © 2015, American Psychiatric Association. Alle Rechte vorbehalten)

A. Die Person hat innerhalb der letzten 24 Monate einen Suizidversuch unternommen.

Beachte: Ein Suizidversuch ist ein selbstinitiierter Verhaltensablauf einer Person, die zum Zeitpunkt der Initiierung annimmt, dass der Ablauf der Handlung zu ihrem eigenen Tod führt. Der „Zeitpunkt der Initiierung“ ist der Zeitpunkt, an dem das Verhalten eingetreten ist, das die Anwendung der Methode beinhaltet.

B. Die Tat erfüllt nicht die Kriterien für Nichtsuizidale Selbstverletzungen – d.h. sie beinhaltet keine Selbstverletzungen, die der Körperoberfläche zum Zweck der Entlastung von negativen Gefühlen, von einem kognitiven Zustand oder zur Herbeiführung eines positiven Gefühls zugefügt werden.

C. Die Diagnose bezieht sich nicht auf Suizidgedanken oder Suizidvorbereitungen.

D. Die Tat wurde nicht während eines Delirs oder eines Zustandes der Verwirrtheit initiiert.

E. Die Tat wurde nicht ausschließlich aufgrund eines politischen oder religiösen Ziels ausgeführt.

Bestimme ob:

Aktuell: Nicht mehr als 12 Monate seit dem letzten Versuch.

Frühremittiert: 12 bis 24 Monate seit dem letzten Versuch.

Kasten 2: Diagnostische Kriterien für Nichtsuizidale Selbstverletzungen nach DSM-5 (Abdruck erfolgt mit Genehmigung aus der deutschen Ausgabe des Diagnostic and Statistical Manual of Mental Disorders, Fifth Edition © 2013, Dt. Ausgabe: © 2015, American Psychiatric Association. Alle Rechte vorbehalten)

A. Die Person hat sich im letzten Jahr an fünf oder mehr Tagen absichtlich selbst Schaden an der Körperoberfläche in einer Weise zugefügt, dass dies zu Blutungen, Blutergüssen oder Schmerz (z.B. durch Schneiden, Brennen, Stechen, Hauen, starkes Reiben) geführt hat. Dies ist in der Erwartung geschehen, dass die Verletzung nur zu geringem oder mäßigem körperlichen Schaden führt (d.h. es bestand keine suizidale Absicht).

Beachte: Das Nichtvorhandensein einer Suizidabsicht wurde entweder durch die Person bestätigt oder kann daraus geschlossen werden, dass die Person wiederholt selbstschädigende Verhaltensweisen zeigt, von denen sie weiß oder gelernt hat, dass sie wahrscheinlich nicht zum Tod führen.

B. Die Person führt das selbstverletzende Verhalten mit mindestens einer der folgenden Erwartungen aus:

1. Um Entlastung von negativen Gefühlen oder einem negativen kognitiven Zustand zu erleben.
2. Um zwischenmenschliche Probleme zu lösen.
3. Um einen positiven Gefühlszustand herbeizuführen.

Beachte: Die angestrebte Entlastung oder Reaktion wird während oder kurz nach der Selbstverletzung erlebt. Das Verhaltensmuster der Person kann eine Abhängigkeit von der wiederholten Ausführung des selbstverletzenden Verhaltens nahelegen.

C. Die absichtliche Selbstverletzung wird von mindestens einem der folgenden Merkmale begleitet:

1. Zwischenmenschliche Probleme oder negative Gefühle oder Gedanken wie Depression, Angst, Anspannung, Ärger, generalisiertes subjektives Leiden oder Selbstkritik unmittelbar vor dem selbstverletzendem Verhalten.

2. Vor der Einleitung des Verhaltens besteht eine Phase des gedanklichen Verhaftetseins mit dem beabsichtigten Verhalten, welches schwer kontrolliert werden kann.

3. Häufige Gedanken an Selbstverletzungen, die sich nicht im Verhalten niederschlagen müssen.

D. Das Verhalten ist nicht sozial sanktioniert (z. B. Body-Piercing, Tattoos, Teil eines religiösen oder kulturellen Rituals) und beschränkt sich nicht auf das Aufkratzen von Schorf oder das Beißen von Nägeln.

E. Das Verhalten oder dessen Folgen verursachen in klinisch bedeutsamer Weise Leiden oder Beeinträchtigungen in sozialen, ausbildungsrelevanten oder anderen wichtigen Funktionsbereichen.

F. Das Verhalten tritt nicht ausschließlich während psychotischer Episoden, eines Delirs, einer Substanzintoxikation oder einem Substanzentzug auf. Bei Personen mit einer Störung der neuronalen und mentalen Entwicklung tritt das Verhalten nicht als Teil eines Musters repetitiver Stereotypien auf. Das Verhalten kann nicht besser durch eine andere psychische Störung oder einen medizinischen Krankheitsfaktor erklärt werden (z. B. psychotische Störung, Autismus-Spektrum-Störung, Intellektuelle Beeinträchtigung, Lesch-Nyhan-Syndrom, Stereotype Bewegungsstörung mit selbstverletzendem Verhalten, Trichotillomanie [Pathologisches Haareausreißen], Dermatillomanie [Pathologisches Hautzupfen/-quetschen]).

Im vorliegenden Buch werden die verschiedenen Begriffe in der hier definierten Weise verwendet. Der Begriff Suizidalität wird als Oberbegriff für Suizidgedanken, Suizidpläne, Suizidversuche und Suizide verwendet.

1.2 Epidemiologie

Im Jahr 2012 starben in der Bundesrepublik Deutschland 9.890 Menschen durch einen *Suizid* (Statistisches Bundesamt, 2014). Weltweit kamen im gleichen Jahr etwa 804.000 Menschen durch einen Suizid ums Leben (WHO, 2014). Bezieht man die Zahl der Gestorbenen auf 100.000 Personen der Bevölkerung, so resultiert eine Suizidrate von 12.1 für Deutschland und eine globale Suizidrate von 11.4. Suizide machen weltweit 1.4 % aller Todesfälle aus. In der Altersgruppe der 10- bis 24-Jährigen sind Suizide die zweithäufigste Todesursache nach Verkehrsunfällen. Weltweit sind 56 % aller gewalttätigen Todesfälle (inkl. kriegerischer Auseinandersetzungen) Selbsttötungen; in Industrienationen sind es 81 % (WHO, 2014). Im internationalen Vergleich liegt die Suizidrate in Deutschland – genauso wie in den USA – im mittleren Bereich (9 bis 15). Die höchsten Suizidraten weltweit (≥ 30) finden sich in Litauen, Süd- und Nordkorea und die niedrigsten Suizidraten (≤ 2) in verschiedenen Karibikstaaten sowie in verschiedenen arabischen Ländern (WHO, 2014).

In Deutschland nimmt die Suizidgefährdung – wie in den meisten Nationen – mit steigendem Alter zu. Das durchschnittliche Suizidalter lag im Jahr 2012 bei Männern bei 57 Lebensjahren und bei Frauen bei 59 Lebensjahren. Ungefähr 30 % aller Suizide werden von Menschen über 65 Jahren verübt. Die Anzahl der Suizide pro 100.000 Einwohner lag im Jahr 2012 bei den 20- bis 25-jährigen Männern bei 11.9 und bei Frauen gleichen Alters bei 3.2. Im Vergleich dazu lag die Suizidrate bei 85- bis 90-jährigen Männern bei 73.2 und bei Frauen bei 15.1. Bis zur Pubertät sind Suizide vergleichsweise selten: 20 Kinder (≤ 14 Jahre) verübten im Jahr 2012 in Deutschland einen Suizid (Statistisches Bundesamt, 2014).

Männer versterben in Deutschland, wie auch in anderen Industrienationen, etwa zwei- bis dreimal so häufig an einem Suizid wie Frauen. Im Jahr 2012 nahmen sich in Deutschland 7.287 Männer und 2.603 Frauen das Leben (Statistisches Bundesamt, 2014). Die höhere Suizidrate von Männern wird vor allem darauf zurückgeführt, dass diese eher harte Methoden, d. h. solche mit einer geringeren Rettungswahrscheinlichkeit (z. B. sich erhängen, sich erschießen) zum Vollzug eines Suizids heranziehen und auch die weichen Methoden (wie vorsätzliche Selbstvergiftungen mit Medikamenten oder mit Gasen) auf intensivere Weise umsetzen.

Hinsichtlich der vollzogenen Suizide wurden in Deutschland 2012 geschlechterübergreifend die meisten Suizide durch Erhängen vollzogen. Die vorsätzliche Selbstvergiftung stellt die zweithäufigste Suizidmethode dar. Es folgen als Methoden: Sturz aus der Höhe, Legen vor ein sich bewegendes Objekt und Gebrauch von Schusswaffen. Letzteres wird in Deutschland dabei nahezu ausschließlich von Männern als Suizidmethode verwendet. Erhängen stellt auch international die am häufigsten gewählte Suizidmethode bei Männern und Frauen dar – gefolgt von Selbsttötungen mit Schusswaffen und Pestizidvergiftungen (Ajdacic-Gross et al., 2008).

Merke: Kliniksuizide

Der Suizid von Personen, die sich zum Zeitpunkt des Suizids in (teil-)stationärer Behandlung befanden, wird als Kliniksuizid bezeichnet. Verschiedene Studien kommen zu dem Ergebnis, dass sich in psychiatrischen Kliniken jährlich 78 bis 187 Patienten pro 100.000 Aufnahmen suizidieren (u. a. Ajdacic-Gross, Lauber, Baumgartner, Malti & Rössler, 2009; Madsen, Agerbo, Mortensen & Nordentoft, 2012). Die Suizidrate von Menschen in psychiatrischen Einrichtungen ist damit in etwa 10- bis 20-mal so hoch wie in der Allgemeinbevölkerung. Die Gefahr eines Suizids ist in der ersten Woche nach Aufnahme und der ersten Woche nach Entlassung am höchsten (Qin & Nordentoft, 2005). 80 % der Suizide werden während des regulären Ausgangs vollzogen – und dies in 90 % der Fälle von Personen, die Suizidalität im Vorfeld glaubhaft verneint hatten (Ajdacic-Gross et al., 2009). Als Risikofaktoren für Suizide während eines stationären Aufenthaltes gelten insbesondere frühere Suizidversuche, Depressivität sowie Hoffnungslosigkeits- und Wertlosigkeitserleben (Large, Smith, Sharma, Nielssen & Singh, 2011).

Die Rate von *Suizidversuchen* übersteigt die Rate der Suizide um ein Vielfaches – geschätzt wird, dass in Abhängigkeit vom Alter, etwa 10 bis 40 Suizidversuche auf einen Suizid kommen. Im Rahmen des WHO World Mental Health Survey, einer multinationalen epidemiologischen Untersuchung in 10 Industrienationen (inklusive Deutschland) und 11 Schwellen- bzw. Entwicklungsländern, wurde die Häufigkeit von Suizidgedanken, Suizidplänen und Suizidversuchen systematisch an einer sehr großen Stichprobe erwachsenen Personen erhoben (Nock, Borges & Ono, 2014): Die Schätzung der 12-Monats-Prävalenz von Suizidversuchen belief sich auf 0.3 % in Industrienationen und 0.4 % in Schwellen- und Entwicklungsländern. Die Lebenszeitprävalenz von Suizidversuchen lag länderübergreifend bei 2.7 % (Range: 0.5 bis 5.0 %; Deutschland = 1.7 %). In Jugendstichproben ergeben sich deutlich höhere Prävalenzangaben, so berichten in einer deutschen Schulstudie beispielsweise 7.1 % der befragten Neuntklässler von lebenszeitlichen Suizidversuchen (Brunner et al., 2007). Suizidversuche werden altersunabhängig häufiger von Frauen als von Männern durchgeführt.

Ernsthafte *Suizidgedanken* und *Suizidpläne* während der vergangenen 2 Wochen berichteten in einer deutschen Repräsentativuntersuchung 8 % der Befragten (Forkmann, Brähler, Gauggel & Glaesmer, 2012). Die Lebenszeitprävalenz von Suizidgedanken und Suizidplänen beläuft sich in Deutschland auf 9.7 % bzw. 2.2 % (Nock et al., 2014). Wiederum finden sich höhere Prävalenzangaben bei Jugendlichen: In einer 17 europäische Länder umfassenden Erhebung berichteten beispielsweise 30.8 % der befragten 15- bis 16-jährigen Jugendlichen lebenszeitliche Suizidgedanken (Kokkevi, Rotsika, Arapaki & Richardson, 2012). Vergleichbare Ergebnisse werden auch von Evans, Hawton, Rodham und Deeks (2005) berichtet, die eine Lebenszeitprävalenz suizidaler Gedanken von 29.9 % und eine 12-Monats-Prävalenz von 19.3 % fanden.

1.3 Verlauf suizidaler Krisen

Suizidgedanken und Suizidversuche sind bei Kindern unter 10 bzw. 12 Jahren äußerst selten (< 1 %). Im Alter zwischen 10 und 17 Jahren kommt es dann jedoch zu einem rapiden Anstieg in der Prävalenz von Suizidgedanken, -plänen und -versuchen (Nock et al., 2013). In etwa ein Drittel der Jugendlichen, die Suizidgedanken haben, entwickeln einen Suizidplan und wiederum ein Drittel unternimmt einen Suizidversuch. Die Entwicklung von Suizidgedanken zu einem Suizidversuch erfolgt bei den allermeisten Jugendlichen (86 %)

binnen des ersten Jahres nach Auftreten der Suizidgedanken (Nock et al., 2013). Vergleichbare Transitionsraten finden sich auch im Erwachsenenalter (Nock et al., 2008). Für viele Betroffene sind Suizidgedanken jedoch ein eher transientes Phänomen, so berichten in etwa Zweidrittel bei einer erneuten Befragung in den folgenden anderthalb Jahren keine weiteren Suizidgedanken (Teismann, Forkmann, Glaesmer, Egeri & Margraf, 2016). Bei ca. 30 % der Betroffenen persistieren Suizidgedanken zum Teil hingegen über Jahre hinweg.

Während das Vorliegen eines Suizidplans mit einem deutlich erhöhten Risiko suizidaler Handlungen assoziiert ist, zeigte sich in verschiedenen Studien, dass etwa 30 bis 40 % der Suizidversuche ohne vorausgehende Planung durchgeführt werden (Borges et al., 2010). In einer Untersuchung amerikanischer Probanden, die wegen eines Suizidversuchs medizinisch versorgt wurden, gaben überdies 24 % an, dass zwischen der Entscheidung, sich das Leben zu nehmen, und der Umsetzung dieser Entscheidung weniger als fünf Minuten lagen (Simon et al., 2001). In einer österreichischen Studie berichteten 74.4 % der Überlebenden eines Suizidversuchs, dass nur 10 Minuten zwischen der Entscheidung und dem Versuch gelegen hätten (Deisenhammer et al., 2009). Es darf bei der Interpretation dieser Befunde allerdings nicht übersehen werden, dass auch rasch umgesetzten Suizidimpulsen eine lebenszeitliche Beschäftigung mit Suizidwünschen und -ideen vorangegangen sein kann; die Betroffenen also durchaus früher schon ein- oder mehrmals über die Möglichkeit eines Suizids nachgedacht haben können.

Hinsichtlich der Wiederholung von Suizidversuchen konnte Beautrais (2003) zeigen, dass 37 % derer, die wegen eines medizinisch ernstzunehmenden Suizidversuchs stationär behandelt wurden, in den folgenden fünf Jahren mindestens einen weiteren Suizidversuch unternommen haben und 6.7 % durch einen Suizid starben. Unter Betrachtung aller – auch der medizinisch weniger bedrohlichen – Suizidversuche, fanden Gibb, Beautrais und Fergusson (2005) eine Wiederholungsrate von 28 % in den folgenden zehn Jahren und eine Mortalitätsrate von 4.6 %. Das Risiko, erneut wegen eines Suizidversuchs behandelt zu werden bzw. an einem Suizid zu sterben, war in den ersten zwei Jahren des Untersuchungszeitraums am höchsten. In einer systematischen Übersichtsarbeit kommen Owens, Horrocks und House (2002) schließlich zu dem Ergebnis, dass im ersten Jahr nach einem Suizidversuch 1.8 % der Betroffenen und im Zeitraum > 9 Jahre nach einem Suizidversuch 6.7 % der Betroffenen an einem Suizid versterben. Hinsichtlich wiederholter Suizidversuche schätzen die Autoren das Wiederholungsrisiko im ersten Jahr auf 16 % und binnen der ersten vier Folgejahre auf 21 %. In Übereinstimmung mit den skizzierten Studien gelten vorangegangene Suizidversuche als *der* zentrale Risikofaktor für weitere Suizidversuche und Suizide. Die Tatsache, dass „nur" 5 bis 7 % derer, die einen Suizidversuch überleben, zu einem späteren Zeitpunkt durch einen Suizid sterben, macht jedoch deutlich, dass die allermeisten Personen nach einem Suizidversuch wieder einen Weg zurück ins Leben finden.

Zusammenfassend lässt sich festhalten, dass Suizidgedanken sehr verbreitet sind. Die stark divergierenden Prävalenzangaben und Übergangswahrscheinlichkeiten von Suizidgedanken, Suizidalitätsäußerungen, Suizidplänen, Suizidversuchen und Suiziden machen jedoch deutlich, dass nur ein Teil der Personen, die einen Suizid erwägen, diesen versuchen bzw. vollziehen.

Es gilt, dass bei ersten, auch impliziten bzw. versteckten, Anzeichen von Suizidalität, eine individuelle Risikoabschätzung erfolgen muss und dabei möglichst alle impliziten Anzeichen eines Patienten behutsam und beziehungsangemessen proaktiv expliziert werden sollten (vgl. Kapitel 3). Im Folgenden werden die Faktoren für diese Risikoabschätzung zunächst hergeleitet und zusammengestellt.

1.4 Risiko- und Schutzfaktoren

Ein breites Spektrum an Risikofaktoren wurde im Rahmen epidemiologischer und klinischer Studien mit Suiziden in Verbindung gebracht. Diese Faktoren sind zum Teil statisch, also unveränderbar und zum Teil dynamisch, d. h. veränder- und beeinflussbar. Die Kenntnis der Faktoren, die mit einem erhöhten bzw. verminderten Suizidrisiko assoziiert sind, erlaubt es dem Praktiker, eine Risikoabschätzung vorzunehmen. Risiko- und Schutzfaktoren lassen sich auf unterschiedliche Weise gruppieren. Eine häufige Unterteilung differenziert zwischen (a) krankheitsbezogenen Faktoren, (b) Faktoren der suizidbezogenen Vorgeschichte,

(c) psychosozialen Faktoren und (d) biologischen Faktoren. Hinzu kommen demografische Faktoren, so steigt das Suizidrisiko – wie bereits dargestellt – mit höherem Lebensalter an und ist bei Männern höher als bei Frauen. Im Folgenden wird nur auf solche Risikofaktoren eingegangen, die in Studien wiederholt mit *Suiziden* in Verbindung gebracht wurden.

1.4.1 Krankheitsbezogene Faktoren

1.4.1.1 Psychische Erkrankungen

Ein sehr enger Zusammenhang zwischen psychischen Erkrankungen und Suizidmortalität wird in epidemiologischen, klinischen und psychologischen Autopsiestudien immer wieder bestätigt. Psychologische Autopsiestudien legen nahe, dass bei knapp 90 % der Suizidenten im Vorfeld des Suizids eine psychische Erkrankung vorgelegen hat (Arsenault-Lapierre, Kim & Turecki, 2004): Besonders häufig werden dabei affektive Störungen diagnostiziert (43 %), gefolgt von substanzbezogenen Störungen (26 %, insbesondere Alkoholabhängigkeit), Persönlichkeitsstörungen (16 %) und psychotischen Störungen (9 %). Epidemiologische und klinische Studien verweisen darauf, dass insbesondere unipolare und bipolare affektive Störungen, Schizophrenie, Suchtmittelabhängigkeit, Anorexia Nervosa, Störungen des Sozialverhaltens, posttraumatische Belastungsstörungen und die Borderline-Persönlichkeitsstörung mit einem erhöhten Suizidrisiko assoziiert sind. Die Suizidmortalität wird bei diesen Störungen auf 1.5 bis 10 % geschätzt – wobei das Suizidrisiko in hochbelasteten Subgruppen zum Teil deutlich höher liegt. Die Symptomschwere und das Vorliegen komorbider psychischer Störungen sind störungsübergreifende Prädiktoren für Suizide. Eine Darstellung störungsspezifischer Risikofaktoren findet sich in Kapitel 1.5.

1.4.1.2 Körperliche Erkrankungen

Neben psychischen Erkrankungen sind auch körperliche Erkrankungen mit einem erhöhten Suizidrisiko verbunden. Im Rahmen psychologischer Autopsiestudien litten 30 bis 40 % der Suizidenten unter einer somatischen Erkrankung im Vorfeld des Suizids (Hughes & Kleespies, 2001). Insbesondere Krebs, chronische Schmerzen und schwerwiegende neurologische Erkrankungen (z. B. Chorea Huntington, Epilepsie, multiple Sklerosis) bzw. Verletzungen des Gehirns sind dabei mit einem erhöhten Suizidrisiko assoziiert (Ilgen et al., 2013; Juurlink, Herrmann, Szalai, Kopp & Redelmeier, 2004; Marzuk, 1994; Tang & Crane, 2006). Im Rahmen von Krebserkrankungen besteht innerhalb der ersten drei bis zwölf Monate nach der Diagnosestellung das höchste Suizidrisiko: Suizide werden v. a. bei Krebsarten mit einer schlechten Prognose (z. B. Lungenkrebs) vollzogen. Allerdings liegt die Suizidrate bei Brustkrebs deutlich höher, als die tendenziell gute Prognose erwarten lassen würde. Auch bei den Krebserkrankungen findet sich eine Zunahme an Suiziden mit steigendem Alter (Yousaf, Christensen, Engholm & Storm, 2005). Die Suizidrate bei HIV-erkrankten Personen ist gegenüber der Allgemeinbevölkerung deutlich erhöht. Mit Einführung der antiretrovialen Therapie ließ sich in der Schweiz allerdings ein Rückgang der Suizidrate um den Faktor 5 bei Männern und den Faktor 2 bei Frauen feststellen (Keiser et al., 2010). Es wird vermutet, dass Faktoren wie Depression, Hoffnungslosigkeit und Substanzmissbrauch, den Zusammenhang zwischen körperlichen Erkrankungen und Suizid (teilweise) mediieren.

1.4.2 Suizidbezogene Vorgeschichte

1.4.2.1 Suizidgedanken und Suizidversuche

Frühere Suizidversuche gelten – neben psychischen Erkrankungen – als *der* zentrale Risikofaktor für spätere Suizide (Owens et al., 2002). Wie in Kapitel 1.2 dargestellt, nehmen sich in etwa 5 bis 7 % der Personen, die einen Suizidversuch unternommen haben – welcher einer medizinischen Versorgung bedurften – zu einem späteren Zeitpunkt das Leben. Das Risiko eines Suizids ist dabei im ersten Jahr nach Suizidversuch am höchsten. Ein erhöhtes Suizidrisiko persistiert allerdings über Jahrzehnte (Suominen et al., 2004). Neben Suizidversuchen gehen auch unterbrochene/abgebrochene Suizidversuche mit einem erhöhten Suizidrisiko einher (Steer, Beck, Garrison & Lester, 1988) und überdies sind verschiedene Schweregradindikatoren eines Suizidversuchs mit einem erhöhten Suizidrisiko assoziiert: In diesem Sinne stellt es ein besonderes Risiko dar, wenn bei einem Suizidversuch Vorkehrungen getroffen wurden, um nicht gefunden zu werden (Wenzel et al., 2011) und wenn Personen bedauerten, am Leben geblieben zu sein (Henriques, Wenzel, Brown & Beck,

2005). Schließlich zeigte sich in einer weiteren Studie (Runeson, Tidemalm, Dahlin, Lichtenstein & Långström, 2010), dass der Versuch sich zu erhängen mit einem besonders hohen späteren Suizidrisiko assoziiert ist.

Letztlich sind allerdings nicht nur Suizidversuche, sondern auch Suizidgedanken mit einer deutlich erhöhten Suizidmortalität assoziiert (u. a. Beck, Brown, Steer, Dahlsgaard & Grisham, 1999; Brown, Beck, Steer & Grisham, 2000). Hierbei gingen in einer Untersuchung von Brown, Steer, Henriques und Beck (2005) bereits passive Suizidgedanken mit einem 5- bis 6-fach erhöhten lebenszeitlichen Suizidrisiko einher.

1.4.2.2 Suizide in der Familie

Unter Verwendung unterschiedlicher methodischer Herangehensweisen ließ sich konsistent zeigen, dass eine Geschichte familiärer Suizide einen Risikofaktor für Suizidversuche (Brent et al., 2003) und Suizide darstellen (Kim et al., 2005; Runeson & Åsberg, 2003). Tsuang (1983) konnte zeigen, dass die Suizidsterblichkeit von Angehörigen ersten Grades eines psychisch erkrankten Suizidenten bei 8 % lag – im Vergleich dazu fand sich eine Rate von 2 % bei Angehörigen von psychisch erkrankten Personen, die nicht an einem Suizid verstorben sind, und eine Rate von 0.3 % in einer nicht-psychiatrischen Kontrollgruppe. In einer Untersuchung an Personen, die einen Suizidversuch unternommen haben, berichten 8 bis 22 % von Suiziden unter Angehörigen ersten und zweiten Grades (Mann et al., 2005). Die familiäre Häufung von Suiziden gilt als Hinweis auf eine genetische Komponente suizidalen Verhaltens. Weitere Belege für eine solche Annahme ergeben sich aus Befunden, die zeigen, dass bei eineiigen Zwillingen häufiger beide Zwillinge einen Suizid vollziehen als bei zweieiigen Zwillingen (Roy & Segal, 2001) und dass Menschen, die bei Adoptiveltern aufwachsen, ähnliche Suizidraten aufweisen wie ihre Herkunftsfamilie und nicht wie die Adoptivfamilie (Schulsinger Kety, Rosenthal & Wender 1979). Die genetische Transmission scheint dabei nicht ausschließlich über die Transmission psychopathologischer Syndrome wie Depression, Substanzmissbrauch, Trauma und Persönlichkeitsproblemen zu erfolgen (Statham et al., 1998). Brent und Mann (2005) mutmaßen vielmehr, dass die familiäre Transmission suizidalen Verhaltens über die Vererbung einer Tendenz zu impulsiv-aggressivem Verhalten vermittelt wird.

In Untersuchungen zu den Auswirkungen eines Suizids auf die Hinterbliebenen, zeigte sich, dass Mütter ein erhöhtes Suizidrisiko haben, wenn sie eines ihrer Kinder durch Suizid verloren haben und der Suizid des Partners mit einem deutlich erhöhten Suizidrisiko des Hinterbliebenen assoziiert ist (Pitman, Osborn, King & Erlangsen, 2014). Der zuletzt genannte Befund hebt hervor, dass neben genetischen Faktoren auch die Belastung, die durch einen Suizid verursacht wird, relevant ist für die familiäre Häufung von Suiziden. Zudem können über Modelllernen erworbene familientypische Problemlösestrategien eine familiäre Häufung zusätzlich erklären.

1.4.3 Psychosoziale Faktoren

1.4.3.1 Hoffnungslosigkeit

Hoffnungslosigkeit, d. h. negative Erwartungen bzw. eine generell pessimistische Einstellung in Bezug auf die Zukunft, gilt als wichtiger Risikofaktor für Suizide. In einer Reihe von Studien konnten unter anderem Beck und Kollegen zeigen, dass Hoffnungslosigkeit – über Untersuchungszeiträume von 10 bis 20 Jahre hinweg – prädiktiv für Suizide ist (Beck, Steer, Kovacs & Garrison, 1985; Beck, Brown, Berchick, Stewart & Steer, 1990; Brown, Beck, Steer & Grisham, 2000). Hoffnungslosigkeit stellte dabei einen besseren Prädiktor späterer Suizide dar als allgemeine depressive Symptome zum Untersuchungsbeginn. Von besonderer prädiktiver Bedeutung für Suizide scheint es schließlich zu sein, wenn sich Hoffnungslosigkeit im Rahmen einer Therapie nur wenig zurückbildet (Dahlsgaard, Beck & Brown, 1998). Allerdings gibt es Hinweise darauf, dass Hoffnungslosigkeit in geringerem Maße prädiktiv für zeitlich naheliegende Suizide (< 1 Jahr nach Untersuchung), im Vergleich zu Suiziden später im Leben (2 bis 10 Jahre nach Untersuchung) ist (Fawcett et al., 1990).

1.4.3.2 Impulsivität

Impulsivität wurde in verschiedenen klinischen Untersuchungen und psychologischen Autopsiestudien mit Suiziden in Verbindung gebracht (Dumais et al., 2005; McGirr et al., 2008). Zum Zusammenhang zwischen Impulsivität und suizidalem Verhalten existieren allerdings divergierende Befunde. Auf der einen Seite finden sich beispielsweise Befunde, die zeigen, dass bis zu

30 % der Suizidversuche ohne vorbereitende Planung (Nock et al., 2014) und relativ unmittelbar (Deisenhammer et al., 2009) – tendenziell also eher impulsiv – umgesetzt werden. Auf der anderen Seite fanden beispielsweise Deisenhammer et al. (2009) keinen Unterschied in der nachträglich eingeschätzten Impulsivität zwischen Personen bei denen weniger bzw. mehr als 10 Minuten zwischen Entscheidung und Umsetzung des Suizidversuchs lagen. Neben Unterschieden in der Erhebungsmethodik sowie einer vielfach unzureichenden Differenzierung zwischen habitueller Impulsivität und akut-impulsivem Verhalten mögen die divergierenden Studienergebnisse auch darauf zurückzuführen sein, dass impulsives Verhalten zwar zur Umsetzung suizidaler Impulse befähigt, diese aber nicht bedingt – Impulsivität also nur auf indirekte Weise mit suizidalem Verhalten assoziiert ist (Bender, Gordon, Bresin & Joiner, 2011).

1.4.3.3 Soziale Isolation

Marker sozialer Isolation konnten in Studien recht durchgängig mit einer erhöhten Suizidrate in Verbindung gebracht werden. Auf demografischer Ebene konnte beispielsweise gezeigt werden, dass Faktoren, die auf eine geringere soziale Integration schließen lassen, mit einer höheren Suizidrate assoziiert sind: So zeigt sich konsistent, dass verwitwete, geschiedene und getrennt lebende Personen beiderlei Geschlechts eine höhere Suizidrate aufweisen als verheiratete Personen (Moscicki, 2014) und dass kinderlose Personen eine höhere Suizidrate aufweisen als Personen, die Kinder haben (Qin & Mortensen, 2003) oder schwanger sind (Marzuk et al., 1997). Alleinlebende Menschen haben ein erhöhtes Suizidrisiko (Duberstein, Conwell, Conner, Eberly & Caine, 2004); genauso wie sich in Studien an Gefängnisinsassen zeigte, dass Personen, die in Einzelhaft untergebracht sind, eine gegenüber anderen Gefangenen deutlich erhöhte Suizidrate aufweisen (Fazel, Cartwright, Norman-Nott & Hawton, 2008).

Psychologische Autopsiestudien an jugendlichen und erwachsenen Suizidopfern verweisen zudem darauf, dass geringe soziale Unterstützung, sozialer Rückzug, Trennungen und das Erleben von Einsamkeit mit Suiziden assoziiert sind (Appleby, Cooper, Amos & Faragher, 1999; Beautrais, 2002; Waern, Rubenowitz & Wilhelmson, 2003). Alte Menschen (≥ 65 Jahre), die angaben, keinen Freund zu haben, wiesen in einer amerikanischen Bevölkerungsstudie ein erhöhtes Suizidrisiko auf (Turvey et al., 2002). In einer anderen prospektiven Längsschnittstudie zeigte sich, dass ein größeres soziales Netzwerk mit einer geringeren Suizidrate verbunden ist (Tsai, Lucas, Sania, Kim & Kawachi, 2014). Weitere – zum Teil indirekte – Belege entstammen Studien, die den Zusammenhang zwischen familiären und partnerschaftlichen Konflikten sowie Suiziden untersucht haben.

1.4.3.4 Familiäre Konflikte

Konflikte mit den Eltern, unzureichende Kommunikation mit den Eltern, Konflikte mit Gleichaltrigen, Konflikte mit Partnern und Trennungen von Partnern stellen einen – vielfach proximalen – Risikofaktor für Suizide im Jugendalter dar (Appleby et al., 1999; Brent et al., 1994, 1999). Das Zerbrechen einer Partnerschaft ist allerdings nicht nur in jungen Jahren, sondern in allen Altersgruppen mit einem etwa vierfach erhöhten Suizidrisiko assoziiert (Wyder, Ward & De Leo, 2009). Familiäre Streitigkeiten stellen schließlich auch bei Suiziden älterer Menschen das zentrale Lebensereignis im Jahr vor dem Suizid dar (Duberstein et al., 2004; Waern et al., 2003). Wechselwirkungen zwischen familiären Konflikten und anderen Risikofaktoren – wie dem Vorliegen einer psychischen Störung, sozialer Isolation, impulsivem Verhalten – sind anzunehmen und sollten klinisch-therapeutisch beachtet werden (Conner & Duberstein, 2004).

Merke: Medieneinfluss

In einer großen Zahl an Studien konnte gezeigt werden, dass Medienberichte über Suizide mit einem Folgeanstieg der populationsbezogenen Suizidrate assoziiert sind. Dieses als „Werther-Effekt" oder „Copycat-Effect" bezeichnete Phänomen ließ sich in vielen Ländern und unter Nutzung unterschiedlicher methodischer Herangehensweisen konsistent nachweisen und gilt entsprechend als weiterer Risikofaktor für suizidales Verhalten (Pirkis & Nordentoft, 2011). Wie sich in verschiedenen Untersuchungen zeigte, kommt es insbesondere nach der Berichterstattung über den Suizid prominenter Persönlichkeiten zu einem Anstieg der Suizidrate (Stack, 2005): So stieg beispielsweise die amerikanische Suizidrate in Folge der Berichterstattung über den Suizid von Marylin Monroe um 12 % an (Phillips, 1974). Nachahmungssuizide finden sich – in geringerem Ausmaß – aber auch nach Berichten über Suizide von Normalbürgern und fiktionalen Charakteren (z. B.

Schmidtke & Häfner, 1988). In einer Reihe von Untersuchungen konnte schließlich gezeigt werden, dass das Ausmaß des Nachahmungseffektes sowohl von der Dauer und Intensität der Berichterstattung als auch vom Verbreitungsgebiet des jeweiligen Mediums abhängt: Insbesondere wenn über mehrere Tage bzw. auf der Titelseite über einen Suizid berichtet wird, lässt sich in den Gebieten, in denen die jeweilige Zeitung viel gelesen wird, ein Anstieg der Suizidrate feststellen (u. a. Niederkrotenthaler et al., 2010). So konnte Phillips (1974) zeigen, dass es zu einem durchschnittlichen Anstieg von 29 Suiziden gekommen ist, wenn für einen Tag auf der Titelseite der New York Daily News über eine Selbsttötung berichtet wurde – bei einer Titelseitenstory über vier aufeinanderfolgende Tage kam es demgegenüber zu einem Anstieg von 198 Suiziden. Obgleich es – unter anderem von der WHO (2006) und der Deutschen Gesellschaft für Suizidprävention (DGS, 2006) – Richtlinien für die mediale Berichterstattung über Suizide gibt, so werden diese von den Medien häufig nur unzureichend beachtet (Teismann, Schwidder & Willutzki, 2013).

Es lässt sich vermuten, dass insbesondere suizidale Personen im Zustand der Ambivalenz durch Medienberichte in ihrer Entscheidungsbildung beeinflusst werden. So kann es sein, dass die persönliche Hemmschwelle vor einem Suizid geschwächt bzw. aufgehoben wird, wenn die Berichterstattung über eine prominente und geschätzte Persönlichkeit nahelegt, dass der Suizid besonders häufig bei begabten oder außergewöhnlich sensiblen und kreativen Menschen vorkommen würde. Auf der anderen Seite wurden aber auch präventive Effekte der Berichterstattung über suizidales Erleben und Verhalten gefunden: Dieser sogenannte „Papageno-Effekt" zeigte sich in einer Untersuchung österreichischer Printmedien, insbesondere bei Artikeln über überwundene suizidale Krisen bzw. bei Berichten über suizidale Erlebensweisen, welche nicht mit einer Suizidhandlung verknüpft waren (Niederkrotenthaler et al., 2010).

1.4.4 Neurobiologische Faktoren

Von der Vielzahl untersuchter neurobiologischer Auffälligkeiten ließen sich insbesondere Zusammenhänge zwischen Dysfunktionen im serotonergen System und suizidalem Verhalten gut dokumentieren. In der Cerebrospinalflüssigkeit, die per Lumbalpunktion entnommen wird, kann die Konzentration der 5-Hydroxyindolylessigsäure (5-HIES) bestimmt werden, die ein Metabolit von Serotonin ist und zur Bestimmung des Serotoninspiegels herangezogen werden kann. Reduzierte Konzentrationen von 5-HIES wurden bei Suizidenten, insbesondere bei Personen, die sehr gewaltsame Methoden benutzten, gefunden (u. a. Nordström et al., 1994; Roy, De Jong & Linnoila, 1989). In einer Metaanalyse prospektiver Studien, zeigte sich überdies, dass geringe 5-HIES-Konzentrationen nicht nur querschnittlich mit suizidalem Verhalten assoziiert sind, sondern prädiktive Bedeutung für den Vollzug von Suiziden besitzen (Mann et al., 2006).

Zudem verweisen Untersuchungen unter Verwendung des Dexamethason-Suppressionstest konsistent auf die Bedeutung einer Hyperaktivität der Hypothalamus-Hypophysen-Nebennierenrinden (HHN) Achse für suizidales Verhalten. Beim Dexamethason-Suppressionstest wird Probanden das externe Glucocorticoid Dexamethason verabreicht, worauf es bei Gesunden zu einem signifikanten Abfall des Cortisol-Blutspiegels kommt. Ein Ausbleiben dieser Cortisol-Suppression erwies sich in einer Reihe von prospektiven Studien hingegen als prädiktiv für Suizide (Mann et al., 2006). Frühes und chronisches Stresserleben konnte vielfach mit einer solchen Hyperaktivität der HHN-Achse in Verbindung gebracht werden. Untersuchungen verweisen zudem darauf, dass einige der Dysregulationen im serotenergen System durch die Hyperaktivität der HHN-Achse mediiert oder moderiert werden (Mann & Currier, 2011).

1.4.5 Proximale Faktoren

Bei den bislang beschriebenen Risikofaktoren handelt es sich größtenteils um distale Faktoren, die nicht zwingend als unmittelbare Auslöser suizidalen Verhaltens zu verstehen sind. Als proximale Faktoren gelten hingegen solche Faktoren, die vor dem Hintergrund bestehender distaler Risikofaktoren das unmittelbare Risiko suizidaler Handlungen erhöhen. In einer repräsentativen finnischen Studie zeigte sich, dass 80 % der Personen, die einen Suizid begingen, in den 3 Monaten vor ihrem Tod vermehrt stressreichen Lebensereignissen ausgesetzt waren: Neben beruflichen Problemen (28 %), familiären Konflikten (23 %) und körperlichen Erkrankungen (22 %) spielten finanzielle Schwierigkeiten (13 %), Arbeitslosigkeit

(16 %) und Trennungen (14 %) eine bedeutsame Rolle (Heikinnen, Aro & Lönqvist, 1994). Verlusterlebnisse verschiedener Art (Gesundheit, Personen, wertgeschätzte Vorstellungen, Besitzstand) ließen sich in einer psychologischen Autopsiestudie bei 84 % der Suizidopfer im Jahr vor dem Suizid ausmachen – in der Kontrollgruppe fanden sich entsprechende Erlebnisse hingegen nur bei 32 % der Untersuchten (Cheng, Chen, Chen & Jenkins, 2000). Arbeitslosigkeit bzw. der Verlust des Arbeitsplatzes gilt als weiterer Stressor, der ein erhöhtes Suizidrisiko – insbesondere für Männer – mit sich bringt (Høyer, Licht & Mortensen, 2008).

Schließlich stellen die Verfügbarkeit einer potenziell tödlichen Suizidmethode (Brent et al., 1999; Kellermann & Reay, 1986), Entlassung aus stationär-psychiatrischer Behandlung (Qin & Nordentoft, 2005) und akute Intoxikation (insbesondere mit Alkohol; Cherpitel, Borges & Wilcox, 2004) proximale Risikofaktoren dar.

Merke: Suicide Trigger State

Hendin und Kollegen konnten in einer Studienreihe zeigen, dass Suiziden eine zeitlich-umgrenzte suizidale Krise vorausgeht, die durch ein vorausgehendes Ereignis, Verhaltensänderungen und insbesondere intensive Affekte gekennzeichnet ist (Hendin, Al Jurdi, Houck, Hughes & Turner, 2010). Aufbauend auf diesen Arbeiten postulierte die Arbeitsgruppe um Yaseen (Yaseen et al., 2010) einen sogenannten *Suicide Trigger State*, welcher den Übergang von Suizidgedanken zu Suizidhandlungen auslösen soll. Der Suicide Trigger State wird von Yaseen et al. (2010) als panikähnlicher Zustand beschrieben, der drei Symptommuster umfassen soll: (1) einen als verwirrend, unkontrollierbar und überwältigend erlebten Überfluss an negativen Gedanken (ruminative flooding), (2) eine fatalistische Überzeugung, dass sich das Leben nicht mehr zum Positiven wenden wird, einem Gefühl des Gefangensein und dem Eindruck unmittelbar drohenden Unheils (frantic hopelessness) sowie (3) psychosenahe Körperempfindungen, wie dem Eindruck, dass die Gedankenflut einen erhöhten Kopfdruck verursacht bzw. Dissoziationserleben, im Sinne veränderter Körpergröße/-formen (near-psychotic-somatization).

In vergleichbarer Weise betonen Ribeiro, Bender, Selby, Hames und Joiner (2011) die Bedeutung motorischer und psychischer Übererregung (Agitiertheit) im Vorfeld suizidaler Handlungen. Vor dem Hintergrund der Interpersonalen Theorie suizidalen Verhaltens (vgl. Kapitel 2.5) vermuten die Autoren, dass es in der Phase kurz vor einem Suizidversuch eines erhöhten physiologischen Aktivierungszustandes – festzumachen an Schlaflosigkeit, Nervosität, Anspannung, Unruhe etc. – bedarf, um Ängste und Hemmungen bezüglich einer Selbsttötung überwinden zu können. Insbesondere bei Verneinung aktueller suizidaler Gedanken sind entsprechende Symptome als Warnhinweis sehr ernst zu nehmen!

1.4.6 Schutzfaktoren

Im Gegensatz zur großen Fülle an Untersuchungen zu Risikofaktoren suizidalen Verhaltens haben sich erst vergleichsweise wenige Studien mit Schutzfaktoren, also solchen Variablen, die mit einem reduzierten Suizidrisiko einhergehen, beschäftigt. Relativ durchgängig zeigte sich, dass verschiedene Indizes sozialer Eingebundenheit, wie z. B. das Leben in einer Ehe (e. g. Heikkinen, Isometsä, Marttunen, Aro & Lönnqvist, 1995) und/oder mit Kindern (Qin, Agerbo, Westergard-Nielsen, Eriksson & Mortensen, 2000) mit einem reduzierten Suizidrisiko assoziiert sind. Regelmäßige Gottesdienstbesuche erwiesen sich in einer amerikanischen Untersuchung als relevanter Schutzfaktor (Tsai et al, 2014). In einer finnischen Populationsstudie zeigte sich schließlich, dass vermehrte Lebenszufriedenheit mit einem reduzierten Suizidrisiko im 20-jährigen Untersuchungszeitraum einherging (Koivumaa-Honkanen et al., 2001).

Im Rahmen einer Literaturübersicht gingen Johnson, Wood, Gooding, Taylor und Tarrier (2011) der Frage nach, welche Faktoren Personen resilient gegenüber suizidalem Erleben und Verhalten machen. Unter einem Resilienzfaktor verstehen die Autoren einen psychologischen Faktor (z. B. eine Einstellung oder eine Fertigkeit), der den Zusammenhang zwischen einem Risikofaktor auf der einen Seite und suizidalem Erleben und Verhalten auf der anderen Seite moderiert. Als Resilienzfaktoren mit der deutlichsten empirischen Absicherung fanden sich ein positiver Attributionsstil, Selbstwirksamkeitserleben, Problemlösezuversicht und Problemlösefertigkeiten, allgemeine soziale Unterstützung, familiäre Unterstützung und Unterstützung durch bedeutsame andere sowie positives Selbstwerterleben.

1.4.7 Fazit

Die Kenntnis von Risikofaktoren sollte dafür sensibilisieren, bei Menschen, die entsprechende Merkmalen aufweisen, die Möglichkeit suizidalen Erlebens und Verhaltens in Betracht zu ziehen und proaktiv zu erfragen (vgl. Kapitel 3.1). Grundsätzlich handelt es sich um statistisch definierte Risiken, die für die entsprechenden Gruppen gelten – nicht aber für jeden einzelnen Menschen, der einer solchen Gruppe angehört, zutreffen müssen. Zudem muss bedacht werden, dass Suizide in der Gesamtbevölkerung eine geringe Auftretenswahrscheinlichkeit haben – ein erhöhtes Risiko entspricht somit nicht zwingend einem hohen Risiko. Vielmehr nehmen sich die allerwenigsten Personen, die ein oder auch mehrere Risikomerkmale aufweisen, das Leben. Eine zusammenfassende Übersicht über die verschiedenen Risiko- und Schutzfaktoren findet sich in Tabelle 2.

1.5 Komorbidität

Wie im vorangegangenen Abschnitt bereits dargestellt, verweisen psychologische Autopsiestudien darauf, dass 90 % der Suizidenten zum Zeitpunkt des Suizids an einer psychischen Erkrankung leiden. Insbesondere unipolare und bipolare affektive Störungen, Schizophrenie, Suchtmittelabhängigkeit, Borderline-Persönlichkeitsstörung, Anorexia Nervosa, Störungen des Sozialverhaltens und die posttraumatische Belastungsstörung sind mit einem deutlich erhöhten Suizidrisiko assoziiert. Die folgende Darstellung beschränkt sich entsprechend auf die Skizzierung von Prävalenzen, Risikofaktoren und Verlaufscharakteristika suizidalen Erlebens und Verhaltens im Rahmen dieser Störungsbilder. Dies soll allerdings nicht darüber hinwegtäuschen, dass auch im Rahmen anderer psychischer Erkrankungen ein deutlich erhöhtes Suizidrisiko vorliegt.

1.5.1 Unipolare Depression

40 bis 60 % aller durch Suizid verstorbenen Menschen leiden zum Zeitpunkt ihres Suizids an einer depressiven Störung (Schaller & Wolfersdorf, 2011). Die Lebenszeitsuizidmortalitätsrate depressiver Personen wird über alle Schweregrade hinweg auf 2 bis 6 % geschätzt (Bostwick & Pankratz, 2000). Die Suizidmortalität von Patienten mit schwerer Depression, die einer stationären Behandlung bedürfen, liegt naturgemäß höher: In einer prospektiven Langzeitstudie, in der 406 eingangs stationär behandelte Patienten über 40 bis 44 Jahre begleitet wurden, fanden beispielsweise Angst, Angst, Gerber-Werder und Gamma (2005), dass sich 17.5 % der unipolar depressiv erkrankten Personen im Untersuchungszeitraum das Leben nahmen.

In einer Vergleichsuntersuchung depressiver Suizidenten und depressiver Kontrollpersonen ohne Suizidversuch fanden sich zudem signifikante Unterschiede zulasten der Suizidenten bezüglich

Tabelle 2: Risikofaktoren für Suizide

Demografische Faktoren	– männliches Geschlecht – höheres Lebensalter
Krankheitsbezogene Faktoren	– psychische Erkrankungen – körperliche Erkrankungen
Suizidbezogene Vorgeschichte	– Suizidversuche und Suizidgedanken – Suizide in der Familie
Psychosoziale Faktoren	– Hoffnungslosigkeit – Impulsivität – soziale Isolation – familiäre Konflikte – mediale Modelle
Neurobiologische Faktoren	– serotonerge Dysfunktion – Dysregulation der Hypothalamus-Hypophysen-Nebennierenrinden-Achse

Gewichts- und Appetitverlust, Schlafstörungen, Wertlosigkeits- und Schuldgefühlen sowie Todeswünschen und Suizidideen (McGirr et al., 2007a). Ansonsten finden sich bei depressiven Patienten die üblichen Risikofaktoren für suizidales Verhalten, wie u. a. früherer Suizidversuche, Suizidgedanken, männliches Geschlecht und schlechter Outcome bei Entlassung (Goldstein, Black, Nasrallah & Winokur, 1991). Das Suizidrisiko depressiver Patienten scheint unmittelbar vor Beginn einer Behandlung am höchsten zu liegen (Simon & Savarino, 2007). Ein empirischer Beleg, dass das Suizidrisiko bei Beginn und Abklingen einer depressiven Episode deshalb erhöht ist, weil die Betroffenen die Kraft zur Umsetzung suizidaler Intentionen bei gleichzeitig persistierender negativer Affektivität haben, steht bislang allerdings aus. Joiner, Rudd und Pettit (2004) konnten in einer Untersuchung an suizidalen und depressiven Patienten keinen Hinweis auf einen entsprechenden Effekt finden. Die Autoren vermuten vielmehr, dass eine inkomplette Remission – egal welcher Art – mit einem erhöhten Suizidrisiko assoziiert ist bzw. dass Agitiertheitssymptome mit einer initialen Antriebssteigerung verwechselt werden.

Im Rahmen einer repräsentativen Querschnittsuntersuchung zur Epidemiologie psychischer Erkrankungen in sechs europäischen Ländern (Deutschland, Belgien, Frankreich, Italien, den Niederlanden und Spanien; ESEMED-Studie: European Study on the Epidemiology of Mental Disorders), berichteten 26 % der an einer depressiven Episode leidenden Personen und 31 % der dysthymen Personen von Suizidgedanken im Laufe ihres Lebens. Suizidversuche wurden von 8 % (Major Depression Episode) bzw. 10 % (Dysthymie) berichtet (Bernal et al., 2007). Suizidgedanken weisen über wiederkehrende depressive Episoden hinweg eine hohe Stabilität auf: So berichteten 86 % der Depressiven, die während einer Indexepisode Suizidgedanken erlebt hatten, erneute Suizidgedanken während der nächsten depressiven Episode. Eine vergleichbare Stabilität zeigte sich für kein anderes Symptom der Depression (Williams, Crane, Barnhofer, Van der Does & Segal, 2006).

1.5.2 Bipolare affektive Störungen

Inwieweit bipolare Störungen, die eine stationäre Behandlung erforderlich machten, mit einem höheren oder einem niedrigeren Suizidrisiko als unipolar verlaufende affektive Störungen einhergehen, ist unklar. In der Langzeituntersuchung von Angst et al. (2005) nahmen sich bipolar erkrankte Patienten beispielsweise deutlich seltener das Leben als unipolar Erkrankte (10.2 % vs. 17.5 %). In einer schwedischen Studie an allen Patienten, die in der Zeit von 1973 bis 1995 wegen einer unipolaren oder einer bipolaren affektiven Störung stationär behandelt wurden, zeigte sich gleichermaßen und geschlechtsübergreifend ein deutlich höheres Suizidrisiko bei den unipolar als bei den bipolar Erkrankten (Ösby, Brandt, Correia, Ekbom & Sparén, 2001). Auf der anderen Seite zeigte sich beispielsweise in einer populationsweiten Studie amerikanischer Veteranen (Ilgen et al., 2010) und in einer dänischen Registerstudie (Nordentoft, Mortensen & Pedersen, 2011), dass das Suizidrisiko bipolar erkrankter Patienten das Risiko unipolar Erkrankter bedeutsam übersteigt. In beiden Studien zeigte sich zudem, dass eine Bipolare Störung bei Männern mit einem höheren Suizidrisiko assoziiert ist als jede andere psychische Erkrankung (unipolare Depression, Schizophrenie, Substanzmissbrauch, Anorexie, Angststörungen).

Auch im Rahmen einer bipolaren affektiven Störung kommt es vor allem während schwerer depressiver Episoden zu Suiziden. Weniger häufig gehen gemischte affektive Episoden und durch Reizbarkeit charakterisierte manische Episoden und sehr selten euphorisch-manische, hypomane und euthyme Phasen mit suizidalem Verhalten einher (Rhimer, 2011): In einer Studie von Isometsä, Henriksson, Aro und Lönnqvist (1994) hatten 79 % der bipolaren Patienten zum Zeitpunkt des Suizides eine depressive Phase, 11 % wiesen ein Mischbild auf und 11 % begingen Suizid während oder in der Rückbildung einer manischen Phase mit psychotischen Symptomen. Vorangegangene Suizidversuche, Hoffnungslosigkeit und männliches Geschlecht gelten als weitere Risikofaktoren (Hawton, Sutton, Haw, Sinclair & Harriss, 2005a), genauso wie jüngeres Alter und das erste Jahr nach Diagnosestellung (Ösby et al., 2001). Ein Rapid Cycling-Verlauf und psychotische Symptome erwiesen sich in der Übersichtsarbeit von Hawton et al. (2005a) nicht mit einem höheren Suizidrisiko assoziiert. In der Untersuchung von Nordentoft et al. (2011) zeigte sich indessen eine weitere Zunahme des Suizidrisikos bei komorbidem Vorliegen eines Substanzmissbrauchs. Ob eine Bipolar I- oder eine Bipolar II-Störung mit einem höheren Suizidrisiko einhergeht, ist unklar. Einzelne Studien verweisen auf ein höheres Suizidrisiko von

Patienten, die an einer Bipolar II-Störung leiden (z. B. Rihmer, Barsi, Arató & Demeter, 1990), während andere Studien keinen Unterschied zwischen den beiden Störungsbildern ausmachen können (Hawton et al., 2005a).

Im Rahmen einer finnischen Verbundstudie untersuchten Valtonen, Suominen, Mantere, Leppämäki, Arvilommi und Isometsä (2005) 191 Patienten mit bipolaren Erkrankungen, die sich in ambulanter oder stationärer Behandlung befanden. Während der gegenwärtigen Episode berichteten 61 % von Suizidgedanken und 20 % hatten einen Suizidversuch unternommen. 80 % der Patienten berichteten von suizidalem Erleben/Verhalten in ihrer bisherigen Lebenszeit. Suizidales Erleben und Verhalten ist im Kontext einer bipolaren Störung mithin äußerst verbreitet und bedarf der genauen Abklärung.

1.5.3 Schizophrenie

Die Lebenszeitsuizidmortalität schizophrener Personen wird auf 4.9 % geschätzt (Palmer, Pankratz & Bostwick, 2005). Suizide im stationären psychiatrisch-psychotherapeutischen Bereich werden zu 40 bis 60 % von schizophren Erkrankten vollzogen; betrachtet man psychologische Autopsiestudien, so finden sich bei 2 bis 19 % der Suizidenten eine schizophrene Erkrankung (Wolfersdorf & Etzersdorfer, 2011). Im Rahmen einer systematischen Übersichtsarbeit verweisen Hor und Taylor (2010) darauf, dass sich im Rahmen einer Schizophrenie die gleichen Risikofaktoren für Suizide wie in der Allgemeinbevölkerung finden: männliches Geschlecht, Arbeitslosigkeit, Depression, Alkohol- und Drogenmissbrauch, Hoffnungslosigkeit, Schlafprobleme, körperliche Erkrankungen, frühere Suizidversuche, Agitiertheit usw.

Gleichzeitig finden sich aber einzelne störungsspezifische Risikofaktoren: So ist das Suizidrisiko schizophrener Patienten beispielsweise im ersten Jahr nach Erkrankungsbeginn am höchsten – in der Konsequenz weisen psychotische Suizidenten ein geringeres Durchschnittsalter auf als Suizidopfer in der Allgemeinbevölkerung (Dutta et al., 2010; McGirr & Turecki, 2008). Überdies erwiesen sich ein höherer Intelligenzquotient und ein höherer Bildungsstand mit einem erhöhten Suizidrisiko assoziiert. Schließlich verweisen Hor und Taylor (2010) darauf, dass zum einen das Ausmaß, in dem der Patient um seine Erkrankung, deren Behandlung und potenziellen Konsequenzen weiß und zum anderen die Angst des Patienten vor mentaler Desintegration mit einer erhöhten Suizidrate assoziiert ist. Die Befundlage zur Bedeutung positiver psychotischer Symptomatik ist uneinheitlich: Während Hor und Taylor (2010) einen positiven Zusammenhang zwischen dem vermehrten Erleben von Positivsymptomatik (insbesondere akustischen Halluzinationen und Wahnvorstellungen) und Suiziden finden, zeigte sich in einer früheren Überblicksarbeit ein protektiver Einfluss von Wahnphänomenen und halluzinatorischem Erleben auf Suizide (Hawton et al., 2005b). Weitere Studien und eine stärkere Berücksichtigung der konkreten Wahn- und Halluzinationsinhalte sind hier erforderlich. Hinsichtlich der Behandlungscompliance wurde gefunden, dass die Suizidwahrscheinlichkeit höher ist, je länger die Phase einer unbehandelten Psychose dauert, d. h. je mehr Zeit zwischen Auftreten der ersten Symptome bis zur Behandlung liegt (Altamura, Salvadori, Madaro, Santini & Mundo, 2003).

Lebenszeitliche Suizidversuche wurden in einer amerikanischen Klinikstudie von 27 % der schizophren Erkrankten und 43 % der schizoaffektiv erkrankten Patienten berichtet (Radomsky, Haas, Mann & Sweeney, 1999). 36 % der Psychosepatienten, die unter imperativen Stimmen gelitten haben, gaben in einer anderen Studie an, zumindest einen Suizidversuch als Reaktion auf diese Stimmen unternommen zu haben (Harkavy-Friedman et al., 2003). Es empfiehlt sich daher, entsprechende Symptome im Rahmen der Risikoabschätzung sehr genau im Auge zu behalten. Ganz grundsätzlich betonen Wolfersdorf und Etzersdorfer (2011) allerdings die Schwierigkeit, eine erhöhte Suizidgefährdung bei schizophrenen Patienten – auch bei Kenntnis der gängigen Risikofaktoren – zu erkennen. Die Autoren verweisen hierbei insbesondere auf den hohen Anteil „von Patienten mit nicht kommunizierter Suizidalität – der Betreffende spricht nicht darüber, obwohl direkt angesprochen bzw. verneint Suizidalität" (S. 171). Zudem verweisen die Autoren auf eine erhöhte Neigung zu spontanen, kaum vorhersehbaren suizidalen Handlungen.

1.5.4 Suchtmittelstörungen

Das lebenszeitbezogene Suizidrisiko von alkoholabhängigen Personen wird auf 7 % geschätzt (Inskip, Harris & Barraclough, 1996); zwischen 26 und 56 % der Suizidopfer in psychologischen Autospiestudien weisen eine Alkholabhängigkeit auf (Conner & Duberstein, 2004). Geschlechterübergreifend sind Suizide im Rahmen von Suchtmittelabhängigkeiten mit stärker ausgeprägtem Suchtverhalten, Vorliegen medizinischer Folgeproblemen, längerer Dauer der Abhängigkeitserkrankung und komorbidem Drogen- bzw. Alkoholmissbrauch assoziiert. Darüber hinaus stellen komorbide Depressionen, impulsiv-aggressive Persönlichkeitseigenschaften sowie Konflikte mit dem Partner und andere interpersonelle Schwierigkeiten Risikofaktoren für Suizide im Rahmen von Suchtmittelabhängigkeiten dar (Conner & Ilgen, 2011).

In der oben erwähnten ESEMED-Studie berichteten 27.8 % der Befragten mit einer Alkoholabhängigkeit und 16.2 % mit Alkoholmissbrauch von lebenszeitlichen Suizidgedanken. 11.6 % bzw. 5.4 % gaben an, im Laufe ihres Lebens versucht zu haben, sich zu suizidieren (Bernal et al., 2007). Aber auch unabhängig von der Diagnose einer Alkoholabhängigkeit, spielt der Konsum von Alkohol bei der Umsetzung von Suizidversuchen und Suiziden eine nicht zu unterschätzende Rolle. So weisen 10 bis 69 % der Suizidopfer und 10 bis 73 % der Personen, die einen Suizidversuch unternommen haben, zum Zeitpunkt der Tat einen positiven Blutalkoholspiegel auf (Cherpitel, Borges & Wilcox, 2004). Hufford (2001) geht davon aus, dass der enge Zusammenhang zwischen akutem Alkoholkonsum und suizidalem Verhalten auf vier Wegen zustande kommt: (1) Alkohol trägt zur Intensivierung psychischer Belastung, insbesondere von Hoffnungslosigkeit, Einsamkeit und Depression bei. (2) Alkohol fördert (selbst-)aggressives Verhalten. (3) Alkohol verändert die persönlichen Erwartungen und stößt auf diese Weise den Übergang von Suizidgedanken zu suizidalem Verhalten an. (4) Alkohol bedingt eine Einengung der Aufmerksamkeit und inhibiert auf diese Weise den Einsatz angemessener Bewältigungsstrategien. Insgesamt ist die Selbstkontrolle unter Alkoholeinfluss herabgesetzt, sodass suizidalen Wünschen weniger entgegengesetzt werden kann. Auch gelegentlicher Suchtmittelkonsum sollte daher im Rahmen der Risikoabschätzung immer erfragt werden.

1.5.5 Borderline-Persönlichkeitsstörungen

Über die gesamte Klasse der Persönlichkeitsstörungen hinweg wird das Lebenszeitsuizidrisiko auf 2 % geschätzt (Duberstein & Witte, 2009). Prononcierte Suizidraten werden für Personen beschrieben, die an einer antisozialen, einer narzisstischen Persönlichkeitsstörung und insbesondere einer Borderline-Persönlichkeitsstörung leiden (Links, Gould & Ratnayake, 2003). Die lebenszeitliche Suizidmortalität wird im Rahmen der Borderline-Persönlichkeitsstörung (BPS) auf 5 bis 10 % geschätzt (Lieb et al., 2004). Sie ist die Persönlichkeitsstörung, die mit dem höchsten Suizidrisiko einhergeht: Cheng, Mann und Chan (1997) konnten in einer Autopsiestudie zeigen, dass etwa 46 % der Suizidenten, die eine Persönlichkeitsstörung aufwiesen, an einer emotional-instabilen Persönlichkeitsstörung gelitten haben. In einer weiteren Autopsiestudie unterschieden sich Borderline-Patienten, die durch einen Suizid verstarben von lebenden Borderline-Patienten insbesondere durch vermehrte Komorbidität mit einer antisozialen Persönlichkeitsstörung sowie aktueller und lebenszeitlicher Alkohol- und Drogenabhängigkeit. Darüber hinaus erwies sich das interaktive Zusammenwirken von Impulsivität und Aggressivität als prädiktiv für Suizide (McGirr et al., 2007b). Die besondere Bedeutung komorbider Suchtmittelstörungen ließ sich auch in anderen Autopsiestudien replizieren (z. B. Isometsä et al., 1996). Zu Suiziden scheint es im Rahmen der BPS meist erst im späteren Verlauf der Erkrankung und nach einer Geschichte unwirksamer Behandlungen zu kommen (Paris, 2011).

Etwa 70 % aller BPS-Patienten geben an, im Lauf ihres Lebens versucht zu haben, sich umzubringen; im Schnitt werden von stationär behandelten Patienten drei Suizidversuche in der Vorgeschichte berichtet (Soloff, Lis, Kelly, Cornelius & Ulrich, 1994). Affektive Instabilität ist das Symptom einer Borderline-Störung, welches neben Impulsivität am stärksten mit der Häufigkeit von Suizidversuchen zusammenhängt (Yen et al., 2004). Selbstverletzendes Verhalten wie Schneiden, Schlagen, Brennen, Verätzen, sexueller Missbrauch, Hoffnungslosigkeit, Impulsivität, frühere Suizidversuche, familiäre Suizide, komorbide Depressionen und Suchtmittelstörungen gelten als weitere Risikofaktoren für Suizidversuche (Oldham, 2006; Bohus & Schmahl, 2006).

Im Rahmen ihrer groß angelegten Katamnese-Studie an 290 psychotherapeutisch behandelten Borderline-Patientinnen konnten Zanarini, Frankenburg, Hennen und Silk (2003) zeigen, dass nicht nur knapp 70 % der Borderline-Patientinnen die Störungskriterien im Untersuchungszeitraum von sechs Jahren nicht länger erfüllten, sondern dass es auch zu einem hochsignifikanten Rückgang suizidalen Verhaltens gekommen ist: Während zur Baseline-Erhebung 81 % der Betroffenen suizidales Verhalten schilderten, waren es zum Nachuntersuchungszeitraum sechs Jahre später nur noch 26 %. In einer zweiten Langzeit-Verlaufsstudie konnten diese Ergebnisse weitgehend bestätigt werden (Grilo et al., 2004). In beiden Studien zeigen zumindest schwerwiegende Verhaltensstörungen, wie Suizidalität und Selbstverletzungen einen deutlichen Rückgang im Laufe der Zeit, während die emotionale Sensitivität und Intensität eher persistieren. Es wird kontrovers diskutiert, ob diese Daten auf die Bedingungen in Deutschland übertragbar sind. Vergleichbare Daten für den deutschen Sprachraum liegen derzeit nicht vor.

1.5.6 Anorexia nervosa

Die lebenszeitliche Suizidmortalität wird bei Anorexia Nervosa auf 1.5 % und bei Bulimia Nervosa auf 0.2 % geschätzt (Preti, Rocchi, Sisti, Camboni & Miotto, 2011). Der Suizid stellt im Rahmen beider Essstörungen die häufigste Einzeltodesursache dar: In diesem Sinne zeigte sich beispielsweise in einer finnischen Langzeitstudie, dass 30 % der Todesfälle auf einen Suizid zurückgingen, während 9.8 % an Herzerkrankungen, 8.2 % an Krebs, 6.6 % an Diabetes und 16.4 % an anderen natürlichen Todesursachen verstarben (Suokas et al., 2013). Die erhöhte Suizidmortalität von Personen, die an einer Anorexia Nervosa leiden lässt sich dabei nicht auf eine potenziell geringere körperliche Widerstandsfähigkeit zurückführen: In einer Fallstudie der Suizidmethoden, die von neun Anorektikerinnen verwendet wurden, konnten Holm-Denoma et al. (2008) entsprechend zeigen, dass sieben der Betroffenen an der gewählten Methode auch dann gestorben wären, wenn sie sich nicht in einem unterernährten Zustand befunden hätten. Das komorbide Vorliegen einer unipolaren Depression, eines Substanzmissbrauch und selbstverletzenden Verhaltens ist mit einem weiteren Anstieg der Suizidrate bei Anorektikerinnen assoziiert (Nordentoft et al., 2011).

Die Lebenszeitprävalenz von Suizidversuchen wird im Rahmen der Anorexia Nervosa auf ca. 26 % beziffert. Eine längere Krankheitsdauer, eine größere Anzahl erfolgloser Behandlungen und ein komorbider Substanzmissbrauch werden mit Suizidversuchen bei Anorektikerinnen in Verbindung gebracht (Pompili, Girardi, Tatarelli, Ruberto & Tatarelli, 2006). In einer Studie aus der Schweiz berichteten 35 % der Anorektikerinnen von gegenwärtigen Suizidgedanken – dabei zeigte sich insbesondere der Purging-Subtyp im Vergleich zum restriktiven Typus mit Suizidgedanken assoziiert (Milos, Spindler, Hepp & Schnyder, 2004).

1.5.7 Posttraumatische Belastungsstörung

Das Suizidrisiko von Personen, die an einer posttraumatischen Belastungsstörung (PTBS) leiden, erwies sich in einer dänischen Populationsstudie gegenüber der Allgemeinbevölkerung um das 5- bis 10-fache erhöht (Gradus et al., 2010): Hierbei zeigte sich das Vorliegen einer komorbiden Depression als deutlich verschärfender Faktor. Erhöhte Suizidraten zeigten sich überdies in Soldatenstichproben, die an einer posttraumatischen Belastungsstörung litten (Drescher, Rosen, Burling & Foy, 2003). Während der Zusammenhang zwischen PTBS und Suiziden bislang jedoch eher selten untersucht wurde, verweisen eine große Zahl an Studien auf bedeutsame Zusammenhänge zwischen einer posttraumatischen Belastungsstörung und Suizidgedanken bzw. Suizidversuchen. In der ESEMED-Studie berichteten 32.9 % der Befragten mit einer Posttraumatischen Belastungsstörung von lebenszeitlichen Suizidgedanken und 10.7 % von Suizidversuchen im Laufe ihres Lebens (Bernal et al., 2007). In vergleichbarer Weise fand sich auch in den WHO Mental Health Surveys eine Prävalenzrate lebenszeitlicher Suizidversuche bei Bestehen einer posttraumatischen Belastungsstörung von 10.4 % (Nock et al., 2014). Zusammenhänge zwischen einer posttraumatischen Belastungsstörung und Suizidversuchen finden sich dabei unabhängig von der Art des erlebten Traumas: So zeigen sich höhere Prävalenzen suizidalen Verhaltens bei PTBS-Patienten nach Kriegseinsätzen, körperlichem/sexuellem Missbrauch, Gewalterfahrungen in Partnerschaften, Naturkatastrophen sowie kombinierten Traumaerlebnissen (Panagioti, Gooding & Tarrier, 2009).

Jenseits einer definierten psychopathologischen Belastung finden sich deutliche Zusammenhänge zwischen traumatischen Lebensereignissen und Suiziden. In einer amerikanischen Untersuchung zu den Auswirkungen von Naturkatastrophen zeigte sich beispielsweise ein Anstieg der Suizidrate um 63 % in dem ersten Jahr nach Erdbeben, um 31 % in den ersten zwei Jahren nach Hurrikanen und um 14 % in den ersten vier Jahren nach Überschwemmungen – der Anstieg zeigte sich dabei ausschließlich in den betroffenen Gebieten, sodass ein allgemeiner Anstieg der Suizidrate ausgeschlossen werden konnte (Krug et al., 1999). Im Sinne eines biografischen Risikofaktors zeigte sich wiederholt, dass eine Geschichte kindlicher Missbrauchserfahrungen mit Suiziden und Suizidversuchen assoziiert ist (Appleby et al., 1999; Beautrais, 2002). Vor allem körperliche und sexuelle Misshandlungen gehen dabei mit einem erhöhten Risiko für suizidales Verhalten einher. So berichten knapp 30 % der Personen, die einen Suizidversuch unternommen haben, von körperlichem Missbrauch und 14.5 % von sexuellem Missbrauch in der Lebensgeschichte (Nock et al., 2014).

1.5.8 Störung des Sozialverhaltens

Im Jugendalter gehen – neben den beschriebenen Störungen – insbesondere Störungen des Sozialverhaltens mit einer erhöhten Suizidrate einher. Nicht zuletzt aufgrund der geringen Basisrate von Suiziden im Kindes- und Jugendalter ist die Befundlage zum Zusammenhang verschiedener Störungen und Suiziden in dieser Altersgruppe deutlich umgrenzter als im Erwachsenenalter. In psychologischen Autopsiestudien jugendlicher Suizidopfer fand sich gleichwohl wiederholt, dass männliche Suizidopfer im Alter zwischen 13 und 19 Jahren überzufällig häufiger an einer Störung des Sozialverhaltens litten als gemachte Kontrollpersonen (Brent et al., 1993; 1999). Suizidopfer, die die Kriterien einer Störung des Sozialverhaltens erfüllten, wiesen in einer weiteren Autopsiestudie häufiger einen komorbiden Substanzmissbrauch, vergangene Suizidversuche, Missbrauchserfahrungen und substanzmissbrauchende Eltern auf, als lebende Kontrollpersonen mit der gleichen Störung (Renaud, Brent, Birmaher, Chiapetta & Bridge, 1999). In einer Repräsentativerhebung untersuchten Sourander und Kollegen (2009) mehr als 5.000 finnische Kinder im Alter von 8 Jahren. Erfasst wurden psychopathologische Schwierigkeiten aus Eltern- und Lehrersicht sowie im Selbstbericht. Vierundzwanzig Jahre später wurden die erhobenen Daten in Bezug gesetzt zum nationalen Sterberegister. Zwei Mädchen und 13 Jungen hatten innerhalb des Untersuchungszeitraums einen Suizid vollzogen. Bei den Jungen erwiesen sich Störungen des Sozialverhaltens und Angstsymptome als stärkste Prädiktoren eines späteren Suizids. Bei den Mädchen fanden sich keinerlei prädiktive Zusammenhänge. In den WHO Mental Health Surveys zeigten sich, Störungen des Sozialverhaltens, neben der posttraumatischen Belastungsstörung und Substanzmissbrauch/-abhängigkeit, als stärkster Prädiktor für Suizidversuche (Nock, Hwang, Sampson, Kessler, Angermeyer, Beautrais et al., 2009). Das komorbide Zusammentreffen von Störungen des Sozialverhaltens mit einer Alkoholabhängigkeit ist geschlechterübergreifend mit vermehrtem suizidalem Verhalten assoziiert (Ilomäki, Räsänen, Viilo, Hakko & Study-70 Workgroup, 2007).

Merke: Schlafstörungen

Schlafstörungen (inklusive Alpträume) haben sich in einer Reihe von Untersuchungen als prädiktiv für Suizidgedanken, Suizidversuche und Suizide erwiesen (Bernert & Joiner, 2007). Dabei zeigte sich beispielsweise in einer Untersuchung von Ribeiro und Kollegen (2012) an Soldaten, die wegen akuter Suizidalität behandelt wurden, dass das Ausmaß an Schlafproblemen prädiktiv war für das Ausmaß an Suizidgedanken und das Auftreten von Suizidversuchen – und dies unter statistischer Kontrolle von depressiven Symptomen und Hoffnungslosigkeit. In einer prospektiven Langzeitstudie konnten Bernert, Turvey, Conwell und Joiner (2014) überdies zeigen, dass sowohl Einschlafstörungen als auch ein unerholsamer Schlaf prädiktiv waren für Suizide im zehnjährigen Untersuchungszeitraum. Wiederum blieb die prädiktive Bedeutung von Schlafproblemen in dieser Untersuchung alter Menschen (Altersrange: 66 bis 90 Jahre) auch nach Kontrolle depressiver Symptome bestehen. Es kann daher davon ausgegangen werden, dass Schlafprobleme einen eigenständigen Risikofaktor für suizidales Erleben und Verhalten darstellen und somit – im Kontext suizidpräventiven Handelns – gesonderter therapeutischer Aufmerksamkeit bedürfen. In diesem Sinne konnte in einer aktuellen Studie gezeigt werden, dass eine kognitiv-verhaltenstherapeutische Insomniebehandlung mit einem hochsignifikanten Rückgang an Suizidgedanken einhergeht (Trockel, Karlin, Taylor, Brown & Manber, 2015).

1.5.9 Fazit

Die Suizidmortalität wird bei den psychischen Erkrankungen mit dem höchsten Suizidrisiko auf 1.5 bis 10 % geschätzt – wobei das Suizidrisiko in hochbelasteten Subgruppen zum Teil deutlich höher liegt. Gleichzeitig nehmen sich die allerwenigsten Personen, die an einer psychischen Erkrankung leiden das Leben, sodass die erklärende Kraft psychischer Erkrankungen – wie auch der anderen beschriebenen Risikofaktoren – eher gering ist. Es stellt sich somit die Frage welche Faktoren im Rahmen psychischer Erkrankungen bzw. angesichts bestehender Risikofaktoren suizidales Erleben und Verhalten bedingen. Die im folgenden Kapitel beschriebenen Erklärungsmodelle versuchen dies zu beleuchten.

Kapitel 2

Psychologische Erklärungsmodelle

In den vergangenen Jahrzehnten ist es zur Ausarbeitung und empirischen Überprüfung einer ganzen Reihe von psychologischen Modellen zum Verständnis suizidalen Erlebens und Verhaltens gekommen. Die Modelle beleuchten das Zusammenspiel der vielfältigen Risikofaktoren, benennen zentrale Bewertungsmuster und helfen auf diese Weise, die Diagnostik, Risikoabschätzung und Behandlung suizidaler Krisen zu strukturieren (vgl. Tabelle 3).

Tabelle 3: Psychologische Modelle suizidalen Erlebens und Verhaltens

Modell	Autor	Zentrale Annahme
Cubic Model of Suicide	Shneidman (1989)	Das Zusammentreffen aus mentalem Schmerz *(psychache)*, externen/internen Stressoren/Anforderungen *(press)* und einem Zustand der Agitiertheit *(pertubation)* mündet in suizidalem Verhalten.
Cry of Pain-Modell	Williams (2001)	Die Bewertung von Erlebnissen als demütigend/niederschmetternd *(defeat)* und der Eindruck diesen Erfahrungen nicht entkommen zu können *(entrapment)*, bedingt suizidales Erleben und Verhalten.
Escape-Theorie	Baumeister (1990)	Suizide als Versuch einem Zustand aversiver Selbstwahrnehmung zu entfliehen. Die Entwicklung hin zu einem Suizid soll sich in sechs Schritten vollziehen: (1) Eigene Standards werden nicht erfüllt, (2) internale Attribution, (3) hohe Selbstaufmerksamkeit, (4) negative Affektivität, (5) kognitive Dekonstruktion, und (6) Suizid als Folge der kognitiven Dekonstruktion/Einengung.
Fluid Vulnerability Theory of Suicide	Rudd (2006)	Annahme eines suizidalen Modus der – in Abhängigkeit von bestehenden Vulnerabilitäten – durch externe oder interne Stressoren aktiviert werden soll und vier Elemente umfasst. (1) *Kognitionen:* Suizidales Überzeugungssystem umfasst automatische Gedanken, Annahmen und Überzeugungen, die sich auf Themen wie Hoffnungslosigkeit, Selbsthass, Scham usw. beziehen. (2) *Emotionen:* Insbesondere negative Emotionen wie Depression, Schuld, Wut und Angst. (3) *Physiologie:* Schlafprobleme, Schmerzen, Konzentrationsschwierigkeiten. (4) *Verhalten:* sozialer Rückzug, Selbstverletzungen, Substanzmissbrauch.
Interpersonale Theorie suizidalen Verhaltens	Joiner (2005)	Der Eindruck eine Last für andere *(perceived burdensomeness)* und nicht Teil einer wertgeschätzten Gemeinschaft *(thwarted belongingness)* zu sein, bedingt Suizidwünsche. Furchtlosigkeit vor Tod und Sterben *(acquired capability)* ermöglicht die Umsetzung von Suizidwünschen in suizidale Handlungen.
Integrativ motivationales-volitionales Modell suizidalen Verhaltens	O'Connor (2011)	Das Modell spezifiziert – unter Rückgriff auf andere Suizidtheorien – die Komponenten der motivationalen (Entwicklung von Suizidgedanken) und der volitionalen (Entwicklung suizidaler Handlungen) Phasen suizidalen Erlebens und Verhaltens.

Tabelle 3: Fortsetzung

Modell	Autor	Zentrale Annahme
Kognitive Theorie suizidalen Verhaltens	Wenzel & Beck (2008)	Hoffnungslosigkeits- und Unaushaltbarkeitsüberzeugungen münden unter Stresserleben in akute Hoffnungslosigkeit. Selektive Aufmerksamkeitprozesse fördern eine zugespitzte Sicht auf einen Suizid als einzige Lösung für bestehende Probleme.
Phasenmodell der suizidalen Entwicklung	Pöldinger (1968)	Handlungsregulationsmodell in dem die Entwicklung von suizidalem Erleben und Verhalten in Phasen unterteilt wird: (1) Erwägungsphase, (2) Ambivalenzphase und (3) Entscheidungsphase.

Im Folgenden werden vier dieser Ätiologiemodelle genauer vorgestellt: Im Einzelnen wird auf das kognitive Modell suizidaler Handlungen (Wenzel & Beck, 2008), das Cry of Pain Modell (Williams, 2001), die Interpersonale Theorie suizidalen Verhaltens (Joiner, 2005) und das integrative motivational-volitionale Modell suizidalen Verhaltens (O'Connor, 2011) eingegangen. Die empirische Befundlage und diagnostisch-therapeutische Implikationen werden zu jedem theoretischen Modell kurz skizziert.

2.1 Kognitives Modell suizidaler Handlungen

Dysfunktionale Kognitionen und kognitive Prozesse gelten im Modell von Wenzel und Beck (2008) als zentrale Risikofaktoren für suizidales Verhalten. Die Autoren betonen dabei insbesondere die Bedeutung habitueller Hoffnungslosigkeit (*trait hopelessness:* „Mein Leben wird sich nie zum Guten wenden.") und der Überzeugung, vorhandene Belastungen nicht länger ertragen zu können (*unbearability:* „Ich kann diesen Zustand nicht länger aushalten.") für die Entwicklung von Suizidgedanken und suizidalem Verhalten. Während Hoffnungslosigkeit vor allem im Rahmen geplanten suizidalen Verhaltens von Bedeutung sein soll, vermuten die Autoren, dass Unaushaltbarkeitsüberzeugungen im Kontext von impulsiv umgesetzten Suizidversuchen und Suiziden von Bedeutung sind. Im Sinne eines Diathese-Stress-Modells gehen die Autoren des Weiteren davon aus, dass dispositionelle Vulnerabilitätsfaktoren – wie Impulsivität, Problemlösedefizite und Perfektionismus – allein oder in Interaktion mit externen Stressoren bzw. psychischen Erkrankungen zur Aktivierung entsprechender suizidrelevanter Schemata führen.

Ist es einmal zur Aktivierung suizidrelevanter Schemata gekommen, vermuten Wenzel und Beck (2008) einen wechselseitigen Aufschaukelungsprozess von:

a) akuter Hoffnungslosigkeit *(state hopelessness)*,
b) selektiver Aufmerksamkeit für suizidrelevante Stimuli,
c) Schwierigkeiten, suizidrelevante Stimuli zu inhibieren und
d) einer zugespitzten Sicht auf einen Suizid als einzige Lösung für bestehende Probleme (attentionale Fixierung).

Wenzel und Beck (2008) gehen davon aus, dass infolge zunehmender Hoffnungslosigkeit die Wahrscheinlichkeit steigt, dass sich suizidale Gedanken einstellen und es in Abhängigkeit von Dauer, Schwere und Intensität dieser Gedanken – nach Überschreiten eines individuellen Schwellenwertes – zu suizidalen Handlungen kommt (vgl. Abb. 2). Grundsätzlich nehmen die Autoren an, dass es für die Aktivierung suizidbezogener Schemata zunehmend geringerer interner oder externer Auslöser bedarf (vgl. unten).

Empirische Befundlage: Die zentrale Bedeutung von Hoffnungslosigkeit für suizidales Erleben und Verhalten konnte – wie bereits dargestellt – in einer Vielzahl von Untersuchungen bestätigt werden. Insbesondere Schwierigkeiten, positive Zukunftsszenarien und -perspektiven zu generieren, sind dabei prädiktiv für Suizidgedanken (O'Connor, Fraser, Whyte, MacHale & Masterton, 2008). Auffälligkeiten in der Aufmerksamkeitsallokation bzw. aufmerksamkeitsbezogene Inhibitionsdefizite wurden bislang kaum untersucht – einzelne Studien verweisen allerdings auf potenzielle Auffälligkeiten im Sinne der theoretischen Annahmen (Wenzel & Spokas, 2014). Untersuchungen zum

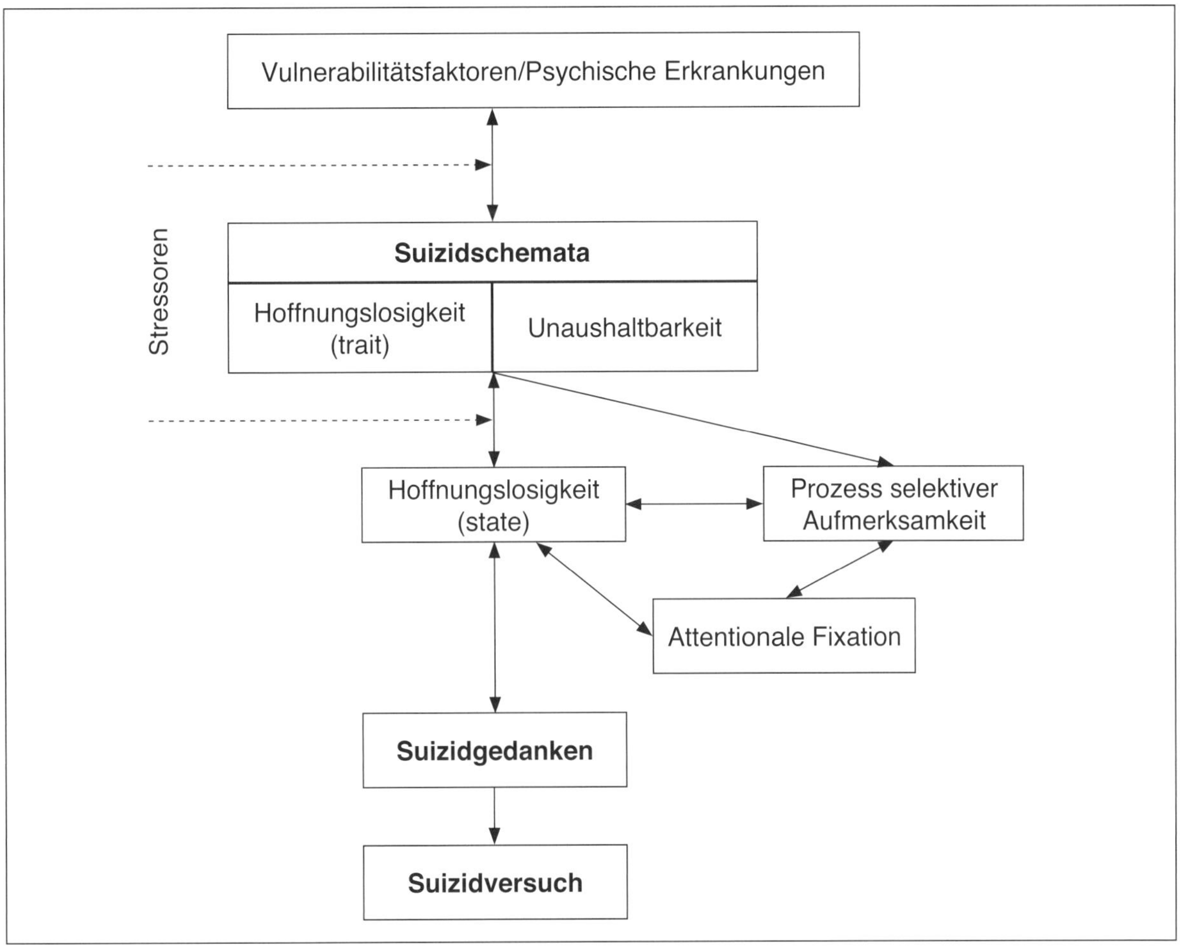

Abbildung 2: Kognitives Modell suizidalen Verhaltens

Zusammenspiel der verschiedenen Modellkomponenten stehen bislang allerdings aus.

Diagnostisch-therapeutische Implikationen: Das kognitive Modell spezifiziert die kognitiven Inhalte und Prozesse, die suizidalem Erleben und Verhalten unmittelbar vorausgehen. Es eignet sich damit sehr gut als Grundlage für die Durchführung von situativen Mikroanalysen. Überdies bestimmt es zwei kognitive Schemata – Hoffnungslosigkeit und Unaushaltbarkeitskognitionen –, die im Rahmen der Risikoabschätzung Beachtung finden sollten und einen Ansatzpunkt für kognitive Interventionen darstellen.

2.2 Cry of Pain-Modell

Die theoretischen Annahmen des Cry of Pain (CoP)-Modells von Williams (2001) bauen auf den Suizid- und Depressionstheorien von Baumeister (1990) sowie Gilbert und Allan (1998) auf und bilden den Kern aktueller theoretischer Weiterentwicklungen (O'Connor, 2011; Johnson, Gooding & Tarrier, 2008). In diesem Modell geht Williams (2001; Williams, Crane, Barnhofer & Duggan, 2005) davon aus, dass es dann zu Suizidgedanken und suizidalem Verhalten kommt, wenn Personen Stressoren ausgesetzt sind,

a) die sie als niederschmetternd/vernichtend und/oder demütigend bewerten *(defeat),*
b) denen sie gerne entfliehen möchten (aber gleichzeitig keine Möglichkeit zur Flucht sehen; *entrapment),*
c) und von denen sie annehmen, dass sie anhaltend sind *(no rescue).*

Die suizidale Handlung wird schlussendlich als einziger Ausweg gesehen, belastenden Lebensumständen, Erlebensweisen und Empfindungen zu entkommen (vgl. Abb. 3). Williams (2001) versteht suizidale Handlungen als Ausdruck von unerträglichem Schmerz- und Belastungserleben *(cry of pain).*

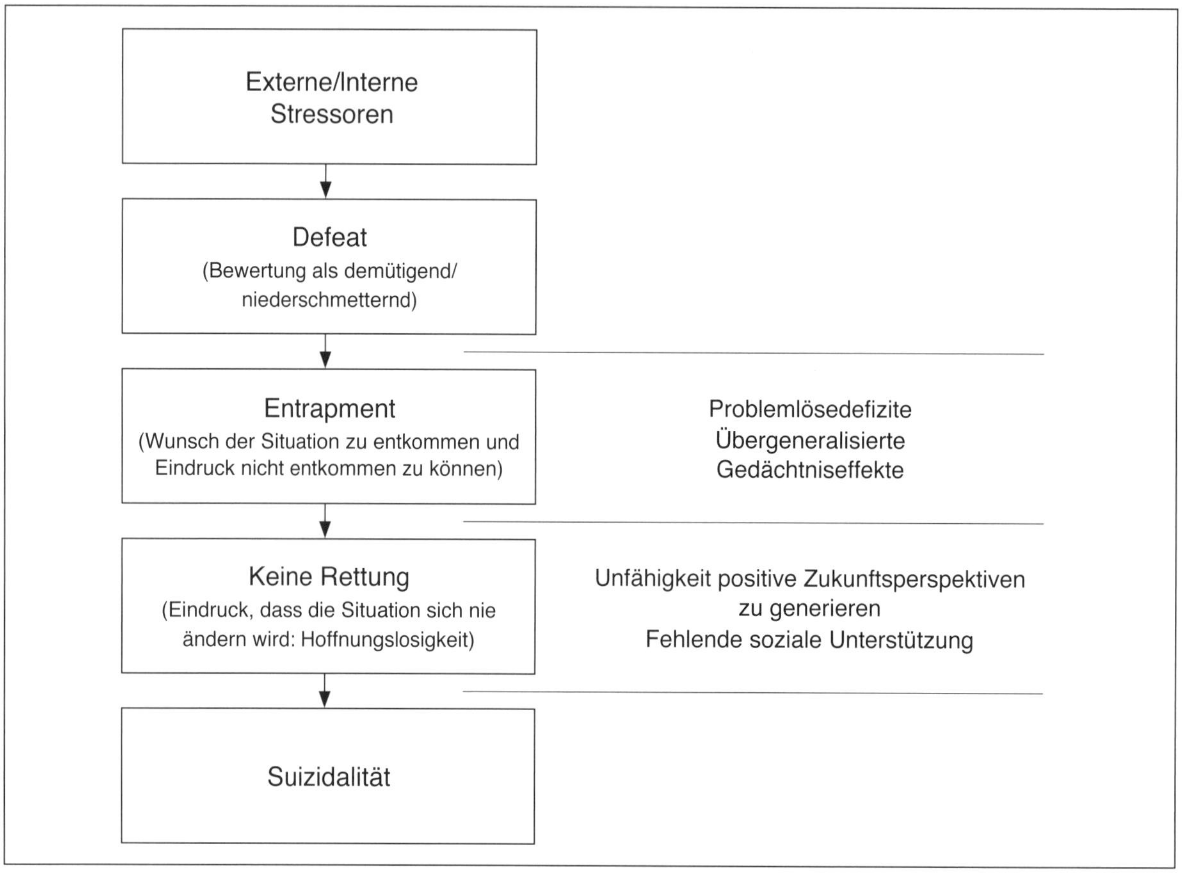

Abbildung 3: Cry of Pain-Modell

Die Einschätzung, einer Situation hilflos ausgeliefert zu sein, resultiert Williams (2001) zufolge aus unzureichenden Problemlösekompetenzen einer Person und – damit zusammenhängend – der Tendenz suizidaler Personen, autobiografische Erinnerungen in übergeneralisierter Form abzurufen (overgeneral memory). Als übergeneralisierte Gedächtniseffekte wird die Tendenz bezeichnet, spezifische Erinnerungen an die eigene Lebensgeschichte – in Reaktion auf eine entsprechende Aufforderung – nur schwerlich benennen zu können. Entsprechende Schwierigkeiten konnten wiederholt bei suizidalen Personen nachgewiesen werden (Williams et al., 2007) und wirken sich negativ auf die Problemlösekompetenz der Betroffenen aus (Pollock & Williams, 2004): Unspezifische Erinnerungen helfen in viel geringerem Maße dabei, gegenwärtige Probleme zu lösen und verstärken zudem den Eindruck, dass nicht nur einzelne Erlebnisse sondern weite Teile des eigenen Lebens schlecht gewesen sind. In der Folge verstärkt sich der Eindruck, in einer ausweglosen Situation festzustecken. Eine weitere Intensivierung dieses Eindrucks resultiert Williams et al. (2005) zu Folge daraus, dass suizidale Personen Schwierigkeiten damit haben, positive Zukunftsperspektiven zu ersinnen. Wie im Modell von Wenzel und Beck (2008) wird also auch im Modell von Williams (2001) die zentrale Rolle von Hoffnungslosigkeit betont. Beide Modelle heben zudem die Rolle von Problemlösedefiziten für die Entwicklung suizidaler Intentionen hervor und postulieren, dass es zunehmend geringerer Auslöser bedarf, um einen „suizidalen Modus“ zu aktivieren. Gleichzeitig spezifiziert das Cry of Pain-Modell zwei Bewertungsmuster, die als besonders relevant für die Entwicklung suizidaler Intentionen gesehen werden: defeat und entrapment.

Empirische Befundlage: Die Bedeutung dieser beiden theorie-spezifischen Konstrukte wird durch eine zunehmende Zahl an Studien gestützt (Taylor, Gooding, Wood & Tarrier, 2011): Es zeigte sich beispielsweise, dass das Erleben von *defeat* und *entrapment* bei Studenten, Gefängnisinsassen, Schizophreniepatienten und Patienten mit einer posttraumatischen Belastungsstörung eng verbunden ist mit suizidalem Erleben und Verhalten

(Panagioti, Gooding, Taylor & Tarrier, 2013; Slade, Edelmann, Worrall & Bray, 2012; Taylor, Wood, Gooding & Tarrier, 2010a; Taylor et al., 2010b). In ersten prospektiven Studien erwies sich das Erleben von *defeat* und *entrapment* schließlich als prädiktiv für Suizidgedanken, Selbstverletzungen und Suizidversuche (O'Connor, Smyth, Ferguson, Ryan & Williams, 2013; Slade et al., 2012) – und dies unter statistischer Kontrolle diverser Risikofaktoren wie Depressivität, Hoffnungslosigkeit und der Anzahl vorangegangener Selbstverletzungen bzw. Suizidversuche.

Diagnostisch-therapeutische Implikationen: Insbesondere der Eindruck, in einer ausweglosen Situation gefangen zu sein, sollte im Rahmen der Risikoabschätzung abgeklärt und therapeutisch angegangen werden. Neben verlässlicher und konkreter Hilfe in der Auseinandersetzung mit aktuellen Problemen bietet es sich an, Betroffene allgemein – im Sinne eines Problemlösetrainings – in der Auseinandersetzung mit (interpersonalen) Problemen zu schulen. In aktuellen Interventionsstudien wird auch versucht, das Generieren positiver Zukunftsperspektiven zu trainieren, um suizidalem Erleben vorzubeugen (van Beek, Kerkhof & Beekman, 2009). Strategien der kognitiven Therapie lassen sich überdies nutzen, um die Bewertung von belastenden Erlebnissen als demütigend und niederschmetternd zu modifizieren. Williams et al. (2005) verweisen schließlich auf die Möglichkeit, achtsamkeitsbasierte Interventionen einzusetzen, um zu verhindern, dass leichtere Stimmungsveränderungen zu einer (automatischen) Aktivierung suizidrelevanter kognitiver Inhalte und Prozesse führen.

Merke: Differential activation-Hypothese

Sowohl Wenzel und Beck (2008) als auch Williams und Kollegen (2005) vermuten, dass es für die Aktivierung suizidbezogener Schemata zunehmend geringerer externer oder interner Stressoren bedarf. Die Autoren gründen diese Annahmen auf Arbeiten zur sogenannten „Differential activation"-Hypothese (Teasdale, 1998). Die ursprüngliche für den Depressionskontext formulierte Hypothese besagt, dass es in der Lerngeschichte und insbesondere während depressiver Episoden zu einer assoziativen Verknüpfung negativer Stimmung und negativen Denkmustern, Körperzuständen sowie Verhaltensweisen kommt. Mit dem wiederholten Erleben depressiver Episoden werden diese Verknüpfungen zunehmend gestärkt und ausgeweitet, sodass schließlich bereits kleinere Stimmungsveränderungen ausreichen, um die Person in einen depressiven Zustand zu versetzen. Ebendieser Mechanismus wird auch für das Erleben suizidaler Zustände vermutet.

Im Sinne dieser Annahme zeigte sich, dass ehemals suizidale Patienten in Folge einer negativen Stimmungsinduktion eine deutliche Verschlechterung ihrer Problemlösefähigkeiten zeigten (Williams, Barnhofer, Crane & Beck, 2005) und dass vermehrte Suizidalität mit einer deutlichen Reduktion positiven zukunftbezogenen Denkens einhergeht (Williams, Van der Does, Barnhofer, Crane & Segal, 2008).

2.3 Interpersonale Theorie suizidalen Verhaltens

In der Interpersonalen Theorie suizidalen Verhaltens postuliert Joiner (2005), dass die Wahrnehmung, nicht Teil einer wertgeschätzten Gruppe zu sein *(thwarted belongingness)*, und der Eindruck, für andere eine Belastung darzustellen *(perceived burdensomeness)*, Suizidgedanken und Suizidwünsche bedingen. Zu suizidalen Handlungen soll es aber erst dann kommen, wenn der Wunsch zu sterben mit der erworbenen Befähigung *(acquired capability)*, sich zu töten, einhergeht (vgl. Abb. 4). Der Theorie zufolge sind perceived burdensomeness, thwarted belongingness und acquired capability proximale, kausale und interagierende Risikofaktoren, deren Vorhandensein eine zwingende Voraussetzung dafür darstellt, dass eine Person den Wunsch und die Fähigkeit zum Suizid entwickelt (Van Orden et al., 2010).

Perceived Burdensomeness bezieht sich auf die subjektive Überzeugung, dass die eigene Existenz für Familie, Freunde und/oder die Gesellschaft eine Last darstellt (z. B. „Meiner Familie wird es besser gehen, wenn es mich nicht mehr gibt."; „Ich bin nutzlos und überflüssig."). Diese Beurteilung kann sich zu der Ansicht steigern, dass der eigene Tod eine (erwünschte) Erleichterung für das Umfeld darstellen würde. Eine entsprechende Einschätzung drückt sich beispielsweise im Abschiedsbrief von Virginia Woolf aus, wenn sie an ihren Mann schreibt *„I know that I am spoiling your life, that without me you could work. And you will I know."* Van Orden et al. (2010) gehen davon aus, dass der Eindruck, eine Last für andere zu

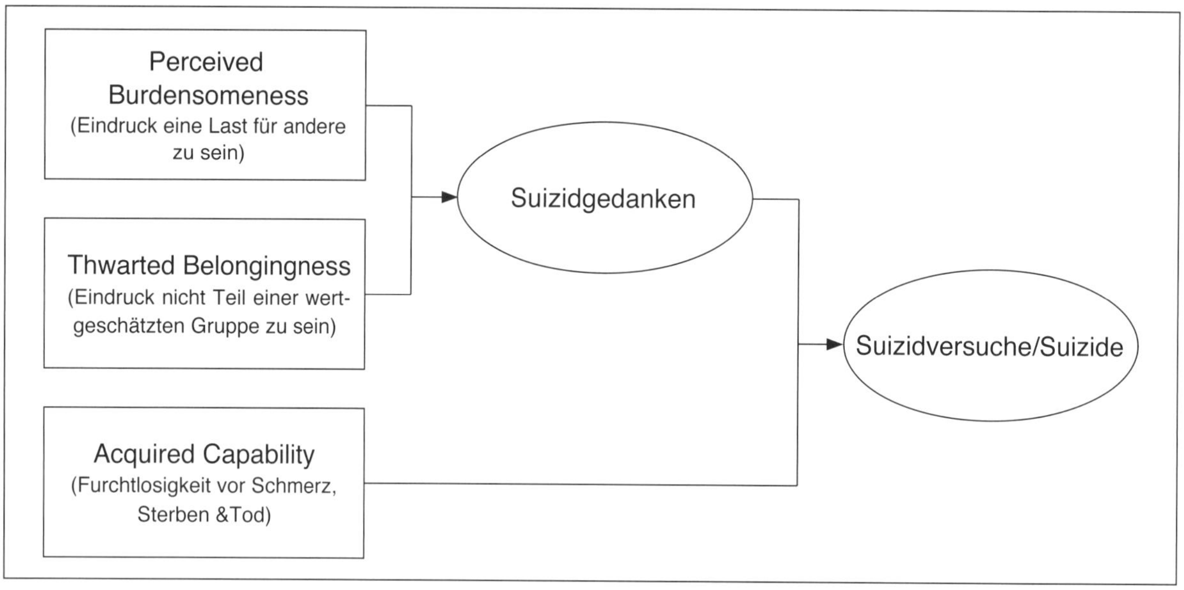

Abbildung 4: Interpersonale Theorie suizidalen Verhaltens

sein, eine zentrale Quelle für das Auftreten von Suizidgedanken ist – besonders dann, wenn Betroffene den Eindruck gewinnen, dass andere nicht nur vorübergehend durch sie belastet sind, sondern dass dieser Zustand ein permanenter ist. Die Autoren mutmaßen des Weiteren, dass *Perceived Burdensomeness* das gemeinsame Bindeglied zwischen unterschiedlichen Ereignissen, wie z. B. familiären Konflikten, Arbeitslosigkeit, körperlichen Erkrankungen und Suiziden, darstellt.

Thwarted Belongingness beschreibt das Gefühl, von anderen entfremdet zu sein, nicht Teil einer wertgeschätzten Gruppe, einer Familie und/oder eines Freundeskreises zu sein. Van Orden et al. (2010) zufolge lässt sich das Konstrukt in zwei Dimensionen unterteilen: zum einen dem Erleben von Einsamkeit und zum anderen der wahrgenommenen Abwesenheit reziproker Fürsorge („Ich habe niemanden, an den ich mich wenden kann"). Joiner (2005) betont, dass die Frustration dieses speziellen interpersonalen Bedürfnisses von zwingender Bedeutung für die Entwicklung suizidaler Wünsche ist. Im Sinne dieser Annahme gilt soziale Isolation als einer der stärksten Prädiktoren von Suizidgedanken, Suizidversuchen und Suiziden über die Lebensspanne, während verschiedene Indizes, die das Erleben von Zugehörigkeit vermuten lassen (z. B. Elternschaft, Partnerschaft), mit einer geringeren Suizidrate assoziiert sind (vgl. Kapitel 1.4.).

Merke: „Pulling together"

Die besondere suizidpräventive Bedeutung von Zugehörigkeitserleben konnten Joiner und Kollegen (2006) in einer Studienreihe an verschiedenen Sportereignissen in den USA zeigen. Unter anderem zeigte sich, dass es am 22. Februar 1980, dem Tag als die amerikanische Eishockey-Olympiamannschaft überraschenderweise die russische Mannschaft besiegte („Miracle on Ice") zu weniger Suiziden in Amerika kam, als an jedem anderen 22. Februar in den 1970er und 1980er Jahren. Eine reduzierte Suizidrate konnten Encrenaz et al. (2012) auch für die Fußball-Weltmeisterschaft in Frankreich im Jahr 1998 nachweisen: In der Zeit der WM kam es in Frankreich zu einem Rückgang der erwarteten Suizidrate um 10 %; besonders akzentuiert war dieser Effekt an den Tagen nach einem Frankreichspiel und bei Männern im Alter zwischen 30 und 44 Jahren. Joiner und Kollegen (2006) vermuten, dass der Zusammenhang zwischen Sportgroßereignissen und der Suizidrate dadurch vermittelt wird, dass Leute in diesen Zeiten ein vermehrtes Zugehörigkeitsempfinden erleben: Zum einen im Sinne einer positiven Identifikation mit einer geschätzten Gruppe und zum anderen dadurch, dass der unmittelbare kommunikative Austausch zwischen – sich fremden – Personen in dieser Zeit erleichtert wird.

Van Orden et al. (2010) postulieren, dass *thwarted belongingness* und *perceived burdensomeness* für sich genommen proximale und hinreichende Ursache *passiver* Suizidwünsche (z. B. „Ich wünschte, ich wäre tot.“) sind. *Aktive* Suizidwünsche (z. B. „Ich möchte mich umbringen.“) sollen sich hingegen dann entwickeln, wenn die Überzeugung, eine Last für andere zu sein, und der Eindruck fehlender Zugehörigkeit gleichzeitig auftreten (und die Person einer Veränderung dieser Zustände hoffnungslos gegenübersteht).

Acquired Capability – die der Interpersonalen Theorie zufolge zwischen den Personen differenziert, die beim Wunsch zu sterben verharren, und jenen, die diesen Wunsch in die Tat umsetzen – bezeichnet nach Joiner (2005) die erworbene Fähigkeit, den Schmerz und die Angst, die mit einer Selbsttötung verbunden sind, ertragen zu können. Joiner (2005) postuliert, dass nur die Menschen, die eine erhöhte Toleranz für physischen Schmerz und eine herabgesetzte Angst vor dem Tod haben, die Fähigkeit besitzen, sich tatsächlich selbst umzubringen. Mit dem Konstrukt der Acquired Capability betont Joiner (2005) die Tatsache, dass es extrem schwer ist, sich selber das Leben zu nehmen – letztlich bedarf es der Überwindung des Selbsterhaltungstriebes. Joiner (2005) nimmt an, dass diese Furchtlosigkeit vor Schmerz und Tod durch Habituationserfahrungen und die Aktivierung gegenläufiger Prozesse in Reaktion auf die wiederholte Exposition mit körperlich schmerzhaften und/oder angsteinflößenden Ereignissen erworben wird: In Folge wiederholter Erfahrungen mit schmerzvollen und/oder angstauslösenden Ereignissen (z. B. Selbstverletzungen) sollen diese ihren bedrohlichen Charakter verlieren. Joiner (2005) geht davon aus, dass der direkte Weg zum Erwerb von Acquired Capability in der wiederholten Durchführung von suizidalen Verhaltensweisen, wie Suizidversuchen, Probehandlungen und mentaler Simulation eines Suizids besteht. Daneben wird aber auch Erfahrungen wie körperlichem und sexuellem Missbrauch, Kriegseinsätzen sowie anderen schmerzhaften und/oder angstaktivierenden Ereignissen (z. B. nicht suizidale Selbstverletzung, intravenöse Drogenapplikation) eine Bedeutung hinsichtlich des Erwerbs von Acquired Capability beigemessen. Smith und Cukrowicz (2010) vermuten, dass der Erwerb von acquired capability zudem durch prädisponierende Faktoren, wie einem geringen Serotoninspiegel, einer beschleunigten neurobiologischen Habituationsreaktion und genetischen Unterschieden bzgl. der Schmerz- und Angsttoleranz, beschleunigt bzw. erleichtert wird. Grundsätzlich nimmt Joiner (2005) an, dass acquired capability eine stabile (über die Zeit erworbene) Fähigkeit darstellt. Gleichwohl ist es vorstellbar, dass es unter Substanzintoxikation und in dissoziativen, psychotischen oder manischen Zuständen zu einer kurzfristigen Erhöhung der Acquired Capability kommen kann (Smith & Cukrowicz, 2010). Im Sinne der theoretischen Annahmen lassen sich Ergebnisse von Studien interpretieren, die zeigen, dass u. a. vorgegangene Suizidversuche genauso wie körperlicher und sexueller Missbrauch in der Kindheit mit einem erhöhten Suizidrisiko assoziiert sind (vgl. Kapitel 1.4).

Empirische Befundlage: Mittlerweile gibt es eine große Zahl an Studien, die einzelne Annahmen der Interpersonalen Theorie unmittelbar stützen (eine Übersicht findet sich bei Wachtel & Teismann, 2013). Die Befundlage verweist darauf, dass Perceived Burdensomeness und Thwarted Belongingness assoziiert sind mit dem Auftreten von Suizidgedanken, Suizidversuchen und Suiziden. Die entsprechenden Zusammenhänge zeigten sich unter Betrachtung unterschiedlicher Stichproben (u. a. Studenten, Senioren, Soldaten, Patienten), unter Verwendung unterschiedlicher Messverfahren (Fragebögen, Autopsiestudien, Analysen von Abschiedsbriefen) und unter Berücksichtigung einer Vielzahl von konkurrierenden Prädiktorvariablen (u. a. Alter, Geschlecht, Depressivität, Hoffnungslosigkeit, Vorliegen einer Persönlichkeitsstörung) sowie in Querschnitts- und ersten Längsschnittuntersuchungen (Kleiman, Law & Anestis, 2014a; Kleiman, Liu & Riskind, 2014b). Die gefundenen Effekte sind hinsichtlich ihrer Größe mit denen vergleichbar, die für etablierte Risikofaktoren suizidalen Verhaltens wie Depressivität und Hoffnungslosigkeit berichtet werden. Im Sinne der theoretischen Annahmen weisen diejenigen, die bereits einen Suizidversuch unternommen bzw. andere furchteinflößende/schmerzhafte Erlebnisse erlebt haben, eine erhöhte Acquired Capability auf (z. B. Van Orden et al., 2008). In verschiedenen querschnittlich angelegten Studien zeigte sich zudem, dass ein starkes Ausmaß an Acquired Capability in Kombination mit Perceived Burdensomeness und Thwarted Belongingness, in besonderem Maße prädiktiv ist für das Auftreten lebenszeitlicher Suizidversuche (u. a. Anestis & Joiner, 2011).

Diagnostisch-therapeutische Implikationen: Die Konzepte Perceived Burdensomeness, Thwarted Belongingness und Acquired Capability sollten im Rahmen der Risikoabschätzung berücksichtigt und explizit erfragt werden: Inwieweit denkt der Betroffene, dass er eine Last für andere ist, inwieweit bestehen bedeutungsvolle Beziehungen zu anderen Menschen und inwieweit traut sich die betroffene Person eine Selbsttötung zu bzw. inwieweit lassen bestimmte Erfahrungen der Person (z. B. Selbstverletzungen, vorangegangene Suizidversuche) eine entsprechende Befähigung vermuten. Während sich die Acquired Capability einer unmittelbaren, kurzfristig wirksamen therapeutischen Einflussnahme entzieht, lassen sich Perceived Burdensomeness und Thwarted Belongingness schließlich mit Hilfe kognitiver Disputationsmethoden oder psychosozialer Interventionen (Reaktivierung oder Aufbau sozialer Netze, Förderung interpersonaler Kompetenz etc.) therapeutisch angehen. In Bezug auf eine Entschärfung des Erlebens von Thwarted Belongingness ist schließlich die Bedeutung der therapeutischen Beziehung nicht zu unterschätzen (siehe Kapitel 4.1).

2.4 Integratives motivational-volitionales Modell suizidalen Verhaltens

Ein weiteres Modell, in dem sehr deutlich zwischen Faktoren differenziert wird, die Suizidgedanken hervorrufen und solchen, die suizidales Verhalten bedingen, ist das integrativ motivational-volitionale (IMV) Modell suizidalen Verhaltens von O'Connor (2011). In diesem Modell werden eine motivationale und eine volitionale Phase der Entwicklung suizidalen Verhaltens unterschieden (vgl. Abb. 5). Die motivationale Phase beschreibt Entwicklungsdeterminanten von Suizidgedanken, während die volitionale Phase solche Faktoren beschreibt, die darüber bestimmen, ob eine Person Suizidgedanken in suizidale Handlungen umsetzt. Das Modell integriert hierbei Faktoren, die in anderen Suizidmodellen als zentral für die Entwicklung suizidalen Erlebens und Verhaltens erachtet werden. Im Zentrum des Modells steht daher – wie im Cry of Pain Modell – die Idee, dass es dann zu Suizidgedanken/Suizidabsichten kommt, wenn sich Personen infolge von niederschmetternden und/oder demütigenden Geschehnissen (defeat) als hilflos und gefangen in einer nicht auflösbaren Lebenssituation erleben (entrapment).

Entscheidend für das Modell ist nun, dass es weitere verlaufsmoderierende Faktoren spezifiziert. So geht O'Connor (2011) davon aus, dass eingeschränkte Problemlösefähigkeiten und Regulationsstrategien, Gedächtnisverzerrungen und perseverative Denkprozesse dazu beitragen, dass sich aus der Bewertung eines Erlebnisses als niederschmetternd/demütigend der Eindruck des Gefangenseins entwickelt. Suizidgedanken sollen insbesondere dann aus dem Eindruck des Gefangenseins hervorgehen, wenn Betroffene sich u. a. als eine Last für andere erleben, sich nicht als Teil einer wertgeschätzten Gruppe sehen und mangelnde soziale Unterstützung erfahren. Eingebettet in einen anderen konzeptionellen Rahmen werden hier also zentrale Konstrukte der Interpersonalen Theorie suizidalen Verhaltens aufgegriffen.

Der Übergang von Suizidgedanken zu suizidalen Handlungen – und damit der Übergang von einer motivationalen zu einer volitionalen Handlungsphase – ist dem Modell zufolge schließlich abhängig von weiteren moderierenden Bedingungen. Unter Rückgriff auf die Interpersonale Theorie suizidalen Verhaltens nimmt O'Connor (2011) dabei an, dass das Vorliegen von Furchtlosigkeit vor Schmerz, Sterben und Tod eine zentrale Bedingung dafür darstellt, ob Suizidgedanken in suizidale Handlungen umgesetzt werden. Darüber hinaus gelten die Verfügbarkeit von letalen Mitteln, Handlungsabsichten, Impulsivität und die Imitation von Suizidmodellen, als weitere Faktoren, die den Übergang von Suizidgedanken zu Suizidhandlungen fördern bzw. ermöglichen sollen. Anders als in der Interpersonalen Theorie suizidalen Verhaltens wird der Furchtlosigkeit vor Tod und Sterben also eine weniger exklusive Rolle beigemessen.

Empirische Befundlage: Nahezu die gesamte bis hierher skizzierte Befundlage lässt sich als Beleg für das IMV-Modell heranziehen. Von besonderer Relevanz sind die oben skizzierten Befunde zur Bedeutung von defeat und entrapment für suizidales Erleben und Verhalten. Theoriegeleitete Untersuchungen zu den spezifischen Modellannahmen stehen bislang jedoch – bis auf einzelne Ausnahmen (O'Connor, Rasmussen & Hawton, 2012; Teismann & Forkmann, 2015) – weitgehend aus.

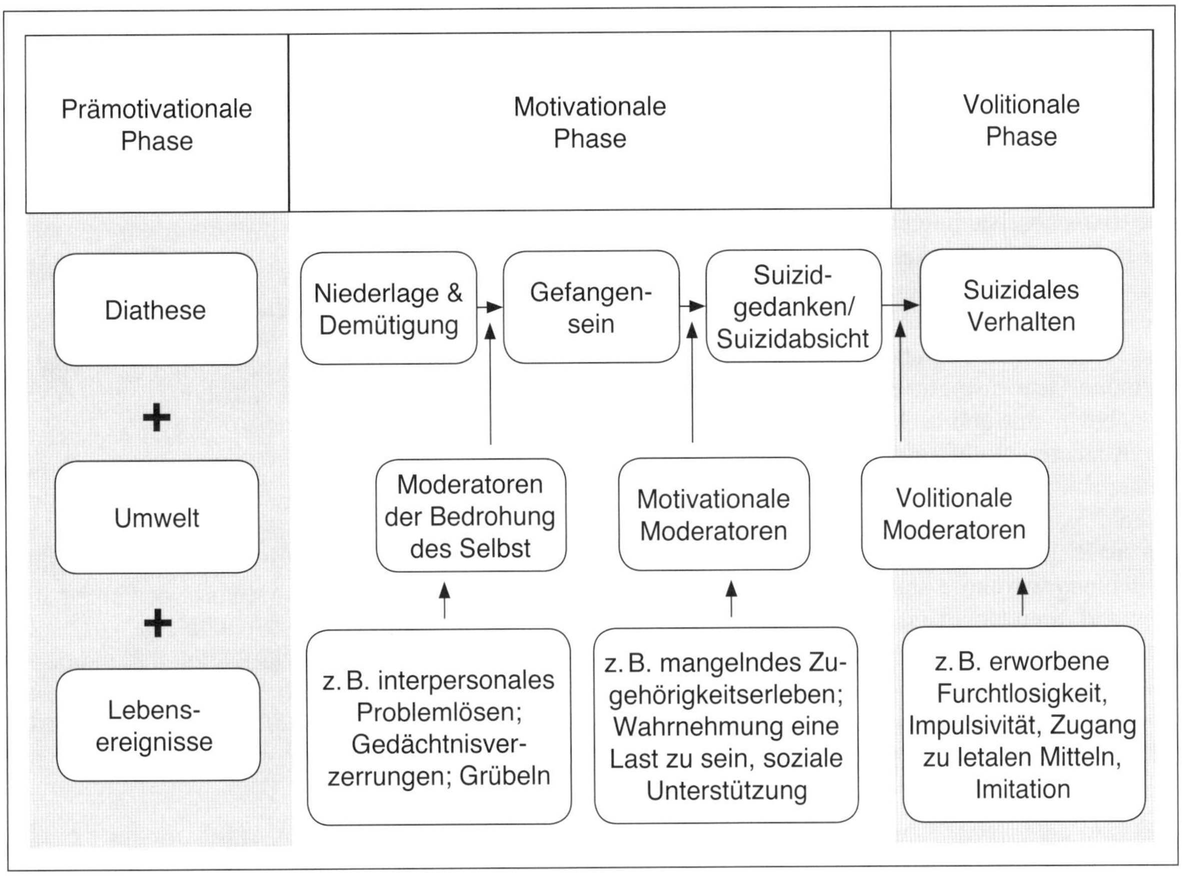

Abbildung 5: Integratives motivational-volitionales Modell suizidalen Verhaltens

Diagnostisch-therapeutische Implikationen: Das Modell schafft – durch die Integration diverser Risikofaktoren und -befindlichkeiten – einen umfassenden Rahmen für die Diagnostik und Behandlung suizidaler Patienten. Hierdurch eignet es sich in besonderem Maße als handlungsleitendes Modell für die praktische Arbeit.

2.5 Fazit

Die beschriebenen theoretischen Modelle heben unterschiedliche psychosoziale Faktoren hervor, die in der Diagnostik und Risikoabschätzung suizidalen Erlebens und Verhaltens besondere Beachtung erfahren sollten. Weitgehende Einigkeit herrscht dabei über die Bedeutung von Hoffnungslosigkeit. Die Bewertung belastender Erlebnisse als demütigend/niederschmetternd, der Eindruck, in einer ausweglosen Situation gefangen zu sein, fehlendes Zugehörigkeitserleben und der Eindruck eine Last für andere zu sein, wird in mehreren Modellen überdies als zentral erachtet. Während das kognitive Modell und das Cry of Pain-Modell suizidales Erleben und Verhalten als Kontinuum erachten, bei dem eine Zunahme von Hoffnungslosigkeit bzw. Entrapment sowohl Suizidgedanken als auch Suizidversuche bedingt, postuliert insbesondere die interpersonale Theorie einen qualitativen Unterschied zwischen Personen, die einen Suizid erwägen und solchen, die einen Suizid vollziehen. Eine Abschätzung erworbener Furchtlosigkeit vor Tod und Sterben wird als entsprechend wichtig für die Risikoabschätzung erachtet. Das motivational-volitionale Modell schließt sich dieser Einschätzung an – misst aber nicht ausschließlich dem Konzept der Acquired Capability handlungsfreisetzende Qualität bei.

Vor dem Hintergrund der derzeitigen Studienlage und des heterogenen Verlaufs suizidaler Krisen kann keines der Modelle alleinige oder gar absolute Gültigkeit bei der Vorhersage von Suizidalität beanspruchen. Vielmehr definieren alle Modelle relevante Suchräume, die im Einzelfall weiter abgeklärt werden sollten.

Kapitel 3

Diagnostik und Risikoabschätzung

Die Risikoabschätzung basiert auf den Annahmen der in Kapitel 2 beschriebenen theoretischen Modelle und dem grundsätzlichen Wissen um Risiko- und Schutzfaktoren für suizidales Erleben und Verhalten. Im Folgenden werden zunächst allgemeine Hinweise zur Risikobschätzung gegeben, bevor mit dem „Collaborative Assessment and Managment of Sucidiality" von Jobes (2006) und dem „Chronological Assessment of Suicidal Events" von Shea (2011) zwei spezifische Verfahren zur Risikoabschätzung vorgestellt werden. Abschließend wird kurz auf Fragebogen- und Interviewverfahren eingegangen.

3.1 Allgemeine Hinweise zur Risikoabschätzung

Das Ziel eines jeden Kontaktes mit einer suizidgefährdeten Person besteht darin, das aktuelle Ausmaß suizidalen Erlebens und Verhaltens zu erfassen und die Distanzierungs- und Absprachefähigkeit der Person einzuschätzen. Todeswünsche und Suizidgedanken sollten hierbei immer offen und mit konkreten Worten angesprochen werden. Die Risikoabschätzung ist ein zu ernstes Thema, als dass Raum für Missverständnisse gegeben werden darf! Ohnehin ist es ein Mythos anzunehmen, dass man Patienten auf die Idee bringt, sich umzubringen, wenn man sie auf Suizidgedanken und -pläne anspricht. Diagnostische Fragen stellen vielmehr wirkungsvolle Interventionen dar, durch welche Isolation und Einengung begrenzt werden können (vgl. auch den Leitfaden mit Fragen zur Risikoabschätzung im Anhang, S. 203).

Mythos: „Wenn man Menschen auf Suizidgedanken anspricht, bringt man sie erst auf die Idee."

Gould und Kollegen (2005) konnten diese Befürchtung in einer groß angelegten Fragebogenstudie bei Jugendlichen (N=2.342, 13 bis 19 Jahre) eindrücklich entkräften. Im Rahmen dieser Untersuchung wurden alle teilnehmenden Schüler zu zwei Zeitpunkten im Abstand von einer Woche nach ihrem Befinden befragt. Eine Hälfte der Schüler wurde zu beiden Messzeitpunkten nach Suizidgedanken befragt, während die andere Hälfte nur zum zweiten Zeitpunkt zu Suizidgedanken befragt wurde. Wenn Fragen nach Suizidgedanken selbige tatsächlich bedingen oder verstärken können, dann sollten die Schüler, die zweimal nach Suizidgedanken befragt wurden, zum zweiten Messzeitpunkt in stärkerem Maße suizidal sein als die Schüler, die nur einmal gefragt wurden. Tatsächlich fand sich zwischen den beiden Gruppen jedoch kein Unterschied bezüglich des Grades allgemeiner Belastung und Suizidgedanken. Im Gegenteil äußerten jene Schüler, die in der ersten Erhebung depressive Symptome und/oder suizidales Erleben und Verhalten geschildert hatten, weniger Belastung und weniger Suizidgedanken bei der zweiten Erhebung.

Deuten sich im Gespräch Hinweise auf Lebensmüdigkeit oder Suizidabsichten an, so sollten diese also unmittelbar thematisiert und expliziert werden (Teismann & Dorrmann, 2014):

- Ihr Leben ist gerade wirklich extrem schwierig! ... Ich kenne andere Menschen, die sich bereits in einer weniger zugespitzten Situation nicht mehr sicher waren, ob sie überhaupt noch leben möchten – wie ist das denn bei Ihnen?
- Gibt es derzeit Momente, in denen Sie sich wünschen, lieber tot zu sein?
- Denken Sie daran, sich das Leben zu nehmen/sich selbst zu töten?

Bejaht der Patient eine solche Frage oder lassen andere Reaktionsweisen das Vorhandensein von Suizidgedanken vermuten, sollte sich eine weiterführende Exploration anschließen. Vage Antworten wie „nicht wirklich" und mimische und gestische Reaktionen/Veränderungen in Reaktion auf die Frage nach Suizidgedanken müssen sorgfältig beobachtet, aufgegriffen und vorsichtig angesprochen werden:

- Was meinen Sie mit „nicht wirklich"?
- Was geht denn gerade in Ihnen vor?

Grundsätzlich ist sorgfältig auf Ambivalenzen des Patienten acht zu geben (vgl. Kapitel 4.2): So kann die Erleichterung und der Wunsch, über Suizidimpulse zu sprechen, immer wieder auch durch Befürchtungen bezüglich potenziell negativer Konsequenzen ehrlicher Antworten (z. B. in Form einer stationären Einweisung) torpediert werden. Phasen des offenen Austauschs können sich daher mit abweisenden Reaktionen des Patienten abwechseln. In Anbetracht von Schamgefühlen bei der Offenbarung suizidaler Intentionen ist es schließlich hilfreich, proaktiv zu normalisieren:

- Es ist absolut menschlich, dass Ihnen in dieser Situation die Frage durch den Kopf geht, ob Sie noch weiterleben möchten. Ich finde das sehr nachvollziehbar und überhaupt nicht verwunderlich!
- Viele Menschen erwägen im Laufe ihres Lebens die Möglichkeit einer Selbsttötung.
- Gerade nach traumatischen Erlebnissen/in Anbetracht massiver Schmerzen/der Diagnose einer solchen Erkrankung usw. ist es nicht unnormal, an einen Suizid zu denken.

Sollten Patienten fürchten, dass die Offenbarung von Suizidgedanken unmittelbare Zwangsmaßnahmen nach sich zieht, können psychoedukative Hinweise zum therapeutischen Umgang mit Suizidabsichten hilfreich sein (vgl. Kapitel 4.1).

3.2 Einschätzung von Risikofaktoren

In Abhängigkeit davon, ob die suizidale Person dem Kliniker bereits bekannt ist, also auch schon Vorwissen zur Lebensgeschichte, psychischen und körperlichen Erkrankungen sowie aktuellen Stressoren besteht, oder es sich um eine unbekannte Person handelt, die beispielsweise im Rahmen eines Erstgesprächs, einer Krisenintervention oder einer Konsiliaruntersuchung gesehen wird, nimmt die Risikoabschätzung naturgemäß einen unterschiedlichen Verlauf. Wird es im einen Fall zunächst darum gehen, Informationen über das Vorliegen psychischer Störungen (akut und/oder lifetime), die Lebenssituation des Patienten und aktuelle krisenhafte Erlebnisse (z. B. Todesfälle, Trennungen, Verluste, familiäre Konflikte, Arbeitslosigkeit, finanzielle Engpässe, anstehende Inhaftierung, Obdachlosigkeit, akute und/oder chronische Erkrankungen, Traumatisierungen) zu erhalten, kann im anderen Fall unmittelbar mit der Exploration der akuten Suizidalität begonnen werden. Hier muss direkt nach Suizidgedanken, Suizidplänen, vorbereitenden Verhaltensweisen und Suizidversuchen gefragt werden. Im Folgenden werden mögliche Fragen genannt (Dorrmann, 2012; Teismann & Dorrmann, 2014):

- *Häufigkeit, Dauer, Intensität und Auslöser aktueller Suizidgedanken:* Wie sehen diese Gedanken genau aus? Wie oft denken Sie derzeit daran, sich das Leben zu nehmen … stündlich … täglich … wöchentlich … monatlich? Wie lange halten diese Gedanken normalerweise an? Ein paar Minuten? Stunden? Den ganzen Tag? Als wie überwältigend (belastend, bedrohlich) erleben Sie diese Gedanken? Wann bzw. in welchen Situationen denken Sie darüber nach? Was löst die Gedanken aus?
- *Spezifität der Gedanken und konkrete Planung:* Haben Sie konkrete Gedanken, wie Sie sich das Leben nehmen wollen? Über welche Methode haben Sie nachgedacht? Gibt es noch andere Methoden, über die Sie nachgedacht haben? Haben Sie sich auch Gedanken darüber gemacht, wann und wo Sie sich das Leben nehmen wollen?
- *Verfügbarkeit der Mittel:* Stehen Ihnen diese Mittel zur Verfügung? Haben Sie überlegt, wie Sie sich die Mittel beschaffen können? Haben Sie Zugang zu diesen Mitteln?
- *Vorbereitungen und Probehandlungen:* Haben Sie auch andere Dinge schon vorbereitet? (Internet nach Suizidmethoden abgesucht, Abschiedsbrief geschrieben, persönliche Sachen verschenkt, Testament verfasst, Zahlungsmodalität der Lebensversicherung abgeklärt etc.)? Haben Sie schon mal probiert, wie es wäre, wenn Sie es dann wirklich tun würden (potenziellen Suizidort aufgesucht, Seil geknüpft, Medikamentenmix erstellt etc.)? Was genau haben Sie gemacht?
- *Entschlossenheit/Distanz zu suizidalen Impulsen:* Wie stark ist Ihre aktuelle Absicht, diesen Todeswunsch in die Tat umzusetzen? Wo stehen Sie auf einer Skala von 0 bis 10, wenn 0 heißt „keine Absicht, die Gedanken umzusetzen“ und 10 heißt „die Gedanken bei der ersten sich bietenden Gelegenheit umzusetzen“?
- *Vorangegangene Suizidversuche, abgebrochene und unterbrochene Suizidversuche:* Haben Sie schon einmal versucht, sich das

Leben zu nehmen? Haben Sie schon mehrmals versucht, sich das Leben zu nehmen? Wie oft haben Sie in Ihrem Leben versucht, sich umzubringen? Wann haben Sie zuletzt versucht, sich das Leben zu nehmen? Was genau haben Sie gemacht? Hatten Sie Alkohol getrunken oder Drogen genommen, bevor Sie versucht haben, sich das Leben zu nehmen? Haben Sie den Versuch länger geplant, oder ist es eher plötzlich dazu gekommen? Haben Sie damit gerechnet zu sterben? Wie ist es dazu gekommen, dass Sie überlebt haben? Waren Sie im Anschluss in medizinischer Behandlung? Wie fanden Sie es seinerzeit, überlebt zu haben? Und welchen Suizidversuch würden Sie als Ihren schwersten bezeichnen, d. h. wann war Ihr Wunsch zu sterben am allergrößten bzw. wann waren Sie sich am sichersten, dass das gewählte Vorgehen tödlich sein würde? Und wie ist es da gewesen? …

- *Selbstverletzungen (ohne suizidale Absicht):* Haben Sie sich schon einmal oder mehrfach absichtlich selbst verletzt (ohne dass Sie hierbei sterben wollten)? Auf welche Weise verletzen Sie sich selbst (Schneiden, Kratzen, Headbanging …)? An welchen Körperteilen verletzen Sie sich selbst? Wann haben Sie damit begonnen, sich Selbstverletzungen zuzufügen? Wann haben Sie sich zuletzt selbst verletzt? Haben Sie den Eindruck, dass selbstverletzendes Verhalten zunehmend häufiger stattfindet und/oder die Schwere der Selbstverletzung zunimmt? Haben Sie einen aktuellen Tetanusimpfschutz? (Akute Selbstverletzungen sollten inspiziert werden, um abschätzen zu können, ob es einer Wundversorgung bedarf.)
- *Suizide in der Familie:* Gibt es Menschen in Ihrer Familie, die sich das Leben genommen haben? Was wissen Sie darüber? Und wie stehen Sie dazu?

Grundsätzlich ist darauf acht zu geben, dass die Risikoabschätzung nicht den Charakter einer „Befragung" annimmt, sondern einen Gesprächscharakter behält.

Merke: Abklärung des Risikos für erweiterte Suizidhandlungen

Erweiterte Suizide, d. h. eine Tateinheit aus Fremd- und Selbsttötung, sind vergleichsweise selten. Bezieht man die Zahl erweiterter Suizide auf 100.000 Personen der Bevölkerung, so resultiert in amerikanischen Untersuchungen eine Rate von 0.2 bis 0.4 (Marzuk, Tardiff & Hirsh, 1992). Erweiterte Suizide machen in Amerika damit in etwa 1.6 % aller Suizide aus (Joiner, 2014a): In neun von zehn Fällen werden erweiterte Suizide von Männern vollzogen und 75 % der Opfer sind weiblich; 14 % der Opfer sind jünger als 18 Jahre. Joiner (2014a) hat eine Typologie erstellt, innerhalb derer vier verschiedene Motive für einen erweiterten Suizid postuliert werden:

1. Barmherzigkeit (*mercy:* „Es gibt nichts, was man in dieser Situation noch tun kann. Allein zurückgelassen, wird es meiner Frau/meinen Kindern noch schlechter ergehen. Es ist daher besser, Ihnen zukünftiges Leid zu ersparen/sie nicht allein in dieser Welt zu lassen"),
2. Gerechtigkeit (*justice:* „Es ist nicht gerecht, dass ich nicht weiter leben kann und die, die mich gequält haben, am Leben bleiben"),
3. Verpflichtung (*duty:* „Ich kann es anderen nicht zumuten, sich nach meinem Tod um meine Frau/die Kinder kümmern zu müssen und daher muss ich sie mit in den Tod nehmen") und
4. Ruhm (*glory:* „Es wird eine Tat sein, an die man sich immer erinnern wird")

Ergeben sich in der Risikoabschätzung Hinweise auf entsprechende Motive oder ist der Anlass der Krise das (Fehl-)Verhalten einer/oder mehrerer anderer Personen (z. B. Trennungen, Konflikte), sollten fremdgefährdende Vorstellungen sehr genau exploriert werden. Bei fehlender Gesprächsbereitschaft über entsprechende Gedanken und Pläne empfiehlt Joiner (2014a), das Gespräch auf die (missverstanden) Tugenden – Barmherzigkeit, Gerechtigkeit, Verpflichtung und Ruhm – zu lenken und die Sicht des Betroffenen auf diese Faktoren zu explorieren. Grundsätzlich schadet es nicht – auch unabhängig von unmittelbaren Hinweisen – kurz nach fremdgefährdenden Motiven zu fragen.

Schließlich sollte die allgemeine psychosoziale Befindlichkeit (theoriegeleitet) abgeklärt werden (Teismann & Dorrmann, 2014):

- *Hoffnungslosigkeit:* Wie stark sind Sie eigentlich derzeit davon überzeugt, dass sich die Situation für Sie nicht mehr ändern wird? Gibt es einen Teil in Ihnen (und mag er noch

so klein sein), der manchmal daran glaubt, dass Ihre Situation sich wieder verbessert? Welche Gründe führt dieser Teil an?
- *Entrapment:* Wie sehr haben Sie derzeit den Eindruck, in einer Situation festzustecken, aus der Sie nicht entkommen können?
- *Soziale Isolation und fehlendes Zugehörigkeitserleben:* Gibt es Menschen, denen Sie sich momentan nah fühlen? Gibt es Menschen, die Sie anrufen können, wenn es Ihnen nicht gut geht? Wer weiß eigentlich davon, dass Sie manchmal mit dem Gedanken spielen, sich das Leben zu nehmen? Wie wäre das für Ihre Frau, wenn sie das wüsste? Wie würde sie reagieren?
- *Eindruck, eine Last für andere zu sein:* Manchmal denken Leute in Ihrer Situation, dass es für andere besser sei, wenn sie tot wären. Haben Sie auch solche Ideen? Leiden Sie derzeit unter dem Eindruck, eine Last für andere zu sein? Hat schon mal jemand gesagt, dass Sie eine Last sind?
- *Furchtlosigkeit vor Schmerz, Sterben und Tod:* Viele Menschen fürchten die Schmerzen, die mit einem Suizid verbunden sind, oder sie fürchten sich vor dem Sterben und Totsein – wie ist das bei Ihnen? Gibt es Erfahrungen in Ihrem Leben, aus denen Sie den Schluss ziehen, dass Sie mit dieser Form von Schmerzen und Angst zurechtkommen werden?
- *Agitiertheit, Impulsivität und Selbstkontrolle:* Mal angenommen, die Situation ändert sich nicht oder wird sogar noch schlimmer. Wie lange können Sie es wohl noch ertragen, ohne etwas in die Richtung zu unternehmen, sich zu töten? Vielleicht gibt es einen Teil in Ihnen, der noch Bedenkzeit will. Wie viel Zeit können Sie diesem Teil noch geben? Inwieweit haben Sie den Eindruck, suizidale Impulse kontrollieren zu können? Könnte es Ihnen passieren, dass Sie suizidale Impulse „aus dem Moment heraus“ unmittelbar umsetzen? Haben Sie in anderen Lebensbereichen manchmal Schwierigkeiten mit impulsivem Verhalten (Alkohol- und Drogenkonsum, aggressives Autofahren, Schwierigkeiten, Wut zu kontrollieren, promiskuitives sexuelles Verhalten, Spielsucht etc.)?

Rudd, Joiner und Rajab (2001) verweisen auf die Notwendigkeit, neben der subjektiv geschilderten Suizidabsicht und Selbstkontrolle, auch sehr genau auf beobachtbare Indikatoren acht zu geben und im Fall widersprüchlicher Informationen, den beobachtbaren Indikatoren stärkeres Gewicht beizumessen. Werden also beispielsweise akute Absichten verneint, während gleichzeitig planerisches Verhalten eruierbar ist, dann sollte letzteres stärker berücksichtigt werden:

Sie haben erwähnt, dass Sie keine Pläne haben, sich das Leben zu nehmen und gleichzeitig haben Sie begonnen, Medikamente zu horten. Ist es okay, wenn wir uns das nochmal genauer angucken, um besser zu verstehen was da gerade passiert?

Mit Blick auf das Ausmaß an Selbstkontrolle sind Hinweise auf impulsives Verhalten in der Lebensgeschichte (u. a. Suchtmittelmissbrauch, aggressives Verhalten, promiskuitives Verhalten) unter Umständen als bedeutsamer zu erachten, als die selbstberichtete aktuelle Selbstkontrolle.

Im Fall inkonsistenter Informationen, wie z. B. der vollständigen Verneinung suizidaler Gedanken in Anbetracht massiver externer und interner Belastungen und bei sich stark und schnell wandelnden Problemdarstellungen durch den Betroffenen, müssen weitere Quellen für die Risikoabschätzung – nach Entbindung von der Schweigepflicht – herangezogen werden. Familienmitglieder, behandelnde Ärzte, Sozialarbeiter und/oder Betreuer sind hierbei die ersten Ansprechpartner. Über 80 % derjenigen, die einen Suizid vollzogen haben, haben diesen vorher angekündigt (Brent et al., 1988) – die Chancen stehen daher gut, dass sich relevante Informationen auf diese Weise erheben lassen. Geklärt werden sollte im Gespräch, ob der Betroffene in der letzten Zeit Äußerungen oder Andeutungen über einen Suizid gemacht hat, ob er in besonderer Weise hoffnungslos erschien und inwieweit die entsprechenden Personen den Betroffenen als gefährdet einschätzen würden. Im Fall diskrepanter Selbst- und Fremdbeurteilung des aktuellen Zustandes ist es sinnvoll, diese zu artikulieren:

Auf der einen Seite sagen Sie, dass Sie noch nie an einen Suizid gedacht haben und auf der anderen Seite macht sich Ihre Frau (Ihr Hausarzt …) große Sorgen um Sie und erinnert sich an mehrere Situationen, in denen Sie von einem Suizid gesprochen haben. Wie kommt das?

3.3 Einschätzung von protektiven Faktoren

Neben der Einschätzung von Risikofaktoren müssen Therapeuten sich auch ein Bild gegenwärtiger Schutzfaktoren machen – also solchen Faktoren/Gründen, die einem Menschen Abstand zu eigenen Suizidabsichten verschaffen: Soziale Zugehörigkeit, soziale Unterstützung, soziale Verantwortung und religiöse Überzeugungen sind besonders wichtige Schutzfaktoren (vgl. Kapitel 1.4.6). Mit Hilfe ressourcenorientierter Fragen geht es darum, individuell wirksame Schutzfaktoren zu erfassen und (wieder) erlebbar zu machen. Hierbei kann beispielsweise exploriert werden, was die Person bislang von einer Selbsttötung abgehalten hat (Henden, 2008):

- Wann in der vergangenen Woche haben Sie sich am wenigsten suizidal gefühlt? Oder: Gibt es Zeiten oder Momente, in denen Sie anders über die Möglichkeit, sich das Leben zu nehmen, nachdenken? Was ist dann anders?
- Gab es Dinge, die sie in der vergangenen Woche/in den vergangenen Wochen gemacht haben, die Ihnen ein wenig Erleichterung verschafft haben?
- Wie haben Sie sich bislang von einer Selbsttötung abgehalten? Was hat bislang die Entscheidung für das Leben getragen?
- Auf einer Skala von 0 bis 10 (0 steht für gar nicht suizidal und 10 für massiv suizidal), wie suizidal fühlen Sie sich jetzt im Moment? Und wie suizidal haben Sie sich – auf der gleichen Skala – gefühlt, bevor Sie sich dazu entschieden haben, Hilfe in Anspruch zu nehmen?
- Suizid ist eine endgültige Lösung – welche anderen Wege haben Sie bislang probiert, um Ihre Probleme zu lösen?
- Wie erklären Sie sich selbst, dass Sie angesichts Ihres schweren Lebens erst jetzt die Idee entwickeln, Ihrem Leben ein Ende zu setzen?

Im Fall, dass die betroffene Person in der Vergangenheit bereits einmal eine suizidale Krise überwunden hat, bietet es sich an, genau zu explorieren, wie ihr dies seinerzeit gelungen ist:

- Wie haben Sie damals ins Leben zurück gefunden? Was haben Sie selbst in dieser Situation getan, um sie zu überwinden? Wie haben Sie mit sich selbst geredet?
- Wer hat Ihnen geholfen und welche Hilfestellungen waren gut und nützlich? Wie haben Sie um Hilfe und Unterstützung gebeten? Wen konnten Sie fragen: Wer war hilfreich und wer nicht?
- Was hat Sie seinerzeit davon abgehalten, sich das Leben zu nehmen?
- Wenn ich Ihre Frau/Freundin/Mutter fragen würde, was glauben Sie, was die sagen würden, was Ihnen aus der Krise geholfen hat?

Schließlich kann auch unmittelbar nach Personen, Stärken und Interessen gefragt werden, die als Schutzfaktoren wirken:

- Fühlen Sie sich jemandem besonders verbunden? Familie, Freunde, Tiere, Religion?
- Bevor sich die Situation so zugespitzt hat, wie haben Sie da den Tag verbracht und was haben Sie gerne gemacht?

3.4 Bestimmung des Suizidrisikos

Nachdem die Informationen zu Risiko- und Schutzfaktoren zusammengetragen wurden und das Ausmaß akuter Suizidalität erfragt wurde, muss eine Zusammenschau der erhaltenen Informationen im Sinne der Risikoeinstufung vorgenommen werden. Die Abschätzung des aktuellen Suizidrisikos ergibt sich aus der Gewichtung der vorliegenden Risiko- und Schutzfaktoren. Vor dem Hintergrund, dass es einen allgemeingültigen Verrechnungsalgorhythmus nicht gibt, beruht die Einschätzung des Suizidrisikos bzw. der Absprache- und Distanzierungsfähigkeit des Patienten letztlich immer auf dem – empirisch informierten – klinischen Urteil des behandelnden Therapeuten. Dieser muss für jeden Fall und Zeitpunkt eine individuelle Gewichtung der Bedeutsamkeit bestehender Risikofaktoren im Verhältnis zu vorliegenden Schutzfaktoren vornehmen. Wichtiger als die einfache An- oder Abwesenheit einzelner Faktoren ist dabei sicherlich ihr individuelles Zusammenspiel (Teismann & Dorrmann, 2014).

Ganz grundsätzlich gilt, dass Personen, die bereits *mehrere Suizidversuche* unternommen haben, ein höheres Basisrisiko aufweisen als Personen, die *einen Suizidversuch* unternommen haben und solche die zwar Suizidgedanken haben, aber bislang *keinen Suizidversuch* unternommen haben (Joiner, Walker, Rudd & Rajab, 1999). Zudem gelten die zunehmende Dauer/Intensität und die Konkretheit suizidaler Kognitionen/Planungen als Indikatoren eines höheren Suizidrisikos. Auf der Basis einer faktorenanalytischen Untersuchung unterscheiden Joiner, Rudd und Rajab (1997) schließlich zwischen suizidalen Symptomen, die mit einem höheren Risiko einhergehen, von solchen geringerer Bedrohlichkeit:

- *Faktor 1: Beschlossener Plan/Vorbereitungen = Höheres Risiko:* Mut/Entschlossenheit und Kompetenz, einen Suizid zu vollziehen, verfügbare Mittel, Gelegenheit für einen Suizid, Vorliegen eines spezifischen Plans, Vorbereitungen getroffen, anhaltende und intensive Suizidgedanken
- *Faktor 2: Suizidwünsche und -gedanken = Niedrigeres Risiko:* Wunsch zu sterben/nicht mehr zu leben, Wunsch, einen Suizid zu vollziehen, Erwartung einen Suizid zu vollziehen, fehlende Hindernisse für die Umsetzung eines Suizids, Gründe zu leben, häufige Suizidgedanken, Gespräche über den Tod/Suizid

Natürlich sind auch die unter Faktor 2 subsummierten Aspekte klinisch bedeutsam; sie sind nur weniger bedrohlich als die Merkmale der ersten Gruppe (zumindest so lange nicht andere Risikomerkmale hinzukommen). Interessanterweise erwies sich das Schreiben eines Abschiedsbriefes in verschiedenen Untersuchungen nicht als Indikator eines stark erhöhten Suizidrisikos (Joiner et al., 1999). Auf der Basis der genannten Faktoren empfehlen Joiner et al. (1999) den in Abbildung 6 dargestellten Entscheidungsbaum zur Schweregradseinstufung zu nutzen.

Einen etwas umfassenderen Orientierungsrahmen für die Schweregradsabschätzung bietet das in Tabelle 4 dargestellte Schweregradskontinuum von Rudd et al. (2001). Im Fall vergangener Suizidversuche oder anderer Indikatoren, die auf die Abwesenheit von Furcht vor Schmerz, Tod und Sterben schließen lassen, empfehlen Joiner et al. (2009) das Vorliegen der jeweils nächst höheren Risikokategorie anzunehmen.

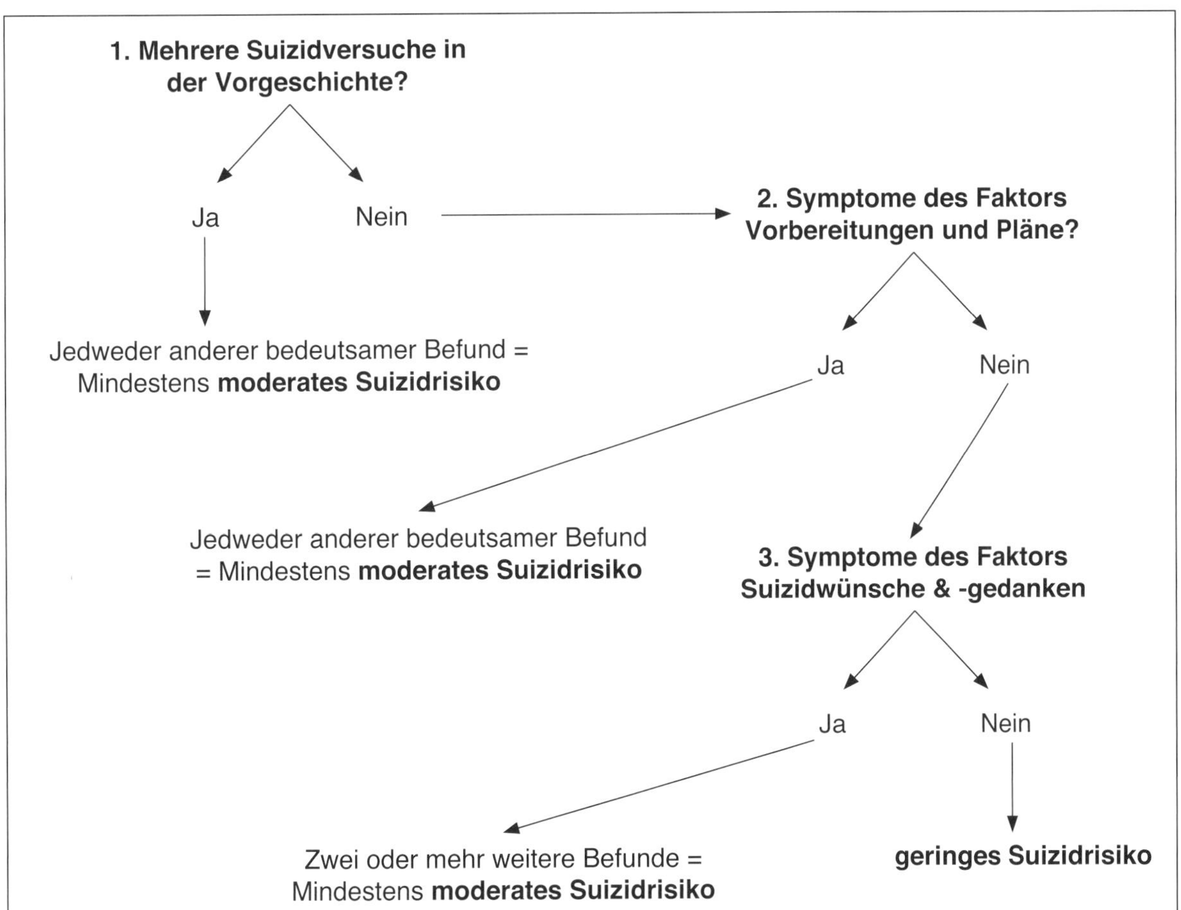

Abbildung 6: Entscheidungsbaum zur Schweregradsbestimmung

Tabelle 4: Schweregradskontinuum suizidaler Krisen

Schweregrad	Indikatoren
Leicht	Geringe Häufigkeit, Dauer und Intensität von Suizidgedanken, keine Planung, keine Absicht, leichtgradige Symptombelastung, gute Selbstkontrolle, wenige Risikofaktoren, protektive Faktoren vorhanden.
Moderat	Regelmäßige Suizidgedanken von beschränkter Intensität und Dauer, geringe Planung, keine Absicht, gute Selbstkontrolle, wenige Risikofaktoren, protektive Faktoren vorhanden.
Stark	Regelmäßige, intensive und andauernde Suizidgedanken, spezifische Planung, keine subjektive Absicht (aber objektive Hinweise auf Absichtsbildung, z. B. Wahl letaler Methode, die verfügbar ist, vorbereitende Verhaltensweisen), Hinweise auf eingeschränkte Selbstkontrolle, bedeutsame Symptombelastung, viele Risikofaktoren und wenig (wenn überhaupt) protektive Faktoren vorhanden.
Extrem	Regelmäßige, intensive und andauernde Suizidgedanken, spezifische Planung, subjektive und objektivierbare Absicht, eingeschränkte Selbstkontrolle, bedeutsame Symptombelastung, viele Risikofaktoren und keine protektiven Faktoren vorhanden.

Beispiel: Jochen Z. – aktuell extremes Suizidrisiko

Jochen Z. (28 Jahre) wird in eine psychiatrische Klinik eingeliefert. Seine Mutter hat dies nun zum wiederholten Male über den Rettungsdienst veranlasst. Er äußert sehr deutlich, dass er keinerlei Sinn mehr in seinem Leben sehe, da sich die Frau, die er liebe, nun endgültig von ihm abgewandt habe; laut der Mutter habe diese die permanenten Suizidankündigungen nicht mehr ausgehalten. Seit ca. 5 Jahren drehe sich alles um die Sinnlosigkeit seines Lebens, und die Gewissheit, niemals eine Beziehung halten zu können. Außerdem habe er seit drei Jahren immer noch keine Arbeit gefunden, auch die wenigen Freunde die er einmal hatte, hätten ihn enttäuscht. Er falle seiner Mutter, bei der er wohne, nun zu sehr zur Last und habe daher geplant, sich bei der nächsten Gelegenheit zu suizidieren, entweder auf einem Bahngleis oder durch einen Sprung aus dem Fenster oder von einer Brücke, da dies die sichersten Methoden seien, sich umzubringen. Ein Abschiedsbrief sei bereits seit Wochen fertig. Jochen Z. wirkt im direkten Kontakt eher klar und ruhig und geradezu darum bemüht, einen guten Eindruck zu machen und wenig Aufsehen zu erregen. Er erkundigt sich bei der aufnehmenden Ärztin danach, wie es ihr gehe, ob sie sehr gestresst sei, und fragt danach, wie lange er nun in der Klinik bleiben solle.

Aktuell extremes Suizidrisiko: Wiederholte Suizidversuche, klare Absicht, kaum erkennbare aktuelle Ambivalenz, Symptombelastung stark, sozial-emotionale Kompetenzen insgesamt scheinbar gering, mehrere Risikofaktoren, kaum protektive Faktoren, zwar vorhandene Selbstkontrolle, die aber scheinbar fokussiert auf einen Suizidversuch hinausliefe.

Beispiel: Silke F. – aktuell starkes Suizidrisiko

Silke F. (51 Jahre) berichtet in der 15. Therapiesitzung einer bis dahin gut verlaufenden ambulanten Psychotherapie, dass sie seit zwei Wochen von ihrem Partner beschimpft und beleidigt würde. Er wolle sich von ihr trennen und sie aus seinem Haus herauswerfen, in das sie vor 18 Monate eingezogen war. Es habe ständig Streit zwischen ihr und dem Partner sowie seinem Sohn gegeben. Sie habe im Haus für Struktur, Ordnung und Sauberkeit gesorgt und immer versucht, konstruktiv mit ihm und seinem Sohn zu reden, Probleme zu klären, und einen harmonischen Ausgleich zu erreichen. Ihr Partner entpuppte sich aber als sehr bösartig, gemein und undankbar. Nun wisse sie nicht mehr weiter, sei völlig verzweifelt und habe Gedanken daran, ihr Leben zu beenden. Sie wisse nicht, wohin sie gehöre und glaube, dass sie eigentlich nicht beziehungsfähig sei. In Konfliktsituationen würde sie ab und zu zur Entspannung ein wenig Alkohol trinken. Vor zwei Jahren war Frau F. in einer ähnlichen Beziehungskrise und hatte damals in suizidaler Absicht sehr viele Schlaftabletten eingenommen. In die aktuelle Therapiesitzung kommt Frau F. (erstmals und überraschend) alkoholisiert und sagt, dass sie nun ausgezogen sei. Sie sei mit dem Auto da, und würde damit auch gleich wieder fahren. Die lebensmüden Gedanken seien sehr stark. „In eine Klinik gehe ich aber garantiert nicht, das löst ja auch mein Problem nicht. Ich fahre gleich nach Hause und ruhe mich erst einmal aus. Dann sehen wir weiter."

Aktuell starkes Suizidrisiko: Die Selbstkontrolle ist ganz aktuell durch den Alkoholkonsum eingeschränkt, die Patientin ist symptombelastet, weist einige Risikofaktoren auf, auch einzelne protektive Faktoren (z. B. evtl. hohes Durchhaltevermögen sowie die seit längerem bestehende ambulante Therapie, in der bislang weder Suizidversuche noch übermäßiger Alkoholkonsum deutlich wurden). Die konkret geplante Suizidabsicht ist nicht geäußert, wohl aber stark lebensmüde Gedanken.

Beispiel: Sonja C. – aktuell moderates Suizidrisiko

Sonja C. (18 Jahre) ist Schülerin an einem Gymnasium, sie besucht die 11. Klasse und möchte in einem Jahr ihr Abitur ablegen. Vor 18 Monaten starb ein sehr guter Freund der Familie, die Patientin sei seitdem oft traurig und „würde nichts auf die Reihe bekommen", ihr Antrieb sei weg. Sie ginge oft tagelang nicht zur Schule, ihre Eltern wüssten dies aber nicht. Ihre Schulnoten seien seit einigen Wochen enorm schlecht, ihre Versetzung ggf. gefährdet. Zudem hätten sich Freundinnen von ihr zurückgezogen, und sie würde in der Schule eher nicht so einbezogen sein. Sie unterhalte sich zwar viel mit den anderen, habe aber durchgängig das Gefühl, nicht dazuzugehören. In den letzten zwei Jahren habe sie sich häufiger mal geritzt, in den letzten Wochen sei dies schlimmer geworden. Ihre Stimmung sei aber schon seit 2 bis 3 Jahren immer wieder schlecht. Sie sei zudem unzufrieden mit ihrem Gewicht (BMI: 24), und würde sehr viel Joggen gehen, um dies zu reduzieren. Sie habe sehr hohe Leistungsansprüche, wie ihre Eltern auch. In der letzten Zeit habe sie sich häufig beim Joggen vorgestellt, wie es wäre, einfach auf die Bahngleise zu gehen (die neben der Joggingstrecke liegen), um Ruhe zu haben und der Welt auch zu zeigen, wie schmerzvoll alles sei. Im Internet habe sie sich bereits in Suizidforen aufgehalten, und erfahren, welche Methoden „effektiv" seien und welche nicht; daher fände sie die Methode „Bahngleise" so „überzeugend". In drei Monaten stehe ein Auslandsaufenthalt in Schottland bevor, den sie gern machen würde. Sie sei begeistert von dem bevorstehenden Abenteuer. Sie habe bislang kaum etwas vorbereitet und geplant dafür, weil sie eher so ein spontaner Typ sei. Wenn sie aus Schottland wiederkomme, dann habe sie wenigstens etwas vorzuweisen, was die anderen beeindrucke, sonst habe sie eben nichts an Talenten und Dingen, die toll wären. Den Erstgesprächstermin der letzten Woche hatte die Patientin am selben Tag abgesagt, weil sie spontan mit ihrer Mutter shoppen war. Im Gespräch wirkt sie teils nicht gut fokussierbar, bemüht, eine Fassade von neutraler Stimmung und Klugheit zu wahren, obwohl die Antworten Zweifel daran aufkommen lassen.

Aktuell moderates Suizidrisiko: Sonja C. hat regelmäßige und vereinzelt auch konkrete Suizidgedanken, eine klare aktuelle Absicht besteht eher nicht, auch eine konkrete Planung besteht nicht. Die Selbstkontrolle scheint gegeben. Risikofaktoren sind gegeben (Selbstverletzungen, erlebte soziale Isolation, aktuelle Belastungsfaktoren etc.), aber auch protektive Faktoren sind festzuhalten. Jedoch scheint eine Absprachefähigkeit generell unsicher.

Beispiel: Nico S. – aktuell leichtes Suizidrisiko

Nico S. (53 Jahre, Beruf Koch, in zweiter Ehe verheiratet, eine sechsjährige Tochter) schildert, dass er seit einigen Monaten sehr niedergeschlagen sei, immer wieder Tage ohne Antrieb habe, gereizt sei, und frustriert. Es gebe seit zwei Jahren immer wieder Konfliktgespräche mit seiner Frau über Erziehung, Geld, und auch über Verabredungen mit (den zahlreichen) Freunden. Der Patient ist seit einiger Zeit arbeitslos und sucht gerade eine Stelle als Koch. Finanzielle Probleme seien nicht akut, sondern drohen gegebenenfalls mittelfristig. Die Tage vergingen derzeit eher unstrukturiert, er wisse oft abends nicht, womit er den Tag herumgebracht habe. Vormittags sei er oft allein, ab mittags kümmere er sich um seine Tochter, die er sehr liebe und die ihn brauche. Auch mit seiner Frau verbringe er zeitweise gute Tage. Sehr frustriere ihn die erfolglose Jobsuche und perseverierende Gedanken an Sinnlosigkeit und Wertlosigkeit. Manchmal denke er: „Das macht doch alles so keinen Sinn." „Ich will einfach meine Ruhe haben." „Wenn ich jetzt gegen den Brückenpfeiler fahren würde, dann hätte ich diese ganzen Probleme nicht." „Ich habe versagt." etc. Ein Suizidversuch habe bislang nie stattgefunden.

Aktuell leichtes Suizidrisiko: Die Suizidgedanken sind selten und schwach, Nico S. plant keinen konkreten Suizid, und zeigt auch keine Absicht. Das Verhältnis von Risiko- zu protektiven Faktoren scheint recht tragfähig, jedoch besteht eine sehr niedergeschlagen Stimmung.

3.5 Indikation für die Durchführung einer Risikoabschätzung

Eine Risikoabschätzung sollte unter verschiedenen Umständen routinemäßig durchgeführt werden. Die American Psychiatric Association (Jacobs & Brewer, 2004) empfiehlt die Abklärung akuter Suizidalität bei:

a) Erstkontakten in psychosozialen und psychiatrischen (ambulanten und stationären) Institutionen,
b) Veränderungen des Behandlungssettings (z. B. Verlegung oder Entlassung aus stationärer Behandlung) und des Überwachungsstatus (Einstellung einer 1-zu-1-Überwachung),
c) abruptem Wechsel des klinischen Erscheinungsbildes (plötzliche Zustandsverschlechterung oder -verbesserung),
d) einer – trotz Behandlung – ausbleibenden Zustandsverbesserung oder graduellen Zustandsverschlechterung,
e) Antizipation oder Eintreten eines bedeutsamen interpersonalen Verlustes bzw. psychosozialen Belastungsfaktors,
f) Ausbruch einer körperlichen Erkrankung (insbesondere, wenn diese lebensbedrohlich ist und/oder mit körperlicher Entstellung, mit dem Verlust mentaler Funktionen oder mit massivem Schmerz assoziiert ist).

Die Indikation zu einer ausführlichen Risikoabschätzung ergibt sich zudem natürlich immer, wenn Lebensmüdigkeit und Suizidalität vom Patienten direkt geäußert wird bzw. indirekte Äußerungen und versteckte Hinweise des Patienten (wie z. B. „Ich falle jedem zur Last"; „Manchmal habe ich Gedanken, das ist eine richtige Sünde", „Ich will einfach Ruhe haben, nichts mehr hören und sehen") Suizidalität vermuten lassen (Dorrmann, 2012). Vor dem Hintergrund, dass selbstverletzendes Verhalten (ohne suizidale Absicht) einen nicht unbedeutenden Risikofaktor für Suizidversuche und Suizide darstellt, ist das explizite Erfragen von Suizidalität bei Anzeichen von Selbstverletzungen immer indiziert.

3.6 Spezielle Modelle zur Risikoabschätzung

Eine alternative Möglichkeit zur Einschätzung der akuten Suizidgefährdung besteht in der Orientierung an speziellen Protokollen zur Risikoabschätzung. Das von Jobes (2006) entwickelte Verfahren des „Collaborative Assessment and Management of Suicidality (CAMS)" hat international in den letzten Jahren zunehmende Bedeutung gewonnen. Eine hilfreiche Strukturierung bietet zudem der von Shea (2011) beschriebene Ansatz der „Chronologischen Erfassung suizidaler Ereignisse". Die beiden Verfahren werden im Folgenden beschrieben.

3.6.1 Collaborative Assessment and Management of Suicidality (CAMS)

Im Rahmen des „Collaborative Assessment and Management of Suicidality (CAMS) propagiert Jobes (2006) die gemeinschaftliche Abschätzung der aktuellen Suizidalität und die gemeinschaftliche Behandlungsplanung. Im wörtlichen Sinne empfiehlt er, sich im Rahmen der Risikoabschätzung neben den Patienten zu setzen und gemeinsam die Suicide Status Form (SSF; Jobes, Jacoby, Cimbolic, Hustead, 1997) als verfahrensspezifisches Instrument zur Risikoabschätzung zu bearbeiten. Die Bearbeitung der SSF leitet Jobes (2006) ein, indem er, ausgehend von Hinweisen auf suizidales Erleben, darauf verweist, dass er gerne eine sorgfältige Erhebung des psychischen Schmerzes und emotionalen Leidens vornehmen würde. Erst danach wird um die Erlaubnis gebeten, sich neben den Patienten setzen zu dürfen, um gemeinsam die SSF zu bearbeiten. Der Behandler bleibt während der gesamten Bearbeitung der SSF neben dem Patienten sitzen und erläutert die einzelnen Fragen und Ratings. Ausgefüllt wird der Bogen vom Patienten selbst. Die partnerschaftliche Vorgehensweise und das gemeinsame Verstehen der suizidalen Krise verfolgt dabei das Ziel, zügig eine Beziehung zur suizidalen Person aufzubauen, um so eine sichere Basis für die weitere Auseinandersetzung zu schaffen. Inhaltlich geht es zugleich darum, relevante Informationen für die weitere Behandlung zu erfassen.

Die Suicide Status Form (SSF-III Initial Session) untergliedert sich in vier Sektionen zur Abschätzung des gegenwärtigen Suizidrisikos und zur Behandlungsplanung: Die *Sektion A* umfasst zunächst sechs Fragen, die von Jobes (2006) als Kernbefragung (Core Assessment) bezeichnet werden. Mit fünf der sechs Fragen wird das Vorliegen von zentralen Konstrukten unterschiedlicher Suizidtheorien erfragt:

a) Beurteilen Sie das aktuelle Ausmaß *psychischen Schmerzes* (Gefühl der Verletzung, des Leids, des Elends, nicht jedoch Anspannung und Stress oder körperlicher Schmerz).
b) Beurteilen Sie das Ausmaß des aktuellen *Stresserlebens* (Ihr allgemeines Gefühl, unter Druck zu stehen, von etwas überwältigt zu sein u. Ä.).
c) Beurteilen Sie das Ausmaß innerer *Anspannung und Erregung* (bedrängende Gefühlsinhalte, das Gefühl, Sie müssten irgendetwas tun – ohne jedoch zu wissen was; nicht jedoch Verärgerung).
d) Beurteilen Sie das Ausmaß aktueller *Hoffnungslosigkeit* (Ihre Erwartung, dass sich die Dinge nicht verbessern werden, ganz egal was Sie machen).
e) Beurteilen Sie das aktuelle Ausmaß an *Selbstentwertung/Selbsthass* (Ihre allgemeine Einschätzung, sich selbst nicht zu mögen, keinen Selbstwert zu haben, sich selbst nicht zu respektieren).

Alle fünf Items werden auf fünfstufigen Skalen von „gering“ bis „sehr stark“ eingeschätzt. Zusätzlich zur Quantifizierung werden die Probanden in Bezug auf jedes Item gebeten anzugeben, was genau sie psychisch am schmerzhaftesten erleben, was mit dem meisten Stress verbunden ist, in Bezug auf was sie am hoffnungslosesten sind usw. Das sechste Item der Kernbefragung ist schließlich eine allgemeine Selbsteinschätzung der aktuellen Suizidgefährdung von „extrem niedrig“ bis „extrem hoch“.

Diese sechs Items umfassende Sektion A bildet den Ursprung der SSF (Jobes et al., 1997). Im Laufe der Zeit wurden weitere Items ergänzt: So schließen sich an die Kernbefragung zwei Items an, in denen der Patient gebeten wird, anzugeben,

a) inwiefern die Suizidgedanken abhängig sind von Gefühlen und Gedanken über sich selbst und
b) inwiefern die Suizidgedanken abhängig sind von Gefühlen oder Gedanken anderen gegenüber.

Zudem wird der Patient gebeten, Gründe/Motive, die für das Leben sprechen und Gründe/Motive, die für den Tod sprechen, aufzulisten und hinsichtlich ihrer Bedeutung zu gewichten. Schließlich werden die Patienten angehalten, einzuschätzen, wie ausgeprägt derzeit ihr Wunsch, zu leben und ihr Wunsch, zu sterben ist. Als letztes Item der Sektion A wird der Patient gebeten, zu beschreiben, was ihm am meisten helfen würde, nicht mehr an einen Suizid zu denken. Der Therapeut begleitet den Patienten bei der Bearbeitung von Sektion A, indem er Fragen des Patienten beantwortet und durch gezielte Fragen zur Klärung der Patientenangaben beiträgt.

In der *Sektion B* führt der Therapeut eine Fremdbeurteilung durch. Hierbei wird zunächst das Vorliegen verschiedener Aspekte suizidalen Erlebens und Verhaltens erfasst; im Einzelnen sind dies: Suizidplan (inkl. Zugang zu Suizidmitteln), Suizidvorbereitungen, Probehandlungen, Suizidgedanken, Suizidversuche, aktuelle Suizidabsicht. Jede Facette muss beschrieben werden, so müssen beispielsweise die Häufigkeit (pro Tag, pro Woche, pro Monat) und die Dauer (Sekunden, Minuten, Stunden) von Suizidgedanken erfasst und Hinweise auf die akute Suizidabsicht aus subjektiver und objektiver Sicht beschrieben werden. Zusätzlich muss das Vorliegen weiterer Risikofaktoren eingeschätzt und beschrieben werden: Impulsivität, Substanzmissbrauch, bedeutende Verluste, soziale Isolation, Beziehungsschwierigkeiten, gesundheitliche Probleme und Probleme mit dem Gesetz. Während der Einschätzung bleibt der Therapeut neben dem Patienten sitzen und klärt im Gespräch das Vorliegen bzw. die Ausprägung der verschiedenen Risikofaktoren ab. Die Gewichtung der verschiedenen Faktoren und die Abschätzung des akuten Suizidrisikos obliegen dem Therapeuten – die Berechnung eines Gesamtscores ist nicht möglich.

Basierend auf den Antworten in Sektion A und B werden in *Sektion C* mögliche Behandlungsziele, Behandlungsschritte und die für die Teilprobleme einzuplanende Sitzungszahl mit dem Patienten besprochen und festgelegt. Der CAMS-Ansatz ist hierbei keiner therapeutischen Orientierung verpflichtet. Als zentrale Behandlungsstrategien nennt Jobes (2006) schulübergreifend die Sicherstellung letaler Suizidmittel, die Erstellung eines Notfallplans bzw. einer Bewältigungskarte, das Erstellen eines „Hope-Kit“, die Förderung sozialer Unterstützung und behavioraler Aktivierung (vgl. Kapitel 4). Bevor sowohl der Patient als auch der Therapeut den Behandlungsplan unterschreiben, muss noch beantwortet werden, ob der Patient den Behandlungsplan versteht und sich diesem verpflichtet fühlt und ob sich der Patient in unmittelbarer Suizidgefahr befindet.

Sektion D wird schließlich nach der Sitzung vom Therapeuten allein ausgefüllt. Im Sinne einer sorgfältigen Sitzungsdokumentation werden der psychopathologische Befund, gegenwärtige Störungsdiagnosen, das generelle Suizidrisiko und Bemerkungen zum Fall vermerkt.

Zur Dokumentation der folgenden Sitzungen liegt eine Kurzfassung der SSF, die sogenannte SSF-III *Tracking Form*, vor. Insbesondere in der ersten Folgesitzung wird empfohlen, dass sich der Therapeut erneut neben den Patienten setzt, während die Ratings vorgenommen werden. Wurden in drei aufeinanderfolgenden Sitzungen keine Hinweise auf fortbestehende Suizidalität ausgemacht, kann das suizidalitätsbezogene Behandlungsergebnis in der SSF-III *Tracking Outcome Form* dokumentiert werden.

Mit den verschiedenen Versionen der Suicide Status Form bietet sich dem Praktiker ein Instrument, das gleichermaßen zur Risikoabschätzung, Behandlungsplanung und Sitzungsdokumentation eingesetzt werden kann. Darüber hinaus hilft die Verwendung der SSF dabei, den therapeutischen Prozess zu strukturieren. Der gesamte CAMS-Ansatz erwies sich in verschiedenen Studien als effektiv hinsichtlich der Behandlung suizidalen Erlebens (vgl. Kapitel 11.1). Allerdings bedarf der Einsatz der SSF eines gewissen Trainings. Eine deutsche Übersetzung der SSF Initial Session (Sektion A und B) findet sich bei Gysin-Maillart und Michel (2013).

3.6.2 Chronological Assessment of Suicidal Events

Einen hilfreichen Rahmen zur Gestaltung der Risikoabschätzung bietet der Ansatz der „Chronologischen Erfassung suizidaler Ereignisse“ (Chronological Assessment of Suicide Events, CASE; Shea 2011). Shea (2011) empfiehlt die Risikoabschätzung dadurch zu strukturieren, dass die Art und das Ausmaß suizidaler Ideen und Handlungen in Bezug auf verschiedene Zeiträume (Regionen) erfragt werden (vgl. Abbildung 7).

Das Gespräch untergliedert sich somit in eine Exploration (1) aktueller Suizidalität, (2) suizidalen Erlebens und Verhaltens in den vergangenen zwei Monaten, (3) vergangener Suizidhandlungen und (4) unmittelbar bevorstehenden suizidalen Erlebens und Verhaltens. Innerhalb jeden Zeitfensters richtet sich der Fokus der Fragen auf Art und Ausmaß von Suizidgedanken und suizidalen Verhaltensweisen. Jegliches suizidales Erleben und Verhalten wird mit Hilfe konkreter, verhaltensbezogener Fragen detailliert exploriert.

Um eine Einschätzung der Stabilität bzw. Fluktuation, Intensität und Dauer suizidaler Gedanken, des Ausmaßes konkreter Planung und der Ambivalenzen, die den Patienten bislang von einer Selbsttötung abgehalten haben, vornehmen zu kön-

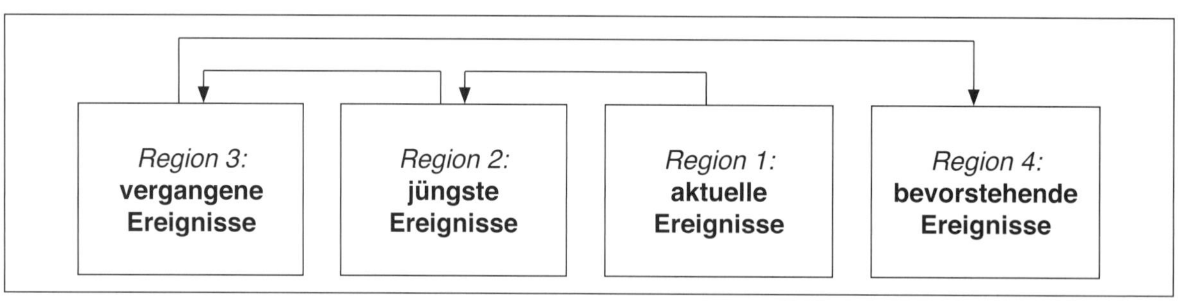

Abbildung 7: CASE-Ansatz

nen, empfiehlt Shea (2011) im Anschluss an die Exploration des derzeitigen Zustandes (Region 1), suizidale Gedanken und Verhaltensweisen in den vergangenen zwei Monaten zu eruieren (Region 2):

- Während der letzten sechs bis acht Wochen, wie viel Zeit haben Sie da – an schlechten Tagen – darüber nachgedacht, sich das Leben zu nehmen? Eher so 90 % des Tages oder 70 % des Tages?
- Wie oft haben Sie in den letzten zwei Monaten erwogen, sich mit [spezifische Methode] das Leben zu nehmen?
- An wie vielen Tagen haben Sie einen Suizidversuch konkret vorbereitet oder geprobt?

Bei der Exploration länger zurückliegender Suizidversuche (Region 3) empfiehlt Shea (2011) zu erfragen, wieviele Suizidversuche es in der Lebensgeschichte gegeben hat und sich – aus Zeitgründen – sodann auf die Exploration des schwersten und des letzten Suizidversuchs zu beschränken. Schlussendlich wird abgeklärt, wie es mit Suizidgedanken und -absichten im derzeitigen Moment aussieht (Region 4):

- Wie sieht es eigentlich mit suizidalen Gedanken aus, während wir gerade miteinander reden?
- Und wenn Sie jetzt die Praxis verlassen: Was denken Sie, passiert mit Ihrem Wunsch zu sterben?

Vor dem Hintergrund, dass die Offenbarung suizidaler Erlebens- und Verhaltensweisen oftmals scham- und angstbesetzt ist, empfiehlt Shea (2011) im Rahmen der Risikoabschätzung die Nutzung verschiedener sogenannter Validitätstechniken.

Kasten 3: Validitätstechniken zur Exploration suizidalen Erlebens und Verhaltens

Verhaltensbezogenes Geschehnis (behavioral incident):

Fragen zum verhaltensbezogenen Geschehen beziehen sich einerseits auf spezifische verhaltensbezogene Details *(Und wie viele Tabletten haben Sie genau genommen?)* und andererseits auf den detaillierten Ablauf des Geschehens („Und was ist dann passiert?") sowie auf auftretende Gefühle und Gedanken *(Und was haben Sie in diesem Moment gedacht?)*. Behavioral Incident Fragen – wie sie üblicherweise im Rahmen von Verhaltensanalysen genutzt werden – sind vergleichsweise zeitaufwändig, ermöglichen aber ein genaues und unverzerrtes Verständnis einer suizidalen Krise.

Abschwächung von Schamerleben (shame attenuation):

Defensive Reaktionen infolge von Schamerleben lassen sich dadurch abschwächen, dass ein Verhalten aus dem Bezugsrahmen heraus erfragt wird, in dem der Patient es versteht – und dies auf eine nicht-beschuldigende Art und Weise: *Sie haben mir erzählt, dass Ihr Vater übergriffig war und die meisten Menschen erleben so etwas als eine sehr schlimme Zeit – Ich frage mich, ob es damals wichtig gewesen ist, bisweilen zu lügen, um nicht in Schwierigkeiten zu geraten? […] Und nachdem es früher wichtig war zu lügen, Sie gelernt haben, gut zu lügen, frage ich mich, ob lügen in Ihrem heutigen Leben bisweilen auch noch eine Rolle spielt? Sie sagten, dass Sie, vor dem Hintergrund des Suizids Ihres Vaters, immer strikt gegen einen Suizid waren. Mit all den Widrigkeiten, denen Sie momentan ausgesetzt sind, frage ich mich, ob Sie nicht dennoch manchmal und vielleicht auch nur flüchtig lebensmüde Gedanken haben?*

Dezente Vermutung (gentle assumption):

Im Rahmen dezenter Vermutungen unterstellt der Therapeut, dass ein bestimmtes Verhalten vom Patienten gezeigt wird. Es wird also beispielsweise gefragt: *Über welche anderen Arten, sich umzubringen, haben Sie nachgedacht?*, statt: *Haben Sie über andere Arten, sich umzubringen, nachgedacht?* Weiter abgeschwächt werden kann die Unterstellung, indem die jeweilige Frage durch den Nachsatz „wenn überhaupt" ergänzt wird: *Wie oft waren Sie im Rahmen suizidaler Krisen alkoholisiert – wenn überhaupt?*

Symptomverstärkung (symptom amplification):

Diese Technik beruht auf der Beobachtung, dass unerwünschte Verhaltensweisen oftmals in ihrer Häufigkeit und Intensität heruntergespielt werden. Dadurch, dass die mögliche Obergrenze eines Verhaltens vom Therapeuten zu hoch angesetzt wird, kann der Therapeut – auch wenn der Patient die Zahl nach unten korrigiert – noch zu einer Einschätzung der Bedeutsamkeit des Problemverhaltens kommen: *An den Tagen, an denen Sie einen Suizid erwogen haben, wie lange haben Sie da über Ihren Tod nachgedacht: 50 % des Tages, 80 %, 90 %? Wie oft haben Sie Ihren Sohn geschlagen, als Sie im Streit lagen: 20-mal, 30-mal?* Um zu verhindern, dass man sich unglaubwürdig macht, sollte darauf geachtet werden, dass keine absurd hohen Werte genannt werden.

Verleugnung des Spezifischen (denial of the specific):

Ausgehend von der Annahme, dass es schwieriger ist, auf spezifische als auf allgemeine Fragen unwahrheitsgemäß zu antworten, empfiehlt Shea (2011), statt einer allgemeinen Frage *(Über welche anderen Methoden, sich umzubringen, haben Sie nachgedacht?)* eine Reihe spezifischer Fragen zu stellen *(Haben Sie darüber nachgedacht, sich zu erhängen? Haben Sie darüber nachgedacht, eine Überdosis einzunehmen? Haben Sie darüber nachgedacht, sich zu ertränken?).*

Normalisierung (normalization):

Durch den Hinweis darauf, dass es anderen Menschen in vergleichbaren Lebenslagen ähnlich geht, kann Schamerleben des Weiteren abgemildert werden: *Viele Personen, die mit Depressionen zu kämpfen haben, denken an irgendeinem Punkt ihrer Erkrankung daran, sich das Leben zu nehmen: Kennen Sie auch solche Gedanken?*

Der CASE-Ansatz ist sehr gut geeignet, um eine sorgfältige Erhebung suizidaler Erlebens- und Verhaltensweisen zu gewährleisten. Die zentralen Maßgaben des Ansatzes – (1) untergliedere die Risikoabschätzung in vier Zeiteinheiten und (2) exploriere suizidale Erlebens- und Verhaltensweisen detailliert und verhaltensnah – sind leicht zu erinnern, sodass sie keine großen Anforderungen an den Diagnostiker stellen. Die Sequenzierung der Befragung lässt sich zudem gut im Rahmen eines „natürlichen Gesprächsverlaufs" umsetzen. Der CASE-Ansatz macht keine Aussage zur Gewichtung der gewonnen Informationen, so geht Shea (2011) davon aus, dass Fehler in der Risikoabschätzung zumeist nicht auf schlechte klinische Entscheidungen zurückzuführen sind, sondern Resultat guter Entscheidungen auf Basis einer schlechten bzw. unvollständigen Informationsbasis sind. Und genau dies möchte der CASE-Ansatz verhindern.

3.7 Diagnostikinstrumente zur Einschätzung der Suizidgefährdung

Zur Beurteilung des Schweregrads suizidaler Krisen, zur Dokumentation des Verlaufs bzw. der Veränderungen suizidalen Erlebens und Verhaltens und zur Diagnostik mit Suizidalität assoziierter Merkmale stehen diverse valide und reliable Messinstrumente zur Verfügung. Bislang ist die Verwendung ebendieser Instrumente im deutschsprachigen Raum eher selten – und dies obwohl deren Nutzen auf der Hand liegt (Forkmann, Teismann & Glaesmer, 2016):

a) Screeninginstrumente sind ökonomisch einsetzbar und können den Weg zu einer ausführlicheren Risikoabschätzung bahnen.
b) Selbstbeurteilungsinstrumente können die Risikoabschätzung ergänzen, insbesondere da es manchem Betroffene leichter fallen mag, suizidale Erlebensweisen zunächst auf Papier zu offenbaren und nicht im unmittelbaren Gespräch.
c) Interviewverfahren und Fremdbeurteilungsinstrumente können sicherstellen, dass – insbesondere bei therapeutenseitigen Ängsten im Umgang mit Suizidalität – keine zentralen Informationen übersehen werden.
d) Messinstrumente können für die Verlaufskontrolle und die Dokumentation genutzt werden und bieten damit auch unter Haftungsgesichtspunkten einen Mehrwert.
e) Die Verwendung reliabler und valider Messinstrumente bildet die Basis jeglicher Forschungsaktivität.

Für eine multiperspektivische Suizidalitätsdiagnostik bzw. Risikoabschätzung spricht schließlich, dass selbstberichtete und fremdbeurteilte Suizidalität nur in geringem Maße miteinander korrelieren (Jobes et al., 1997) und die selbstberichtete Suizidalität oftmals stärkere prädiktive Bedeutung für suizidales Verhalten besitzt als fremdbeurteilte Suizidalität (Joiner, Rudd & Rajab, 1999). Eine umfassende Darstellung suizidbezogener Diagnostikinstrumente findet sich bei Forkmann et al. (2016). Tabelle 5 gibt eine Übersicht über Instrumente, die in der Praxis gewinnbringend eingesetzt werden können.

Tabelle 5: Diagnostische Messinstrumente zur Erfassung suizidrelevanter Konstrukte

Instrument/Autoren	Kommentar
Depressive Symptomatology Index – Suicidality Subscale (DSI-SS; Joiner et al., 2002; dt. Fassung: Von Glischinski et al., 2016)	Erfasst mit 4 Items, die Häufigkeit und Intensität von Suizidgedanken im Selbstbericht.
Beck Scale for Suicidal Ideation (BSSI; Beck, Kovacs & Weissman, 1979; Beck, Steer & Ranieri, 1988; dt. Fassung: Kliem & Brähler, 2015)	Erfasst mit 19 Items u. a. den Wunsch zu sterben, Intensität und Dauer von Suizidwünschen/-plänen; Vorbereitungshandlungen und zurückliegende Suizidversuche. Existiert als Selbst- und Fremdbeurteilungsinstrument.
Suicide Behavior Questionnaire – Revised (SBQ-R; Osman et al., 2001)	Erfasst mit 4 Items vergangene Suizidgedanken, Suizidversuche, Kommunikation über Suizidalität und die Wahrscheinlichkeit zukünftiger Suizidalität. Selbstbeurteilungsinstrument.
Self-Injurious Thoughts and Behaviors Interview (SITBI; Nock et al., 2007; dt. Fassung: Fischer et al., 2014)	Strukturiertes Interview (Langfassung: 169 Items; Kurzfassung: 72 Items) mit dem das Vorhandensein, die Frequenz und Charakteristika von sechs Arten selbstverletzender Gedanken bzw. Verhaltensweisen (Suizidgedanken, Suizidplan, Suizidgesten, Suizidversuche, Gedanken an selbstverletzendes Verhalten, nichtsuizidale Selbstverletzung) erfasst werden.
Columbia-Suicide Severity Rating Scale (C-SSRS; Posner et al., 2011; dt. Fassung: www.cssrs.columbia.edu)	Strukturiertes Interview (16 Items) zur Einschätzung von Suizidgedanken und selbstverletzendem Verhalten (nichtsuizidale Selbstverletzung, unterbrochener Suizidversuch, abgebrochener Suizidversuch, Suizidversuch, Planungsverhalten) in der Lebenszeit, in den letzten drei Monaten bzw. seit der letzten Begegnung.
Suicide Attempt Self-Injury Interview (SASII; Linehan et al., 2006a)	Strukturiertes Interview (42 Items) zur Erfassung von Selbstverletzungen, die in suizidaler bzw. nicht suizidaler Absicht vollzogen wurden. Erfasst werden die verwendeten Methoden, die zugrundeliegende Absicht, Kommunikation über Selbstverletzungen, Impulsivität der Ausführung, anschließende körperliche Verfassung, vorausgehende Ereignisse/Erlebnisse und Konsequenzen der Selbstverletzung.

Kapitel 4

Krisenintervention bei akuter Suizidalität

Bei der Behandlung suizidaler Patienten ist zu differenzieren zwischen kurzfristigem Krisenmanagement auf der einen Seite und einer längerfristigen Therapie zur Modifikation der suizidfördernden personalen Bedingungen auf der anderen Seite. In diesem und dem nächsten Kapitel werden zunächst Strategien und Techniken dargestellt, die im Rahmen eines Krisengesprächs verwendet werden können. In den Kapiteln 6 bis 8 wird auf Interventionen zur langfristigen Behandlung suizidalen Erlebens und Verhaltens eingegangen.

Im Rahmen der Krisenintervention lassen sich verschiedene Prozessziele differenzieren (Dorrmann, 2012; Teismann & Dorrmann, 2014), welche im Folgenden ausführlicher beschrieben werden:

- Zu Beginn des Kontaktes geht es um die Bildung einer tragfähigen und vertrauensvollen Therapeuten-Patienten-Beziehung.
- Gleichzeitig wird mit der Risikoabschätzung des aktuellen Gefährdungsgrades begonnen.
- In Abhängigkeit von der aktuellen Gefährdungslage geht es sodann darum, den Patienten zum Reflektieren anzuregen, bei ihm Neugier zu wecken und ihn dafür zu gewinnen, seinen Entschluss, sich das Leben zu nehmen, aufzuschieben. Der Therapeut nutzt hierzu insbesondere motivationale Strategien zur Bearbeitung bzw. Förderung von Ambivalenz sowie kognitive Strategien zur Förderung kognitiver Dissonanz bzw. zur Infragestellung dysfunktionaler Annahmen und Überzeugungen.
- Hat der Patient die Entscheidung getroffen, sich auf eine Behandlung einzulassen, sollten verschiedene Strategien zur Förderung von Selbstkontrolle (u. a. Notfallplan, Antisuizidvertrag) eingesetzt werden, um den Patienten in der Verfolgung dieses Ziels zu unterstützen.

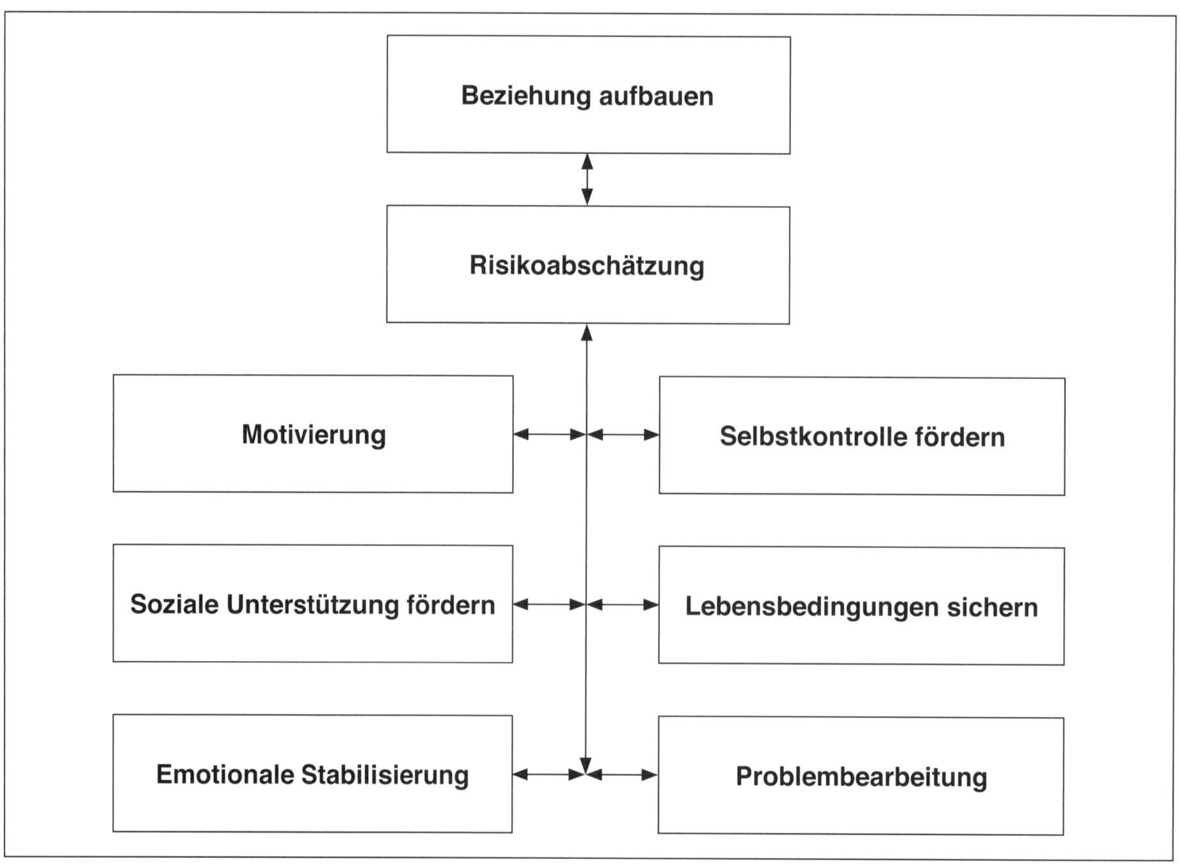

Abbildung 8: Module der Krisenintervention

- Ergänzend und im weiteren Verlauf der Krisenintervention geht es darum, die Inanspruchnahme sozialer Unterstützung zu fördern, darauf acht zu geben, dass die Lebensbedingungen des Patienten sich nicht weiter verschlechtern sowie Hilfen zur emotionalen Stabilisierung und zur Problembearbeitung zu geben.
- In Abhängigkeit von der Ansprache des Patienten auf die verschiedenen Methoden und Strategien, muss im Krisenverlauf immer wieder neu über das passende Behandlungssetting (ambulant, teilstationär, stationär) nachgedacht und entschieden werden.

Eine Übersicht über die verschiedenen Interventionsmethoden findet sich in Abbildung 8.

Einleitend soll – mit Bezug auf das sogenannte „Stages of Change"-Modell – der konzeptuelle Rahmen zur Herleitung der konkreten therapeutischen Prozessdirektiven dargestellt werden.

Kasten 4: Stages of Change-Modell von Prochaska und Di Clemente (1982)

Bei der Gestaltung des therapeutischen Vorgehens bietet das Stages of Change-Modell von Prochaska und Di Clemente (1982) – auch im Kontext suizidalen Erlebens und Verhaltens – einen hilfreichen Orientierungsrahmen. Die Autoren haben in diesem heuristischen Modell eine Abfolge von motivational relevanten Stadien beschrieben, die Personen in der Auseinandersetzung mit Problemen (hier dem Problem: *„Suizidalität"*) durchlaufen. In Abhängigkeit von dem Veränderungsstadium, in dem ein Patient sich befindet, ergeben sich unterschiedliche Aufgaben des Therapeuten.

1. Das *Stadium des fehlenden oder eingeschränkten Problembewusstseins* („Precontemplation") ist dadurch gekennzeichnet, dass der Patient noch kein Problembewusstsein besitzt und entsprechend nicht die Absicht hat, in absehbarer Zeit etwas zu verändern. Im stationären Setting wird es häufiger diesen motivationalen Zustand eines suizidalen Patienten geben als im ambulanten Setting; settingunabhängig sind Patienten in diesem Stadium eher fremd- als eigenmotiviert. Suizidale Patienten in diesem Stadium äußern keinen Abstand zu ihren suizidalen Impulsen und Plänen, sondern sehen ihre Suizidalität eher als (Not-)Lösung statt als Problem an: „Das Leben ist sinnlos, ich werde es beenden, es gibt definitiv keine Hoffnung, keinen anderen Ausweg, daher werde ich das Leben nun sofort/bald beenden. So werde ich auch alle anderen entlasten" etc. Oftmals werden sogar keine verbalen Äußerungen gezeigt, sondern nur Verhaltenssignale gesendet, wie z. B. das Aufsuchen einer gefährlichen Situation, Verschenken vieler Dinge und andere nach außen irritierend anmutende Abschiedsgesten. In dieser Situation mag der Betroffene scheinbar kompetent, ruhig, fast abgeklärt erscheinen – er spricht nicht (mehr) von Suizidabsichten und macht ggf. einen wenig gequälten Eindruck.
2. Im *Stadium der Nachdenklichkeit („Contemplation")* erwägen Patienten eine Veränderung, haben sich jedoch noch nicht dafür entschieden. Gerade dieser Zustand kann sehr lange, teils viele Monate, andauern (Prochaska & Norcross, 2002). Zentrales Kennzeichen dieser Phase ist eine deutliche und explizite Ambivalenz zwischen „Beibehaltung des Problems" und „Veränderungen herbeiführen zur Überwindung des Problems". In dieser Phase deuten viele Suizidenten ihre Suizidgedanken in kurzen Äußerungen oder Gesprächen an, andere beginnen mit einem Suizid zu drohen, indem sie sinngemäß äußern: „Ich bin traurig, verzweifelt, hoffnungslos und habe Suizidpläne/-impulse. Zudem habe ich immer wieder Momente der leisen Hoffnung, des Zögerns, und äußere, dass ich suizidal bin, um evtl. Hilfe zu bekommen." Es fallen z. B. Sätze wie: „Ich könnte mit allem Schluss machen", „Am liebsten wäre mir, ich wäre schon tot", „Ihr werdet schon sehen, wenn ich nicht mehr da bin". Hier wird mit größerem inneren Abstand Suizidalität geäußert, und zudem eine lebensbejahende Seite erzählt/angedeutet bzw. auch im Verhalten gezeigt. Eine Entscheidung zwischen diesen beiden Seiten ist jedoch noch nicht gefallen.
3. Im *Vorbereitungsstadium („Preparation")* haben Patienten die Entscheidung getroffen, eine Veränderung vorzunehmen, auch wenn in der Regel eine gewisse Ambivalenz fortbesteht. Die Umsetzung von Veränderungen ist noch unkonkret repräsentiert. Suizidale Patienten äußern dies z. B. sinngemäß mit: „Ich entscheide mich vorerst, am Leben zu bleiben, Hilfe in Anspruch zu nehmen, noch eine Chance zu suchen."

4. Im *Handlungsstadium („Action")* unternimmt der Patient konkrete Schritte der Veränderung. „Ich möchte nun die Therapie/Behandlung/Hilfe nutzen, verändere nun Einstellungen, suche neue Chancen etc." Suizidale Patienten zeigen diesen motivationalen Zustand z. B. durch Erarbeiten und Einhalten von Notfallplänen, Mitarbeit bei der kognitiven Bearbeitung sowie Problemlösung.
5. Die *Phase der Aufrechterhaltung („Maintanence")* zeigt sich durch stabiles Beibehalten von erarbeiteten Veränderungen. Suizidale Patienten kennen und beachten in dieser Phase Risikofaktoren für Stimmungsverschlechterungen.
6. Einige Patienten können dann ihre Suizidalität dauerhaft überwinden und hinter sich lassen *(„Termination")*; bei einigen Patienten kommt es nach einiger Zeit erneut zu einer Verstärkung suizidaler Impulse und Pläne *(„Relapse")* mit erneuten suizidalen Erlebens- und Verhaltensmustern.

Das Stages-of-Change-Modell beschreibt zudem, dass Patienten, die sich bereits einmal für Veränderungen und deren Umsetzung entschieden hatten, immer wieder in den Zustand der Precontemplation oder Contemplation zurückfallen können, d. h., dass es nicht unnormal ist, dass Suizidenten nach ersten Veränderungs- und Stabilisierungsschritten erneut nicht-distanziert suizidal werden können. Chronisch suizidale Patienten zeigen oft über einen sehr langen Zeitraum einen häufigen Wechsel zwischen Precontemplation, Contemplation, Action und Relapse. Selbst innerhalb einer Therapiesitzung kann ein solcher Wechsel stattfinden.

In jedem „Stage of Change" dominieren unterschiedliche psychotherapeutische phasenspezifische Interventionen (Prochaska & Norcross, 2002). Als Faustregel kann gelten:

- *Precontemplation:* Bewusstseinserweiterung bzgl. der Probleme, Aufklärung über Folgen, „Vergrößerung des Sorgenbereichs", Aufspüren impliziter Ambivalenzen.
- *Contemplation:* Klärungsorientiertes Abwägen von Optionen, Kognitive Therapie (Disputation), Differenzierung der Zielstruktur des Patienten.
- *Action:* Veränderungsorientierte Interventionen.

Ziel ist jeweils die Weiterentwicklung/Unterstützung des Suizidenten in Richtung der nächsten Phase und Verhinderung eines Rückschritts in die vorherige Phase.

4.1 Therapeutische Beziehung

Das erste Ziel im Kontakt mit einem suizidalen Patienten besteht darin, eine therapeutische Beziehung herzustellen bzw. zu intensivieren. Unter der Perspektive, dass suizidale Wünsche oftmals Resultat von Einsamkeit und fehlendem Zugehörigkeitserleben sind (Joiner, 2005), ist eine gute therapeutische Beziehung bereits für sich genommen suizidpräventiv – sie ist zudem die Voraussetzung für die Anwendung sämtlicher Strategien und Techniken der Krisenintervention. Joiner und Kollegen (2009) empfehlen die Berücksichtigung von vier Merkmalen in der Beziehungsgestaltung: (a) Autonomie und Kompetenz, (b) Zugehörigkeit und Zusammenarbeit, (c) Offenheit über alle Behandlungsaspekte und (d) angemessene Erreichbarkeit zwischen Sitzungen. Betont wird somit die Bedeutung von Selbstbestimmung auf der einen und weitreichender Unterstützung auf der anderen Seite. Die einzelnen Aspekte werden im Folgenden beschrieben.

Autonomie und Kompetenz

Im Rahmen der Beziehungsgestaltung geht es darum, dass Suizidgedanken und die Gründe, die eine Person einen Suizid erwägen lassen, nicht nivelliert, bagatellisiert oder übergangen werden. Vielmehr muss sich der Patient in seinem Wunsch zu sterben ernst genommen und verstanden fühlen – und dies ganz unabhängig davon, wie angemessen und nachvollziehbar dem Therapeuten dieser Wunsch erscheint. „Die Würdigung der Krise hat Vorrang vor allen Interventionen, die bei schweren Schädigungen und Verlusten sonst oft wie Bagatellisierungen des Geschehenen wirken" (Dross, 2001, S. 44). Bereits die Risikoabschätzung geschieht also aus einem respektvollen, nichturteilenden Bemühen darum, die Situation des Patienten aus dessen Blickwinkel heraus nachzuvollziehen und zu verstehen. In Anbetracht schwerwiegender Lebensprobleme ist es nicht pathologisch, an die Möglichkeit eines Suizids zu denken, oder sich nach „Ruhe" zu sehnen. Das heißt natürlich nicht, dass der Therapeut suizidale Handlungen für gut befindet; er versucht einzig, sie aus der Perspektive des Patienten zu verstehen und die Suizidmotive zu validieren. Es wird von einer grundlegenden Ambivalenz suizidaler Patienten ausgegangen (vgl. Kapitel 4.2); damit geht nun aber auch die Sichtweise einher, dass jede suizidale Person, die sich in einer Therapie befindet, auch einen lebenswilligen Teil in sich trägt. Gäbe es diesen nicht, dann hätte die Person selbst im Rahmen der Precontemplation niemanden mehr in ihre Auseinandersetzung einbezogen. Je respektvoller der Therapeut der Möglichkeit des Patienten, sich das Leben zu nehmen, begegnet, desto eher wird der Patient sich dem Therapeuten gegenüber öffnen und im Fall einer ambivalenten Haltung gegenüber Tod und Leben, die Bereitschaft entwickeln, auch über die lebensbejahende Seite der Ambivalenz zu sprechen. Der Therapeut sollte also zwischendurch immer wieder die Sicht des Patienten auf die wahrscheinlich verzweifelte Situation sehr deutlich und sehr empathisch validieren, um danach wieder eine lebensbejahende Sicht einzubringen.

Ambivalentes Erleben kann immer wieder zu einem stark schwankenden Gesprächsverlauf führen, in denen Phasen der Selbstöffnung sich mit Rückzugsverhalten und Phasen der Mitarbeit sich mit Phasen des Widerstands abwechseln. Im Umgang mit Rückzugsverhalten und Widerstand sollten Therapeuten persönliche Wahlfreiheiten betonen und offen gegenüber persönlichen Sichtweisen und Lösungswegen des Patienten sein.

Widerstand gilt z. B. im Motivational Interviewing (Miller & Rollnick, 1999) als Folge von Übergriffigkeiten und Autonomieverletzungen durch den Therapeuten (Körkel & Veltrup, 2003). Widerstand kann schließlich auch ein Hinweis darauf sein, dass der Therapeut therapeutische Strategien benutzt, die im Hinblick auf den motivationalen Zustand des Patienten unpassend sind, z. B. die Erstellung eines Nonsuizidvertrages bei einem Patienten, der sich noch nicht dazu entschieden hat, sich gegen suizidale Impulse zu schützen (also „action“-bezogene Interventionen bei einem „Contemplation“-Patienten).

Mit dem Ziel, das Kompetenz- bzw. Selbstwirksamkeitserleben des Patienten zu stärken, sollten Therapeuten sich schließlich darum bemühen, persönliche Stärken, Unterstützungsmöglichkeiten, Ressourcen und Kompetenzen im Gespräch mit dem Patienten erlebbar zu machen. Neben der Würdigung von Verhaltensweisen oder Äußerungen des Patienten, sollten hierzu alle Gelegenheiten genutzt werden, um den Patienten angenehme Gefühlszustände in der Therapiesitzung erleben zu lassen:

> Es muss schwer für Sie gewesen sein, heute hierher zu kommen. Ich bin wirklich beeindruckt davon, wie Sie all diese Dinge so lange ausgehalten haben. Ich finde es wirklich unglaublich, wie Sie es hinbekommen haben, in dieser Situation den Alltag für Ihre Kinder aufrechtzuerhalten.

Es kann also durchaus sinnvoll sein, Sachverhalte, Vorlieben und Interessen weiter zu explorieren, bei denen der Patient eine stimmungsbezogene Aufhellung zeigt:

> Was haben Sie denn für einen Hund? Und wie heißt der? Haben Sie ein Foto von dem Hund dabei? usw.

Hierbei handelt es sich nicht um einen Selbstzweck, vielmehr verweisen zahlreiche Forschungsbefunde darauf, dass das Erleben positiver Emotionen Veränderungsprozesse im weitesten Sinne begünstigt (Fredrickson, 2009). Positive Emotionen und Bewertungen sind zudem ein Indikator dafür, dass etwas öfter geschehen bzw. so bleiben soll wie es ist. Gespräche über positive Erlebensweisen können verstanden werden als Antizipation dessen, wohin der Patient will – entsprechend sollten Therapeuten ihre Aufmerksamkeit sehr genau auf positiv gefärbte Inhalte richten (Willutzki & Teismann, 2013).

Zugehörigkeit und Zusammenarbeit

Joiner et al. (2009) empfehlen, die therapeutische Beziehung des Weiteren so zu gestalten, dass das Bedürfnis des Patienten nach Zugehörigkeit zumindest teilweise befriedigt wird. Unter Bezugnahme auf die interpersonale Theorie suizidalen Verhaltens, gehen die Autoren davon aus, dass die Beziehung zu einem verlässlichen und fürsorglichen Therapeuten den Eindruck fehlender Zugehörigkeit *(thwarted belongingness)* gegebenenfalls soweit abzuschwächen mag, dass sich hierüber eine Reduktion suizidaler Wünsche erreichen lässt. In diesem Sinne ist es wichtig, (1) dass Therapeuten ihr Interesse am Patienten und an dessen Wohlergehen sehr explizit in Worten *(Schön, Sie heute zu sehen; Lassen Sie uns gemeinsam Gedanken machen, was in dieser Situation hilfreich für Sie sein könnte)* und Tat *(Möchten Sie etwas trinken?, Möchten Sie eine Decke haben?)* zum Ausdruck bringen und (2) dass sie darauf achten, ausreichende Zeit und Ruhe für ein Gespräch mit dem suizidalen Patienten einzuräumen (ggf. über die 50 Minuten einer normalen Therapiesitzung hinaus).

Im Ansatz des „Collaborative Assessment and Management of Suicidality" (Jobes, 2006) wird die Wahrnehmung von Zugehörigkeit und partnerschaftlicher Zusammenarbeit zusätzlich dadurch gefördert, dass sich der Therapeut während der Risikoabschätzung neben die Patienten setzt und Patient und Therapeut gemeinsam eine Risikoabschätzung und Behandlungsplanung vornehmen (vgl. Kapitel 3.6.1). Nebeneinandersitzen symbolisiert Zusammenarbeit in Bezug auf geteilte Ziele – auch jenseits der konkreten Anwendung des CAMS-Ansatzes, kann es für Therapeuten hilfreich sein, sich dieses Bild des „Wir gemeinsam gegen die Krise" als handlungsleitendes Prinzip zu vergegenwärtigen. Im Rahmen des Cognitive Behavioral Analysis Systems of Psychotherapy (CBASP; McCullough, 2000) wird der Wahrnehmung mangelnder Zugehörigkeit schließlich sehr explizit im Rahmen sogenannter disziplinierter persönlicher Einlassungen begegnet (vgl. hierzu Kapitel 8). Um Zugehörigkeitserleben des Weiteren zu stärken, kann es sinnvoll sein, Sprache, Dialekt, Sprechgeschwindigkeit und Metaphern des Patienten aufzugreifen (Dorrmann, 2008; Willutzki & Teismann, 2013).

Offenheit über alle Behandlungsaspekte

Hinsichtlich der Prozessgestaltung empfehlen Joiner et al. (2009), dass Therapeuten offen über alle Aspekte der Behandlung informieren sollen – sie sprechen von einer „Alle Karten auf den Tisch"-Haltung. Im Einzelnen bedeutet dies, dass Patienten über die Ergebnisse der Risikoabschätzung, Diagnosen, den Fortgang der Krisenintervention und die Behandlung informiert werden (Rudd et al., 2009), ergänzen ließe sich auch das validierende Offenlegen des Eindrucks bzgl. des Stage of Change des Patienten. Letztlich handelt es sich hierbei um ein selbstverständliches Vorgehen im Sinne des *informed consent*. Zudem lassen sich Autonomie, Kompetenz, Zugehörigkeit und Partnerschaftlichkeit nicht vermitteln, wenn gleichzeitig behandlungsrelevante Aspekte „geheim gehalten" werden. Wenn es relevant ist, sollten ambulant arbeitende Therapeuten den Patienten somit auch darüber informieren, in welchen Fällen die therapeutische Verschwiegenheit aufgegeben und eine stationäre Einweisung veranlasst werden muss.

> Im Fall, dass ein unmittelbares Suizidrisiko besteht – Sie also Gefahr laufen, Suizidwünsche in absehbarer Zeit in die Tat umzusetzen, müssen wir sehr genau über eine stationäre Weiterbehandlung nachdenken.

Vor dem Hintergrund, dass Patienten vielfach fürchten, ein offenes Aussprechen von Suizidgedanken ziehe eine unmittelbare stationäre Einweisung nach sich, sind sie oft erleichtert zu erfahren, dass es im Umgang mit Suizidalität verschiedene Behandlungsoptionen gibt – niemand also zu befürchten hat, „unmittelbar *eingewiesen* zu werden". Gleichzeitig bringt eine offene Haltung im Einzelnen gegebenenfalls die Gefahr mit sich, dass Patienten ein Skript an die Hand gegeben wird, wie sie eine Einweisung vermeiden oder auch erzwingen können. Hier hilft es, sich nochmals klar zu machen, dass sich nicht jede Selbsttötung verhindern lässt – selbst dann nicht, wenn professionell hoch kompetent gehandelt wurde. Wenn ein Patient unehrlich über seine wahren Intentionen ist, dann liegt dies außerhalb der therapeutischen Kontrolle. Die Aufgabe des Therapeuten besteht darin, Patienten eine geeignete therapeutische Beziehung anzubieten, eine Risikoabschätzung vorzunehmen und auf der Basis dieser Einschätzung angemessene therapeutische Schritte zu veranlassen – es ist nicht Aufgabe von Therapeuten, Patienten zu überführen.

Angemessene Erreichbarkeit zwischen Sitzungen

In der dialektisch-behavioralen Therapie (DBT; Linehan, 1996) sind Telefonkontakte zwischen den Therapiesitzungen fester Bestandteil des therapeutischen Gesamtkonzeptes (vgl. Kapitel 7). Joiner et al. (2009) empfehlen den Einsatz von Telefonkontakten in der Behandlung aller suizidalen

Patienten. Neben fest vereinbarten Telefonkontakten, geht es hierbei auch um die Möglichkeit, dass sich Patienten in Krisensituationen spontan beim Therapeuten melden können. Telefonkontakte bieten sich für die wiederholte Risikoabschätzung an. Zudem kann es hilfreich sein, die Anwendung von Notfallskills „in vivo" zu begleiten und schließlich kann dem Patienten durch die Möglichkeit spontaner Telefonkontakte auf sehr deutliche Weise vermittelt werden, dass man sich für ihn interessiert und dass es einem wichtig ist, wie es ihm geht. Im Einzelnen machen die Autoren folgende Empfehlungen:

1. In der Behandlung von Patienten mit einem moderaten (oder höheren) Suizidrisiko sollten Therapeuten erwägen, zwischen den Sitzungen feste Telefontermine zu vereinbaren. Diese Telefonate sollten kurz sein (d. h. zwischen 5 und 15 Minuten) und zielorientiert ausgerichtet werden (z. B. Einschätzung des gegenwärtigen Suizidrisikos, Lob und Ermunterung aussprechen, kurz den weiteren Tag strukturieren).
2. Alle Patienten sollten mit Notfalltelefonnummern ausgestattet werden und es sollte geklärt werden, in welchen Situationen der Patient sich an eine der Notfallnummern wenden sollte. Die Telefonseelsorge ist 24-Stunden erreichbar und damit – insbesondere bei nächtlichen Zuspitzungen – sicher eine der wichtigsten Anlaufstellen.
3. Therapeuten sollten überlegen, ob sie suizidalen Patienten auch die Möglichkeit einräumen, sich außerhalb fest vereinbarter Termine bei ihnen melden zu dürfen. Eine berufsständische oder juristische Verpflichtung hierzu gibt es nicht – die Entscheidung liegt somit im Ermessen des einzelnen Therapeuten. Wenn Therapeuten ihre private Telefonnummer oder die Nummer eines Patientenhandys weitergeben, dann sollten sie klar formulieren, in welchen Zeiten sie über das Telefon erreichbar bzw. nicht erreichbar sind.

   > Wenn es Ihnen zunehmend schlechter gehen sollte, dann können Sie mich unter dieser Telefonnummer anrufen. Ich habe dort immer einen Anrufbeantworte laufen, sprechen Sie bitte kurz drauf und ich melde mich dann umgehend bei Ihnen zurück. In Einzelfällen – wenn ich unterwegs bin, oder wenn ich in mehreren Therapiesitzungen nacheinander bin – kann das aber natürlich auch mal ein paar Stunden dauern, bis ich mich bei Ihnen melden kann. Zudem habe ich das Telefon natürlich auch nicht nachts neben dem Bett liegen – in dieser Zeit müssen Sie sich daher an eine der Notfallnummern wenden.

   Therapeuten sollten in Bezug auf ihre Erreichbarkeit keine Versprechungen machen, die sie nicht einhalten können. Suizidale Personen sind oftmals nicht nur vom Leben, sondern auch von anderen Menschen enttäuscht – entsprechend wichtig ist es, dass sich diese Erfahrung in der Behandlung nicht wiederholt.
4. Therapeuten sollten sich zudem überlegen, ob sie die sogenannte 24-Stunden-Regel aus der dialektisch-behavioralen Therapie verwenden (vgl. Kapitel 7). Diese Regel besagt, dass keine Telefonkontakte in den 24-Stunden nach einer Selbstverletzung erfolgen dürfen (außer im Fall lebensbedrohlicher Verletzungen, die einer unmittelbaren medizinischen Versorgung bedürfen).
5. Während der Telefonkontakte sollten Therapeuten versuchen, basale Bedürfnisse des Patienten nach Zugehörigkeit, Autonomie und Kompetenz zu befriedigen.

Merke: Wer ruft an?

Empirische Studien zur Bedeutung von Telefonkontakten für den Therapieerfolg liegen bislang nicht vor. In einer ersten explorativen Studie haben sich Reitzel, Burns, Repper, Wingate und Joiner (2004) aber mit der Frage beschäftigt, welche Faktoren darüber bestimmen, ob Patienten ihre Therapeuten zwischen den Therapiesitzungen privat anrufen. Im Kern stand dabei v. a. die Frage, inwieweit die Bereitschaft der Therapeuten, solche Telefonanrufe zu empfangen, mit der Häufigkeit derselben assoziiert sind. Untersucht wurden 20 amerikanische Therapeuten in Ausbildung und deren 139 Patienten. Es zeigte sich, dass sowohl Notfallanrufe als auch andere Anrufe insgesamt sehr selten vorkamen – die Spannbreite lag zwischen 0 und 7 Anrufen; bei einem Mittelwert<0.5. Erstaunlicherweise zeigte sich, dass eine erhöhte Bereitschaft, entsprechende Anrufe entgegen zu nehmen, mit einer signifikant niedrigeren Frequenz entsprechender Anrufe einherging – und dies auch dann, wenn die Patienten unter einer Persönlichkeitsstörung litten. Eine geringe Bereitschaft, entsprechende Anrufe zu bekommen, ging hingegen mit einer erhöhten Frequenz entsprechender Anrufe einher – besonders dann, wenn die Patienten unter einer Persönlichkeitsstörung oder einer sehr starken Symptombelastung litten. Die Autoren mutmaßen unter anderem, dass das Wissen, um die Möglichkeit, jemanden anrufen zu können, zu einer unmittelbaren Stressreduktion beiträgt, die wiederum entsprechende Anrufe weniger notwendig werden lässt.

Es sei an dieser Stelle nochmal hervorgehoben, dass kein Therapeut verpflichtet ist, eine persönliche Notfalltelefonnummer an Patienten weiterzugeben! Es ist somit eine Möglichkeit von der man Gebrauch machen kann, aber nicht muss. Es ist wichtig, dass Therapeuten eigene Grenzen souverän anerkennen und das Behandlungssetting mit Blick auf den Patienten und sich selbst auswählen und gestalten. Eine von vorneherein klare Position ist hierbei sicher hilfreicher, als eine fortlaufende Zurücknahme initialer Unterstützungsangebote.

4.2 Reflexion/Ambivalenzklärung

Im Anschluss an die Risikoabschätzung und parallel zur weiteren Festigung der therapeutischen Beziehung geht es im Fall eines anzunehmenden Suizidrisikos darum, die Entscheidung des Patienten zum Suizid ins Wanken zu bringen, ihn also bzgl. der Überwindung der Suizidalität von der Precontemplation über die Contemplation möglichst in eine Action-Phase zu begleiten. Zu diesem Zweck können sowohl Strategien zur Bearbeitung ambivalenter Einstellungen zum Suizid, als auch Methoden zur Infragestellung suizidbegünstigender Annahmen und Überzeugungen eingesetzt werden.

4.2.1 Bearbeitung ambivalenter Einstellungen zum Suizid

Zur konstruktiven Bearbeitung ambivalenter, also innerlich widersprüchlicher Einstellungen bieten sich unterschiedliche Vorgehensweisen an. Die folgenden Interventionen – genannt *„Explizite fokussierte Ambivalenzarbeit" (EFA)* – integrieren das oben beschriebene Stages of Change-Modell mit bereits bestehenden Interventionsformen und Einzeltechniken zur Optimierung der motivationalen Ausgangslage von Patienten (vgl. u. a. Cox & Klinger, 2011; Koban, 2009; Miller & Rollnick, 1999).

Suizidale Patienten befinden sich aller Regel nach in einem langanhaltenden und intensiven Zustand der Ambivalenz: Auf der einen Seite steht der Wunsch zu sterben bzw. so nicht mehr leben zu wollen und auf der anderen Seite gibt es noch Wünsche an das Leben bzw. Ängste vor dem Sterben oder Tot-sein (Brown, Steer, Henriques & Beck, 2005). Ambivalenz scheint dabei häufig bis zuletzt zu existieren: So ist aus Schilderungen von Personen, die Suizidversuche überlebt haben bekannt, dass diese sich sogar noch im Moment der Tat wünschten, sie hätten es nicht getan. Diese Ambivalenz kann heuristisch innerhalb jeder der unterschiedenen „Stages of Change" unterstellt werden. Bei der Arbeit mit Ambivalenzen von Patienten ist es zunächst wichtig einzuschätzen, inwieweit sich der Patient bzgl. seiner Suizidalität in der Precontemplation, Contemplation oder Preparation/Action befindet, da das Aufspüren und konstruktive Bearbeiten der Ambivalenz jeweils deutliche Unterschiede aufweist.

Jeglicher Versuch, diese Ambivalenz zu schnell auf eine Entscheidung hin zu forcieren, schafft potenziell Distanz zwischen Therapeut und Patient (vgl. auch Kapitel 4.1). Zudem fühlt sich der Patient nicht vollständig verstanden und ernstgenommen, sondern gedrängt. Er baut Misstrauen zu den wahren Absichten des Therapeuten auf, wenn die Seite, die den Wunsch hat zu sterben, zu wenig Platz findet. Daher wird im Rahmen der EFA zwischen einer *ambivalenzfeindlichen* Sprachwahl des Therapeuten und einer *ambivalenzfreundlichen* Sprachwahl unterschieden.

- *Ambivalenzfeindlich* wäre z. B.: „Sie möchten also eigentlich …", „Im Grunde …", „Was möchten Sie nun am liebsten?" „Sie entscheiden selbst, was wir nun machen" etc.
- *Ambivalenzfreundlich* wäre u. a.: „Einerseits … andererseits", „Ein Teil möchte …, der andere Teil möchte …", „Sie möchten A und B …"

Neben einer möglichst ambivalenzfreundlichen Sprachwahl kann es – für die Beziehungsgestaltung und die inhaltliche Auseinandersetzung mit Ambivalenzen – hilfreich sein, auch die ambivalente Lage des Therapeuten offenzulegen:

Einerseits nehme ich Ihr Befinden wahr, nehme das ernst, und respektiere sehr gern Ihre eigenständige Entscheidungsfreiheit, das ist normalerweise auch das Wesen einer Therapie. Andererseits bin ich hier nun in sehr großer Sorge, habe Angst, dass Sie sich etwas antun, und das wäre für Viele in Ihrem Umfeld und auch für mich total furchtbar. Das könnte mich dazu bringen, Ihre Eigenständigkeit vorübergehend als weniger wichtig anzusehen. Können Sie das nachvollziehen?

Auf Basis dieser Vorüberlegungen ergibt sich nun folgendes praktisches Vorgehen im Gespräch mit suizidalen Patienten:

4.2.1.1 Precontemplation bezüglich Suizidalität

Aufspüren von Ambivalenzen

Patienten äußern in dieser Phase einerseits direkt lebensmüde Gedanken und Impulse, teils auch mit klar geäußerter Entschlossenheit und scheinbar wenig Distanz. Andererseits und gleichzeitig *suchen* sie ggf. Kontakt zu einem Therapeuten, *suchen* Blickkontakt, *schildern* Hoffnungslosigkeit, und *bleiben* im Gespräch. Sie *beklagen* sich teils massiv über die Umwelt, Mitmenschen etc. und *möchten* Gehör finden, besonders bzgl. der o. g. genannten Suizidmotive. Auch uneindeutige Aussagen, „Herumdrucksen", Weinen etc. können als Teil einer Ambivalenz interpretiert werden. Patienten sprechen im Rahmen klar geäußerter suizidaler Absichten teils enorm widersprüchlich, ohne dies selbst zu bemerken, z.B. wie folgt: „Wenn ich gleich hier rausgehe, dann war's das. Ich halt das nicht mehr aus. Hab auch zu Hause alles geregelt. Und für mich macht das eben alles keinen Sinn mehr, ich bin zu enttäuscht von allem und jedem. Mein Bewerbungsgespräch letzte Woche war zwar ganz gut, aber trotzdem, das bringt alles nix. Hoffentlich macht das Arbeitsamt keine Probleme mit meinem Reha-Antrag …". In der Precontemplation könnte man den lebensbejahenden Teil der Person also stark im nonverbalen Verhalten sowie in teils assoziativ geäußerten Satzfragmenten vermuten und „sehen". Hieraus lässt sich ggf. ein innerer Zwiespalt ableiten und im Gespräch markieren.

Explizieren, Validieren und konstruktive Bearbeitung von Ambivalenzen

Therapeuten versuchen hier nun, behutsam beide vermutete Seiten mit Sprache zu versehen, teils auch mögliche Folgen der einen vs. anderen Richtung zu skizzieren und beide Seiten auf Motivebene (aber nicht auf der Ebene der Umsetzung) empathisch zu validieren. Die folgenden Sätze (die nicht als eine Gesamtäußerung des Therapeuten zu verstehen sind) verdeutlichen dies exemplarisch:

Ich erlebe eine Seite von Ihnen, die
- scheinbar klar abgeschlossen hat, entschlossen ist, und
- total frustriert sagt, einen anderen Weg als Suizid gibt's grad eben nicht mehr.
- dazu noch so eine Wut äußert auf einige Menschen in Ihrem Leben.
- die möchte, dass es gerechter zugeht, aber nicht dran glaubt.
- die möchte, dass der Schmerz aufhört, und nicht dran glaubt.
- die möchte, dass diese Einsamkeit aufhört, und nicht dran glaubt.
- die möchte, dass alle wenigstens einmal innehalten und verstehen, wie mies es Ihnen geht, oder?

Soweit ich von Ihnen erfahren habe, was alles los ist, kann ich diese Seite auch sehr gut verstehen und nachempfinden. Zudem bekomme ich ganz zaghaft auch noch eine andere Seite von Ihnen mit. Darf ich dazu auch etwas sagen? Wenn Sie nicht möchten, dann sagen Sie's oder schütteln den Kopf oder so *(Patient reagiert nicht ablehnend)*. Die Seite
- sitzt hier,
- möchte Gehör finden,
- möchte auch Unterstützung haben und Hilfe,
- möchte nicht allein sein, möchte Raum haben, möchte dass jemand da ist.

Und auch das kann ich gut verstehen. Alleinsein ist auch ein sehr unangenehmer Zustand. Kann das sein, dass es beide Seiten gibt, die eine, die im Vordergrund ist, die andere eher leise dabei/im Hintergrund?

Alternativ kann auch mit der Metapher „der eine Teil, der andere Teil" gearbeitet werden:

Ich bekomme einen Teil von Ihnen mit, den ich so verstehe: Es hat keinen Sinn mehr, ich gebe auf, und finde nur Ruhe, wenn ich mein Leben beende. Hab ich das so richtig verstanden?

Beide Teile der Person werden verstanden in ihren Problemen und Wünschen:

D. h. beide Teile scheinen verzweifelt, unruhig, frustriert. Der eine Teil schlägt vor/wünscht sich, diese Misere durch einen Suizid zu beenden? Der Wunsch dieses Teils wäre dann wohl, Ruhe zu haben, es allen zu zeigen, keine Schmerzen zu haben etc.? Und der andere Teil, könnte dieser sich wünschen, zumindest noch einmal nachzudenken? Oder zumindest einmal genau verstanden zu werden?

Auf all diese Impulse des Therapeuten folgt oftmals nicht sofort eine explizite Zustimmung durch den Patienten, sondern eher ein nichtablehnendes Entgegennehmen. Auch ungefragt darf der Therapeut bereits hier an den lebensmüden Teil gerichtete Impulse setzen und beispielsweise auf mögliche Konsequenzen eines Suizids für Hinterbliebene hinweisen und vorsichtig Zweifel äußern, ob das Gewünschte (z. B. keine Last mehr zu sein, der Nachwelt eine Botschaft hinterlassen) mit einem Suizid erreichbar ist. Solange dabei die o. g. Ambivalenz explizit sichtbar ist, ist ein solcher Impuls sicher nicht beziehungsschädlich. Stattdessen wird einerseits eine größere innere Distanz erzeugt zu dem suizidalen Teil (es erfolgt also eine sog. „Bewusstseinserweiterung“ = „consciousness raising“ bzgl. der Suizidalität im Sinne von Prochaska & Norcross, 2002), andererseits wird der Patient ein wenig klarer in Dissonanz versetzt in der Erwartung, dass sich dadurch eine Eigenbewegung in Richtung der Contemplation ergibt.

Der Suizident wird nun darin unterstützt, zwischen beiden Seiten/Teilen abzuwägen. Diese Abwägung ist der typische Fokus in der nun folgenden Phase.

4.2.1.2 Contemplation bezüglich Suizidalität

Aufspüren von Ambivalenzen

Patienten äußern in dieser Phase direkt lebensmüde Gedanken und Impulse, zudem aber auch Angst vor den eigenen Suizidimpulsen und den Wunsch nach Hilfe. Diese Hilfe ist aus Patientensicht oft ebenfalls zwiespältig repräsentiert: Die eine Seite möchte Hilfe, möchte am Leben bleiben, möchte geschützt werden, möchte z. B. höherfrequente Kontakte oder eine geschützte stationäre Umgebung, möchte vertraute Menschen einweihen etc. Die andere Seite hingegen möchte die Option für den Suizid nicht hergeben, möchte den Suizidmotiven Raum geben, schämt sich eventuell und hat Angst vor den Folgen des Annehmens der Hilfe („versagt“, „krank“, „abgestempelt“ etc.). Die Ambivalenz in der Contemplation kann sich auch darin äußern, dass der Patient betont, es gehe ihm gut, dabei aber offen weint und dies auch nicht verbergen mag. Hier ist also eine größere innere Distanz vorhanden, die jedoch fragil erscheint. Eine Entscheidung für den konsequenten Kampf gegen suizidale Impulse ist noch nicht gefallen, daher kann auch in dieser Phase der expliziten Ambivalenz von moderatem bis hohem Suizidrisiko ausgegangen werden. Aber im Unterschied zur Precontemplation ist in der Contemplation eine innere Distanzierung und damit eine therapeutische Bearbeitung dieser Ambivalenz überhaupt *möglich*.

Explizieren, Validieren und konstruktive Bearbeitung von Ambivalenzen

In dieser Phase kann im Rahmen der Haltung und Technik der EFA sehr gut auf Strategien und Methoden aus dem Motivational Interviewing zurückgegriffen werden (Britton, Patrick, Wenzel & Williams, 2011; Miller & Rollnick, 1999). Der Patient wird dazu eingeladen, Gründe für bzw. gegen das Weiterleben zusammenzutragen sowie für bzw. gegen das Beenden des Lebens. Es bietet sich an, mit einer Exploration der gegenwärtigen Probleme und der Motivation zu sterben zu beginnen:

Und was ist es eigentlich genau, dass Sie im Moment sagen lässt, es ist besser für mich zu sterben? Welche Gründe führt der Teil von Ihnen, der für den Suizid ist, an? Welchen Vorteil hätte es für Sie derzeit tot zu sein? Was für Dinge in Ihrem Leben veranlassen Sie, sich den Tod zu wünschen? Was erhoffen und versprechen Sie sich von einer Selbsttötung?

Diese Exploration sollte in Ruhe geschehen und mit der Haltung, diese Frage aktuell gründlich zu durchdenken. Durch offene Fragen, aktives Zuhören, und Würdigungen wird die Auseinandersetzung des Patienten begleitet. Eine Prüfung und Umstrukturierung persönlich relevanter Motive zu sterben erfolgt – an dieser Stelle der Ambivalenzbearbeitung – nicht, und es sollte davon abgesehen werden, die hier genannten Gründe für das Sterben sofort verbal anzugreifen und in Frage zu stellen, oder gar den Patienten dazu zu drängen, „nun doch endlich einzusehen, dass es falsch wäre, sich umzubringen“.

In der nächsten Gesprächsphase geht es sodann darum, auch die Gründe für das Leben bzw. gegen das Sterben zu explorieren. Den meisten Patienten fällt hierzu erstmal nicht viel ein – was ganz normal ist: In der Regel ist der lebenswillige Teil nur sehr klein und wenig spürbar. Gleichzeitig muss es etwas geben, ansonsten hätte der Patient nicht angefangen von seinen Suizidideen zu sprechen. Genau hier lässt sich anknüpfen:

- Gibt es einen Teil in Ihnen, der nicht für das Sterben eintritt? Einen Teil, der zweifelt und den noch etwas mit dem Leben verbindet? Was verbindet diesen Teil mit dem Leben?
- Die Tatsache, dass Sie heute hier sind, zeigt, dass zumindest ein Teil in Ihnen noch etwas vom Leben möchte: Was könnte das sein? ODER: Was genau könnte Sie dazu veranlasst haben hier heute von den Suizidgedanken zu erzählen?
- Wem fühlen Sie sich verbunden? Wem möchten Sie die Bürde Ihrer Selbsttötung nicht auflegen? Welche Konsequenzen Ihrer Selbsttötung fürchten Sie? Was ängstigt Sie an einer Selbsttötung?

Der Einsatz einer Vorteil-Nachteil-Matrix kann helfen, das Gesamtbild ambivalenter Motive zu veranschaulichen (vgl. Tabelle 6).

Mit dem Ziel, den Patienten darin zu unterstützen, zum Fürsprecher für das Weiterleben zu werden, sollten lebensbejahende Aussagen – auch wenn sie zaghaft und skeptisch geäußert werden – nonverbal und verbal bestärkt werden. Es hilft zudem, um genauere Ausführungen zu bitten, sobald ein motivierender Aspekt angesprochen wurde. Hierdurch wird die Bedeutung dieses Aspektes weiter verstärkt und es können weitere motivierende Aussagen hervorgerufen werden:

- Was sind das für Dinge, die Sie Ihrem Sohn noch mit auf den Weg geben möchten?
- Inwieweit entspricht ein Suizid nicht dem Bild, das Sie von sich haben?

Ergänzend muss es auch darum gehen, das Selbstwirksamkeitserleben des Patienten zu fördern. So hängt die (vorläufige) Entscheidung für das Weiterleben nicht nur davon ab, dass die Person Gründe für das Leben/gegen das Sterben aktivieren kann, sondern auch davon, ob die Person Hoffnung verspürt, mit ihren gegenwärtigen Schwierigkeiten weiterkommen zu können. Entsprechend gilt es, unter einer ressourcenorientierten Perspektive die Wahrnehmung des Patienten für seine Fähigkeiten, mit Widrigkeiten und Hindernissen weiterhin umgehen zu können, zu fördern. Dazu gehören auch der Rückblick auf die Überwindung vergangener Krisen wie auch der Rückblick auf vergangene Erfolge, das Ansprechen persönlicher Stärken und Unterstützungsmöglichkeiten und das Thematisieren hypothetischer Änderungen:

Tabelle 6: Entscheidungsmatrix

Gründe für das Sterben	Gründe für das Leben
– Ich wäre nicht länger eine Last für meine Familie. – Ich hätte endlich Ruhe vor dieser widerwärtigen Traurigkeit. – Ich müsste mich selbst nicht länger ertragen (Ich hasse mich). – Die Einsamkeit wäre dann vorüber.	– Ich will es meinem Vater nicht antun. – Ich will sehen, wie meine Kinder aufwachsen. – Egal wie schlecht ich mich fühle, ich weiß, dass es nicht ewig anhalten wird. – Ich weiß nicht, was mit meinem Hund passieren würde, wenn ich tot bin.
Gründe gegen das Leben	**Gründe gegen das Sterben**
– Sterben müssen wir doch sowieso irgendwann. – Das Leben ist insgesamt sinnlos.	– Ich habe Angst vor dem Tod. – Ich habe Angst vor den Schmerzen, die mit einer Selbsttötung verbunden sind. – Ich fürchte, dass mein Tod niemanden interessieren würde. – Ich habe Angst davor, mit schweren Schäden aufzuwachen und weiterleben zu müssen.

- Wann in der Vergangenheit haben Sie schon einmal eine solche Situation bewältigt?
- Wie haben Sie das gemacht?
- Was gab es für Hindernisse und wie haben Sie diese bewältigt?
- Wer könnte Ihnen hierbei helfen?
- Nehmen wir an, Sie würden diese Zeit durchstehen und blicken nun darauf zurück: Was hat den Ausschlag gegeben, dass Sie es geschafft haben?
- Wie haben Sie das hingekriegt?

Sämtliche Äußerungen des Patienten sollten periodisch vom Therapeuten zusammengefasst werden, sodass der Patient immer wieder seine eigenen Argumente pro und kontra Sterben/Leben hört und auf diese Weise die Auseinandersetzung mit der eigenen Ambivalenz aufrechterhalten wird:

Es hört sich so an, als wären Sie zwischen zwei Zuständen hin- und hergerissen. Einerseits sind Sie sehr verzweifelt und haben wenig Hoffnung, dass sich Ihr Leben jemals wieder als lebenswert darstellen wird: Ihr bester Freund ist gestorben, Sie sehen derzeit keine berufliche Perspektive und fürchten Ihrer Familie anhaltend zu belasten. Zudem leiden Sie momentan und zum wiederholten Male unter erdrückender Traurigkeit und Antriebslosigkeit. Andererseits befürchten Sie, dass Ihre Mutter „kaputtgehen" würde, wenn Sie sich umbringen würden und dass ist etwas was Sie überhaupt nicht wollen (Ihre Mutter ist eine Gute und es ist Ihnen wichtig, dass es ihr gut geht). Zudem haben Sie Angst, dass auch Ihre Geschwister „einen Knacks" bekommen könnten, falls Sie sich töten sollten. Gerade Ihrer jüngeren Schwester möchten Sie keine Steine in den Weg legen – sie hat so eine „unbeschwerte Art", die Sie ihr nicht nehmen wollen. Schließlich gibt es Momente, in denen Sie sich sagen „Scheiß drauf, ich habe schon Schlimmeres durchgestanden". Momente, in denen Sie sich der Situation weiter stellen wollen und denken, dass Sie es schaffen können. Habe ich bis hierher alles richtig wiedergegeben? Habe ich vielleicht etwas vergessen?

Es lassen sich sogenannte Schlüsselfragen nutzen, um den Weg in die nächste Phase der Stages of Change einzuleiten:

- Wie könnte es aus Ihrer Sicht weitergehen?
- Wäre das für Sie in Ordnung, dass wir uns gemeinsam noch Zeit geben, um diese Dinge weiter zu prüfen und zu klären?
- Wieviel Zeit könnte das vorerst sein?
- Was müsste passieren, damit Ihr Leben für beide Teile wieder lebenswert wird?
- Was braucht der lebensunwillige Teil, um davon Abstand zu nehmen, auf die Möglichkeit eines Suizids hinzuweisen?

An dieser Stelle können Therapeuten beginnen, auf ambivalenzfreundliche Weise Informationen zu Behandlungsmöglichkeiten zu geben und konkrete Vorschläge zur Entschärfung der gegenwärtigen Situation machen. Allerdings darf dies nur entlang der Aufnahmebereitschaft des Patienten erfolgen – es ist also zu vermeiden, dass Patienten sich durch die Ratschläge mehr eingeengt als unterstützt fühlen. Nur, wenn der Patient sich auf dem Weg in die Preparation-Phase befindet, passt ein solches Vorgehen.

4.2.1.3 Fazit

Zusammengenommen geht es also darum, die suizidale Person mit ihrer eigenen Zwiespältigkeit in Kontakt zu bringen. Sie soll erleben, wie ein Suizid mit persönlichen Zielen und Werten in Konflikt steht. Dabei wird versucht, dass die Person selbst – und nicht der Therapeut – die Gründe vorbringt und vertritt, die für das Leben sprechen („living talk"; Britton et al., 2011). Im Erfolgsfall verschiebt sich nach und nach die Überzeugung von „Es ist besser zu sterben", hin zur Überzeugung „Es könnte besser sein, weiterzuleben". Dadurch kann der Patient die Entscheidung für sich zumindest probehalber treffen, nun gegen suizidale Impulse systematisch vorzugehen und therapeutische Hilfe konstruktiv anzunehmen. Damit wäre der Patient gemäß des Stages of Change-Modells in der Preparation- oder noch besser in der Action-Phase. Auch innerhalb der Action-Phase können „Mini"-Ambivalenzen auftauchen, z. B. indem Patienten eine gute Absprache zum Notfallplan treffen und auch bzgl. des Einbezugs des Sozialsystems, diese Absprachen aber in kleinen Teilen nicht umsetzen („zu anstrengend", „wollte doch nicht", „habs vergessen" etc.,), ohne den Entschluss zur Überwindung der Suizidalität in Frage zu stellen.

Merke: Als zentrale Heuristiken für den Entscheidungsprozess des Therapeuten können also gelten

1. Welche Phase der Motivation ist bzgl. der Suizidalität zutreffend: Pre-Contemplation, Contemplation oder Preparation/Action? Ziel ist es, möglichst „phasengetreu" mit dem Patienten in Kontakt zu treten.
2. Welche Art der Ambivalenz lässt sich innerhalb dieser Phase aufspüren, explizieren und ggf. bearbeiten?

Therapiedidaktisch ist im Rahmen der EFA zu empfehlen, die Ambivalenz (also die beiden „Teile" oder „Seiten" der Person mit diversen Gefühlen, Wünschen, Attributen und Argumenten) sowie auch o. g. Zusammenfassungen keinesfalls nur verbal zu reflektieren, sondern, sofern settingbedingt möglich, anhand von Flipchart, Post-It, Kartei-Karten o. Ä. schriftlich sichtbar zu machen. Die Vorteile hiervon sind:

a) Entlastung des Denkens beider Beteiligter.
b) Ein (nur auf diese Weise erreichbares) paralleles/gleichzeitiges Betrachten und Verarbeiten beider Seiten der Person: Dies erhöht das Vertrauen darin, dass beim Sprechen über die eine Seite die andere Seite nicht vergessen, übersehen, „überredet" wird.
c) Bei noch fehlender innerer Distanz (also bestehender Syntonie/Pre-Contemplation bzgl. der Suizidalität): Eine analog erstellte Distanz zu beiden Seiten, um damit eine inneren Distanzierung von suizidalen Impulsen zu fördern, und eine innere Metaposition beim Patienten zu etablieren.
d) Erinnerungshilfe bzgl. der gemeinsamen Schlussfolgerungen von Patient und Therapeut: Sollte es gelungen sein, diese innere Distanz beim Patienten zu etablieren und er die Einsicht darin haben, dass es einen inneren Zwiespalt bezüglich der Suizidalität gibt, dann kann nun der Versuch forciert werden, sich gemeinsam mit dem Therapeuten Zeit für eine erneute Abwägung des Entschlusses vorzunehmen, das Leben vorzeitig zu beenden vs. am Leben zu bleiben und eine Lebensverbesserung/Problemlösung/Entlastung anders vorzunehmen. Gerade in suizidalen Krisen dürfte das Vermögen der strukturierten präzisen Erinnerung an Gesprächsinhalte, die einige Stunden oder sogar Tage her sind, eingeschränkt sein.

4.2.2 Umstrukturierung dysfunktionaler Kognitionen

Ist die ambivalente Haltung des Patienten zum Suizid exploriert und auch sichtbar expliziert, kann es in Einzelfällen hilfreich und notwendig sein, die Motive/Wünsche, die vermeintlich mit einem Suizid angestrebt und erreicht werden, nochmals in Frage zu stellen. Kognitive Methoden können somit sehr gut eingesetzt werden, wenn der Patient sich in der Contemplationphase befindet und sich für eine Klärung seiner inneren Lage ansatzweise entschieden hat. Auch dann ist aber zu bedenken. dass es im Rahmen der Krisensituation in der Regel keine Aufnahmekapazität für ausführlichere Disputationen gibt. Vielmehr sollte sich die Disputation darauf beschränken mit einzelnen, gezielten Fragen, Zweifel an der Stichhaltigkeit belastender Vorstellungen anzubringen:

- Wie zwingend sind diese Vorstellungen wirklich?
- Würde Ihr Tod wirklich irgendjemanden entlasten?
- Müssen Sie tatsächlich Ihr Leben dafür opfern, um Ihrer Frau mitzuteilen, dass Sie extrem enttäuscht sind?
- Wenn Sie tot sind, bekommen Sie nicht mehr mit, ob andere sich schlecht und schuldig fühlen – lohnt sich das dann?
- Ist es wirklich notwendig, dass Sie über Ihre eigene Leiche gehen, um Ihrem Chef zu zeigen, dass er einen Fehler gemacht hat?

In vielen Krisengesprächen drehen sich die Hauptargumente der Patienten vor allem darum, einen als quälend erlebten Zustand der Hoffnungslosigkeit mit einem Suizid zu beenden sowie um die Annahme, dass man ohnehin nur eine Last für andere ist.

Bearbeitung von Hoffnungslosigkeit

Eine generalisierte negative Erwartungshaltung gegenüber der eigenen Person, der eigenen Handlungsmöglichkeiten und der Zukunft steht im Kern vieler suizidaler Krisen (Wenzel & Beck, 2008): das Eintreten hoch aversiver Ereignisse wird als wahrscheinlich, das Eintreten erwünschter Ereignisse als extrem unwahrscheinlich angesehen und eine Veränderung der Situation zum Besseren erscheint illusorisch. Die Betroffenen erleben sich als in einer unerträglichen Situation gefangen. Entsprechend wichtig ist es, dass Therapeuten durch die Gestaltung des Therapieprozesses und die tatsächlich gebotene Unterstützung dahingehend Hoffnung vermitteln, dass Lebensprobleme bewältigt und das Leben wieder lebenswert werden kann. Durch verschiedene Arten der Infragestellung kann zudem versucht werden, Hoffnungslosigkeitskognitionen etwas zu entschärfen (Beck, 1999, vgl. Kasten 5).

Kasten 5: Methoden zur Infragestellung von Hoffnungslosigkeit

Beweis-Gegenbeweis Methode:
– Welche Anhaltspunkte/Erfahrungen sprechen für diese Einschätzung? – Gibt es auch Anhaltspunkte/Erfahrungen, die eine andere Einschätzung nahelegen?
Bewältigungserfahrungen erfragen:
– Gab es schon einmal eine Krise in Ihrem Leben? Wann war das? Was ist damals passiert? Wie hoffnungslos haben Sie sich seinerzeit gefühlt? Was haben Sie selbst in dieser Situation getan, um sie zu überwinden? – Wer hat Ihnen geholfen und welche Hilfestellungen waren gut und nützlich? – Wie haben Sie um Hilfe und Unterstützung gebeten? – Wenn Sie damals auch suizidal gewesen sein sollten: Was hat Sie davon abgehalten, sich das Leben zu nehmen? – Was hat Ihnen damals Hoffnung gemacht?
Ausnahmen erfragen:
– Im Laufe der jetzigen Krise, gab es da auch mal Ausnahmen, d. h. Momente, in denen Sie die Möglichkeit, sich das Leben zu nehmen, anders sehen konnten? – Wann gab es einen solchen – vielleicht auch nur flüchtigen – Moment, in dem Sie die Idee hatten, doch weiterzuleben/in dem Sie etwas hoffnungsvoller waren? – Wie war das, wo waren Sie, wer war bei Ihnen? – Was haben Sie in diesem Moment zu sich selbst gesagt?
Vorsichtige Konfrontation:
– Woher wissen Sie, dass es so weitergehen wird, dass Sie keine Möglichkeit finden werden, mit diesen Schwierigkeiten besser klarzukommen als früher? – Was ist, wenn Ihre Entscheidung sich das Leben zu nehmen auf einer Annahme beruht, die falsch ist, wenn es vielleicht gar nicht stimmt, dass alles für immer so bleibt, wie es gerade ist? – Ich fürchte, es ist ein Denkfehler anzunehmen, dass die Zukunft eine schlechte sein wird, nur weil die Vergangenheit oft schlecht gewesen ist. Die wenigsten würden ja andersherum ihre Hand dafür ins Feuer legen, dass ihre Zukunft immer toll sein wird, nur weil die Vergangenheit gut gewesen ist!

Das Wissen um persönliche Gründe, die dafür sprechen, zu leben, kann zudem Hoffnung vermitteln. Die Erstellung einer sogenannten Hope Box (vgl. Kapitel 6.1.1) kann persönliche Gründe, die dafür sprechen, zu leben, zusätzlich erlebbar machen.

Umstrukturierung der Wahrnehmung, eine Last für andere zu sein

Eine weitere bedeutsame Kognition im Kontext suizidaler Krisen ist die Annahme, eine Last für andere zu sein (Joiner, 2005): „Meinen Angehörigen würde es besser gehen, wenn ich nicht mehr leben würde", „Der kurze Schmerz über meinen Tod wird für alle besser zu ertragen sein, als die anhaltende Belastung durch meine Probleme" usw. Tatsächlich fühlen sich Familienmitglieder durch das Zusammenleben mit einer psychisch erkrankten bzw. einer suizidalen Person oft stark belastet – dies bedeutet aber keineswegs, dass es ihnen lieber wäre, wenn die Person tot wäre. Wie auch in Kapitel 12 dargestellt wird, zeigt die Literatur zu den Folgen eines Suizids für die psychische Gesundheit der Hinterbliebenen das Gegenteil auf. Die Annahme oder Überzeugung, dass der eigene Tod für Freunde und Familie erleichternd ist, gilt es entsprechend (wiederholt) in Frage zu stellen (Teismann & Dorrmann, 2015):

- Stellen Sie sich vor, Ihre Tochter ist sehr krank und braucht viel Unterstützung im Alltag: Würden Sie von ihr erwarten, dass sie sich umbringt, damit es Ihnen besser geht?
- Woher wissen Sie, dass andere ohne Sie besser dastehen werden?
- Stellen Sie sich vor, Sie machen es, Sie nehmen sich tatsächlich das Leben, wer würde

so etwas sagen wie: „Gott sei Dank, jetzt haben wir endlich unsere Ruhe"? Und wenn es eine Person geben sollte, die das tatsächlich sagen würde – welche anderen Personen würden widersprechen?

- Welche Personen sind derzeit sehr besorgt um Sie, wer hat Ihnen gesagt, dass er nicht will, dass Sie sterben? Haben Sie mit anderen Menschen über Ihre Suizidwünsche gesprochen? Wie haben diese reagiert? Hatten Sie den Eindruck, dass diese Menschen versuchen würden, Sie von einem Suizid abzuhalten? Wenn ja, warum sollten sie dies tun, wenn sie Sie als eine Last erleben?
- Gibt es andere Möglichkeiten, Ihre Frau zu entlasten, als sich umzubringen?
- Sie sagten, dass es für Ihre Mutter besser sein wird, wenn Sie nicht mehr leben. Vielleicht können wir das einmal ausprobieren. Stellen Sie sich bitte vor, dass Ihnen Ihre Mutter auf diesem leeren Stuhl gegenübersitzt. Stellen Sie sich das ganz konkret vor [...] und sagen Sie ihr dann, dass Sie sich das Leben nehmen werden und dass dies das Beste für sie sein wird. Sprechen Sie das bitte einmal laut aus: „Mama, ich werde mir das Leben nehmen."
- Würde es Ihren Angehörigen besser gehen, wenn Sie tot wären, oder wenn Sie wieder hoffnungsvoller und lebendiger wären?
- Wer sagt, dass Sie niemanden in seiner Lebensführung beeinflussen oder belasten dürfen? Wir werden doch durch viele Dinge in unserer Lebensführung beeinflusst und belastet: Arbeit, Kinder, zu versorgende Haustiere – das macht doch auch nicht immer alles nur Spaß. Man kann doch gleichzeitig durch Dinge belastet sein und trotzdem glücklich darüber sein, dass es diese Dinge gibt.

Die Patienten sollten mit Hilfe dieser Fragen angeleitet werden, die Auswirkungen ihres Todes und die Bedeutung, die sie für andere Personen haben, wieder realistisch einzuschätzen. Hierzu kann es auch sehr sinnvoll sein, Familienmitglieder in die Sitzung mit einzubeziehen und konkret danach zu fragen, ob diese sich wünschen würden, dass die Person sich das Leben nimmt.

Beispiel: Sonja C. (Forts., vgl. Kapitel 3)

Sonja C. äußerte (im Rahmen der Preparation-Phase und in bereits gut distanziertem Zustand mit moderatem Suizidrisiko) als Motiv für einen möglichen Suizid einerseits den Wunsch nach Ruhe „vor diesem ständigem Druck". Andererseits sei da auch die immer wieder auftretende Idee, „dass sie eigentlich eine Enttäuschung für ihre Eltern sei, die sich seit Jahren ständig um sie sorgen müssten, sie ständig wegen der Schule unterstützen müssten, ständig Angst haben müssten, ob sie überhaupt Freunde habe und die sich sicher eigentlich eine Tochter gewünscht hätten, die nicht so viele Probleme macht". Oftmals beim Joggen an den Bahngleisen habe sie auch gedacht, „dass nicht nur sie Ruhe hätte, sondern auch ihre Eltern, wenn sie nicht mehr da wäre". Zunächst wird diese Annahme im Einzelsetting disputiert. Im gemeinsamen Gespräch mit der Mutter wird diese Annahme anschließend behutsam weiter geprüft: Sonja wird von der Therapeutin darin unterstützt, genau diese Idee explizit auszusprechen. Die Therapeutin fragt die Mutter, wie diese dazu stehe. Die Mutter, die vorher auch auf diesen Moment vorbereitet wurde, sagt Sonja unter Tränen, dass sie sie liebe, dass das schlimmste wäre, wenn Sonja nicht mehr lebe, dass sie Sonja nie als Last erlebt habe. Obwohl Sonja dies bereits zuvor auch als Antwort annahm, ist sie sehr beeindruckt davon, diese Antwort direkt von ihrer Mutter zu hören. Die Überzeugung verschiebt sich weiter hin in Richtung der alternativen Annahme „Die Last für meine Eltern bin ich, wenn ich mir das Leben nehme. Wenn ich weiterlebe, bin ich keine Last".

4.3 Förderung der Selbstkontrolle

Strategien zur Förderung der Selbstkontrolle kommen erst in der Preparation-, besser noch in der Action-Phase zum Einsatz, also dann, wenn der Patient die Entscheidung, sich das Leben zu nehmen, erst einmal aufgeschoben hat. Diese Methoden sollen dem Patienten dabei helfen, den gefassten Entschluss, für das Leben auch im Rahmen erneuter krisenhafter Zuspitzungen weiter verfolgen zu können.

4.3.1 Zugang zu letalen Mitteln begrenzen

Zuerst geht es darum den Zugang zu letalen Mitteln zu begrenzen. Das Rational dieser Intervention basiert auf zwei Prämissen: (1) Personen präferieren Suizidmethoden, zu denen sie leichten Zugang haben und (2) suizidale Krisen sind oftmals nur von kurzer Dauer (Bryan & Britton, 2015). Entsprechend zielt ein erschwerter Zugang zu letalen Mitteln darauf ab, dass Suizidimpulse nicht spontan und unmittelbar in die Tat umgesetzt werden können. Angedachte Mittel sollten somit verschlossen, unzugänglich, weit weg aufbewahrt oder gänzlich beseitigt werden. Im Einzelnen kann es also darum gehen, dass ein Medikamentenvorrat weggeworfen wird oder einer vertrauten Person zur Verwahrung gegeben wird, dass das Auto eine zeitlang nicht verwendet wird, dass das ausgewählte Seil abgegeben, im Keller versteckt oder in einem Schließfach eingeschlossen wird, dass die Balkontür mit einem schweren Sessel, Sofa oder Regal verstellt wird, dass keine Rasierklingen im Haus sind und/oder dass Schusswaffen abgegeben, Waffenschränke verschlossen und Munition aus dem Haus geschaffen werden. Vor dem Hintergrund des enormen Tötungspotenzials von Schusswaffen (85 %ige Tötungswahrscheinlichkeit; Simon, 2007) ist deren Sicherung innerhalb jeder suizidalen Krise unumgänglich!

Bryan, Stone und Rudd (2011) betonen, dass in der Regel die vollständige Beseitigung eines letalen Mittels anzustreben ist, dass gleichzeitig aber darauf zu achten ist, Patienten nicht zu sehr zu drängen. Die Auseinandersetzung um die Beseitigung letaler Mittel sollte also auch mit der o. g. Haltung und Methoden im Umgang mit Ambivalenzen erfolgen. Hierbei gilt es zunächst, das Gespräch auf die Sicherung letaler Mittel zu bringen und das Rational für diese Intervention zu vermitteln:

> Es ist möglich, dass suizidale Impulse sehr rasch auftreten bzw. stärker werden – selbst dann, wenn Sie sich momentan ganz okay fühlen. Um auf der sicheren Seite zu sein, ist es daher sinnvoll, den Zugang zu potenziell tödlichen Mitteln vorübergehend zu begrenzen. Auf diese Weise lässt sich verhindern, dass suizidale Impulse unmittelbar in die Tat umgesetzt werden können. Es geht also darum, dass Sie dem lebenswilligen Teil in Ihnen nochmal eine Chance geben, zu Wort zu kommen. Wäre es okay, wenn wir uns hierzu Gedanken machen?

Manche Patienten können sich initial nur widerwillig auf solche Sicherungsmaßnahmen einlassen oder empfinden entsprechende Absprachen als unnütz. Mit Bezug auf die Ambivalenz des Patienten müssen entsprechende Einwände sofort bearbeitet werden:

> Natürlich haben Sie Recht, wenn Sie sagen, dass Sie nicht alle todbringenden Mittel aus Ihrer Gegenwart entfernen können. Und natürlich haben Sie auch Recht damit, dass Sie sich die Mittel jederzeit neu beschaffen können (daher geht Ihnen die Möglichkeit sich das Leben zu nehmen auch nicht verloren). Gleichzeitig würden Sie einem trockenen Alkoholiker wahrscheinlich aber auch raten, keinen Alkoholvorrat im Haus zu behalten – oder? Und hier gilt das Gleiche – Alkohol lässt sich schnell wieder besorgen und doch macht es einen Unterschied, ob er unmittelbar verfügbar ist oder nicht.

Bryan und Britton (2015) empfehlen, die besprochenen Maßnahmen schlussendlich schriftlich festzuhalten, sodass nochmal sichergestellt wird, dass Therapeut und Patient sich richtig verstanden haben. Im Fall, dass die Sicherung letaler Mittel Teil eines Notfallplans bzw. eines Nonsuizidvertrages ist (vgl. Kapitel 4.3.2 und 4.3.3), reicht es natürlich aus, die Absprache einmal zu verschriftlichen. Kann sich der Patient auf entsprechende Maßnahmen nicht einlassen, geht er also zurück in die Contemplation- oder Precontemplation, so muss dies in die Risikoabschätzung einbezogen werden: Einer mangelnden Absprachefähigkeit des Patienten muss gegebenenfalls durch eine Anpassung des therapeutischen Settings begegnet werden (vgl. Kapitel 4.5).

Im Rahmen der Auseinandersetzung mit Sicherungsmaßnahmen bietet es sich vielfach an, auch über die Nutzung von Suizid-Foren im Internet zu sprechen. Es sollte hierbei erfragt werden, ob und wenn ja welche Internetseiten besucht werden, wie oft dies geschieht und mit welchem Ziel welche Inhalte betrachtet werden. Da die häufige Auseinandersetzung mit Suizidmethoden/Suizidfantasien und Suiziddarstellungen die Gefahr einer zunehmenden Habituation in sich birgt (Joiner, 2005), sollten Patienten dazu motiviert werden, die Nutzung einzuschränken oder bestenfalls ganz einzustellen. Die Abmeldung von solchen Foren – und wenn sie nur zeitweilig erfolgt – bietet hierbei sicher den besten Schutz.

Merke: „Means restriction" – Beispielhafte Befunde

In diversen populationsbezogenen Untersuchungen konnte gezeigt werden, dass die Sicherung von Brücken, die Hausgasentgiftung, die Autoabgasentgiftung, die Verschärfung von

Waffengesetzen, das Verbot sowie die Reduktion der Packungsgrößen letaler Medikamente mit einer bedeutsamen Reduktion der methodenspezifischen und der allgemeinen Suizidrate assoziiert sind (Pirkis et al., 2013; Yip et al., 2012). Der erschwerte Zugang zu einer Suizidmethode scheint dabei nicht oder nur teilweise mit der kompensatorischen Zunahme einer anderen Suizidmethode einherzugehen (Pirkis et al., 2013) – entsprechend sieht die WHO (2014) in der Restriktion des Zugangs zu letalen Methoden eine der zentralen Methoden der Suizidprävention. Zwei Studien werden im Folgenden exemplarisch skizziert:

(1) In Folge einer Gesetzesveränderung, dürfen in Großbritannien seit 1998 nur noch maximal 32 Paracetamol- oder Aspirin-Tabletten zeitgleich in einer Apotheke erworben werden. Weiterhin besteht aber natürlich die Möglichkeit, größere Mengen Paracetamol/Aspirin in verschiedenen Geschäften zu erwerben oder die Medikamente über die Zeit zu sammeln. Gleichwohl kam es in den 11 Jahren nach Einführung des Gesetzes zu einem Rückgang der Suizide mit Paracetamol/Aspirin um 35 % (Hawton et al., 2013). Die Autoren vermuten, dass – insbesondere im Rahmen impulsiver Suizide – solche Mittel genutzt werden, die unmittelbar im Haushalt verfügbar sind. Eine geringere Packungsgröße geht in diesem Fall mit einem deutlich verringerten Vergiftungsrisiko einher und hilft, Leben zu retten.

(2) In einer kontrollierten Gemeindestudie konnten Yip, Law, Fu, Wong und Xu (2010), zeigen, dass ein unwesentlich erschwerter Zugang zu Grillkohle mit einer Reduktion der Suizidrate einherging. In dieser Studie wurden zwei Stadtteile von Hong-Kong miteinander verglichen. In einem der Stadtteile wurde Grillkohle über ein Jahr hinweg nicht mehr offen verkauft, sondern es musste ein Verkäufer hiernach gefragt werden; der Einkauf beliebig großer Mengen blieb aber weiterhin möglich. In dem anderen Stadtteil konnte Grillkohle unverändert gekauft werden, ohne dass ein Verkäufer angesprochen werden musste. Im Laufe des Jahres zeigte sich, dass dieser leicht erhöhte Aufwand beim Einkauf von Grillkohle mit einem signifikanten Rückgang der Suizidrate in diesem Stadtteil – und im Vergleich zu dem Kontrollstadtteil – assoziiert war. Der Rückgang betraf dabei sowohl Suizide durch die Vergasung mithilfe von Grillkohle, als auch die allgemeine Suizidrate.

Trotz der deutlichen suizidpräventiven Wirkung der Zugangsbeschränkung muss man sich als Therapeut darauf gefasst machen, dass entsprechende Empfehlungen von Patienten und deren Angehörigen nicht oder nur widerwillig befolgt werden. In diesem Sinne fanden Brent, Baugher, Birmaher, Kolko und Bridge (2000), dass gerade einmal 35 % der Eltern depressiver Jugendlicher der dringenden Empfehlungen eines Therapeuten, Schusswaffen außer Haus zu schaffen, folgten. Fünfundsechzig Prozent kamen dieser Aufforderung nicht nach und weitere 5 % erwarben im zweijährigen Untersuchungszeitraum neue Waffen. Therapeuten sollten also immer nochmal nachfragen, inwieweit entsprechende Absprachen eingehalten wurden und sich gleichzeitig auf Kompromisse einlassen (z. B. Waffen einschließen statt beseitigen), um zumindest ein gewisses Maß an Sicherheit zu bewirken.

4.3.2 Notfallplan

Der Einsatz von Notfall- oder Sicherheitsplänen gilt als weitere Standardintervention im Umgang mit suizidalen Krisen. Beim Notfallplan handelt es sich um eine Liste von hierarchisch organisierten Strategien und Personen/Institutionen, die ein Patient, im Fall einer suizidalen Zuspitzung anwenden bzw. kontaktieren kann. Die Erstellung eines Notfallplans kann auf folgende Weise eingeleitet werden (Teismann & Dorrmann, 2014):

> Wie Sie erlebt haben, engt sich das Denken in suizidalen Krisen oftmals stark ein und es fällt schwer, hilfreiche Strategien und Möglichkeiten zu erkennen und zu nutzen. Ich würde daher gerne mit Ihnen gemeinsam eine Sammlung von Schritten zusammenstellen, die Sie unternehmen können, wenn Sie sich erneut suizidal fühlen.

Im Notfallplan sollten sodann verschiedene Elemente spezifiziert werden (Stanley & Brown, 2012):

1. *Identifikation von Warnzeichen einer suizidalen Krise.* Hier geht es um die Identifikation von Gedanken/Vorstellungsbildern, Denkprozessen, Stimmungen und Verhaltensweisen. Relevante Warnzeichen sollten in den Worten des Patienten notiert werden, z.B. vermehrtes Grübeln, anhaltende Gedanken, dass „ich ein Versager bin", Übererregung, Aggressivität, vermehrter Alkoholkonsum.

- Woran werden Sie merken, dass Sie den Notfallplan einsetzen sollten?
- Was sind Anzeichen dafür, dass es gefährlich für Sie wird?

2. *Bewältigungsstrategien, die unabhängig von anderen Personen genutzt werden können.* Die unterschiedlichsten Strategien können hier notiert werden, z. B. kalt duschen, Schokolade essen, Lieblingsmusik hören, Youtube-Videos gucken, ins Bett legen, putzen, kochen, joggen, den Hund streicheln usw. Der Therapeut kann dem Patienten auch Strategien zur Regulation starker Emotionen vorschlagen. Zurückgreifen lässt sich hierzu auf Stresstoleranz-Skills, wie sie u. a. in der dialektisch-behavioralen Therapie beschrieben und genutzt werden (vgl. Kapitel 7): Intensive körperliche Stimulation (z. B. Eiswürfel in den Mund nehmen; Ammoniak zufächeln, Chilischote kauen etc.), Konzentration auf Sinneseindrücke im gegenwärtigen Moment, Entspannungstechniken, beruhigende Aktivitäten (ein warmes Bad nehmen, etwas Leckeres essen). Voraussetzung für eine Integration in den Notfallplan ist, dass die Strategien ohne vorausgehendes Training unmittelbar umgesetzt werden können.

- Was können Sie für sich alleine tun, um die Gedanken nicht in die Tat umzusetzen?
- Was hilft Ihnen dabei sich zu beruhigen – und sei es auch nur für eine kurze Zeit?
- Was hat Ihnen in der Vergangenheit geholfen?

3. *Personen und soziale Situationen aufsuchen, die einen ablenken.* Aufgelistet werden können Freunde und Familienangehörige, die eine stabilisierende und aufmunternde Wirkung auf den Patienten haben. Die entsprechenden Personen sollten mit Telefonnummer im Notfallplan eingetragen werden. Zusätzlich sollten Orte notiert werden, die vom Patienten selbstständig aufgesucht werden können und an denen er sich sicher fühlt, z. B. Cafés, Restaurants, Kirchen, Fitnessstudio, Einkaufszentren, Buchläden, Kino. Kneipen und Bars sollten im Notfallplan gegebenenfalls ausgespart bzw. kritisch mit dem Patienten diskutiert werden.

- Gibt es Personen, die Ihnen dabei helfen können, auf andere Gedanken zu kommen? Sie müssen diesen nichts von Ihren Suizidgedanken erzählen.
- Gibt es Orte, die Sie aufsuchen können; Orte, die Ihnen ein Gefühl der Sicherheit vermitteln und an denen Sie unter Menschen sind?

4. *Personen, die gezielt um Hilfe gebeten werden können.* Sollten die bisherigen Strategien noch keine ausreichende Wirkung gezeigt haben, dann sollten sich die Betroffenen einer nahestehenden Person offenbaren und um Unterstützung und Hilfe bitten. Natürlich können an dieser Stelle die gleichen Personen kontaktiert werden wie im Schritt zuvor – es geht nun aber darum, suizidales Erleben offen anzusprechen. Personen, die an dieser Stelle des Notfallplans notiert werden, sollten hierüber vorab informiert werden, d. h. es sollte gefragt werden, ob sie hierfür zur Verfügung stehen. Zudem sollte überlegt werden, ob sie hinsichtlich hilfreichen Verhaltens instruiert werden sollten *(Wenn ich dich in einer Krise anrufe, dann würde es mir helfen, wenn du …).*

- Wen von Ihren Freunden, Bekannten und Familienmitgliedern können Sie in einer Krisensituation, um Hilfe bitten?
- Wer kann Sie unterstützen und mit wem können Sie über Ihre Schwierigkeiten sprechen?

5. *Kontakte zu professionellen Hilfsstellen.* In der letzten Eskalationsstufe des Notfallplans müssen immer Kontaktanschriften des professionellen Hilfesystems aufgelistet werden. Einzutragen sind beispielsweise die Nummer des behandelnden Haus- und Facharztes, die Telefonnummer der Telefonseelsorge (0800/111 0 111 und 0800/111 0 222) oder anderer telefonischer Hilfsdienste, die Anschrift und Telefonnummer der notfallaufnehmenden Klinik, die Nummer lokaler Krisenzentren, die Nummer des Notarztes (112) und ggf. auch die des Therapeuten.

- An welche Stellen können Sie sich wenden, wenn private Kontakte nicht mehr ausreichen?

6. *Den Zugang zu letalen Mitteln begrenzen.* Wie im Kapitel 4.3.1 bereits ausgeführt, sollte festgehalten werden, wie der Zugang zu letalen Mitteln begrenzt werden kann.

- Wie können Sie sich davor schützen, dass Sie suizidale Impulse spontan in die Tat umsetzen?

Bei der Erstellung des Notfallplans geht es nicht darum, möglichst viele Strategien und Personen aufzulisten, sondern darum, möglichst effektive Strategien zu benennen. Der Nutzen und die etwaige Nutzung der Strategien sollte daher immer wieder erfragt werden:

- Wie wahrscheinlich ist es, dass Sie diese Strategien nutzen, wenn Sie Warnzeichen bei sich wahrnehmen?
- Was könnte Sie darin hindern, diese Strategie im Notfall einzusetzen?
- Gibt es eine alternative Strategie, die Ihnen nützlicher erscheint?

Im Sinne sowohl einer kritischen Prüfung der notierten Strategien als auch eines Verhaltenstrainings ist es günstig, wenn die einzelnen Strategien von Patienten außerhalb einer suizidalen Krise vorab getestet werden: Es sollte beispielsweise geschaut werden, wie die Notaufnahme der zuständigen Klinik zu erreichen ist, inwieweit Gespräche mit der Telefonseelsorge als hilfreich erlebt werden, ob Gespräche mit bestimmten Freunden und Familienmitgliedern förderlich sind oder doch andere Personen geeigneter erscheinen usw. In kurzen Rollenspielen muss gegebenenfalls geübt werden, wie der Patient nahestehende Personen fragen kann, ob sie in Zeiten einer Krise kontaktieren werden dürfen. Die Nutzung sämtlicher Strategien lässt sich auch imaginativ modellieren. In manchen Fällen bietet es sich schließlich an, den Notfallplan unmittelbar unter Beteiligung eines nahen Angehörigen des Patienten zu erstellen.

Da Patienten den Notfallplan immer bei sich tragen sollen, muss das Format des Notfallplans an die Bedürfnisse des Patienten angepasst sein. Vielfach bietet es sich an, kleine Karten, die im Portemonnaie mitgeführt werden können, zu nutzen. Alternativ kann der Notfallplan natürlich auch im Smartphone gespeichert werden. Es sollte zudem geprüft werden, welche Hilfsmittel zur Umsetzung des Notfallplans benötigt werden, z. B. kann die Bereitlegung von Taxigeld eine sinnvolle Ergänzung des Notfallplans darstellen. Patienten sollten sich den Notfallplan mindestens einmal täglich ansehen und Therapeuten müssen darauf achten, dass der Notfallplan von Zeit zu Zeit geprüft, ergänzt und nötigenfalls revidiert wird.

4.3.3 Nonsuizidvertrag

Alternativ zum Notfallplan kann mit dem Patienten auch ein sogenannter Nonsuizid- oder Antisuizidvertrag geschlossen werden. In einem solchen Vertrag verspricht der Patient, sich in einem festgelegten Zeitraum nicht selbstgefährdend zu verhalten. Meist werden Nonsuizidverträge ergänzt durch Absprachen, dass der Patient sich bei aufkommenden Suizidwünschen, an Freunde, Familienangehörige, den Therapeuten oder andere Professionelle wendet – es werden also Notfallstrategien in den Vertrag integriert. Nonsuizidverträge werden in der Regel mündlich, schriftlich oder in einer Kombination aus beidem abgeschlossen. Obwohl Verträge und Vereinbarungen zum verhaltenstherapeutischen Standardrepertoire gehören und Nonsuizidverträge im klinischen Alltag häufig genutzt werden, wird ihr Einsatz kontrovers diskutiert (Dorrmann, 2005; Lewis, 2007; Rudd, Mandrusiak & Joiner, 2006). Im Kern der Kritik steht v.a, dass es bislang keine aussagekräftigen Studien zur Effektivität von Nonsuizidverträgen gibt. Bei den vorhandenen Studien handelt es sich ausschließlich um Patienten- und Expertenbefragungen sowie retrospektive Analysen von Patientendokumentationen. Im Rahmen dieser Studien zeigte sich zudem, dass diese Versprechen nur bedingt eingehalten werden: So fanden beispielsweise Bush, Fawcett und Jacobs (2003) bei 28 % der Personen, die einen Kliniksuizid vollzogen hatten, Hinweise darauf, dass eine Art von Nonsuizidvertrag während des stationären Aufenthalts erstellt worden war. Die Autoren raten entsprechend davon ab, sich in der Risikoabschätzung zu stark darauf zu verlassen, dass Patienten einem Nonsuizidvertrag zustimmen. Zu bedenken ist schließlich, dass sich aus dem Abschluss eines Nonsuizidvertrags keine rechtliche Sicherheit für den Behandler ergibt – wiederum gilt, dass Behandler ihre Bemühungen nicht auf den Abschluss eines Nonsuizdvertrages beschränken dürfen.

Prinzipiell ist ein Nonsuizidvertrag, in dem ein Patient verspricht, sich nicht selbstgefährdend zu verhalten, wenn er suizidale Impulse wahrnimmt, nur sinnvoll, wenn der Patient bereit ist, sein Vorhaben, sich das Leben zu nehmen, nochmals aufzuschieben, aber nicht sicher ist, ob er dies schaffen wird – also dann, wenn es tatsächlich um die Stärkung der Selbstkontrolle geht (Dorrmann, 2005). Eine weitere Indikation stellt die Abklärung des Suizidrisikos dar: Bei suizidalen Patienten, die ein solches Versprechen strikt ablehnen, oder wenn ein erarbeiteter schriftlicher Nonsuizidvertrag nicht zur erwünschten Sicherheit beim Patienten führt, ist prinzipiell erst einmal von einer höheren Suizidgefährdung auszugehen. Dorrmann (2005) weist sehr deutlich darauf hin, dass es beim Nonsuizidvertrag weniger um das Endprodukt selbst geht, als um den Prozess der Vertragserstellung und der dabei ablaufenden Interaktion zwischen Patient und Therapeut. Dem Patienten soll die Vertragserstellung ein Gefühl der Sicherheit vermitteln. In akuten Krisensituationen sollte entsprechend auf die Nutzung von vorgefertigten Verträgen verzichtet werden. Letztere haben aber durchaus ihre Berechtigung, wenn sie zu Therapiebeginn – und außerhalb einer akuten Krise – als Teil des Therapievertrages genutzt werden (vgl. Kapitel 7).

Im akuten Krisenfall empfiehlt Dorrmann (2005, S. 42–43) die im Kasten 6 dargestellte Formulierung (oder eine ähnliche) eines Antisuizidvertrags gemeinsam mit dem Patienten zu erarbeiten.

Kasten 6: Beispielformulierung für einen Nonsuizidvertrag

Ich werde bis zur nächsten Sitzung am … (Datum, Uhrzeit) am Leben bleiben und mein Leben auch nicht unabsichtlich in Gefahr bringen, egal, was passiert und egal, wie ich mich fühle.

Wenn ich es nicht mehr aushalte, werde ich mich schützen, indem ich … (z.B. ein heißes Bad nehme/an meine Kinder denke/einen Spaziergang mit dem Hund mache/meine Schwester Gisa anrufe/mich bei der Telefonseelsorge melde usw. Grundsätzlich schütze ich mich dadurch, dass ich meinen Medikamentenvorrat – durch meine Schwester – beseitigen lasse.)

Wenn ich sicher bin, dass ich alle meine Möglichkeiten, am Leben zu bleiben und mich von einer Selbsttötung abzuhalten, ausgeschöpft habe, habe ich das Recht, meine(n) Therapeuten(in) Herrn(Frau) … anzurufen und um einen Termin zu bitten. Herr(Frau) … verpflichtet sich, diesen Termin spätestens am darauffolgenden Tag einzurichten.

Dem Patienten sollte der erste Satz des Vertrags zunächst diktiert werden. Grundsätzlich kann der vereinbarte Zeitraum hierbei natürlich variiert werden; um Überforderungen zu vermeiden, ist allerdings zu beachten, dass keine zu langen Zeiträume eingetragen werden. In der Folge werden Notfallstrategien ergänzt, die dem Patienten dabei helfen können, das Versprechen auch tatsächlich einhalten zu können und nur dann, wenn diese nicht ausreichen sollten, bekommt der Patient schließlich die Möglichkeit eingeräumt, den Therapeuten zu kontaktieren.

Bevor der Patient den Vertrag unterschreibt, wird er gebeten, den Vertragstext laut vorzulesen. „Einerseits weiß der Therapeut dann, was der Patient geschrieben hat und kann gegebenenfalls intervenieren, andererseits kann sich der Patient durch das Vorlesen mit dieser impliziten Selbstaufforderung konfrontieren und auseinander setzen. Damit wird auch der Möglichkeit eines Nachentscheidungskonflikts Raum gegeben. Schlussendlich wird der Patient aufgefordert, den Text mit vollem Namen zu unterschreiben. Im besten Fall kann diese Intervention wie eine Selbstsuggestion wirken“ (Dorrmann, 2005, S. 44). Hat sich der Therapeut als Vertragspartner eingebracht, so muss auch dieser den Vertrag unterschreiben.

Im Anschluss wird der Patient gebeten einzuschätzen, wie sicher er sich ist, dass er die Vertragsbedingungen erfüllen wird:

Auf einer Skala von 0 bis 100, wie sicher sind Sie, dass Sie sich an die Vereinbarung halten werden?

Wenn der Patient weniger als eine 90 % Wahrscheinlichkeit angibt, muss über weitere ergänzende Sicherheitsmaßnahmen nachgedacht werden (vgl. Wenzel et al., 2009). Bestätigt der Patient eine mindestens 90 %ige Wahrscheinlichkeit, sollte der Therapeut im Laufe des weiteren Gesprächs zu einer skeptischen Haltung übergehen, damit der Patient genau begründen muss, warum diese positive Veränderung bei ihm eingetreten ist.

Abschließend sollte mit dem Patienten besprochen werden, wo er den Text aufbewahren möchte. Im weiteren Verlauf der Behandlung ist darauf acht zu geben, dass das Versprechen immer wieder erneuert und aktualisiert wird, d. h. zu Beginn jeder der folgenden Sitzungen sollte kurz über den Nonsuizidvertrag gesprochen werden.

Merke: Smartphone-Apps

In den letzten Jahren wurden verschiedene Smartphone-Apps zur Risikoabschätzung und zum Management von Suizidalität entwickelt

(Mishara & Kerkhof, 2013) – deutsche Versionen existieren bislang allerdings noch keine. Ein relativ umfassendes Funktionsspektrum bietet beispielsweise die in Kanada entwickelte IPhone App @PSY ASSISTENCE (Labelle, Bidaud-De Serres & Leblanc, 2013). Die App beinhaltet psychoedukative Videoclips, Lektüreemfehlungen, Kontaktdaten von Hilfseinrichtungen und vorinstallierte sowie persönlich ausgewählte Hyperlinks. Außerdem beinhaltet die App ein Self-Assessment-Tool, in dem die Betroffenen eine Reihe von Items zur Einschätzung der Intensität ihrer Befindlichkeit auf verschiedenen Rating-Skalen beantworten können sowie Module zu Verhaltensaktivierung, kognitiver Umstrukturierung und strukturiertem Problemlösen. Ein Notfallplan kann auch eingespeichert werden. Zudem besteht die Möglichkeit, dass Patient und Therapeut über die App miteinander interagieren und Informationen austauschen. Geo-Mapping-Daten können genutzt werden, um den Aufenthaltsort des Betroffenen zu bestimmen. Und schließlich ermöglicht die App sogenannte *call blasts:* Als Notfallstrategie im Rahmen eines Sicherheitsplans kann die App fünf Angehörige, deren Nummern in der App hinterlegt wurden, gleichzeitig anrufen. Die ersten zwei Personen, die erreicht werden, werden dann in einer Telefonkonferenz dem Betroffenen zugeschaltet und er kann mit beiden gleichzeitig sprechen. Diese Funktion wird im Rahmen des Sicherheitsplans ausgelöst, wenn aufgrund starker akuter Belastung dringende sofortige Hilfe nötig ist.

Insgesamt sind Apps noch relativ neue, aber sehr vielversprechende Möglichkeiten, Maßnahmen zur Suizidprävention verfügbar zu machen. Instrumente, wie beispielsweise der von Facebook in Amerika und Kanada eingeführte „Suizid-Button“, um per Mausklick auffällige Postings zu melden und eine Kontaktaufnahme durch Facebook zu veranlassen, stellen adjuvante Methoden der elektronischen Suizidprävention dar.

4.4 Allgemeine Strategien der Krisenintervention

Neben den bisher beschriebenen Interventionen und Methoden, die sich sehr spezifisch auf den Umgang mit akuter Suizidalität beziehen, fließen in den Umgang mit suizidalen Personen natürlich auch allgemeine Strategien der Krisenintervention ein. Hierzu zählen beispielsweise die Förderung sozialer Unterstützung, die Sicherung der Lebensbedingungen, das Management belastender Symptome und Unterstützung bei der Auseinandersetzung mit gegenwärtigen Problemen. Während Aspekte der Risikoabschätzung, der Auseinandersetzung mit den Gründen zu sterben/zu leben und der Förderung der Selbstkontrolle in den ersten Sitzungen der akuten Krisenintervention im Vordergrund stehen, kommen die im Folgenden beschriebenen Interventionen v.a. im weiteren Verlauf der Krisenintervention zum Einsatz.

4.4.1 Soziale Unterstützung fördern

Wie bereits dargestellt, gelten der Eindruck, nicht Teil einer wertgeschätzten Gruppe zu sein sowie tatsächliche Isolation und Einsamkeit als zentrale Risikofaktoren für suizidales Verhalten (Van Orden et al., 2010). Der Auseinandersetzung mit Fragen der sozialen Integration kommt im Rahmen der Suizidprävention somit große Bedeutung zu. Es braucht andere Menschen, um emotionalen Beistand zu erhalten, praktische Hilfe bei Problemen und ggf. materielle Hilfe zu bekommen. Während die therapeutische Beziehung bereits als Antidot zu Gefühlen der sozialen Entfremdung verstanden werden kann (Joiner et al., 2009), sollten Patienten darin unterstützt werden, soziale Unterstützungsangebote wahrzunehmen, soziale Beziehungen zu reaktivieren, ihre eigene Bedeutung für Freunde/Bekannte und Familienangehörige zu begreifen, Unterstützungsanfragen auf verschiedene Leute zu verteilen sowie – im Rahmen einer längerfristigen Therapie – soziale Beziehungen aufzubauen. Allein vor dem Hintergrund des vielfach replizierten Befundes, dass durch einen Suizid in der Regel 6 bis 10 Hinterbliebene unmittelbar betroffen sind (vgl. Kapitel 12) sollten Therapeuten erst einmal davon ausgehen, dass es ein soziales Netzwerk gibt, welches der Patient im Rahmen des suizidalen Zustandes aber nur unzureichend wahrnimmt.

Im ersten Schritt geht es also darum, sich einen Überblick über das soziale Netzwerk des Patienten zu verschaffen. Hierzu kann man gemeinsam mit den Patienten ein Soziogramm erstellen. Bei der Erstellung eines solchen Soziogramms schreibt der Patient zunächst seinen eigenen Namen in die Mitte eines leeren Papierblattes. In Abhängigkeit von der emotionalen Nähe bzw. Distanz werden sodann die Namen der Personen eingetragen, denen sich der Patient mehr oder weniger verbunden fühlt. Zusätzlich kann das Ausmaß der Reziprozität und die Intensität der Beziehung mit Hilfe von dickeren oder dünneren Verbindungsstrichen mit Pfeilen in eine oder beide Richtungen symbolisiert werden. Schließlich kann neben die einzelnen Personen geschrieben werden, in welcher Weise sie hilfreich sein könnten für die Überwindung des Krisenzustandes (siehe Teismann & Dorrmann, 2014).

Kasten 7: Stern-Personen

Ellis und Newman (1996) schlagen eine alternative Technik vor, um das Netz potenzieller Unterstützer zu erkunden. Dies scheint besonders geeignet, wenn es Patienten sehr schwerfällt, Personen ad hoc zu benennen. Die Übung sieht drei Schritte vor:

1. Zunächst werden die Patienten gebeten, die Namen aller Personen aufzuschreiben, mit denen sie derzeit auf irgendeine Weise in Verbindung stehen. Die Liste sollte jeden beinhalten, mit dem der Patient,
- in den vergangenen vier Wochen gesprochen hat und dessen Namen der Patient kennt,
- jeden, der seine Anschrift, seine Telefonnummer oder seinen Geburtstag weiß,
- jeden, der ihm in den vergangenen Wochen ein Kompliment gemacht hat,
- jeden, der ihm – auf privater Basis – in den vergangenen Wochen einen Brief, eine Postkarte, eine E-Mail, SMS o. Ä. geschrieben oder angerufen hat,
- jeden, der ihm in den vergangenen Wochen in einer geschäftlichen Mitteilung auch eine persönliche Anmerkung gemacht oder Frage gestellt hat,
- jeden, der wahrscheinlich traurig wäre, wenn er von seinem Tod erfahren würde,
- jeden, der sich freuen würde (nach langer Zeit) von ihm zu hören,
- jeden, den er in den vergangenen Jahren umarmt und/oder geküsst hat.

Therapeuten müssen darauf achtgeben, dass die Patienten wirklich jeden aufschreiben, der ihnen einfällt und nicht unmittelbar anfangen, einzelne Leute – aus welchen Gründen auch immer – auszusortieren.

2. Im zweiten Schritt sollen die Personen, mit denen die Patienten zuletzt einen guten Kontakt hatten oder mit denen diese insgesamt gut reden können, mit einem kleinen Sternchen markiert werden. Es wird sodann geklärt, inwieweit die Stern-Personen von der derzeitigen Krise des Patienten wissen, ob sie bereits Hilfe angeboten haben und inwieweit der Patient diese Hilfe angenommen hat?

3. Im letzten Schritt wird der Patient motiviert, sich für ein bis zwei „Stern-Personen" zu entscheiden und aktiven Kontakt zu diesen aufzubauen.

Das Wissen um die sozialen Beziehungen des Patienten erlaubt dem Therapeuten schließlich eine Einschätzung, inwiefern mangelndes Zugehörigkeitserleben Resultat einer eingeengt-selbstabwertenden Sichtweise ist oder eine realistische Situationsbeschreibung darstellt. Kognitive Strategien können genutzt werden, um erste vorsichtig in Frage zu stellen (Teismann & Dorrmann, 2015):

- Wenn ich mir das Netz Ihrer Beziehungen angucke, dann gewinne ich den Eindruck, dass Sie verschiedene bedeutungsvolle Beziehungen in Ihrem Leben aufgebaut haben oder täusche ich mich da? Wie passt das zum Eindruck des lebensmüden Teils, niemanden zu haben? Würden diese Leute Ihnen zustimmen, wenn Sie ihnen sagen würden, dass Sie nur eine lose Beziehung haben?
- Sie trauen sich nicht Freunde um Hilfe zu bitten? Andererseits trauen Sie sich evtl. noch viel schwierigere Dinge zu: Sterben ist bestimmt nicht leichter, als einen Freund/Bekannten anzusprechen.
- Hat eine dieser Personen Ihnen Hilfe angeboten, oder Sie gebeten sich zu melden, wenn Sie etwas für Sie tun kann? Jeder der sich so verhalten hat, bittet damit darum, dass Sie sich helfen lassen. Vielleicht können Sie versuchen, diesen Wunsch zu respektieren!
- Würden Sie sich wünschen, dass sich diese Leute in einer Krise an Sie wenden? Was würde Ihnen das bedeuten? Könnte es sein, dass es Ihren Freunden auch so gehen würde?
- Kann man Ihnen ansehen, dass es Ihnen derzeit sehr schlecht geht oder überspielen Sie das, wenn Sie mit anderen zusammen sind? Könnte es auch daran liegen, dass von Ihren Freunden bisher noch niemand Hilfe angeboten hat? Vielleicht können Sie einmal darauf achten, wie Sie derzeit auf andere wirken und explizit um Hilfe bitten?

Im Rahmen der Krisenintervention sollte schließlich immer erwogen werden, bedeutsame Personen aus dem sozialen Umfeld des Patienten in die Gespräche mit einzubeziehen: Neben fremdanamnestischen Informationen zur Risikoabschätzung erlaubt die Anwesenheit von Freunden/Familienmitgliedern im günstigsten Fall eine unmittelbare Modifikation der Annahme, eine Last für andere und/oder sozial isoliert zu sein; soziale Unterstützungsangebote können abgesprochen werden und die Angehörigen/Freunde können bei der Beseitigung letaler Mittel assistieren. Gemeinsame Sitzungen können auch dazu genutzt werden, um bestehende Konflikte, Vorwürfe und anhaltendes Unverständnis seitens der Angehörigen/Freunden zu entschärfen. Psychoedukative Informationen zu Krisen, psychischen Erkrankungen und Suizidalität können hierbei eine erste entlastende Wirkung haben (Teismann & Dorrmann, 2015). Schließlich sollte im gemeinsamen Gespräch besprochen werden, wie Angehörige

1. Warnzeichen einer beginnenden Krise erkennen können,
2. mit welchen Fragen sie abklären können, inwieweit suizidale Gedanken eine Rolle spielen und
3. wie sie den Patienten bei der Umsetzung der im Notfallplan festgelegten Strategien unterstützen können.

Der Ermunterung, offene und direkte Fragen nach suizidalen Gedanken zu stellen, kommt dabei eine besondere Bedeutung zu. Familienangehörigen darf allerdings nicht zugemutet werden, einen suizidalen Patienten im häuslichen Umfeld permanent überwachen zu müssen – wenn eine solche Überwachung notwendig erscheint, muss eine stationäre Unterbringung veranlasst werden.

4.4.2 Sicherung der Lebensbedingungen

Im Rahmen massiver emotionaler Belastungen – und insbesondere bei der Frage ob man überhaupt noch leben möchte – kommt es oftmals dazu, dass notwendige Handlungen der Lebensführung nicht mehr ausreichend ausgeführt werden. Hieraus können gravierende Folgeprobleme entstehen, die dann wiederum zu einer weiteren Verschärfung der aktuellen Situation beitragen. Therapeuten sollten daher sorgfältig prüfen, ob die betroffene Person noch Briefe öffnet und Anfragen von Ämtern, Versicherungen, Vermietern, Arbeitgebern/Ausbildern, Gerichten und Gerichtsvollziehern beantwortet sowie ob fällige Rechnungen bezahlt werden. Ist dies nicht oder nur eingeschränkt der Fall, dann sollte der Therapeut unmittelbare Unterstützung leisten. Es bietet sich an, Hilfspersonen aus dem sozialen Umfeld der Person einzubeziehen bzw. Kontakte zu speziellen Ansprechpartnern (z. B. Schuldnerberatung, Personalrat usw.) unmittelbar herzustellen. Neben der Sicherung der materiellen Situation und der Wohnsituation müssen Therapeuten zudem im Blick behalten, ob die suizidale Person in der Lage ist, sich in ausreichendem Maße um zu versorgende Kinder zu kümmern und ob notwendige medizinische Behandlungen wahrgenommen werden.

Dross (2001) empfiehlt, dass Therapeuten solche zusätzlichen Schwierigkeiten ansprechen und mit den Patienten Checklisten erstellen, in denen die notwendigsten Erledigungen mit Terminen aufgelistet sind und so überprüft werden können. Wie bereits deutlich geworden sein dürfte, zeichnet sich das krisentherapeutische Handeln weniger durch therapeutische Zurückhaltung, als vielmehr durch direkte Unterstützung und stellvertretende Aktivität des Therapeuten aus – natürlich aber nur dann, wenn die betroffenen Patienten diese Unterstützung auch tatsächlich brauchen *und* wünschen.

4.4.3 Symptommanagement

In der Krisensituation leiden Betroffene oftmals unter einer Vielzahl von Symptomen, die entweder zu einer Verschärfung der Krisensituation beitragen oder den Kern der Krise ausmachen. Entsprechend benötigen Patienten zum Teil praktische und kurzfristig-wirksame Hilfen im Umgang mit diesen Symptomen. Joiner und Kollegen (2009) empfehlen mit den Patienten gemeinsam eine kurze Liste gegenwärtiger Symptome zu erstellen und dann solche Symptome auszuwählen, die in besonderem Maße zu Beeinträchtigungen im Alltag und zur allgemeinen Destabilisierung beitragen. In Bezug auf jedes ausgewählte Symptom sollte sodann besprochen werden, welche Strategien zur Symptomabschwächung eingesetzt werden können. In den folgenden Sitzungen sollte dann jeweils beurteilt werden, ob und inwieweit die Symptome weiterhin von Bedeutung sind und ob die besprochenen Interventionen angepasst werden müssen. Selbstverständlich können in der Krisensituation keine Interventionen eingesetzt werden, die eines längeren Therapieprozesses bedürfen.

Merke:

Ganz grundsätzlich ist auf eine regelmäßige Flüssigkeitszufuhr (mindestens 2 Liter Flüssigkeit pro Tag) und Nahrungsaufnahme (es dürfen auch kleine Mengen sein) zu achten, um körperlicher und emotionaler Destabilisierung entgegenzuwirken.

Hinweise zum Umgang mit einzelnen „Krisensymptomen" finden sich im Folgenden:

- *Schlafstörungen:* Die meisten Krisen gehen mit Schlafstörungen einher und Schlafstörungen gelten als wichtiger Risikofaktor für Suizide (Bernert et al., 2014). Entsprechend wichtig ist es, mit Betroffenen über kurzfristig hilfreiche Strategien zur Verbesserung des Schlafs zu sprechen. Neben der Vermittlung von Informationen zum Thema Schlaf und der vorsichtigen Infragestellung dysfunktionaler Annahmen zum Schlaf („Man braucht 8 Stunden Schlaf, um gesund zu bleiben", „Schlafentzug führt unmittelbar zu Halluzinationen") sollten die Betroffenen über Regeln zur Schlafhygiene informiert werden: (1) keine koffeinhaltigen Getränke mehr nach dem Mittagessen zu sich nehmen, (2) Alkohol und Drogen meiden (beides taugt nicht als Schlafmittel und lässt einen zudem anfälliger werden für rasche Stimmungswechsel bzw. senkt die Kontrolle, die man über Impulse hat), (3) auf ausreichende körperliche Aktivität am Tag achten, (4) tagsüber keine „Nickerchen" machen (auch nicht abends vor dem Fernseher), (5) mögliche Grübelthemen am besten schon vor dem Zu-Bett-gehen aufschreiben (dadurch werden diese nicht so drängend, weil sie ja dann nicht „verloren gehen" können), (6) das Bett nur zum Schlafen nutzen (und nicht zum Lesen, Fernsehen, Telefonieren), und (7) die Bettliegezeit insgesamt verringern (also gerade nicht ganz früh ins Bett gehen und möglichst lange im Bett liegen bleiben – hierdurch verringert sich der „Schlafdruck"). Die entsprechenden Regeln sind vielen Patienten bereits bekannt, gleichzeitig werden diese oft gar nicht oder nur unzureichend eingesetzt. Therapeutisch geht es also vielfach auch darum, Patienten zur konsequenten Umsetzung der Regeln zu motivieren.

  Stressreiche Lebensbedingungen gehen oft aber nicht nur mit Beeinträchtigungen der Schlafkontinuität einher, sondern zudem mit dem vermehrten Auftreten von Alpträumen. Wie in Bezug auf die Schlafstörungen allgemein, sollte das Auftreten von angstbesetzten Träumen normalisiert werden. Betroffenen kann zudem angeraten werden, das Traumgeschehen unmittelbar nach dem Erwachen aufzuschreiben. Manche Patienten gewinnen hierdurch bereits einen gewissen Abstand zum Alptraum, und die genaue Kenntnis der Träume ist eine entscheidende Basis für eine Alptraummodifikation – falls diese im Anschluss an die Krisenintervention noch erforderlich sein sollte.
- *Übererregung/Angst:* Im Umgang mit emotionalen Übererregungszuständen, Anspannung und Angst kann auf Stresstoleranzskills wie sie im Rahmen der dialektisch-behavioralen Therapie (vgl. Kapitel 7) zum Einsatz kommen, zurückgegriffen werden. Schließlich bietet sich der Einsatz kurzer Entspannungsübungen an. Falls den Betroffenen eine spezifische Entspannungsmethode bereits geläufig ist, macht es Sinn, diese in der Krise vermehrt zu nutzen. Andernfalls können insbesondere Strategien der Atementspannung genutzt werden, um – ohne großen Übungsvorlauf – Angst und Anspannung kurzfristig zu reduzieren. Eine sehr einfache Methode besteht darin, (1) eine ruhige Körperhaltung einzunehmen, (2) die Hände auf den Bauch zu legen, (3) langsam einzuatmen, während gleichzeitig gedanklich bis 5 gezählt wird, (4) einen Moment den Atem anzuhalten und (5) langsam und ruhig auszuatmen während gedanklich bis mindestens 7 gezählt wird. Das langsame Ausatmen ist besonders relevant, um Hyperventilationszustände zu beenden bzw. selbigen vorzubeugen.
- *Depersonalisation/Derealisation:* Im Kontext von schwerwiegenden Belastungen und/oder psychischen Erkrankungen leiden viele Betroffene unter Depersonalisations- und Derealisationssymptomen, d. h. sie leiden unter einem subjektiven Gefühl von Fremdheit, Irrealität und Ungewohntheit dem eigenen Selbst und der Umgebung gegenüber (Fiedler, 2002). Entsprechende Erlebnisse sollten – im Dienste der Normalisierung – proaktiv erfragt und als häufige, unangenehme aber ungefährliche Stresssymptome benannt werden *(Sie sind kein Zeichen dafür, dass etwas mit einem nicht stimmt oder dass man verrückt wird).* Zur Bewältigung oder zur vorübergehenden Linderung von Depersonalisationssymptomen kann z. B. die sogenannte „Grounding-Methode" genutzt werden: Hierbei werden die Betroffenen instruiert, bei aufkommendem Depersonalisationserleben, unmittelbar mit Gegenständen der Umgebung körperlichen Kontakt herzustellen (wie z. B. sich feste

gegen eine Wand lehnen, die Schultern gegen die Rückenlehne eines Stuhls drücken), den eigenen Namen laut nennen bzw. fünf nicht Stress auslösende Gegenstände, die man sehen kann, fünf nicht Stress auslösende Geräusche, die man hören kann und fünf nicht Stress auslösende Dinge, die man fühlen kann. Gleichzeitig ist auf eine langsame Ein- und Ausatmung zu achten (Fiedler, 2002).

- *Antriebslosigkeit/Rückzug:* Im Rahmen der Krise sollte versucht werden, einen einigermaßen geordneten Tagesablauf beizubehalten. Den Patienten sollte dabei geholfen werden, solche Aktivitäten umzusetzen, die (1) dabei helfen zumindest eine Spur von Sinn zu erleben und (2) verhindern, dass es zu weiteren Stimmungseinbrüchen kommt. Ziel ist es nicht, dass die Betroffenen sich bei der Aktivität unmittelbar gut fühlen – entsprechende Erwartungen sind zu korrigieren. Der wechselseitige Zusammenhang zwischen Aktivität/Passivität und entstehender Stimmung lässt sich durch die sogenannte „Depressionsspirale" (Hautzinger, 1997) gut visuell darstellen. Im Hinblick auf die vorsichtige Aktivierung der Patienten kann es zudem hilfreich sein, Angehörige und Freunde einzubeziehen.
- *Grübeln:* Eine enge Verbindung zwischen persistierendem Grübeln und suizidalem Erleben und Verhalten konnte in verschiedenen Untersuchungen gezeigt werden (Morrison & O'Connor, 2008). In der Krise eignen sich v. a. einfache verhaltenstherapeutische Strategien, um mehr Kontrolle über den Grübelprozess zu erlangen bzw. diesen zu begrenzen. Martell, Dimidijan und Herman-Dunn (2010) empfehlen die folgenden Strategien zur Modifikation depressiven Grübelns: (1) Betonen der Konsequenzen depressiven Grübelns, (2) Einsatz von Problemlösestrategien, (3) Konzentration auf die gegenwärtige Situation bzw. auf gegenwärtige Sinneseindrücke („attending to experience"), (4) Fokussieren auf aktuell auszuführende Aufgaben und (5) Ablenkung.
  Im ersten Schritt geht es darum, dem Patienten die negativen Konsequenzen des Grübelns bewusst und erlebbar zu machen, um ihn auf diese Weise dazu zu motivieren, frühzeitig aus Grübelschleifen auszusteigen. Sind Patienten in der Lage, Grübelprozesse schnell und sicher zu detektieren, dann empfehlen die Autoren den Einsatz der genannten Alternativstrategien: *Problemlösen* wird von den Autoren dabei als natürlicher Gegensatz zum Grübeln und als zentrale Strategie zur Überwindung grüblerischer Gedanken gesehen. Therapeutisch geht es darum, das Problem, über das gegrübelt wird, zu identifizieren und dies aktiv anzugehen bzw. ggf. zu akzeptieren, dass eine Problemlösung aktuell oder dauerhaft nicht möglich ist. Im Fall, dass Grübeleien immer wieder dazu beitragen, dass Betroffene bei der Ausführung von Aktivitäten innerlich abwesend sind, sehen Martell et al. (2010) in der *Konzentration auf die gegenwärtige Situation bzw. auf gegenwärtige Sinneseindrücke* („attending to experience") eine komplementäre Bewältigungsreaktion. In diesem Sinne werden Patienten aufgefordert, ihre Aufmerksamkeit – in Situationen, in denen sie drohen, sich in Grübeleien zu verlieren – auf gegenwärtige Sinneseindrücke (z. B. Gerüche, Farben, Geräusche, Körperhaltung) auszurichten und sich so im gegenwärtigen Moment zu erden. Im Kontext sozialer Situationen werden Patienten dazu angehalten, ihre Aufmerksamkeit ganz nach außen auf die sozialen Gegebenheiten zu richten, also auf die Dinge, die sie sehen, die andere Leute erzählen etc. Als weitere Behandlungskomponente benennen Martell et al. (2010) schließlich die *Fokussierung auf aktuell auszuführende Aufgaben.* Diese Strategie ist der Fokussierung auf aktuelle Sinneseindrücke sehr ähnlich – ein Unterschied besteht jedoch darin, dass der Fokus nicht auf Sinneserfahrungen ausgerichtet wird, sondern auf die erforderlichen Schritte zur Bearbeitung einer aktuellen Aufgabe. Als letzte Behandlungskomponente empfehlen Martell et al. (2010) sodann die Nutzung von *Ablenkungsstrategien.* Im Unterschied zu den beschriebenen Strategien zeichnet sich Ablenkung dadurch aus, dass ein neuer Reiz einer Situation hinzugefügt wird. Verwickelt sich eine Person beispielsweise während einer Autofahrt in Grübeleien, so könnte sie sich auf gegenwärtige Sinneseindrücke wie das Geräusch des laufenden Motors konzentrieren oder sie könnte sich ablenken, indem sie das Radio einschaltet – sich also einem neuen Reiz zuwendet. In Bezug auf all diese Strategien gilt, dass es wichtig ist, diese möglichst frühzeitig im Grübelprozess anzuwenden, dass sie v. a. dann wirksam sind, wenn sie die Aufmerksamkeit wirklich in Anspruch nehmen und dass man bereit sein muss, sie eine längere Zeit einzusetzen. Die Strategien können dabei helfen, eine kurze Pause von anhaltenden Grübeleien zu bekommen und genau hierfür sollten sie eingesetzt werden.

Merke: Medikamentöse Brücken

Symptome von Unruhe, Angst, Anspannung können, genauso wie Schlafstörungen vorübergehend mit Benzodiazepinen behandelt werden. Vor dem Hintergrund des hohen Abhängigkeitspotenzials sollten Benzodiazepine allerdings nur über kurze Zeitspannen (möglichst<2 Wochen) eingesetzt werden. Sonneck, Kapusta, Tomandl und Voracek (2012) empfehlen den Einsatz von Lorazepam oder Oxazepam in ausreichender Dosierung und unter sorgfältiger ärztlicher Überwachung, im Fall, dass sowohl eine anxiolytische als auch eine sedierende Wirkung angestrebt wird. Vor dem Hintergrund einer uneinheitlichen Befundlage wird in der NVL/S3-Leitlinie Unipolare Depression davon abgeraten, Antidepressiva zur Behandlung suizidalen Erlebens einzusetzen: „Zur speziellen akuten Behandlung der Suizidalität sollten Antidepressiva nicht eingesetzt werden" (DGPPN, 2015, Version 5, S. 167). Als „Kann"-Empfehlung, d. h. als Expertenempfehlung, für die es bislang keine ausreichende Evidenz gibt, verweist die Leitlinie allerdings darauf, dass Antidepressiva „bei suizidalen depressiven Patienten zur Depressionsbehandlung im Rahmen der allgemeinen Empfehlungen eingesetzt werden" (S. 167) können. Im Sinne einer Behandlung allgemeiner depressiver Symptome (Schlafstörungen, Konzentrationsprobleme, Unruhe usw.) können Antidepressiva somit – unter engmaschiger ärztlicher Beobachtung – genutzt werden.

Zu beachten ist schließlich die Überdosierungssicherheit verschiedener Psychopharmaka: Insbesondere dann, wenn Medikamente zur kurzfristigen Stabilisierung im Rahmen suizidaler Krisen genutzt werden, ist darauf acht zu geben, dass diese eine große therapeutische Breite aufweisen. In der Akutphase sollten zudem nur kleine Medikamentenmengen verschrieben oder mitgegeben werden.

4.4.4 Problembearbeitung

Neben dem Management suizidalen Erlebens und belastender Symptome richtet sich die Krisenintervention an der Zielfrage aus, was getan werden kann, um die aktuelle Lage zu erleichtern (Dross, 2001). In der Krisenintervention werden dabei kurzfristig realisierbare Veränderungen, die die allgemeinen Lebensziele der Person im Blick behalten, verfolgt. Im ersten Schritt geht es dabei zumeist um das Sortieren von Problemen. Zu diesem Zweck kann beispielsweise ein „Problemkuchen" erstellt werden, bei dem die einzelnen Problembereiche in Abhängigkeit von ihrem Belastungsgrad als „Kuchenstücke" in einen Kreis eingezeichnet werden (vgl. Abbildung 9).

Handlungsoptionen sollten sodann durchgesprochen werden und Schritte zur Bewältigung von Problemen sollten unterteilt werden in solche, die sofort umsetzbar sind und solche, die aktuell nicht realisiert werden müssen/können. Vor dem Hintergrund, dass die Problemlösefähigkeit suizidaler Personen stark eingeschränkt ist (Pollock & Williams, 2004), sollten Therapeuten bereit sein, konkrete Lösungsvorschläge zu machen und Angehörige/Freunde des Patienten in die Problembearbeitung einzubeziehen. Allgemeine Strategien zur Förderung der Problemlösefähigkeit haben weniger in der Krisenintervention als in der therapeutischen Aufarbeitung suizidförderlicher Faktoren ihren Platz (vgl. Kapitel 6.1.2.3).

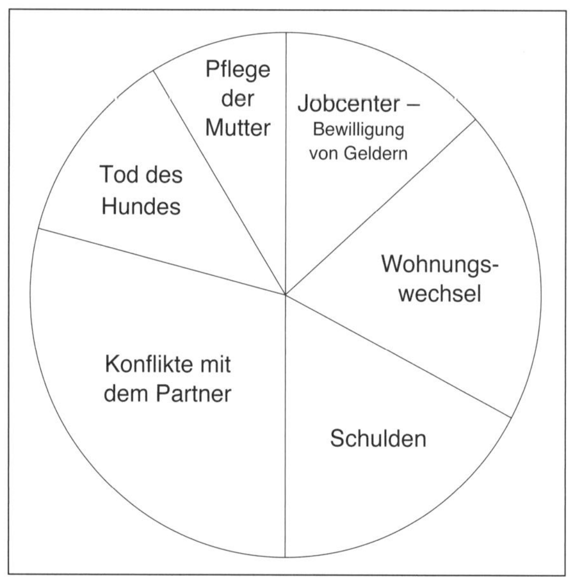

Abbildung 9: Beispiel für einen „Problemkuchen"

4.5 Entscheidung über das Setting

In Abhängigkeit vom Ausmaß des akuten Schweregrades suizidaler Symptome, der psychosozialen Lebenssituation des Patienten und der vorhandenen Behandlungsmöglichkeiten muss im Anschluss an die Risikoabschätzung bzw. die Versuche, den Patienten in den Therapieprozess zu verwickeln, über das geeignete weitere Behandlungssetting entschieden werden. Hinsichtlich einer stationären Unterbringung sollen Therapeuten sich an den Behandlungsrichtlinien der American Psychiatric Association (Jacobs & Brewer, 2004) orientieren (vgl. Tabelle 7).

4.5.1 Ambulante Weiterbehandlung

Im Fall, dass sich ein Patient bei moderater Suizidalität glaubwürdig und sicher von einer Umsetzung dieser Gedanken distanzieren kann und diesbezüglich absprachefähig erscheint, kann eine ambulante Weiterbehandlung erfolgen. Eine ambulante Behandlung sollte Jacobs und Brewer (2004) zu Folge auch im Fall chronischer Suizidgedanken und/oder bei Selbstverletzungen erwogen werden, wenn keine ernsthaften Suizidversuche bekannt sind und die Person in einem sicheren und unterstützenden Umfeld lebt. Es sollten allerdings verschiedene Anpassungen der therapeutischen Vorgehensweise erwogen werden (Teismann & Dorrmann, 2014):

- *Sitzungsfrequenz erhöhen:* Vor dem Hintergrund, dass suizidale Krisen vielfach einen stark und schnell fluktuierenden Verlauf nehmen, bietet es sich an, mehrere Sitzungen pro Woche zu vereinbaren: Zum einen kann auf diese Weise eine relative enge Überwachung des klinischen Zustandes sichergestellt werden und zum anderen entwickeln Patienten durch das Wissen um einen baldigen Behandlungstermin häufig ein Gefühl der Sicherheit. Ergänzend sollten Telefonkontakte eingesetzt werden (vgl. Kapitel 4.1).
- *Absprachen dafür treffen, wenn Absprachen nicht eingehalten werden:* Sollte ein Patient trotz verbindlicher Absprachen oder schriftlicher Vereinbarung nicht zur Sitzung erscheinen und telefonisch nicht zu erreichen sein, muss der Therapeut unmittelbar entweder Angehörige – wenn eine Schweigepflichtentbindung vorliegt – oder im Notfall die Polizei verständigen. Im Sinne eines transparenten Vorgehens sollte der Patient über dieses Vorgehen vorab informiert werden. Durch ein explizites Vorgehen lässt sich vielfach Unsicherheit auf Seiten des Therapeuten reduzieren und der Patient wird nochmals an die Verbindlichkeit der Absprache erinnert.

Tabelle 7: Indikation stationäre Unterbringung

Stationäre Aufnahme grundsätzlich indiziert	*Nach einem Suizidversuch oder einem abgebrochenen Suizidversuch, wenn* – der Patient psychotisch ist – der Versuch gewalttätig, nahezu tödlich oder vorsätzlich war – Vorkehrungen getroffen wurden, um nicht gefunden bzw. gerettet zu werden – Suizidabsicht weiterhin besteht – eine Zunahme emotionaler Belastung festzustellen ist oder der Patient bedauert den Versuch überlebt zu haben – der Patient männlich und älter als 45 Jahre ist; besonders wenn es zu einem neuen Auftreten einer psychischen Erkrankung oder Suizidgedanken gekommen ist – eingeschränkte familiäre bzw. soziale Unterstützung besteht; der Patient in Extremsituation (z. B. kein Wohnsitz, keine Angehörigen) lebt – der Patient impulsives und/oder stark agitiertes Verhalten zeigt, herabgesetztes Urteilsvermögen aufweist, oder Hilfe ablehnt – der Patient eine Bewusstseinsveränderung von mutmaßlich metabolischer, toxischer, infektiöser oder unklarer Ätiologie aufweist, die eine weitere Abklärung erforderlich macht *Bei Vorliegen von Suizidgedanken und* – einem spezifischen Plan von hoher Letalität – starker Suizidabsicht – nach einem Suizidversuch oder einem abgebrochenen Suizidversuch, wenn die oben beschriebenen Merkmale nicht zutreffen

Tabelle 7: Fortsetzung

Stationäre Aufnahme möglicherweise notwendig	*Bei Vorliegen von Suizidgedanken und* – einer Psychose – psychiatrischer Erkrankung – vergangenen Suizidversuchen, insbesondere wenn es sich um medizinisch ernsthafte Versuche gehandelt hat – Verdacht auf das Vorliegen eines begünstigenden medizinischen Krankheitsfaktor (z. B. akute neurologische Erkrankung, Krebs, Infektionserkrankung) – mangelnder Ansprache auf teilstationäre oder ambulante Behandlung bzw. Unfähigkeit, einer solchen nachzukommen – eingeschränkter familiärer bzw. soziale Unterstützung; der Patient in Extremsituation (z. B. kein Wohnsitz, keine Angehörigen) lebt – dem Fehlen einer bestehenden Therapeut-Patient Beziehung oder fehlendem Zugang zu zeitnaher ambulanter Behandlung – fremdanamnestischen Hinweisen die auf das Vorliegen eines starken Suizidrisikos und einen aktuellen Anstieg desselben hinweisen (auch dann, wenn der Patient selber ein entsprechendes Risiko nicht berichtet)
Entlassung aus geschützter Umgebung gegebenenfalls – und unter der Voraussetzung, dass Empfehlungen zur Weiterbehandlung gegeben wurden – möglich	*Nach einem Suizidversuch oder bei Vorliegen von Suizidgedanken, wenn* – Suizidalität in Reaktion auf ein auslösendes Ereignis (z. B. Beziehungsschwierigkeiten, gescheiterte Prüfung) aufgetreten ist und sich die Sicht des Patienten auf seine Lebenssituation während des stationären Aufenthalts verändert hat – die geplante Suizidmethode nur von geringer Letalität ist – der Patient in einem stabilen und unterstützenden Lebensumfeld lebt – der Patient in der Lage ist, Behandlungsempfehlungen nachzukommen, einen Therapeuten kontaktiert hat und wenn möglich eine Behandlung bereits begonnen hat

- *Supervisor einschalten:* Alternativ kann und sollte im Fall einer schwierigen suizidalen Krise zeitnah ein Kollege zu Intervisions- bzw. Supervisionszwecken eingeschaltet werden, um den therapeutischen Prozess zu reflektieren, Verantwortung zu teilen und eigene Ambivalenzen und Ängste zu klären. Psychotherapeuten in Ausbildung *müssen* den fallverantwortlichen Supervisor umgehend informieren und Entscheidungen sowie das weitere Vorgehen mit diesem absprechen.
- *Suizidalität im Auge behalten:* Schließlich ist es von zentraler Bedeutung, Suizidalität über den weiteren Behandlungsverlauf nicht aus dem Auge zu verlieren: Zu Beginn jeder Folgesitzung muss das aktuelle Suizidrisiko erneut abgeklärt und dem Patienten andauernde Bereitschaft zur Auseinandersetzung mit suizidalen Gedanken und Impulsen vermittelt werden.

4.5.2 Stationäre Weiterbehandlung

Im Fall, dass sich ein Patient nicht sicher von einer – zeitnah zu erwartenden – Umsetzung suizidaler Gedanken distanzieren kann bzw. nicht absprachefähig erscheint, ist der behandelnde Therapeut verpflichtet, eine stationäre Weiterbehandlung zu veranlassen.

Freiwillige stationäre Unterbringung: Es sollte versucht werden, akut suizidale Patienten für die Vorstellung zu gewinnen, dass ein vorübergehender stationärer Aufenthalt sinnvoll sein könnte. Ängste und Vorbehalte des Patienten gegenüber einer stationären Behandlung müssen sorgfältig besprochen werden. Wird das Angebot zum freiwilligen Klinikaufenthalt angenommen, dann müssen die weiteren Schritte besprochen werden: Es können Angehörige/Freunde verständigt werden, die den Patienten in die zuständige Klinik begleiten, oder der Patient fährt mit einem Taxi bzw. mit einem Krankentransport. In jedem Fall sollte der Therapeut den diensthabenden Arzt in der Klinik – persönlich oder telefonisch – über den Zustand des Patienten und die persönliche Risikoeinschätzung informieren.

Beispiel: Paul L.

Paul L. (35 Jahre) ist wegen rezidivierender Depression und Posttraumatischer Belastungsstörung seit einiger Zeit in ambulanter Psychotherapie. Er lebt im „Betreuten Wohnen" und arbeitet in einer geschützten Einrichtung. In den letzten Jahren gab es insgesamt vier stationäre Aufenthalte im Zuge suizidaler Krisen, davon zwei zu Beginn in geschützter Umgebung. Alle Aufenthalte sind freiwillig erfolgt. Seine Stimmung verbessert sich über Monate im Rahmen der ambulanten Therapie, er wird selbstständiger im Alltag, und erlebt eine Selbstwertsteigerung, die ihn zuversichtlich macht. Im Zuge einer Auseinandersetzung mit einem Mitbewohner, der ihn beleidigt und zudem an traumatische Erlebnisse erinnert, kommt es zu einer starken Stimmungsverschlechterung. Zudem entsteht ein Streit mit seiner Mutter am Morgen kurz vor der Therapiesitzung. Herrn L. gelingt es nicht, sich von Suizidgedanken zu distanzieren, er kommt jedoch wie im Notfallplan vorab vereinbart zur Therapiesitzung. Der Therapeut kommt nach gemeinsamer Risikoeinschätzung und Ambivalenzexploration zu dem Schluss, dass ein Klinikaufenthalt unumgänglich ist:

Th.: „Nach meinem Eindruck ist die Seite gerade sehr drängend, die das Leben beenden möchte; die Seite hat gerade auch neue Argumente, weil einiges schief gelaufen ist. Wie sehen Sie das?"

Pat.: „Ich schaffe das alles eben doch nicht, Sie sind sicher ganz enttäuscht von mir. Das macht alles doch keinen Sinn, jetzt hab ich solange gekämpft dafür, dass es mir besser geht, und es klappt einfach nicht."

Th.: „Ich möchte nun doch entscheiden, dass Sie sofort von hier aus in die Klinik gelangen. Wenn Sie nichts dagegen haben, kann ich Sie auch bis zur Klinik begleiten. Und wenn Sie dort sind, dann kommen Sie zur Ruhe, und melden sich dann gern, sobald Sie hier weitermachen können und mögen, ok?"

Herr L. stimmt nach einigem Zögern zu und scheint ein wenig erleichtert.

Unfreiwillige stationäre Unterbringung: Bei Suizidgefahr und fehlender Behandlungsbereitschaft muss die Krankenhauseinweisung gegen den Willen des Patienten erwogen werden. Die rechtliche Grundlage hierzu wird in Kapitel 13 beschrieben. In diesem Fall sollten Therapeuten den suizidalen Patienten über das weitere Vorgehen informieren, bestenfalls einen Kollegen hinzuziehen und/ oder den Patienten anweisen, den Raum nicht zu verlassen, solange die erforderlichen Schritte zur sofortigen Unterbringung veranlasst werden. Der Therapeut oder dessen Kollege sollte sich dann direkt an das Ordnungsamt, den sozialpsychiatrischen Dienst, einen Notarzt und/oder die Polizei bzw. den gesetzlichen Betreuer wenden (vgl. DGPPN, 2009). Verlässt der akut suizidale Patient die Praxis, bevor weitere Hilfe eingetroffen ist, so muss bei der Polizei eine Personensuche initiiert werden. Gleiches gilt, wenn ein Patient bei einem Telefonat oder in einer E-Mail akute Suizidabsichten zeigt.

Beispiel: Silke F. (Forts. Kapitel 3)

Silke F. (51 Jahre) kommt wie beschrieben alkoholisiert in die aktuelle Therapiesitzung und sagt, sie sei mit dem Auto da, und würde damit auch gleich wieder fahren. Die lebensmüden Gedanken seien sehr stark.

Pat.: „In eine Klinik gehe ich aber garantiert nicht, das löst ja auch mein Problem nicht. Ich fahre gleich nach Hause und ruhe mich erst einmal aus. Dann sehen wir weiter."

Die Therapeutin versucht, mit Frau F. (trotz des angetrunkenen Zustands) die Möglichkeit der Klinik zu begründen:

Th.: „Im Moment ist der lebensmüde Teil deutlich lauter als der Teil, der am Leben bleiben möchte, oder?" *(Patientin nickt)* „Gern würde ich das in Ruhe verstehen, und mit Ihnen hier in der Therapie darüber sprechen und nach Argumenten und vielleicht Lösungen suchen." *(Patientin nickt erneut)* „Andererseits kann ich grad nicht einschätzen, wie die nächsten Stunden laufen, auch weil Sie was getrunken haben. Deswegen muss ich jetzt hier für Sie entscheiden: Sie müssen nun sofort in die Klinik und können nicht von hier aus nach Hause fahren."

Pat. schüttelt ablehnend den Kopf, weint leicht, und sagt: „Dahin gehe ich auf keinen Fall, die können mir ja auch nicht helfen."

Th.: „Ich rufe nun den Notruf, bleiben Sie bitte hier. Die Kollegen in der Klinik werden Ihnen helfen, und sehr gern möchte ich sofort, wenn Sie entlassen sind, einen Termin mit Ihnen finden, wenn Sie das mögen."

Die Patientin bleibt in sich zusammengesunken sitzen, es ist unklar, ob sie die Therapeutin verstanden hat. Die Therapeutin informiert die Notärztin darüber, dass die Patientin stark suizidal, nicht absprachefähig und nicht distanziert ist, zudem alkoholisiert. Die Patientin geht mit den Rettungskräften/Notärztin mit, gibt sich dabei etwas konfus und uneinsichtig, leistet aber keinen Widerstand. Drei Wochen später findet der nächste ambulante Therapietermin statt, die Patientin sagt, dass sie im Nachhinein dankbar für die Initiative der Therapeutin ist, sich aber auch schämt für das, was vorgefallen ist.

Beispiel: Jochen Z. (Forts. Kapitel 3)

Jochen Z. (28 Jahre) befindet sich nun seit drei Wochen in der Klinik, und ist seit 10 Tagen auf einer offenen Station, da er mittlerweile Distanz zu Suizidalität äußern konnte, in der Contemplation ist, und Absprachen mit dem Stationsteam bzgl. der Krisenbewältigung einhalten konnte. Nachdem er Post von einer Behörde bekommt, verschlechtert sich sofort seine Stimmung. Er fehlt morgens beim Frühstück und die Bezugs-Pflegekraft nimmt deutlich wahr, dass Jochen L. nicht zugänglich ist, nicht distant zu seiner Suizidalität und fahrig wirkt sowie leise vor sich hinflucht. Die zuständige Ärztin entscheidet in Absprache mit der Oberärztin, dass eine Verlegung zurück auf die geschützte Station erfolgen soll. Jochen L. ist nicht einverstanden, sodass per Ordnungsverfügung die Zurückverlegung in die Wege geleitet werden muss. Jochen L. lässt sich von zwei Pflegekräften auf die geschützte Station begleiten, unter lautem Fluchen und der Drohung *„Ihr werdet schon sehen, was Ihr davon habt."*

Kapitel 5

Krisenintervention bei hochakuter Suizidalität

In der ambulanten psychotherapeutischen Arbeit ist man eher selten mit hochakuter Suizidalität, d. h. mit unmittelbar drohenden Suizidhandlungen, konfrontiert. Anders verhält es sich im stationär-psychiatrischen Setting. Wie in Kapitel 1.2 dargestellt machen Kliniksuizide in etwa 4 % aller Suizide aus (Qin & Nordentoft, 2005). Eine besonders hohe Gefährdung besteht in der ersten Woche nach stationärer Aufnahme (und in der ersten Woche nach Entlassung; Qin & Nordentoft, 2005). Die meisten Suizide (58 % bis 80 %; Ajdacic-Gross et al., 2009; Madsen et al., 2012) werden dabei außerhalb des Klinikgeländes vollzogen – es bleibt gleichwohl ein nicht unerheblicher Teil an Suiziden und Suizidversuchen, die auf einer Station bzw. auf dem Klinikgelände durchgeführt werden. In der stationär-therapeutischen Arbeit ist der Umgang mit hochakuter Suizidalität somit eine wiederkehrende und belastende Anforderung. Außerhalb des psychologisch-psychiatrischen Bereiches sind es insbesondere Notfallseelsorger und Rettungskräfte, die mit hochakut-suizidalen Personen konfrontiert sind. Ganz grundsätzlich werden die meisten Suizide jedoch in den eigenen vier Wänden vollzogen und entziehen sich damit vielfach psychosozialer Einflussmöglichkeiten (Hoberman & Garfinkel, 1988).

Im Folgenden werden Hinweise dazu gegeben, wie suizidale Personen angesprochen werden können, die in Gefahr sind, einen Suizid unmittelbar zu vollziehen. Es geht z. B. um Personen, die drohen, sogleich von einer Brücke zu springen oder sich mit einer Waffe zu verletzen bzw. chemische Substanzen einzunehmen. Einen speziellen Fall hochakuter Suizidalität stellen Suizidenten dar, die raptusartig, also außerordentlich plötzlich, teils innerhalb weniger Sekunden und von außen betrachtet „aus dem Nichts" heraus einem Suizidimpuls nachgehen (vgl. Simon et al., 2001). Dabei geht es z. B. um Situationen, auch innerhalb des stationären Bereichs, in denen ein Suizident plötzlich aufspringt und z. B. zum Fenster rennt, um herauszuspringen, noch bevor überhaupt ein Gespräch oder minimaler Kontakt beginnen konnte.

Interventionen bei hochakuter Suizidalität

Das Vorgehen im Fall hochakuter Suizidalität unterscheidet sich nicht grundsätzlich von der weniger akuten Krisenintervention; die Ziele „Beziehung herstellen" und „Zeit gewinnen" stehen hier jedoch stärker im Vordergrund. Dabei wird ein offenes und maximal empathisches Gespräch angeboten und versucht, den Suizidenten in Kontakt mit ambivalentem Erleben zu bringen. Allerdings ist der Helfer in einer solchen Situation natürlich einem wesentlich höheren (öffentlichen) Druck ausgesetzt.

Mit Blick auf den besonderen Rahmen warnen Schramm und Seidlitz (2013) davor, den suizidalen Patienten zu bedrängen oder gar zu überrumpeln. Vielmehr gilt auch hier der Grundsatz der Offenheit über alle Behandlungsaspekte (vgl. Kapitel 4.1) sowie der ambivalenzfreundlichen Haltung und ggf. Sprachwahl (vgl. Kapitel 4.2). So sollten alle Handlungen transparent gemacht, alle Aktionen angekündigt und nur mit dem Einverständnis des Suizidenten ausgeführt werden:

- Kann ich etwas näher kommen, damit ich Sie besser verstehen kann?
- Ich gehe ganz langsam: Sagen Sie bitte unmittelbar Stopp, wenn ich Ihnen zu nahe kommen sollte.

Zudem muss die eigene Sicherheit permanent im Blick behalten werden. Es ist also beispielsweise darauf acht zu geben, dass ein ausreichender Abstand zum Suizidenten gehalten wird.

Grundsätzlich sollte versucht werden, die Möglichkeit zu einem diskreten Gespräch zu schaffen, also darauf zu achten, dass sich weitere Einsatzkräfte im Hintergrund aufhalten und „Schaulustige" ferngehalten werden. Falls der Suizident dem Therapeuten/dem Helfer nicht bekannt sein sollte, dann sollte sich diese kurz mit Namen und Funktion vorstellen und nach dem Namen des Suizidenten fragen:

Hallo. Mein Name ist XY, ich bin Psychologe und ich wurde von der Feuerwehr hinzugezogen. Man hat mir gesagt, dass Sie sich in einer verzweifelten Lage befinden würden. Wie heißen Sie? Wie darf ich Sie ansprechen?

Um ein direktes Gespräch zu ermöglichen, sollte zudem versucht werden, Blickkontakt herzustellen. Hat die suizidale Person den Helfer registriert und reagiert mit Blickkontakt oder auch z. B. mit der Aufforderung nicht näher zu kommen, kann der Helfer beginnen, die Situation des Suizidenten in Worte zu fassen. Für einen Betreffenden kann es deutlich entlastend sein, wenn der Helfer die Realität der Situation verbal wiedergibt, da dies zum einen eine Möglichkeit darstellen kann, den verlorenen Bezug zu eben dieser wieder herzustellen als auch andererseits eine Orientierungshilfe für den inneren Zustand des Betreffenden schafft. Da Menschen in einer akuten Krisensituation nur begrenzt aufnahmefähig sind, sollte darauf geachtet werden, dass kurze, klare Formulierungen gewählt werden.

Die folgenden Maßnahmen empfehlen Schramm und Seidlitz (2013) zur weiteren Beziehungs- und Interventionsgestaltung:

- *Versuche, die Lebenswelt des Suizidgefährdeten zu erfassen.* Es sollte also danach gefragt werden, was konkret passiert ist, das den Betreffenden in diese Situation und zu diesem Entschluss gebracht hat:

  Ich kann mir gut vorstellen, dass man manchmal keine andere Möglichkeit mehr sieht, als sich das Leben zu nehmen. Wie ist es bei Ihnen dazu gekommen?

  Warum-Fragen sollten allerdings vermieden werden, da sie einen Rechtfertigungszwang bei dem Betreffenden auslösen und den Kontakt stören können. Vielmehr empfehlen sich offene und wertneutrale Fragen wie beispielsweise *Was ist passiert?* Sollten die Erzählungen des Betreffenden nicht mehr auf die aktuelle Situation bezogen sein, muss der Helfer wieder auf die aktuelle Situation zurückführen:

  Ich kann mir vorstellen, dass das sehr schwierig für Sie war. Im Moment geht es darum, dass Sie sich hier und jetzt das Leben nehmen möchten.

  Hilfreich kann es außerdem sein, das Verhalten des Betreffenden aus dessen Vorgeschichte heraus zu erklären. Der Helfer sollte dem Betreffenden durchgängig signalisieren, dass er die von ihm geäußerten Umstände und Hintergründe nachvollziehen kann:

  Bei dem, was Ihnen passiert ist, kann ich verstehen, was Sie tun möchten und dass es eine Seite in Ihnen gibt, die das als einzigen Ausweg sieht.

- *Aufbau einer Ja-Haltung,* in dem einfache Äußerungen gemacht werden, die den anderen erreichen und die dieser mit ja beantworten kann:

  Keiner darf Ihnen jetzt zu nahe kommen, das ist jetzt ganz wichtig für Sie.

- *Einfühlendes Verstehen und Respekt vermitteln.* Als grobe Fehler gelten vorschnelle Ratschläge, Ermahnungen, Belehrungen, vorschneller Trost, Verallgemeinerungen, Herunterspielen des Problems des Betreffenden oder dessen Beurteilung. Es sollte unterlassen werden, den Betreffenden mit seinen eigenen Anteilen an Problemlagen zu konfrontieren. Auch Diskussionen über den Sinn des Lebens sind nicht zu empfehlen. Es ist auch denkbar, dass Suizidenten gar nicht sprechen möchten. In diesem Fall sollte ein einseitiges Gespräch angeboten werden:

  – Wenn ich etwas sage, mit dem Sie nicht einverstanden sind, dann schütteln Sie vielleicht einfach mit dem Kopf.
  – Sie müssen jetzt auch nicht sprechen, ich würde Sie gern dazu einladen, mir zumindest zuzuhören, wäre das ok?

- *Positive Umdeutungen nutzen*, beispielsweise dann, wenn der Betroffene ärgerlich reagiert oder schweigt:

  – Tut mir leid, ich habe wohl übersehen, wie wichtig es Ihnen ist, dass Ihnen keiner zu nahe kommt.
  – Vielleicht wollen Sie lieber erstmal gar nichts sagen, sondern nur zuhören.

- *Authentisches Verhalten:* Der Helfer sollte seine eigenen Bitten und Besorgnisse einfach und direkt äußern:

  – Mir wäre wohler, wenn Sie etwas vom Fenster zurückkommen könnten.

- Können Sie etwas lauter sprechen, ich verstehe Sie nicht gut.

- *Ressourcen betonen* und erfragen (soziale Unterstützung, Freunde/Verwandte, kurzfristige Zukunftsperspektiven):

  Ich bin beeindruckt davon, wie lange Sie das ausgehalten haben.

Im Kern geht es natürlich darum, dem Suizidenten ein von Verständnis und Respekt getragenes Gespräch anzubieten, ihm zuzuhören und keine vorschnellen und ungebetenen Ratschläge zu erteilen. Auf vorsichtige Art und Weise sollte schließlich versucht werden, an ambivalentes Erleben des Suizidenten anzuknüpfen:

Es scheint mir, dass es einen Teil von Ihnen gibt, der nur noch seine Ruhe will und der dafür auch den Tod in Kauf nimmt und einen weiteren – vielleicht wenig spürbaren – Teil, der unentschieden ist, ob es nicht doch andere Möglichkeiten geben könnte.

Suizidalität, die in der Öffentlichkeit ausgetragen wird – und damit die Möglichkeit externer Einflussnahme in Kauf nimmt – verweist wahrscheinlich immer auch auf widersprüchliche Motive. Entsprechend sollten die Suizidenten eingeladen werden, sich Zeit zu nehmen, um den Suizidwunsch gründlich zu überdenken:

Die Möglichkeit einer Selbsttötung läuft Ihnen nicht weg. Möglicherweise haben Sie in Ihrer Verzweiflung noch nicht alles bedacht.

Im Sinne der Ambivalenzklärung können schließlich alle der in Kapitel 4.2 beschriebenen Strategien genutzt werden.

Bezugspersonen sollten nur nach einem sehr sorgfältigen Abwägungsprozess in das Gespräch miteinbezogen werden. Es besteht hierbei zum einen die Gefahr, dass die Verhandlung aus der Kontrolle des Helfers gerät und zum anderen, dass der Betreffende aus einem möglichen Rachegefühl heraus den Suizid ausführt. In einzelnen Fällen kann die Anwesenheit von Bezugspersonen aber natürlich auch die lebensbejahenden Motive der Person erneut zugänglich machen.

Schlussendlich ist es hilfreich, wenn dem Suizidenten – soweit tatsächlich möglich – eine begleitende Unterstützung über den gegenwärtigen Moment hinaus angeboten wird:

Ich kann Ihnen zusichern, dass ich – wenn Sie möchten – in den nächsten Tagen und Wochen mit Ihnen in Kontakt bleibe. So gut ich kann, werde ich Sie dabei unterstützen eine Lösung für die aktuellen Probleme zu finden.

Grundsätzlich sollte der Helfer dem Suizidenten aber nur das versprechen, was er auch wirklich halten kann. Ist es für einen Helfer beispielsweise nicht möglich, Kontakte in gewünschter Form zu ermöglichen, sollte er dies ansprechen und nach alternativen konkreten Lösungsmöglichkeiten zusammen mit dem Betreffenden suchen. Falsche Versprechen machen es für Betroffene schwierig, Helfern zukünftig vertrauen zu können. Dies sollte verhindert werden. Auf Nachfrage sollte der Suizident offen auf die nächsten Schritte vorbereitet werden:

Ich werde Sie von hier aus in eine Klinik begleiten. Ich lasse Sie nicht allein und wir werden gemeinsam mit einem Arzt darüber entscheiden, wie und wo Sie erst einmal Schutz finden.

Schamgefühlen und Ängsten bezüglich der Konsequenzen des angedrohten Suizids muss deutlich begegnet werden:

- Jeder hier wird sehr glücklich sein, wenn Sie sich entscheiden, nicht zu springen. Niemand wird Sie deshalb für einen Feigling halten.
- Feuerwehr, Polizei und Leute wie ich sind dazu da, Menschen in Not zu helfen. Es werden Ihnen keine Kosten durch diesen Einsatz entstehen.

Kasten 8: Wie spricht man mit dem „Menschen auf dem Dach"?

In einem vielbeachteten Anleitungstext mit dem Titel *Wie spricht man mit dem „Menschen auf dem Dach"?* untergliedern Omer und Elitzur (2003) die Interaktion mit dem Suizidenten entlang der zwei Seiten der Ambivalenz. Ausgehend von der Prämisse, dass das Erleben von tiefgreifender Einsamkeit und von kognitiver Einengung kennzeichnend ist für Personen in einer akuten suizidalen Krise, unterscheiden die

Autoren eine *teilnehmende Haltung*, in der sich der Helfer ganz an die Seite des Wunsches zu sterben stellt, von einer *herausfordernden Haltung*, in der sich der Helfer offen gegen den Suizidwunsch ausspricht und versucht, kognitive Einengung dadurch zu begrenzen, dass er auf Konsequenzen für Angehörige, alternative Lösungswege und das mögliche Abklingen gegenwärtigen Leids hinweist. Im besten Fall spricht der Helfer mit der herausfordernden Haltung unmittelbar den lebenswilligen Teil der Person an. Wie grundsätzlich in der Arbeit mit ambivalenten Haltungen setzt die Auseinandersetzung mit Gründen für das Leben bzw. gegen das Sterben voraus, dass sich der Suizident in seinen Gründen, sterben zu wollen absolut ernstgenommen und verstanden fühlt. Entsprechend muss die Auseinandersetzung immer hier ihren Ausgangspunkt nehmen.

In diesem Sinne beginnt die Anleitung von Omer und Elitzur (2003) mit der Vermittlung der teilnehmenden Haltung, die in Aussagen wie den folgenden zum Ausdruck gebracht wird:

> „Ich bin mir bewusst, dass du dich in einem Zustand befindest, den man als den tiefsten Punkt des menschlichen Leidens annehmen kann. Der Schmerz, unter dem du leidest, und der noch größere Schmerz, unter dem du künftig zu leiden fürchtest, ist riesig. Für dich handelt es sich um einen unerträglichen Zustand, in dem man einfach nicht weiter leben kann. Du musst also etwas tun, um den Schmerz zu stillen. Aber es gibt nichts zu tun: Du fühlst dich wahrscheinlich ganz hilflos gegen die Mächte, die den Schmerz erzeugen, gegen das Pech, das Böse und die Gleichgültigkeit, die dich umgibt. (…) Wenn ich dich richtig verstehe, gibt es für dich nur einen Ausweg aus dem jetzigen Alptraum: Das Bewusstsein auszulöschen, alle Möglichkeit etwas zu fühlen, ganz und gar auszuschalten. (…) Ich glaube, dass du nicht aus freiem Willen in diesen grausamen Zustand eingetreten bist. Ich bin überzeugt, wenn du nur einen anderen Ausweg sehen könntest, hättest du nicht den Tod gewählt. Deshalb sehe ich deine Absicht als eine ehrliche Absicht an. Ich respektiere sie, weil ich glaube, dass du anders handeln würdest, wenn du nur könntest." (S. 356)

Laut Omer und Elitzur (2003) sollte sich der Helfer also deutlich dem Suizidenten anschließen, bevor er zu dem herausfordernden Teil übergeht, welcher im Übrigen gleichermaßen von Nähe und Zuwendung getragen sein sollte:

> „Und doch – vielleicht müssen wir nicht so pessimistisch bleiben. Ich bin sicher, dass auch andere vielleicht noch stillschweigende Gedanken in dir vorhanden sind. Ich will meine Stimme auch diesen Gedanken leihen. (…) Du hast mir bislang zugehört, und ich danke dir dafür. Vielleicht hast du mir zugehört, weil es zutraf, was ich über deinen Schmerz gesagt habe. Jetzt will ich dich bitten, mich weiter anzuhören, wenn ich als dein Verteidiger gegen den Tod spreche. (…) Eine der trügerischsten Listen des Todes ist, dass er dich so durch den Schmerz blendet, dass alles andere fast aufhört zu zählen. Der Tod benutzt deinen Schmerz, um alles was gut und wichtig ist, wegzugaukeln. Deine Freunde, Eltern und kleine Schwester werden dabei entfernt und weggewischt. Ein endloser Abgrund tut sich zwischen dir und allen anderen auf" (Omer & Elitzur, 2003, S. 357).

Im Weiteren wird in dem Anleitungstext darauf eingegangen, dass der gegenwärtige Schmerz wahrscheinlich endlich ist *(Was ich aber betonen will, ist dass auch dein Schmerz zum Ende kommen möchte, er könnte auch vorübergehend sein, er möchte auch gelöst werden),* dass der Tod und das Leid der Angehörigen hingegen unendlich ist *(ihr Leben wird zum endlosen Schmerz bis zu ihrem letzten Atemzug).*

Der ausführliche Anleitungstext – der im Internet frei heruntergeladen werden kann – sollte nicht dahingehend verstanden werden, dass der Helfer im Umgang mit akuter Suizidalität ununterbrochen reden sollte. Es geht sicher v. a. darum, dem Suizidenten zuzuhören. Zudem ist die fast schon philosophische Ansprache sicher nicht für jeden Betroffenen gut geeignet. Gleichwohl bietet der Text eine hilfreiche Struktur und Hinweise für einzelne Interventionsmöglichkeiten, die auch im Kontext eines eher interaktionsorientiert-fragenden Vorgehens genutzt werden können.

Im Fall, dass die Person nicht vom Suizid abgehalten werden kann, empfehlen Schramm und Seidlitz (2013) nicht hinzusehen, ggf. die Ohren zuzuhalten und die Person nach der Tat nicht anzuschauen. In Folge des Suizids ist schließlich zu bedenken, dass der Suizident die endgültige Entscheidung zum Suizid getroffen hat und nicht der Helfer. Der Suizid muss hier als die Fortsetzung einer suizidalen Entwicklung und nicht als Konsequenz des Gesprächs mit dem Helfer gesehen werden (vgl. auch Kapitel 12).

Merke: Effektivität

Der Nutzen kriseninterventiven Handelns bei hochakuter Suizidalität konnte sehr eindrucksvoll in einer Untersuchung von Seiden (1978) gezeigt werden. Seiden ging der Frage nach, was aus den Menschen geworden ist, die an einem Sprung von der Golden Gate Bridge gehindert wurden. Allein in der Zeit von 1937 bis 1971 waren dies insgesamt 515 Personen. Angesichts der gewählten Methode kann man davon ausgehen, dass diese Menschen tatsächlich fest entschlossen waren zu sterben. Nun könnte man vermuten, dass sich diese Leute durch einen kurzen Polizeieinsatz nicht von ihrem Entschluss zu sterben abbringen lassen, sondern ihren Suizidwunsch zu einem späteren Zeitpunkt in die Tat umsetzen. Dies war aber mitnichten der Fall: Von den 515 Personen starben weniger als 5 % innerhalb des langjährigen Untersuchungsintervalls an einem Suizid. 95 % starben nicht durch einen Suizid. Durch gezielte Ansprache konnten also nicht nur kurz-, sondern auch langfristig sehr viele Menschen gerettet werden.

Kapitel 6

Kognitive Therapie suizidaler Handlungen

In den letzten Jahren wurden verschiedene Programme zur Prävention von Suizidversuchen entwickelt und evaluiert (Tarrier, Taylor & Gooding, 2008). Prämisse vieler dieser Ansätze ist die Notwendigkeit, suizidalem Verhalten gesonderte therapeutische Aufmerksamkeit beizumessen – und dies nicht nur in akuten suizidalen Krisen. So deuten verschiedene Forschungsarbeiten darauf hin, dass es möglicherweise nicht ausreicht, komorbide Störungen zu behandeln, um auf diese Weise suizidalem Erleben und Verhalten beizukommen (Cuijpers et al., 2013). Es wird daher vermutet, dass suizidales Verhalten funktional unabhängig von depressivem Erleben und anderen psychopathologischen Belastungen auftritt oder sich im Verlauf zunehmend verselbstständigt (Joiner et al., 2005). Die Etablierung von Forschungskriterien einer suizidalen Verhaltensstörung im DSM-5 trägt dieser Idee Rechnung (vgl. Kapitel 1.1). Konsequenz einer solchen Betrachtungsweise ist zudem, suizidales Erleben und Verhalten zu einem eigenständigen therapeutischen Ansatzpunkt zu machen, um zukünftigen Suizidversuchen bzw. Suiziden vorzubeugen.

Im Folgenden wird die kognitive Therapie suizidalen Verhaltens von Wenzel, Brown und Beck (2009) genauer vorgestellt. Ergänzend wird zudem auf das Attempted Suicide Short Intervention Programm von Gysin-Maillart und Michel (2013) eingegangen. Beide Therapieansätze finden zunehmend weitere Verbreitung und haben sich in ersten Studien als effektiv erwiesen.

6.1 Kognitive Therapie suizidalen Verhaltens

Wenzel, Brown und Beck (2009) haben ein Behandlungsprogramm entwickelt, die „Kognitive Therapie suizidalen Verhaltens", deren Effektivität in einer Studie von Brown et al. (2005) gut belegt werden konnte (vgl. Kapitel 11.1). Spezifikationen des allgemeinen therapeutischen Vorgehens liegen inzwischen für alte Menschen (Bhar & Brown, 2012), den stationären Kontext (Ghahramanlou-Holloway, Cox & Greene, 2012) und die Kombination mit Strategien der motivierenden Gesprächsführung (Britton et al., 2011) vor. Überdies gibt es Varianten des Behandlungsprogramms für Jugendliche (Stanley et al., 2009) und Soldaten (Bryan & Rudd, 2015). Unter den verschiedenen Rahmenbedingungen handelt es sich bei der Kognitiven Therapie suizidaler Handlungen jeweils um eine Kurzzeittherapie, die zehn bis zwölf Sitzungen umfasst, in Ergänzung zu anderen Therapien eingesetzt werden kann und in drei Therapiephasen untergliedert wird:

- In der *Eingangsphase* stehen Aspekte der Risikoabschätzung und Krisenintervention, wie sie bereits beschrieben wurden sowie die sorgfältige Analyse suizidaler Krisen (aktuell & lebenszeitlich) und die Erstellung eines kognitiven Fallkonzeptes im Vordergrund.
- In der mittleren *Therapiephase* werden verschiedene kognitiv-verhaltenstherapeutische Standardmethoden angewendet, um Patienten zu einem alternativen Umgang mit suizidalem Erleben zu verhelfen bzw. Rückfällen in suizidale Erlebens- und Verhaltensmuster vorzubeugen.
- In der *Abschlussphase* werden die erworbenen Fertigkeiten im Hinblick auf die Prävention zukünftiger suizidaler Handlungen im Rahmen einer Vorstellungsübung, der „Relapse Prevention Task", erprobt.

Erklärter Fokus des Behandlungsprogrammes ist suizidales Erleben und Verhalten, d. h. alle Therapieinhalte werden in Hinblick auf suizidales Erleben und Verhalten konzeptionalisiert und bearbeitet. Das Hauptziel der Behandlung ist die Prävention von (weiteren) Suizidversuchen.

Die einzelnen Phasen des Behandlungsprogramms werden im Folgenden ausführlicher dargestellt. In Ergänzung wird exkursartig auf einzelne Therapiemethoden eingegangen, die sich gut in das Behandlungsprogramm integrieren lassen. Die Behandlung richtet sich sowohl an Personen nach einem Suizidversuch, als auch an Personen, die eine Episode akuter und behandlungsbedürftiger Suizidgedanken erlebt haben. Das Programm erhebt den Anspruch gleichermaßen bei diversen komorbiden Störungen (Depression, Suchtmittelgebrauch usw.) eingesetzt werden zu können.

Merke: Behandlungsabbrüche

Die klinische Erfahrung und diverse Studien belegen, dass die Behandlungscompliance suizidaler Personen oft gering ist. 60 % der suizidalen Patienten kommen einer Überweisung in eine ambulante Nachbehandlung nicht nach (Van Heeringen, Jannes, Buylaert, Henderick, de Bacquer & Remoortel, 1995) oder brechen diese innerhalb kürzester Zeit wieder ab (Piacentini et al., 1995). Vor diesem Hintergrund empfiehlt es sich, auf ein sehr niederschwelliges Behandlungsangebot zu achten. Es scheint beispielsweise günstig zu sein, Patienten telefonisch oder per SMS an vereinbarte Termine zu erinnern, eine Liste von Freunden/Bekannten zu haben, die kontaktiert werden dürfen, wenn der Patient nicht zum Termin erscheint und Hindernisse, die einer regelmäßigen Inanspruchnahme entgegen stehen könnten (z. B. zu versorgende Kinder, fehlendes Geld für die Nutzung öffentlicher Verkehrsmittel), frühzeitig zu klären und zu lösen.

6.1.1 Eingangsphase

Das Ziel der Eingangsphase besteht darin, dem Patienten eine Übersicht über das Behandlungsprogramm zu geben und Hoffnung auf eine Verbesserung der Lebenssituation zu vermitteln. Die folgenden therapeutischen Aufgaben sind Teil der Eingangsphase: (1) Risikoabschätzung vornehmen, (2) Behandlungsrational ableiten, (3) Durchführung eines narrativen Interviews zur letzten suizidalen Krise, (4) einen Notfallplan erstellen, (5) Gründe für bzw. gegen das Leben explorieren und (6) ein kognitives Fallkonzept entwickeln sowie Behandlungsziele identifizieren (Green & Brown, 2015).

In der ersten Sitzung sollte eine ausführliche Risikoabschätzung vorgenommen werden, welche in sämtlichen Folgesitzungen in kürzerer Form wiederholt werden muss (vgl. Kapitel 3). Zudem geht es darum, den Patienten über Rational und Ziele des therapeutischen Vorgehen sowie potenzielle Risiken der Behandlung (emotionale Belastung, Risiko eines wiederholten Suizidversuchs, stationäre Einweisung bei akuter Suizidgefahr) und alternative Therapiemöglichkeiten (z. B. Dialektisch-Behaviorale Therapie, medikamentöse Behandlung) zu informieren, sodass der Patient eine informierte Einwilligung geben kann. In diesem Zusammenhang sollte auch über Hindernisse einer regelmäßigen Therapienachfrage gesprochen werden. Therapeuten sollten sich sehr aktiv darum bemühen, dass Patienten die Behandlung nicht vorzeitig abbrechen. Gedanken, die einer Behandlung entgegenstehen („Wieso sollte mir gerade diese Behandlung helfen?", „Es ist zu anstrengend mich mit diesen Themen auseinanderzusetzen", „Ich werde mir ohnehin nie mehr versuchen das Leben zu nehmen") sollten daher beachtet und mit Hilfe sokratischer Gesprächsführung in Frage gestellt werden. Motivierungsstrategien und die Abklärung des akuten Suizidrisikos haben – bei entsprechender Indikation – immer Vorrang vor der Durchführung anderer therapeutischer Methoden.

Kasten 9: Commitment to Treatment Statement

Rudd und Kollegen (2006) empfehlen mit Patienten zu Therapiebeginn eine „Verbindliche Behandlungszusage" (Commitment to Treatment Statement, CTS) zu vereinbaren und zu verschriftlichen. Der Patient verpflichtet sich hierin, Verantwortung für seine Behandlungsbeteiligung und sein eigenes Leben zu übernehmen. Ergänzt wird die verbindliche Behandlungszusage immer durch einen Notfallplan. Beides wird an die spezielle Situation des jeweiligen Patienten angepasst und bestenfalls handschriftlich verfasst. Anders als ein Antisuizdvertrag (vgl. Kapitel 4.3.3) beinhaltet die „verbindliche Behandlungszusage" kein Versprechen sich nichts anzutun, sondern vielmehr eine Erklärung für das Leben. Ein Beispiel für eine solche Behandlungszusage kann in etwa folgendermaßen aussehen (Rudd et al., 2006, S. 247):

Ich, ..., erkläre hiermit meine verbindliche und engagierte Beteiligung am Therapieprozess. Mir ist bewusst, dass ich damit meiner aktiven Teilnahme an allen Aspekten der Behandlung – einschließlich der folgenden –, zustimme:

1. *zu den Gesprächsterminen erscheinen (bzw. meinem Therapeuten absagen, wenn ich es nicht schaffe),*
2. *Ziele vereinbaren,*
3. *meine Meinungen, Gedanken und Gefühle offen und ehrlich mit meinem Therapeuten besprechen (unabhängig davon, ob sie positiv oder negativ sind),*
4. *mich in den Therapiesitzungen aktiv beteiligen,*
5. *meine Hausaufgaben erledigen,*

6. *meine verschriebenen Medikamente einnehmen,*
7. *mit neuen Verhaltensweisen und Herangehensweisen experimentieren und*
8. *meinen Notfallplan bei Bedarf einsetzen.*

Ich habe zudem verstanden und anerkannt, dass ein erfolgreiches Therapieergebnis in starkem Maße davon abhängt, wie viel Energie und Anstrengung ich hierfür aufbringen werde. Sollte ich den Eindruck haben, dass mir die Behandlung nicht hilft, dann werde ich mit meinem Therapeuten hierüber sprechen und wir werden gemeinsam versuchen die Probleme zu verstehen und Lösungen zu finden. Kurz gesagt, ich verpflichte mich selbst, zu leben.

Diese Erklärung gilt für die nächsten _____ Tage/Wochen/Monate und wird dann erneut besprochen und angepasst.

Unterschrift:

____

Datum:

____

Zeuge:

____

In der letzten Zeile der verbindlichen Behandlungszusage kann ein „Zeuge" unterschreiben. Hierbei kann es sich um einen Partner oder einen Familienangehörigen handeln, der in der Krisensituation in die Behandlung einbezogen wurde und den Patienten unterstützt.

Narratives Interview: In der Folge geht es darum, ein narratives Interview zur letzten suizidalen Krise zu führen. Ziel des Interviews ist es, therapeutische Ansatzpunkte für die Prävention zukünftiger suizidaler Krisen zu identifizieren. Das Augenmerk wird dabei auf spezifischen Gedanken, Gefühle und Verhaltensweisen im Vorfeld, während und nach der suizidalen Krise gelegt, so konzeptionalisiert der Therapeut die Erlebnisse des Patienten anhand des kognitiven Modells (vgl. Abbildung 10).

Im Rahmen der kognitiven Betrachtungsweise differenzieren Wenzel et al. (2009) zwei Arten von automatischen Gedanken: (a) solche, die sich auf Erlebnisse, Gedanken, Gefühle und Verhaltensweisen beziehen, die die suizidale Krise angestoßen haben („Mein Leben wird sich nie zum Besseren wenden – es ist alles sinnlos!") und (b) solche, die dem Suizidversuch unmittelbar vorausgegangen sind („Das war's. Ich will, dass alles aufhört!"). Patienten, die Suizidgedanken berichten, aber keinen Suizidversuch unternommen haben, weisen ggf. nur automatische Gedanken des ersten, nicht aber des zweiten Typs auf.

Im narrativen Interview wird dem Patienten die Möglichkeit gegeben zu berichten, wie es zu dem Suizidversuch gekommen ist *(Was hat zu dem Suizidversuch geführt?).* Die Erzählung kann dabei am Tag vor dem Suizidversuch beginnen oder Wochen/Monate vorher einsetzen. In der Regel bildet eine externe Situation bzw. eine interne Erlebensweise, welche eine starke emotionale Reaktion nach sich zog (Verlustereignis, Demütigung etc.), den Ausgangspunkt der Beschreibung. Bei Patienten, die einen Suizidversuch unternommen haben, liegt der Fokus der Analyse auf dem Zeitpunkt, zu dem die definitive Entscheidung, sich das Leben zu nehmen, getroffen wurde. Der Therapeut sollte während der Erzählung aufmerksam zuhören und auf einen empathischen und validierenden Gesprächsstil achtgeben. Die Schilderung

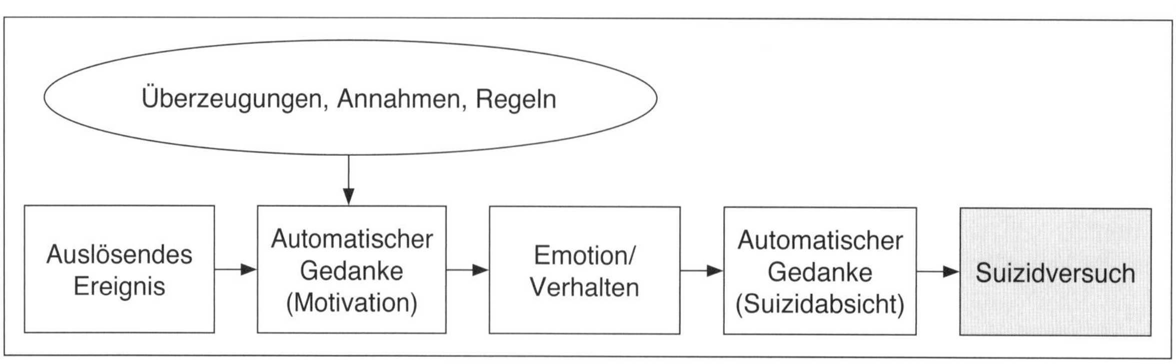

Abbildung 10: Kognitives Basismodell zur Exploration suizidaler Krisen

von Suizidversuchen ist oft stark schambesetzt und geht zumeist mit einer starken emotionalen und physiologischen Aktivierung einher. Für Patienten besitzt die Exploration daher nicht selten den Charakter einer In-sensu-Konfrontation. Hierauf muss der Therapeut eingestellt sein und den Patienten bestmöglich unterstützen. Mit Hilfe wiederholter Zusammenfassungen sollte der Therapeut sicherstellen, dass er die Abläufe richtig verstanden hat.

Im ersten Schritt geht es v. a. darum, den Patienten seine Geschichte erzählen zu lassen, um so ein erstes Verständnis der Auslöser, der Art der Umsetzung (geplante Umsetzung vs. impulsive Umsetzung) und der Reaktionen auf den Suizidversuch zu erhalten. Sollten Patienten nur wenig erzählen oder sollten sie sich nur schlecht an die Abläufe erinnern können, dann können Therapeuten durch gezielte Fragen den Gesprächsfluss ermöglichen oder aufrechterhalten:

- Und was geschah dann?
- Können Sie versuchen mir genau zu erklären, wie es von dem Streit zu dem Suizidversuch gekommen ist?
- Was ist Ihnen dann durch den Kopf gegangen?

Beispiel: Falk C.

Falk C., ist 43 Jahre alt und selbstständiger Unternehmensberater. Seit seiner Jugend leidet er an einer bipolaren Störung. Depressive Phasen treten in etwa alle drei bis vier Jahre auf und verlaufen zumeist schwer und lang anhaltend. Zu hypomanen Phasen kommt es deutlich seltener. Insgesamt gab es vier entsprechende Episoden. Suizidgedanken sind Herrn C. aus allen depressiven Phasen bekannt. Mit 17 Jahren hat er einen ersten Suizidversuch mit Tabletten unternommen. Herr C. ist seit acht Jahren verheiratet und hat einen dreijährigen Sohn. Die aktuelle depressive Exazerbation trat im Kontext einer Ehekrise auf. In diesem Rahmen kam es auch zu einem erneuten Suizidversuch mit einer Medikamentenüberdosierung. Die Überdosis machte einen kurzen intensivmedizinischen Einsatz notwendig. Folgeschäden gab es keine. Im Rahmen des narrativen Interviews berichtet Herr C. von dem Suizidversuch.

Th.: Mögen Sie erzählen wie es zu dem Suizidversuch gekommen ist?

Pat.: Wo soll ich starten?

Th.: Da wo Sie denken, dass die Geschichte ihren Anfang genommen hat.

Pat.: Wahrscheinlich hat das viel mit meiner Kindheit zu tun. Ich will da jetzt nicht lange ausholen, aber ich habe mich immer schon als Versager gefühlt. Mein Vater war oft sehr cholerisch und rechthaberrisch und ich hatte oft Angst vor ihm. Verstehen Sie mich nicht falsch, mein Vater hat auch sehr nette Seiten, aber er konnte eben auch wegen Kleinkram total ausrasten. Auf jeden Fall dachte ich immer schon, dass ich nicht okay bin, dass ich nichts richtig machen kann und dass ich, so wie ich bin, nicht genüge. Als es dann zu der ersten depressiven Episode gekommen ist, hat sich der Eindruck noch mehr verschärft. Ich hatte ja teilweise Phasen bei denen ich sechs Monate völlig aus dem Leben rausgenommen war – entsprechend musste ich zweimal ein Schuljahr wiederholen und mein Studium hat auch länger gedauert als bei allen anderen. Nun ja, und mit meiner Selbstständigkeit vertragen sich die depressiven Phasen auch nicht wirklich. Eigentlich musste ich mir nach den depressiven Phasen immer wieder alles von Neuem aufbauen. Bis jetzt habe ich das immer ganz gut hinbekommen. Es gab meine Frau und zuletzt eben auch unseren Sohn – ich hatte also den Eindruck, dass es etwas gibt, wofür es sich lohnt, zu kämpfen. Und jetzt ist das anders. Meine Frau ist in den letzten Monaten immer distanzierter geworden. Manchmal ist sie richtiggehend kalt mir gegenüber. Böse. Ständig hält sie sich mit Tim, unserem Sohn, in unserer Ferienwohnung auf Norderney auf, sodass ich die beiden nicht sehen kann und richtig telefonieren können wir auch nicht. Ich habe mich dann mehr und mehr zurückgezogen und hatte den Eindruck, dass die Beziehung am Ende ist und ich – wegen der Depression – nicht die Kraft habe zu kämpfen. Mir ist es dann zunehmend schlechter gegangen, sodass ich mich zu einem kurzen stationären Aufenthalt entschlossen hatte. Dort bin ich überhaupt nicht klar gekommen, sodass ich nach einer Woche wieder gegangen bin. Am Tag danach ist es dann zu dem Suizidversuch gekommen.

Th.: Wie ist es dazu gekommen?

Pat.: Die Klinik hat mir nichts gebracht und als ich dann wieder zu Hause war, ging es mir noch schlechter als vorher. Ich habe überhaupt nichts mehr hinbekommen, war wie gelähmt, mein Schädel brummte von all den Gedanken, die mir durch den Kopf gegangen sind und ich habe nur auf dem Sofa gelegen und mich so gut wie nicht mehr bewegt.

Th.: Das muss unerträglich gewesen sein. Sie mussten so viel mitmachen! Wie ging es dann weiter?

Pat.: Ich hatte keine Kraft zu nichts. Aber dann rief meine Frau an. Sie war wieder ganz kalt und hat geschimpft, warum ich mich aus der Klinik habe entlassen lassen. Sie würde das nicht länger aushalten und ich müsste mich jetzt wirklich mal zusammenreißen und was gegen meine Depressionen machen. Sie war echt fertig mit den Nerven. Mir hat das aber überhaupt nicht geholfen. Ich hätte mir gewünscht, dass sie mich tröstet *(Pat. fängt an zu weinen).*

Th.: Zuspruch und Unterstützung hätten Sie sich gewünscht, aber Ihre Frau war in dem Moment zu angestrengt, um Ihnen das zu geben. Was ist dann passiert?

Pat.: Wir haben nur kurz telefoniert und als ich aufgelegt habe, bin ich sofort ins Badezimmer gegangen, habe alle Medikamente aus dem Arzneischrank genommen, bin ins Wohnzimmer gegangen, habe erst ein Bier getrunken und die Tabletten dann mit Sherry runtergespült.

Th.: Können Sie sich noch erinnern, was Ihnen durch den Kopf gegangen ist, nachdem Sie aufgelegt haben und bevor Sie ins Badezimmer gegangen sind?

Pat.: Ich habe mich total einsam gefühlt und mir ist ganz viel durch den Kopf gegangen. Zum einen so etwas wie „Ich halte das nicht mehr aus“ und „Ich habe keinen Bock mehr“ und zum anderen auch die totale Hoffnungslosigkeit – „Ich werde immer krank sein, ich werde nie auf einen grünen Zweig kommen“. Und dann auch wieder das Versagerding „Ich kann meine Familie nicht halten, ich kann meinen Job nicht ausfüllen“, „Ich bin nur noch eine Last für alle“. Ich habe mich dann erst immer panischer gefühlt, habe gezittert und war ganz fahrig. Als ich dann aber im Wohnzimmer saß und die Tabletten genommen habe, war ich ganz ruhig. Ich hatte nur wenig Angst und habe gedacht, dass ich jetzt genau das richtige mache. Ich war mir selbst ein wenig fremd.

Th.: Und was geschah nachdem Sie die Tabletten eingenommen hatten?

Pat.: Ich finde das selber ganz komisch, aber ich war nicht panisch. Ich habe auch überhaupt nicht an meine Frau und an Tim gedacht. Ich habe mir einfach eine Decke genommen und habe mich im Wohnzimmer auf dem Sofa hingelegt. Ich bin dann sehr zügig weggeduselt. Das nächste was ich erinnere ist, dass ich im Krankenhaus wach wurde. Unsere Putzfrau hatte mich am nächsten Tag gefunden und den Notarzt gerufen. Meine Frau war da auch schon im Krankenhaus, hat am Bett gesessen und geweint.

Th.: Und wie war das für Sie?

Pat.: Schwierig. Ich war ja noch sehr angeschlagen. Einerseits habe ich mich total geschämt und kam mir vor wie ein kleiner Junge, der Mist gebaut hat. Ich fand es ganz schlimm, dass ich meine Familie einfach vergessen hatte. Und andererseits war ich auch ein bisschen enttäuscht, dass ich es nicht geschafft habe. Diese Zerrissenheit spüre ich auch jetzt noch manchmal.

Auf Basis der Erzählung des Patienten entwickelt der Therapeut eine Zeitleiste, welche das auslösende Ereignis bzw. die auslösenden Ereignisse, Gedanken, Gefühle und Verhaltensmuster beinhaltet (vgl. Abbildung 11).

Unter Zugrundelegung einer ersten Fassung der Zeitleiste kann sodann genauer nach zentralen automatischen Gedanken, Gefühlen und Verhaltensweisen gefragt werden:

- Welche Befürchtungen hatten Sie in diesem Moment?
- Was genau hat Sie in der Situation so wütend/traurig/verzweifelt gemacht?
- Was ging Ihnen durch den Kopf, als Sie sich entschieden haben, den Suizid zu vollziehen?
- Gibt es so etwas wie „letzte Worte“, die Ihnen zu diesem Zeitpunkt in den Sinn kamen?
- Mit welchen Empfindungen gingen diese Gedanken einher?
- Wie stark war das Gefühl?
- Und was haben Sie dann genau gemacht?
- Wie viele Medikamente haben Sie genommen?

Zudem bietet es sich an, im Sinne einer vertikalen Analyse bedingte Annahmen und Überzeugungen

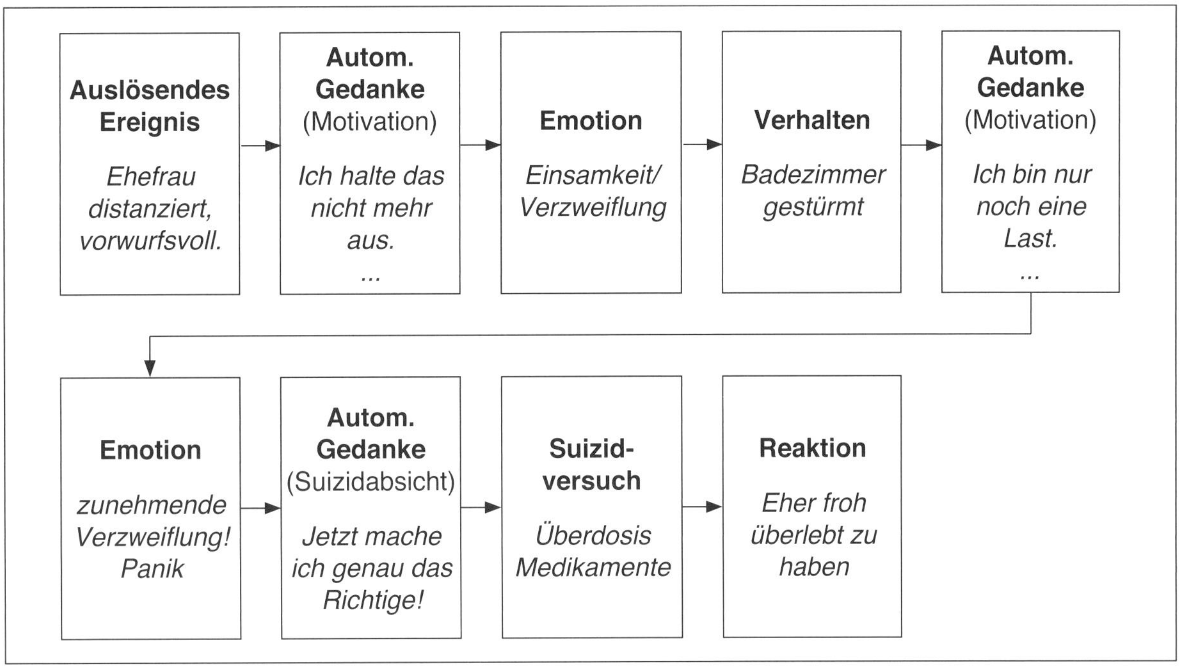

Abbildung 11: Zeitleiste einer suizidalen Krise

zu identifizieren, die den motivierenden automatischen Gedanken zugrunde liegen („Wenn ich andere um Hilfe bitte, dann bin ich eine Belastung.“; „Ich bin wertlos.“; „Ich bin so schrecklich, dass sich Leute immer von mir abwenden werden.“). Hierzu kann zurückgegriffen werden auf die sogenannte Pfeil-abwärts-Technik (Beck, 1999) mit den Kernfragen:

- Lassen Sie uns einmal ganz hypothetisch annehmen, es wäre tatsächlich so wie Sie denken: Was genau wäre schlimm daran?
- Und wenn das so wäre, was würde es über Sie aussagen?
- Was wären Sie für jemand, wenn das so wäre?

Es geht also darum, ein detailliertes und möglichst akkurates Verständnis der suizidalen Krise zu entwickeln, welches wiederum dazu dient, Warnzeichen einer suizidalen Krise zu identifizieren, ein kognitives Fallkonzept zu entwickeln und zentrale therapeutische Ansatzpunkte auszuwählen. Die Zeitleiste bildet zudem eine hilfreiche Ressource für die Durchführung der Relapse Prevention Task (vgl. Kapitel 6.1.3). Zunächst sollte sie aber genutzt werden, um frühzeitig im therapeutischen Prozess einen – auf die individuellen Warnzeichen abgestimmten – Notfallplan (vgl. Kapitel 4.4.2) zu entwickeln.

Green und Brown (2015) empfehlen sodann Gründe zu sterben und Gründe zu leben gemeinsam mit dem Patienten zu explorieren (vgl. Kapitel 4.3.1), nach Wichtigkeit sortiert in eine Rangreihe zu bringen und auf einer Bewältigungskarte zu verschriftlichen. Die Exploration von Gründen zu sterben und Gründen zu leben dient letztlich dazu das kognitive Fallkonzept zu ergänzen und Hoffnung zu vermitteln. Zu diesem Zweck wird mit den meisten Patienten zudem ein Hope-Kit erstellt und über den Therapieverlauf bestückt.

Kasten 10: Hope-Kit

Beim Hope-Kit kann es sich um eine Schachtel, einen Koffer, oder eine Tasche handeln, die mit Utensilien angefüllt wird, welche an die persönlichen Gründe für das Weiterleben erinnern. So können beispielsweise Fotos von Kindern, Freunden, persönlich bedeutsamen Orten, von den Enkeln gemalte Bilder, Haare von Haustieren, Parfüms, Postkarten, (Liebes-)Briefe, CDs, Filme, Bücher, Stofftiere, Gedichte und Gebete usw. in der Schachtel verwahrt werden. Letztlich kann alles hinein, das den Patienten daran erinnert, dass das Leben lebenswert ist und ihm Kraft gibt, dafür zu kämpfen. In diesem Sinne können auch Dinge hineingetan werden, die an persönliche Fähigkeiten und Leistungen erinnern (z. B. Abiturzeugnis, Meisterbrief, Judogürtel). Zu jedem einzelnen Gegenstand sollte der Therapeut sich die Geschichte erzählen lassen, die diesen bedeutsam gemacht hat: *Wie sind Sie an diesen Gegenstand gekommen? Was bedeutet Ihnen dieser? Warum haben Sie ihn über die Jahre aufgehoben? Was geht Ihnen durch den Kopf, wenn Sie diesen Gegenstand sehen/berühren?* Vielfach führt die Zusammenstellung des Hope-Kits dazu, dass Patienten nach und nach weitere Dinge einfallen, die ihrem Leben Sinn verleihen. Die Box soll schließlich so aufbewahrt werden, dass sie am Tag immer wieder ins Auge fällt und im Krisenfall unmittelbarer Zugriff besteht. Alternativ zu einer Schachtel kann natürlich auch eine Hoffnungs-Collage erstellt oder ein Sammelalbum mit entsprechenden Erinnerungsstücken gefüllt werden.

Bush und Kollegen (2015) haben vor kurzem eine Hope-Kit-App für das Smartphone vorgestellt. Die App umfasst sechs verschiedene Sektionen: (1) persönliche Erinnerungen (z. B. Fotos, Filme, aufgenommene Botschaften, Musik), (2) Ablenkungshilfen (Spiele, Puzzle usw.), (3) Entspannungshilfen (Anleitungen für Atementspannung und progressive Muskelentspannung), (4) Linkliste/Telefonnummern zu persönlichen Helfern und professionellen Hilfen, (5) Anregungen (programmierte Zitationen sowie persönlich bedeutsame Aussagen, Familienleitsätze, Bibelzitate usw.) und (6) Bewältigungskarten (Alternativkognitionen zu belastenden Annahmen und Überzeugungen). In einer ersten Untersuchung zeigten sich die Untersuchten sehr angetan von der App und bevorzugten diese größtenteils gegenüber der nicht virtuellen Hoffnungs-Box (Bush et al., 2015).

Kognitives Fallkonzept: Das kognitive Fallkonzept bildet den Grundstein der kognitiven Therapie. Es basiert auf dem narrativen Interview und der Auseinandersetzung mit den Gründen zu sterben bzw. zu leben. Zudem fließen natürlich Informationen aus der Risikoabschätzung und der allgemeinen Exploration mit ein. Die Kernkomponenten des kognitiven Fallkonzeptes sind die automatische Gedanken, (konditionalen) Annahmen und (unkonditionalen) Überzeugungen, die während einer suizidalen Krise aktiviert waren. Typischerweise drehen sich die Inhalte der verschiedenen Kognitionen um Wertlosigkeit („Ich genüge nicht", „Ich bin ein Versager", „Niemand kann mich mögen"), Hilflosigkeit/Entrapment („Ich werde diese Probleme nie lösen können"), Unaushaltbarkeit („Ich kann den Schmerz nicht länger ertragen"), Selbst-Hass („Ich hasse mich und habe es nicht verdient zu leben"), den Eindruck eine Last für andere zu sein („Anderen wird es ohne mich besser gehen") und Hoffnungslosigkeit („Alles wird immer so bleiben"). Neben diesen – in einer suizidalen Krise – aktivierten Kognitionen berücksichtigt das Fallkonzept auch

a) frühe Erfahrungen, inklusive zentraler akuter, wiederkehrender oder chronischer Ereignisse, die möglicherweise zur Ausbildung der Annahmen und Überzeugungen mitbeigetragen haben (z. B. Missbrauchserfahrungen, psychische Erkrankungen) und
b) dispositionelle Vulnerabilitätsfaktoren, die das Potenzial haben, suizidbezogene Kognitionen zu aktivieren bzw. zu verschärfen (z. B. Problemlösedefizite, Perfektionismus, Impulsivität).

Und schließlich beinhaltet das kognitive Fallkonzept Aussagen zu solchen kognitiven Prozessen, die zur weiteren Aufschaukelung der suizidalen Krise beitragen (selektive Aufmerksamkeit, attentionale Fixation; vgl. Kapitel 2.1). Entsprechende Informationen müssen ggf. noch zusätzlich erhoben werden. Ein Beispiel für ein kognitives Fallkonzept findet sich in Abbildung 12.

Das kognitive Fallkonzept wird über den gesamten Therapieprozess hinweg ergänzt, modifiziert oder verändert, je nachdem welche neuen Informationen gewonnen werden. Wie bereits gesagt, bildet es zudem die Basis der Therapieplanung: Gemeinsam mit dem Patienten wird also bestimmt, welche Probleme oder Kompetenzdefizite als stärkste Risikofaktoren für erneute suizidale Krisen verstanden werden und daher den Fokus der Therapie bilden sollten. Hierbei kann es sich genauso um zentrale Kognitionen oder fehlende Lebensziele bzw. Gründe zu leben handeln wie aber auch um mangelnde Impulskontrolle, Problemlösedefizite und/oder soziale Isolation. Die generierten Ideen sollten schlussendlich in Form von Therapiezielen festgelegt werden. Hauptziel ist dabei natürlich immer die Prävention weiterer Suizidversuche bzw. eines Suizids.

6.1.2 Mittlere Therapiephase

Auf der Basis der Fallkonzeption und in Abhängigkeit von den Zielen des Patienten werden die therapeutischen Methoden gewählt, die im indivi-

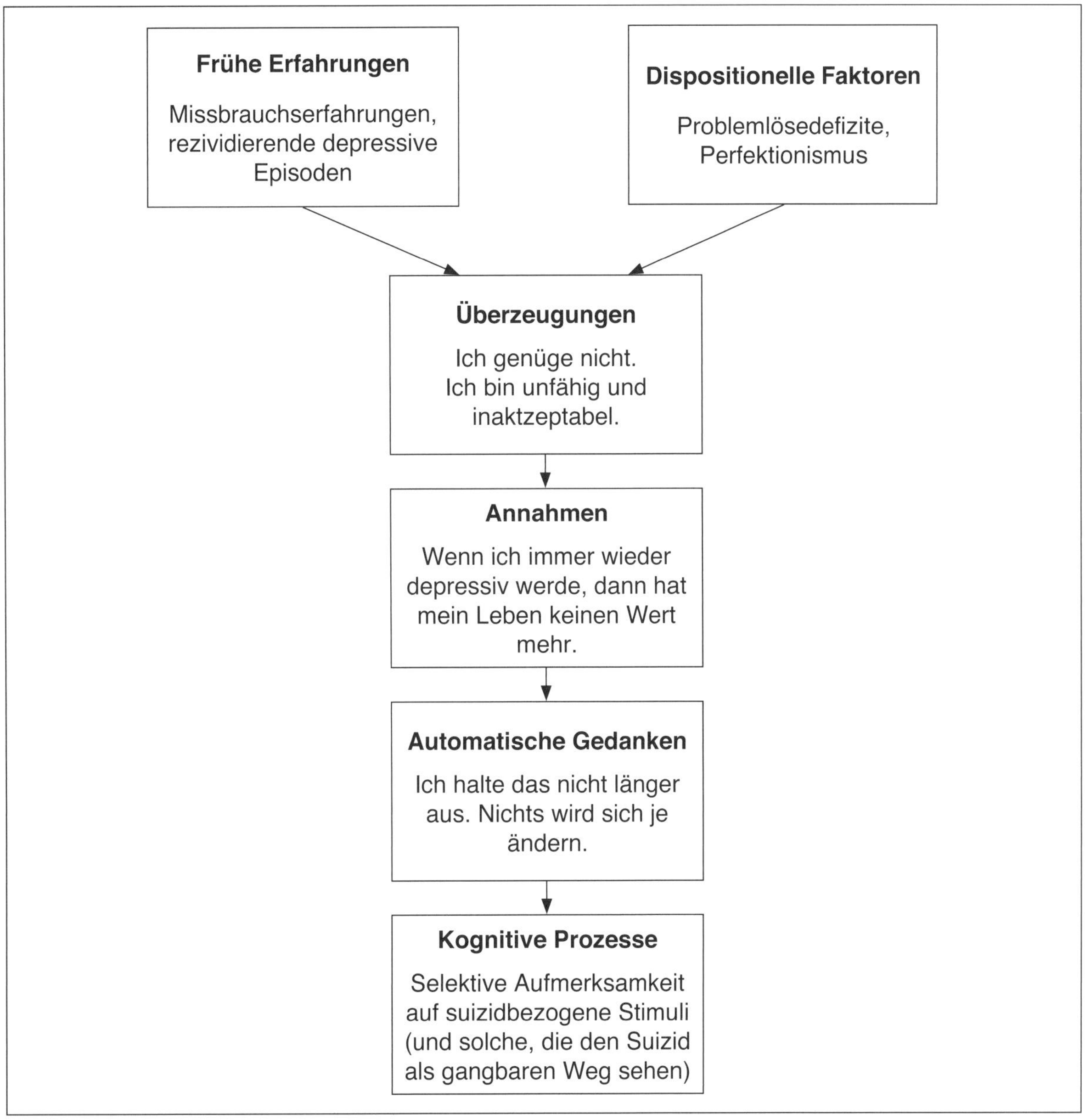

Abbildung 12: Kognitives Fallkonzept

duellen Fall das größte Potenzial haben, einem weiteren Suizidversuch vorzubeugen. In der Regel werden ein bis zwei Ansatzpunkte gewählt. Alle, der im Folgenden beschriebenen Strategien werden in gleicher oder vergleichbarer Form auch in der Behandlung nicht suizidaler Patienten eingesetzt – sie sind also wenig spezifisch. Der Unterschied in der Anwendung ergibt sich ausschließlich dadurch, dass die Methoden explizit darauf ausgerichtet sind, suizidale Krisen des Patienten zu verstehen, und erneuten suizidalen Krisen, Suizidversuchen und Suiziden vorzubeugen. Im Einzelnen kann dies beispielsweise heißen, dass nur solche Kognitionen disputiert werden, die in unmittelbarem Zusammenhang zu suizidalem Erleben stehen. Darüber hinaus trägt die Therapiegestaltung und Methodenwahl der Tatsache Rechnung, dass suizidalen Patienten in der Krise oft nur eine eingeschränkte kognitive Kapazität zur Verfügung steht. Entsprechend werden sehr konkrete Methoden, die auch in einer akuten Krise leicht eingesetzt werden können, gegenüber komplexeren Methoden, die mehr systematische Auseinandersetzung erfordern, vorgezogen.

Grundsätzlich muss der Einsatz sämtlicher hier skizzierter Strategien vom Leitziel eines besseren bzw. lebenswerten Lebens getragen werden. Der therapeutische Prozess ist entsprechend weniger methodenfokussiert und rigide als zielfokussiert und flexibel zu gestalten. Langfristig wird eine Entscheidung gegen das Sterben nur dann tragfähig sein, wenn es den Patienten gelingt, ihr Leben (oder Aspekte ihres Lebens) als sinnhaft zu empfinden und sie Mut und Kraft zur Auseinandersetzung mit Widrigkeiten (zurück)gewonnen haben. Die beschriebenen Strategien können bei der Erreichung dieses Ziels hilfreich sein. Sache des Therapeuten ist es, diesen Zielbezug transparent zu machen und für individuelle Wege zu einem besseren Leben offen zu sein.

Wenzel et al. (2009) untergliedern die eingesetzten Strategien, in (a) verhaltensbezogene Strategien, (b) affektive Bewältigungsstrategien und (c) kognitive Strategien. Die folgende Darstellung orientiert sich an dieser Aufteilung. Natürlich werden die verschiedenen Strategien in der konkreten Arbeit aber miteinander verschränkt genutzt.

6.1.2.1 Verhaltensbezogene Strategien

Ihren Ausgangspunkt nimmt die therapeutische Arbeit vielfach bei der Umsetzung verhaltensbezogener Strategien. Diese haben das größte Potenzial, eine initiale Stabilisierung herbeizuführen, indem sie den Patienten mit positivem Erleben in Kontakt bringen und den Unterstützerkreis des Patienten erweitern.

Aktivitätenaufbau: Auch jenseits der Stabilisierung in der akuten Krise kann es erforderlich sein, mit Patienten am Aufbau funktionaler Aktivitäten zu arbeiten. Der Aktivitätenaufbau richtet sich nach den Zielen des Patienten und sollte am gegenwärtigen Aktivitätsniveau des Patienten ansetzen. In Abhängigkeit von der individuellen Problemkonstellation geht es während des Aktivitätenaufbaus vorrangig um (a) den Aufbau von Routinetätigkeiten, (b) den Aufbau positiver, ausgleichender Aktivitäten und/oder (c) den zielbezogenen Abbau von Vermeidungsverhalten. Die Therapeuten sollten die Patienten bei der Auswahl erster Aktivierungsziele unterstützen – es ist jedoch zu vermeiden, dass Therapeuten „gute" Aktivitäten vorgeben; vielmehr sollten Patienten diese benennen und als günstigen (Zwischen-)Schritt in Richtung der eigenen Ziele werten. Grundsätzlich ist zu beachten, dass es für viele Patienten nicht darum geht einfach mehr Aktivitäten oder mehr angenehme Aktivitäten auszuführen. Im klinischen Alltag trifft man regelmäßig auf Patienten, die potenziell angenehmen Aktivitäten nachgehen (z.B. ins Kino gehen, Freunde treffen) und/oder beruflich sehr erfolgreich sind und dennoch unter Niedergeschlagenheit, Hoffnungs- und Sinnlosigkeit leiden. Eine Steigerung beruflicher Erfolgserlebnisse oder angenehmer Aktivitäten wird das Problem nicht lösen – vielmehr bedarf es einer genauen Betrachtung, welchen Aktivitäten/Auseinandersetzungen sich eine Person gegebenenfalls stellen muss, um eine langfristige Zustandsverbesserung erzielen zu können (Martell et al., 2010). Bei der Auswahl von Aktivitäten müssen die Therapeuten sodann darauf achtgeben, dass Patienten sich nicht überfordern. Der Schwierigkeitsgrad von Aktivitäten sollte so gewählt werden, dass diese mit großer Wahrscheinlichkeit zum Abschluss gebracht werden können. Misserfolge müssen, soweit dies möglich ist, vermieden werden.

Alle geplanten Aktivitäten sind schließlich genau vorzubereiten: Welche Aktivität soll an welchem Tag um welche Zeit wo ausgeführt werden? Nicht zuletzt mit dem Ziel, Hindernisse der Aktivierung frühzeitig zu bemerken, bietet es sich darüber hinaus an, die vereinbarte Aktivität verbal oder imaginativ vorwegzunehmen und den Umgang mit potenziellen Schwierigkeiten zu proben. Schließlich kann mit den Patienten besprochen werden, ob und wie sie Hinweisreize für die auszuführende Aktivität implementieren können. Hierfür bieten sich visuelle Reize (z.B. Post-it-Zettel, Knoten im Taschentuch, entsprechender Bildschirmschoner) und/oder auditive Reize (z.B. Erinnerungsnachrichten mit dem Smartphone) an.

Verbesserung sozialer Beziehungen: Die Reaktivierung bzw. der Aufbau sozialer Beziehungen stellt einen weiteren Ansatzpunkt in der Prävention suizidaler Krisen dar. Ausgangspunkt ist wiederum eine genaue Analyse der bestehenden Beziehungen. Hierzu kann – wie bereits beschrieben – eine Netzwerkanalyse auf der Basis eines gemeinsam erstellten Soziogramms vorgenommen oder die in Kapitel 4.5 beschriebene Bestimmung von „Stern-Personen" genutzt werden. Es sollte sodann geklärt werden, ob bereits bestehende Beziehungen intensiviert werden können und/oder, ob es um die Anbahnung neuer Kontakte gehen muss. Die Intensivierung bzw. der Aufbau von Beziehungen braucht in der Regel so viel Zeit, dass sich im Rahmen der Therapie oftmals nur ein Anfang machen lässt. Nichtsdestotrotz kann auch schon die Hoffnung auf sich verändernde soziale Bezüge von großem therapeutischem Nutzen sein.

Während des Aufbaus müssen Therapeuten darauf acht geben, sowohl unrealistische Vorstellungen, dass es (a) Familienmitgliedern, Freunden und Bekannten egal sei, wie es dem Betroffenen geht, (b) Familienmitglieder, Freunde und Bekannte keine Hilfe in Krisenzeiten anbieten werden, (c) soziale Beziehungen nicht verlässlich sind („Von Freunden wird man auch nur enttäuscht") und (d) man von anderen nur als Last erlebt wird, infrage zu stellen, wie aber auch übertriebene Ansprüche an Sozialpartner („Mein Partner muss immer bei mir sein und auf mich aufpassen") kritisch zu reflektieren. Überdies gilt es, den Patienten Hilfestellung zu leisten bei Versuchen, einen Bekanntenkreis aufzubauen. Dorrmann (2012) empfiehlt in Bezug auf letzteres die übliche therapeutische Zurückhaltung aufzugeben und den Betroffenen sehr konkret Vorschläge zu machen, auf welche Weise man Menschen kennenlernen kann (Single-Reisen, Kontaktanzeigen, Vereinsmitglied werden usw.).

Sollte sich herausstellen, dass dem Aufbau von Beziehungen nicht ausschließlich dysfunktionale Kognitionen im Wege stehen, sondern die Patienten ein ungünstiges Sozialverhalten an den Tag legen, sollte dieses angesprochen und sozial verträgliches Verhalten erarbeitet und erprobt werden. Hierbei lässt sich sehr gut auf Strategien zurückgreifen, wie sie im Cognitive Behavioral Analysis System of Psychotherapy (CBASP; vgl. Kapitel 8) beschrieben werden. Alternativ bietet auch das Skills-Training im Rahmen der Dialektische-Behavioralen Therapie (vgl. Kapitel 7) konkrete Hinweise zur Verbesserung der zwischenmenschlichen Fertigkeiten. Da familiäre und partnerschaftliche Konflikte einen häufigen Stressor im Vorfeld suizidaler Krisen darstellen, kann es schlussendlich therapeutisch indiziert sein, Familienangehörige bzw. Partner in die Therapie einzubeziehen, um bei einer Klärung gegenwärtiger Konflikte zu assistieren. Insbesondere in der Behandlung suizidaler Jugendlicher sind der Einbezug der Eltern und die Auseinandersetzung mit familiären Konflikten zentrale Elemente der Suizidprävention (vgl. Kapitel 9).

Förderung der Inanspruchnahme weiterer psychosozialer Dienste: Vor dem Hintergrund, dass suizidale Patienten vielfach durch psychiatrische, physische, soziale und ökonomische Probleme belastet sind, halten Wenzel et al. (2009) schließlich den Einbezug bzw. die Förderung der Inanspruchnahme weiterer psychosozialer Dienste für indiziert. Im Einzelnen kann es darum gehen, Patienten über weitere Hilfsmöglichkeiten zu informieren (z. B. Schuldnerberatung, Suchtberatungsstelle, Erziehungsberatung, Steuerhilfevereine, sozialpsychiatrischer Dienst; Psychiater/Neurologen, Tageskliniken) und die Kontaktaufnahme zu diesen Diensten zu vermitteln oder zu begleiten. Hierbei wird es oft erforderlich sein, ambivalente und negative Einstellungen gegenüber adjuvanten psychosozialen Hilfen zu explizieren und zu bearbeiten. In diesem Rahmen kann es auch erforderlich sein, die Medikamentencompliance des Patienten zum Thema zu machen. Suizidale Krisen sind meist nicht der beste Zeitpunkt, um eine Veränderung der Medikamenteneinnahme – ohne Rücksprache mit dem behandelnden Arzt – vorzunehmen. Entsprechend sollten Therapeuten darauf achten, ob und inwieweit notwendige Medikamente eingenommen werden. Im Fokus stehen dabei nicht nur Psychopharmaka, sondern genauso andere Medikamente, die auf regelmäßig eingenommen werden müssen (u. a. Blutdruckmedikamente, Insulin, Marcumar). Gerade bei älteren Patienten in suizidalen Krisen ist letzteres genau zu beachten (vgl. Kapitel 10).

6.1.2.2 Affektive Bewältigungsstrategien

Affektive Bewältigungsstrategien sollen Patienten in die Lage versetzen, belastende Emotionen zu regulieren, ohne auf Selbstverletzungen oder suizidale Verhaltensweisen zurückzugreifen. Insbesondere im Rahmen der Dialektisch-Behavioralen Therapie der Borderlinestörung (Linehan, 1996) wurden eine Vielzahl an Strategien zur Verbesserung der Emotionsregulation entwickelt (vgl. Kapitel 7). Ist es im Kontext der Krisenintervention wiederum nur möglich, einzelne Strategien im Umgang mit starker emotionaler Belastung vorzuschlagen, besteht im Rahmen des suizidpräventiven Vorgehens die Möglichkeit, deutlich ausführlicher individuell passende Strategien auszuwählen, zu erproben und einzuüben. Wenzel et al. (2009) empfehlen dabei den Einsatz von körperlichen, kognitiven und sensorischen Beruhigungsstrategien.

Körperliche Beruhigungsstrategien meinen zum einen das Erlernen einer Entspannungstechnik, wie z. B. der progressiven Muskelentspannung oder einer Atementspannung (vgl. Kapitel 4.7), zum anderen aber auch eine Steigerung der körperlichen Aktivität. Hier kann an alles angeknüpft werden, was die Patienten ohnehin schon gemacht haben. Monotone Sportarten, die nur wenig Konzentration erfordern, wie beispielsweise Laufen und Schwimmen, haben allerdings meist einen geringeren ablenkenden Effekt als Sportarten, die viel Aufmerksamkeit und schnelles Reagieren (aber in der Regel dann auch Mitspieler) erfordern. Ablenkung gilt als die zentrale *kognitive Bewältigungsstrategie.* Eine ablenkende Wirkung ist vor allem von solchen Aktivitäten zu erwarten, die die Aufmerksamkeit vollständig beanspruchen (z.B. etwas Interessantes lesen, einen spannenden Film ansehen, mit Interesse fernsehen, bewusst Musik, Radio oder Hörbücher hören, Computerspiele machen oder Denksportaufgaben lösen). In vielen Fällen ist es hilfreich, wenn Patienten sich nicht nur gedanklich oder eher passiv (durch Lesen, Fernsehen etc.) ablenken, sondern körperlich aktiv werden (z.B. Spazierengehen, Musik machen, Gartenarbeit, Hausarbeit, Tiere versorgen, kochen, die Wohnung umräumen usw.). Grundsätzlich ist darauf acht zu geben, dass Ablenkung als kurzfristige Strategie zur Emotionsregulation und nicht als langfristige Strategie zur Vermeidung unliebsamer Themen und Erlebensweisen eingesetzt wird. Eine weitere Möglichkeit sich abzulenken besteht darin, positive Erinnerungen zu aktivieren. Eine dezidierte Anleitung wurde hierzu von Tarrier und Kollegen (2013) vorgeschlagen.

Kasten 11: Broad Minded Affective Coping (BMAC)

Unter Bezugnahme auf die „Broaden-und-Built"-Theorie von Fredrickson (2009) haben Tarrier und Kollegen (2013) eine Strategie zur kurzfristigen Stimmungsstabilisierung beschrieben und empirisch untersucht. Kernannahme der „Broaden-und-Built"-Theorie ist, dass das Erleben positiver Emotionen das Gedanken- und Handlungsrepertoire einer Person vergrößern („broaden") und auf diese Weise den Aufbau mentaler, physischer und interpersoneller Ressourcen fördern („built"). Mit dem Ziel ebensolche Prozesse zu nutzen und den therapeutischen Prozess zu fördern, setzen Tarrier et al. (2013) die Imagination einer positiven Erinnerung – die sogenannte Broad Minded Affective Coping (BMAC)-Methode – als therapieergänzende Strategie bei suizidalen Patienten ein. Die Übung dauert in etwa 15 bis 30 Minuten und wird auf die folgende Weise eingeleitet:

Ich werde Sie bitten, sich an eine Situation zu erinnern, in der Sie sich glücklich oder gut gefühlt haben. Ich möchte Sie dabei bitten sich auf diese Erinnerung zu konzentrieren und ein Bild der Situation vor Ihrem inneren Auge entstehen zu lassen. Ich werde Sie anleiten dieses Bild so lebendig wie möglich werden zu lassen, damit Sie wieder in Kontakt mit den positiven Gefühlen in der damaligen Situation kommen. Es kann sein, dass die Übung zunächst recht schwer ist – versuchen Sie es aber bitte so gut wie Sie können. Der Sinn der Übung besteht darin, es Ihnen zu erleichtern, sich positive Erlebnisse – und nicht nur negative – zu vergegenwärtigen und Sie auf diese Weise eine bessere Balance zwischen positiven und negativen Erinnerungen erleben. Zudem wird durch die Übung Ihre Aufmerksamkeit geschult, sodass Sie zunehmend besser bestimmen können, worüber Sie nachdenken möchten. Hierfür müssen Sie die Übung natürlich regelmäßig wiederholen.

Das weitere Vorgehen lässt sich in 5 Phasen unterteilen: In der *Vorbereitungsphase* werden die Patienten angeleitet, die Augen zu schließen, sich auf ihren Atem zu konzentrieren und zunehmend zu entspannen. In der *zweiten Phase*, der geleiteten Imagination einer positiven Erinnerung, werden die Patienten gebeten, vor ihrem inneren Auge ein konkretes und lebendiges Bild eines vergangenen positiven Erlebnisses entstehen zu lassen *(Es geht darum, dass Sie sich bildhaft und lebendig an eine Situation aus Ihrem eigenen Leben erinnern, in der Sie sich glücklich und zufrieden (oder zumindest okay) gefühlt haben (...) Schauen Sie sich um: Was können Sie sehen?).* Die Patienten können ihre Erlebnisse und ihre Eindrücke laut erzählen; wenn sie dadurch in ihrer Imagination behindert werden, dann sollten sie allerdings nicht angehalten werden, laut zu sprechen. Die Übung gelingt am leichtesten mit Erinnerungen, die noch nicht so lange zurückliegen; grundsätzlich kann man sich aber auch auf länger zurückliegende Erlebnisse konzentrieren. In der *dritten Phase* wird das Bild dadurch intensiviert, dass die Patienten angeleitet werden, sich Sinneseindrücke aus der vergangenen Situation zu vergegenwärtigen *(Was können Sie riechen, während Sie in diesem Raum sind? Welche Geräusche können Sie wahrnehmen?).* Nach dieser Vorbereitung geht es in der *vierten Phase* darum, die mit dem Erlebnis verbundenen Gefühle zu re-aktivieren *(Wie fühlen Sie sich in diesem Moment? Versuchen Sie diesen Gefühlszustand erneut zu erleben!).* Schlussendlich wird in der *fünften Phase* versucht, dem Patienten die Verknüpfung von bestimmten Erinnerungen, Bewertungen und Gefühlen explizit zu machen. Zu diesem Zweck werden die Patienten gefragt, was genau in diesem Moment die positiven Gefühle ausgelöst hat. Und was die positiven Gefühle ihnen wiederum bedeuten.

In der *Nachbesprechung* sollte geklärt werden, wie es den Patienten während der Übung ging und ob Schwierigkeiten aufgetreten sind. In Einzelfällen erzeugt die Übung einen so starken Kontrast zwischen den positiven Erinnerungen und der gegenwärtigen Situation, dass es zur Intensivierung negativer Affekte kommt. Vor diesem Hintergrund sollte Patienten sehr deutlich gemacht werden, dass sie die Übung jederzeit abbrechen können und bei einer Zunahme negativen Erlebens auch sollen. Patienten, die von der Übung profitieren, sollte hingegen empfohlen werden, die Übung – mit variierenden Erinnerungen – möglichst täglich zu wiederholen, um so das Netzwerk positiver Erinnerungen anhaltend zu aktivieren. In diesem Sinne empfehlen Tarrier et al (2013) zudem, dass Verknüpfungen der imaginierten Erinnerung mit anderen Erinnerungen in der Nachbesprechung aktiv erfragt werden sollten *(Hat diese Erinnerung Sie an andere Situationen erinnert, in denen Sie sich ähnlich gefühlt haben?).*

In zwei Untersuchungen konnte bislang gezeigt werden, dass die BMAC-Prozedur bei schizophrenen Patienten genauso wie bei traumatisierten Patienten mit einer unmittelbaren Stimmungsaufhellung sowie einer Zunahme von Hoffnung und Glückserleben einhergeht. Die Effekte zeigten sich dabei im Vergleich mit einer Entspannungsübung bzw. im Vergleich mit einer geschriebenen Erinnerung an ein positives Erlebnis (Johnson, Gooding, Wood, Fair & Tarrier, 2013; Panagioti, Gooding & Tarrier, 2012). Untersuchungen zur Anwendung bei suizidalen Patienten stehen bislang aus.

Schließlich können *sensorische Beruhigungsstrategien* eingesetzt werden, um Übererregungszustände zu begrenzen. Entsprechende Strategien werden in Kapitel 7 dargestellt, sodass hier auf eine weitere Beschreibung verzichtet wird.

6.1.2.3 Kognitive Strategien

Modifikation dysfunktionaler Kognitionen: Im Rahmen der kognitiven Therapie suizidalen Verhaltens wird insbesondere der Modifikation dysfunktionaler Annahmen und Überzeugungen maßgebliche suizidpräventive Bedeutung beigemessen. Ausgehend von der kognitiven Fallkonzeption wird damit begonnen, zentrale Annahmen und Überzeugungen zu bearbeiten. Im Unterschied zur eher beiläufigen Infragestellung belastender Ansichten und Überzeugungen im Rahmen der Krisenintervention, kann die Auseinandersetzung mit Hoffnungs-, Hilf- und Wertlosigkeitskognitionen sowie geringer Problemlösezuversicht nunmehr stärker formalisiert und strukturiert durchgeführt werden. Das kognitive Modell der Emotionen sollte vermittelt werden, bevor eine Entscheidung getroffen wird einzelne Annahmen und Vorstellungen einer genaueren Prüfung zu unterziehen. Den Fokus sollten die Kognitionen bilden, die den Wunsch/die Entscheidung der Person zu sterben ausgelöst haben bzw. immer wieder bedingt. Eingesetzt werden können alle gängigen verbalen und verhaltensbezogenen Disputationsstrategien, die üblicherweise zur Modifikation dysfunktionaler Annahmen und Überzeugungen verwendet werden (Beck, 1999). Allerdings betonen Wenzel und Kollegen (2009), dass bei der kognitiven Arbeit mit suizidalen Patienten, in besonderem Maße darauf geachtet werden sollte, dass die Disputationen und die Entwicklung funktionaler Alternativkognitionen auf sehr konkrete Weise erfolgen und dokumentiert werden sollte. In diesem Sinne geben Bryan und Rudd (2015) Betroffenen konkrete Fragen zur Prüfung belastender Gedanken in Form von Arbeitsblättern mit:

- Welche Belege sprechen für und welche gegen diese Vorstellung?
- Handelt es sich um einen gewohnheitsmäßigen Gedanken oder basiert der Gedanke auf Tatsachen?
- Ist Ihre Interpretation der Situation zu unrealistisch, um akkurat zu sein?
- Denken Sie in „Alles-oder-nichts“-Kategorien?
- Beinhaltet die Idee/Annahme/Überzeugung Worte oder Ausdrücke, die extrem oder übertrieben sind (immer, nie, soll, muss, kann nicht, die ganze Zeit)?
- Berücksichtigt Ihre Interpretation nur einen Teilaspekt einer Situation und nicht die gesamte Situation?
- Ist Ihre Informationsquelle zuverlässig?
- Halten Sie möglicherweise eine geringe Wahrscheinlichkeit für eine hohe Wahrscheinlichkeit?

- Basiert Ihre Beurteilung möglicherweise weniger auf einer Tatsache als auf einem Gefühl?
- Beschäftigen Sie sich möglicherweise mit einer irrelevanten Sache?

Sehr gut können natürlich auch die gängigen Standardfragen der kognitiven Therapie genutzt werden (Beck, 1999):

- Welche Beweise gibt es? Welche Anhaltspunkte sprechen für diesen Gedanken? Welche Anhaltspunkte sprechen gegen diesen Gedanken?
- Gibt es eine alternative Erklärung?
- Was ist das Schlimmste was passieren könnte? Könnte ich das überleben? Was ist das Beste, das passieren könnte? Was ist das realistischste Ergebnis?
- Hilft Ihnen dieser Gedanke dabei, Ihr gewünschtes Ziel zu erreichen? Was wäre günstiger?
- Was würde ich einem Freund in dieser Situation raten? Was würden Sie einer Freundin sagen, wenn die Ihnen von diesem Gedanken berichten würde? Würden Sie denken, dass sie Recht hat? Warum nicht? Möchten Sie diese Einstellung an Ihre Kinder weiter geben, sollen die auch so über die Welt denken? Warum nicht, wenn es doch stimmt? Kennen Sie Menschen, die anders darüber denken?

In diesem Sinne können Patienten auch über gängige kognitive Verzerrungen (Selektive Verallgemeinerung, Gedankenlesen, Übergeneralisierung, Katstrophisieren, Minimierung/Magnifizierung usw.) informiert und angehalten werden, diese bei sich selber zu entdecken (Bryan & Rudd, 2015). Perspektivisch geht die Entwicklung vom kritischen Betrachten der dysfunktionalen Kognitionen hin, zu einem interessierten Untersuchen alternativer und möglicherweise hilfreicherer Interpretationen, Bewertungen, Annahmen und Überzeugungen. Solche funktionalen Alternativannahmen sollten immer schriftlich festgehalten werden. Oft bietet es sich zudem an, diese mit Hilfe von Verhaltensexperimenten weiter zu festigen.

Kasten 12: Bewältigungskarten

Um funktionales Denken während suizidaler Krisen zu erleichtern, empfehlen Wenzel et al. (2009) den Einsatz sogenannter Bewältigungskarten. Bewältigungskarten sind kreditkartengroße Kärtchen, die der Patient mit sich herumtragen kann und auf die u. a. zentrale dysfunktionale Annahmen/Überzeugungen samt funktionaler Alternativannahmen geschrieben werden können. Auf der Karte werden also in prägnanter Form die Ergebnisse der Disputation in der Sprache des Patienten zusammengefasst. So steht beispielsweise auf der einen Seite des Kärtchens die belastende Überzeugung „Ich bin eine Last für andere.“ und auf der anderen Seite individuell relevante Gegenpositionen: „Meine Familie würde alles für mich tun. Keiner von ihnen denkt, dass ich eine Last bin.“ „Wenn es jemandem, der mir wichtig ist, schlecht geht, würde ich nie denken, dass er/sie eine Last ist (und besser tot sein sollte).“ In gleicher Weise können auf einer solchen Bewältigungskarte auch die persönlichen Gründe zu leben aufgelistet werden bzw. Schritte zur Lösung gegenwärtiger Probleme. Patienten werden aufgefordert, die Karten regelmäßig – auch außerhalb krisenhafter Zuspitzungen zu lesen – um sie möglichst stark zu internalisieren. Green und Brown (2015) empfehlen die Karten in der Sitzung zu schreiben und bestenfalls direkt zu laminieren. Alternativ lassen sich auch gut entsprechende Notizen-Apps für das Smartphone nutzen.

Verbesserung der Problemlösekompetenz: Vor dem Hintergrund der vielfach dokumentierten Defizite suizidaler Patienten, Problemlösungen zu generieren und zu implementieren (Van Heeringen et al., 2011), gilt die Verbesserung der Problemlösekompetenz als ein weiterer Standardbaustein der psychotherapeutischen Suizidprävention. Ausgehend von einer – nach ihrer Bedeutsamkeit gewichteten – Liste aktuell relevanter Problembereiche, wird der Problemlöseprozess in der Auseinandersetzung mit einzelnen Problemen wiederholt durchlaufen und in seiner Struktur offen gelegt. Es empfiehlt sich die Orientierung am Modell von D'Zurilla und Goldfried (1971), in dem neben der sogenannten *Problemorientierung*, also persönlichen Einstellungen, Erwartungen und Reaktionsbereitschaften bezüglich der Auseinandersetzung mit Problemen, vier Phasen bzw. Fertigkeiten *rationalen Problemlösens* unterschieden werden: (1) Problem- und Zieldefinition, (2) Generierung von Lösungsalternativen, (3) Entscheidungsfindung, (4) Lösungsumsetzung und Überprüfung. Im Sinne der BMAC-Methode empfehlen Tarrier et al. (2013) schließlich erfolgreiche Problemlösesituationen detailliert, lebendig und unter Einbezug der verschiedenen Sinnesmodalitäten imaginativ nachzuerleben, um positive Affekte und Selbstwirksamkeitserleben, in Bezug auf gegenwärtige Probleme zu stärken.

6.1.3 Abschlussphase

In der Abschlussphase geht es darum, die besprochenen Inhalte zu rekapitulieren und die erworbenen Fertigkeiten nochmals zu prüfen. Die Zusammenfassung der Therapieinhalte kann dann erfolgen, wenn (1) der Patient sich nicht länger wünscht tot zu sein, wenn (2) sämtliche Aspekte, die die vergangene suizidale Krise bzw. deren Intensivierung (mit-)bedingt haben, besprochen wurden und wenn (3) Patienten in der Lage sind, die erworbenen Fertigkeiten zielbezogen einsetzen zu können. In vielen Fällen ist es sinnvoll, wichtige Bewältigungsstrategien nochmal auf einer Bewältigungskarte zusammenzufassen. Dies stellt dann auch eine Vorbereitung für die Abschlussübung, die sogenannte Relapse Prevention Task, dar.

Relapse Prevention Task. Bei der Rückfallpräventionsübung handelt es sich um eine Vorstellungsübung, in der Patienten angeleitet werden, sich eine zurückliegende und eine antizipierte zukünftige suizidale Krise zu vergegenwärtigen und den Einsatz von Bewältigungsstrategien in-sensu zu erproben. Die Technik dient am Ende der kognitiven Therapie sowohl zur Konsolidierung der Therapieinhalte, als auch zur Kontrolle, ob der Patient in der Lage ist, die entwickelten Strategien – zumindest in der Vorstellung – einzusetzen. Vor dem Hintergrund der Differential Activation Hypothese (vgl. Kapitel 2), lässt sich die Rückfallpräventionsübung auch nutzen, um zu überprüfen, wie leicht es durch eine Stimmungsverschlechterung bzw. die Erinnerung an die letzte suizidale Krise zu einer erneuten Aktvierung des suizidalen Erlebens- und Verhaltensmodus kommt. Die Übung selbst vollzieht sich in fünf Schritten: (1) Vorbereitungsphase, (2) Wiedererleben der letzten suizidalen Krise, (3) Wiedererleben der letzten suizidalen Krise unter Einbezug erlernter Bewältigungsstrategien, (4) Imagination einer zukünftigen suizidalen Krise, (5) Nachbesprechung.

Vorbereitungsphase. Im Rahmen der Vorbereitungsphase wird die Technik als Möglichkeit vorgestellt, erworbene Strategien im Umgang mit suizidalen Krisen auszuprobieren. Der genaue Ablauf der Übung wird den Patienten erläutert und sie werden darauf hingewiesen, dass das Erleben negativer Emotionen während der Durchführung zu erwarten ist. Hilfreiche Rahmenbedingungen für die Durchführung (wie z. B. Pausen, Ablenkungsstrategien, Stoppregeln sowie die Möglichkeit eines abendlichen Telefonkontaktes) werden genauso besprochen, wie mögliche Variationen der Übung: So kann beispielsweise ausschließlich eine zukünftige suizidale Krise imaginiert werden, wenn Patienten sich nicht auf ein Wiedererleben der zurückliegenden suizidalen Krise einlassen wollen. Um Patienten Zeit zu geben, sich auf die Krisenimagination einzustellen, sollten die Vorbereitung und die erste Wiedererlebenssequenz nicht in einer Sitzung erfolgen.

Wiedererleben der zurückliegenden suizidalen Krise. Beim Wiedererleben der zurückliegenden suizidalen Krise werden die Patienten – in der folgenden Sitzung und nach einer Wiederholung des Behandlungsrationals – angeleitet, im Präsens die Ereigniskette bis hin zum Suizidversuch zu beschreiben. Als Skript dient dabei die im Rahmen des narrativen Interviews angefertigte Situationsbeschreibung (siehe Kapitel 6.1.1). Durch detailliertes Erfragen von Situationscharakteristika, sensorischen Eindrücken, Gedanken, Gefühlen und Verhaltensweisen unterstützt der Therapeut den Patienten darin, eine lebendige Vorstellung der Situation zu entwickeln.

> Ich möchte Sie nun bitten, die Augen zu schließen und sich an den Tag des Suizidversuchs zu erinnern. Denken Sie an die Situation, kurz bevor es zur Entscheidung kam, sich das Leben zu nehmen. Beschreiben Sie die Ereignisse und Ihr Erleben an diesem Tag, so als würden Sie sich selber in einem Film zuschauen und begeben Sie sich dann mit Ihrem gesamten Bewusstsein in diesen Film. Wo befinden Sie sich als Sie mit Ihrer Frau telefonieren? Was geht Ihnen durch den Kopf? Wie fühlen Sie sich? Was machen Sie? Und was passiert dann? […] Was geht Ihnen genau durch den Kopf, als Sie sich entscheiden, Allem ein Ende zu setzen? Wie fühlt sich Ihr Körper an? Was passiert dann? usw.

Während der Vorstellungsübung sollte der Therapeut immer wieder das Ausmaß akuter Suizidalität erfragen, um Ansatzpunkte für Bewältigungsstrategien zu bestimmen:

> Auf einer Skala von 0 (keine Gedanken an einen Suizid) bis 100 (extrem suizidal) – wo befinden Sie sich gerade?

Im Anschluss an die Vorstellungsübung wird geklärt, ob der Patient sich gegenwärtig suizidal fühlt, ob sich die Sichtweise des Patienten auf die suizidale Krise seit Behandlungsbeginn verändert hat und ob, der Therapeut in der Applikation der Methode zusätzliche Aspekte beachten muss.

Wiedererleben der letzten suizidalen Krise unter Einbezug erlernter Bewältigungsstrategien. Das Wiedererleben der letzten suizidalen Krise unter Einbezug erlernter Bewältigungsstrategien erfolgt bestenfalls unmittelbar im Anschluss. Hierbei wird der Patient angeleitet, sich vorzustellen, wie er in der vergangenen Krise alternative Sichtweisen und Bewältigungsstrategien anwendet. Der Einsatz der verschiedenen Bewältigungsstrategien sollte dabei wiederum sehr plastisch und im Präsens beschrieben werden. Auf diese Weise soll ein exakter Eindruck davon entstehen, ob der Patient die Strategien als hilfreich empfindet, welche Hindernisse auftreten könnten und wie man diesen wiederum begegnen kann. Die Imagination setzt an der Stelle der Ereigniskette ein, an der der Entschluss zum Suizid getroffen wurde:

> In dem Moment, in dem Sie denken „Ich halte das nicht mehr aus – ich mache Schluss mit allem“ – was könnte Ihnen da helfen?

Der imaginative Einsatz von Bewältigungsstrategien kann und sollte durch den Therapeuten mit Hilfe verschiedener Instruktionen gefördert werden:

> Wie könnten Sie mit diesem Gedanken umgehen? Wie könnten Sie die Situation auf andere Weise lösen? Stellen Sie sich vor wie Sie über andere Möglichkeiten nachdenken? Was für Möglichkeiten könnten dies sein? Wen könnten Sie anrufen? Was könnten Sie anders machen? Was auf Ihrem Notfallplan könnte jetzt hilfreich sein? Stellen Sie sich vor, dass Sie den Notfallplan jetzt zur Hand nehmen? Was steht darauf? Welche Fertigkeit könnten Sie einsetzen?

Der Einsatz verschiedener Strategien sollte sodann weiter begleitet werden:

> Sie duschen also heiß: Wie fühlt es sich an? Wie stark sind die Suizidgedanken gerade? Gibt es noch etwas, das Sie tun können? Sie rufen Anna an: Worüber reden Sie? Wie fühlt sich Ihr Körper an? usw.

Im Anschluss an die Bewältigungsimagination sollten Patienten dafür gelobt werden, dass sie sich auf die Übung eingelassen haben. Anschließend wird geklärt, wie die Patienten sich nun fühlen, wie sie die Übung erlebt haben und wie zuversichtlich sie sind, die imaginierten Strategien auch in einer tatsächlichen Krise anwenden zu können.

Imagination einer zukünftigen suizidalen Krise. In der folgenden Sitzung wird die Imagination einer zukünftigen suizidalen Krise durchgeführt. Hierzu wird mit dem Patienten zunächst ein Szenario entwickelt, in dem es zu einer erneuten suizidalen Krise kommen könnte. Wie in den bereits durchgeführten Imaginationen wird der Patient angeleitet, die Situation genau zu imaginieren und im Präsens zu beschreiben und dem Auftreten einer akuten Suizidabsicht mit dem Einsatz von Bewältigungsstrategien zu begegnen. Diese dritte Imaginationsübung erlaubt dem Therapeuten eine Einschätzung der Sicherheit und Flexibilität des Patienten im Umgang mit den erworbenen Bewältigungsstrategien. Dem Patienten kann sie ein zunehmendes Sicherheitsgefühl im Umgang mit suizidalen Krisen vermitteln.

Nachbesprechung. Eine Auswertung und Nachbesprechung der gesamten Imaginationsübungen schließt sich an. Hier geht es zudem darum, einzuschätzen, wie suizidal der Patient sich im gegenwärtigen Moment fühlt. Sollte im Rahmen der Übung deutlich geworden sein, dass der Patient Bewältigungsstrategien nicht einsetzen bzw. nicht von diesen profitieren kann, muss in weiteren Sitzungen eine Anpassung des therapeutischen Angebots erfolgen.

Andernfalls schließt die Rückfallpräventionsübung die kognitive Therapie suizidalen Verhaltens ab. Zu klären ist allerdings, ob der Patient, wegen anderer Probleme gegebenenfalls weiter behandelt oder an eine andere Einrichtung überwiesen werden sollte. Insbesondere für Patienten, die keine weitere Behandlung erhalten, kann es zudem hilfreich sein, „Booster-Sitzungen“ zu vereinbaren für den Fall, dass es zu einem erneuten Aufflammen suizidalen Erlebens kommt, Stressoren zunehmen und/oder es zu einer Verschlimmerung komorbider Symptome kommen sollte.

6.2 Attempted Suicide Short Intervention Programm (ASSIP)

Von Gysin-Maillart und Michel (2013) wurde eine Kurztherapie zur Behandlung nach einem Suizidversuch entwickelt, die krisentherapeutisches Arbeiten mit Elementen der kognitiven Therapie verbindet. Das Interventionsprogramm umfasst insgesamt 3 bis 4 Sitzungen sowie einen anhaltenden Briefkontakt und zielt darauf ab, die Hintergründe der suizidalen Krise zu klären und Maßnahmen zur Vorbeugung zu erarbeiten. Eine längerfristige Therapie wird durch das Kurzprogramm nicht ersetzt.

Sitzung 1: Narratives Interview. Die Patienten werden – nach einem kurzen Überblick über das Behandlungsrational – gebeten, die Ereignisse, die zum Suizidversuch geführt haben, frei zu erzählen *(Erzählen Sie doch bitte, wie es zu dem Suizidversuch kam …?).* Der Therapeut lässt dem Patienten Raum die Geschichte so zu erzählen, wie er sie erlebt hat. Er ist angehalten, Pausen zuzulassen und die Erzählung nicht durch Fragen zu unterbrechen. Erst wenn der Patient mit seiner Geschichte nach 20 bis 40 Minuten abgeschlossen hat, darf der Therapeut offene Verständnisfragen klären *(Können Sie mir das nochmal genauer erklären?).* Die Sitzung endet zumeist, wenn der Patient seine Geschichte erzählt und der Therapeut seine Nachfragen klären konnte. Sollte im Verlauf allerdings deutlich geworden sein, dass der Patient gegenwärtig unter Suizidgedanken leidet, dann schließt sich eine Risikoabschätzung mit Hilfe der Suicide Status Form von Jobes (2006) an (vgl. Kapitel 3.6.1). Die gesamte Sitzung – und insbesondere das narrative Interview – wird auf Video aufgezeichnet.

Sitzung 2: Video-Playback. Gemeinsam mit dem Patienten wird die Videoaufzeichnung der vergangenen Sitzung betrachtet und es werden die Muster und Hintergründe der suizidalen Krise vertiefend exploriert. *„Heute werden wir gemeinsam das Video anschauen, in dem Sie Ihre Geschichte erzählen. Es ist uns wichtig, bedrohte Lebensziele und Muster zu identifizieren, die zu Ihrer suizidalen Krise geführt haben"* (Gysin-Maillart & Michel, 2013, S. 74). Der Patient wird aufgefordert, das Video immer dann zu stoppen, wenn er etwas ergänzen möchte oder wenn ihm etwas als besonders bedeutsam erscheint. Therapeutisch geht es darum, sowohl die Hintergründe der suizidalen Krise zu vertiefen – und dies in einer Situation, in der der Patient sich durch die Videobetrachtung in einem aktivierten Zustand befindet –, als auch Warnsignale und alternative Handlungsweisen herauszuarbeiten *(Woran hätten Sie in der Situation merken können, dass Sie sehr gefährdet sind?).* Als Hausaufgabe wird dem Patienten ein psychoedukativer Text zum Thema Suizid mitgegeben.

Für die dritte Sitzung bereitet der Therapeut eine schriftliche Zusammenfassung der Muster und Abläufe der suizidalen Krise vor. Die Zusammenfassung sollte in der Ich-Form erstellt werden und Handlungsvorschläge im Sinne weiter zu bearbeitender Themen sowie Warnsignale und Sicherungsstrategien beinhalten.

Sitzung 3: Klärung der Muster, die zur suizidalen Krise führten. Der schriftliche Entwurf des Therapeuten wird in der dritten Sitzung gemeinsam mit dem Patienten überarbeitet und ergänzt. *„Ich habe versucht, die Zusammenhänge und Muster Ihrer suizidalen Krise festzuhalten und die ersten Handlungsstrategien aufzuschreiben. Heute würde ich diese gerne mit Ihnen überarbeiten, sodass es sich um Ihre Geschichte handelt, die Sie mit Ihren eigenen Worten erzählen und die Ihre ganz persönlichen Warnsignale und Strategien beinhalten"* (Gysin-Maillart & Michel, 2013, S. 81). Im Anschluss werden mögliche längerfristige Maßnahmen und Ziele zur Prävention suizidaler Krisen herausgearbeitet. Das Ziel von ASSIP besteht darin, solche Themen zu identifizieren, die immer wieder zu Suizidgedanken führen können (z. B. Selbstwertprobleme, interpersonelle Kompetenzen). Die längerfristige Bearbeitung solcher Themen erfolgt nicht im Rahmen von ASSIP, sondern bestenfalls in einer sich anschließenden Psychotherapie. Des Weiteren werden individuelle Warnsignale und Notfallstrategien bei wiederaufkommender Suizidalität herausgearbeitet und auf einer Bewältigungskarte *(„Hope-Leporello")* notiert.

Sitzung 4: Mini-Exposition (optional). Die vierte Sitzung ist optional und orientiert sich inhaltlich an der Relapse Prevention Task von Wenzel et al. (2009; vgl. Kapitel 6.1). Ziel der Sitzung ist es – im Rahmen einer Art von Exposition – die erarbeiteten Strategien einzuüben. Der Patient betrachtet die Videoaufnahme aus der ersten Sitzung und wird aufgefordert, sich erneut in den suizidalen Modus zu versetzen. Im Anschluss soll er die Strategien benennen, die er hätte nutzen können, um suizidales Erleben und Verhalten in der konkreten Situation zu beeinflussen bzw. zu unterbrechen.

Im Anschluss an die Kurztherapie bekommen die Patienten über zwei Jahre hinweg regelmäßig kurze Briefe zugeschickt, in denen der Therapeut seine Sorge um den Patienten zum Ausdruck bringt und die Möglichkeit einer erneuten Kontaktaufnahme angeboten wird.

Merke: Postkarten-Interventionen

Mit der zuletzt genannten Intervention greifen Gysin-Maillart und Michel (2013) eine Methode auf, die sich in einer Untersuchung von Motto und Bostrom (2001) als erstaunlich wirksam in der Prävention von Suiziden erwiesen hat. In dieser Studie boten die Autoren Patienten (n= 862), die wegen Depression und/oder Suizidalität im Krankenhaus behandelt wurden an, dass ihnen nach ihrer Entlassung in regelmäßigen Abständen ein kurzer Brief zugeschickt werde. Die Teilnehmer der Interventionsgruppe erhielten über fünf Jahre hinweg, etwa alle drei Monate, einen individualisierten Brief. Diese unterschieden sich im Text; in allen wurde jedoch der Wunsch zum Ausdruck gebracht, es möge der Person gut gehen und es wurde ihr angeboten, sich bei Bedarf melden zu können. Die Briefe lasen sich in etwa so: *Es ist nun einige Zeit vergangen, seit Sie hier waren. Ich hoffe, dass es Ihnen soweit gut geht. Denken Sie daran, dass Sie sich jederzeit bei uns melden können. Es würde mich freuen, von Ihnen zu hören, falls Sie mir einige Zeilen schreiben wollen; nötig ist es aber nicht.* Die Probanden der Kontrollgruppe blieben ohne aktive Kontaktaufnahme.

Der Effekt dieser minimalen Zuwendung zeigte sich deutlich: In der Gruppe, die die Briefe erhielten, kam es in den folgenden fünf Jahren zu weniger Suiziden, als in der Gruppe, die keine Briefe erhielten (3.9 % vs. 4.6 %). Der Effekt war dabei in den ersten zwei Jahren am deutlichsten (und verlor sich über den 15-jährigen Nachuntersuchungszeitraum). Einzelne Teilnehmer brachten ihre Dankbarkeit für die Briefe in kurzen, zum Teil sehr deutlichen Antwortschreiben zum Ausdruck: „Ich kann Ihnen gar nicht sagen was Ihre kurzen Briefe mir bedeuten … jemand kümmert sich!“ oder, „Sie sind der hartnäckigste Mistkerl der mir jemals begegnet ist, das heißt, Sie müssen ernsthaft an mir und meinem Wohlergehen interessiert sein.“

Im Rahmen einer australischen Replikationsstudie an 772 Personen, die nach einer Selbstvergiftung stationär behandelt wurden, fand sich in den folgenden 24 Monaten kein Einfluss der Intervention auf den absoluten Anteil an Personen, die eine erneute Selbstvergiftung unternahmen (21.2 % vs. 22.8 %). Es zeigte sich allerdings, dass es in der Interventionsgruppe deutlich seltener zu wiederholten Selbstvergiftungen und erneuten Klinikaufenthalten gekommen ist, als in der Kontrollgruppe (310 Wiederaufnahmen vs. 145 Wiederaufnahmen). Die Intervention erwies sich allerdings nur für Frauen als effektiv (Carter, Clover, Dawson & D'Este, 2005; Carter, Clover, Whyte, Dawson & D'Este, 2007). In vergleichbarer Weise zeigte sich in einer iranischen Studie an 2.300 Personen, die wegen einer absichtsvollen Selbstvergiftung medizinisch behandelt wurden, dass die Postkartenintervention einer Kontrollbedingung hinsichtlich der Reduktion von Suizidgedanken und Suizidversuchen im 12-monatigen Untersuchungszeitraum überlegen war – allerdings profitierten wiederum vor allem Frauen von der Intervention. Zudem war die Intervention vor allem hilfreich für Personen, die bereits im Vorfeld der Indexaufnahme einen Suizidversuch unternommen hatten (Hassanian-Moghaddam, Sarjami, Kolahi & Carter, 2011). Es scheint also so zu sein, dass die Effekte der Intervention durch verschiedene Faktoren moderiert werden. Gleichzeitig ist die Intervention aber so unaufwändig und kostengünstig, dass eine Anwendung bereits beim jetzigen Kenntnisstand sehr gut empfohlen werden kann.

Kapitel 7

Dialektisch-Behaviorale Therapie bei Suizidalität

7.1 Einleitung

Die Dialektisch-Behaviorale Therapie (DBT) wurde von der amerikanischen Psychologin Marsha Linehan in den 1980er und 1990er Jahren ausgearbeitet. Sie wurde ursprünglich für Frauen entwickelt, die chronische Suizidalität sowie multiple, nichtsuizidale Selbstverletzungen aufwiesen. Erst später wurde deutlich, dass es sich damit um die größte und schwierigste Gruppe der Borderline-Population handelt. Mittlerweile gilt es als das am besten evaluierte störungsspezifische Verfahren zur Behandlung einer Borderline-Persönlichkeitsstörung. Etwa 70 bis 80 % dieser Patienten berichten von selbstverletzenden Verhaltensmustern in der Vorgeschichte und 60 % von Suizidversuchen (Bohus & Schmahl, 2006). Suizidalität spielt bei der Borderline-Persönlichkeitsstörung (BPS) demnach eine maßgebliche Rolle (siehe Kapitel 1.5.5). Folgerichtig handelt es sich bei der DBT um eine Therapieform, die das Thema Suizidalität in den Fokus der Behandlung rückt.

Im nachfolgenden Kapitel werden die Besonderheiten der *ambulanten DBT* beschrieben. Es wird ein Fallbeispiel vorangestellt, das in den Unterkapiteln mit konkreten Beispielen und kurzen Therapietranskripten immer wieder aufgegriffen wird.

Beispiel: Jennifer K.

Jennifer K. (24 Jahre, Studentin) beschreibt, dass sie sich seit ihrem 14. Lebensjahr nahezu durchgängig mit Rasierklingen oberflächliche Wunden zufüge (ca. 2- bis 3-mal pro Woche). Es habe eine kurze Phase von etwa 3 Monaten gegeben, in denen sie sich nicht geschnitten, stattdessen jedoch gehungert habe. Nachfolgend sei sie jedoch wieder zum Schneiden übergegangen. Ihr Essverhalten sei normal. Seit dem 20. Lebensjahr fahre sie sehr schnell Motorrad (mindestens 3- bis 4-mal pro Woche zur Spannungsentlastung). Sie gehe phasenweise wahllose sexuelle Kontakte ein, wobei sie vorher sehr viel Alkohol trinke. Sie leide immer wieder unter emotionalen Ausnahmezuständen sowie suizidalen Gedanken, die phasenweise sehr ausgeprägt seien. Im letzten halben Jahr habe sich alles sehr zugespitzt. Ihr Freund Marc drohe immer wieder damit, sie zu verlassen, weil ihm alles über den Kopf wachse. Nun sei er seit vier Monaten aus der gemeinsamen Wohnung ausgezogen, wenngleich sie noch zusammen seien. Sie fühle sich einsam und als erbärmliche Versagerin. Seit dem Auszug des Freundes besuche sie nicht mehr die Vorlesungen. Etwa vor einem halben Jahr sei eine Kommilitonin bei einem Verkehrsunfall ums Leben gekommen. Sie habe zwar keinen intensiven Kontakt mit ihr gepflegt, jedoch sei der Unfalltod ihres jüngeren Bruders wieder sehr präsent und auch die Vorwürfe ihrer Mutter, dass sie als 9-jährige ältere Schwester nicht gut genug auf ihn aufgepasst habe. Sie habe wieder verstärkt Albträume und Flashbacks. Vor drei Monaten habe sie einen Suizidversuch verübt, weil ihr alles zu viel geworden sei. Sie habe eine nicht mehr erinnerbare Menge an Benzodiazepinen eingenommen und sich auf die nächsten Bahngleise gesetzt, mit der festen Absicht, sich überfahren zu lassen. Einzig der Gedanke an den Lokführer, der traumatisiert werden könnte, und an ihre beste Freundin Dorothee sowie deren Sohn Ben, ihr Patenkind, habe sie von dem Vorhaben abgehalten. Aus heutiger Sicht sei sie auf der einen Seite froh, die Situation überlebt zu haben, auf der anderen Seite würde sie immer wieder sehr daran zweifeln, ob sich das Leben wirklich lohne. Ein Mitarbeiter einer Beratungsstelle der Uni habe ihr dringend empfohlen, sich therapeutische Hilfe zu suchen. Sie habe bereits mehrere stationäre Behandlungen durchlaufen, dabei eher schlechte Erfahrungen gemacht und habe sich nicht verstanden gefühlt. Sie habe stets nach kurzer Zeit die Behandlungen abgebrochen. In der letzten Klinik sei ihr eine DBT-Behandlung empfohlen worden, die sie nun anstrebe, weil sie große Angst habe, ihren Freund endgültig zu verlieren. Sie wünsche sich sehr, sich nicht mehr schneiden zu müssen, stabiler zu sein und keine lebensmüden Gedanken mehr zu haben, allerdings habe sie wenig Hoffnung, dass das jemals möglich sein werde.

7.2 Störungsmodell

Linehan (1996) beschreibt die Entwicklung einer Borderline-Persönlichkeitsstörung (BPS) im Rahmen eines *neurobehavioralen Störungsmodells* als Folge biologischer Unregelmäßigkeiten in Kombination mit bestimmten dysfunktionalen Umweltbedingungen sowie deren Interaktion und Transaktion im Laufe der Zeit. Im Zentrum der BPS sehen die meisten wissenschaftlich orientierten Experten heute eine Störung der Affektregulation, die auf eine erhöhte emotionale Vulnerabilität bei gleichzeitiger Störung der Affektmodulation zurückgeführt werden kann (Linehan, 1996). Kennzeichen der erhöhten emotionalen Vulnerabilität sind (1) eine ausgeprägte Sensitivität gegenüber emotionalen Reizen und damit eine niedrige Reizschwelle für emotionale Reaktionen, (2) eine extreme Auslenkung der jeweiligen emotionalen Reaktion sowie (3) lang anhaltende emotionale Reaktionen mit einer erhöhten Sensitivität für nachfolgende emotionale Reize (Linehan, 1996). Im Zusammenhang mit der erhöhten emotionalen Verletzlichkeit werden neurobiologische Veränderungen im limbischen System und dem präfrontalen Cortex angenommen (Mauchnik et al., 2005). Die Problematik der Affektmodulation scheint im Zusammenhang mit einer verschlechterten Fähigkeit der Erkennung von Emotionen sowie einem Mangel an Fertigkeiten zur Regulation dieser Emotionen zu stehen (Wolff et al., 2007). Ursächlich werden hierfür bestimmte dysfunktionale Umweltbedingungen in Form von rezidivierenden sozialen Invalidierungen, emotionalen Vernachlässigungen und/oder (sexuellen) Traumatisierungen angenommen. Eine soziale Invalidierung liegt vor, wenn z.B. berechtigte emotionale Reaktionen überwiegend als falsch, unberechtigt, unangemessen oder sogar gestört bewertet und nicht ernst genommen werden. Dabei besteht die Gefahr, dass die Betroffenen lernen, primäre Gefühlsreaktionen zu vermeiden bzw. mit schnell wirksamen, aber langfristig dysfunktionalen Mitteln unter Kontrolle zu bringen. Es wird davon ausgegangen, dass borderlinetypische Verhaltensweisen, insbesondere stark dysfunktionale Verhaltensweisen, entweder den Versuch darstellen, die immer wiederkehrenden intensiven Gefühle zu regulieren oder eine Folge der emotionalen Fehlregulation sind. Suizidversuche, -pläne, -handlungen und -gedanken werden neben anderen dysfunktionalen Verhaltensweisen somit als ungeeignete (Problemlösungs-)Versuche verstanden, die überwältigenden, unkontrollierbaren, aversiven Emotionen zu reduzieren.

7.3 Behandlungsmodell

7.3.1 Grundhaltung und allgemeine therapeutische Strategien

Linehan entwickelte den komplexen Therapieansatz der DBT, nachdem sich ausschließlich kognitiv-behaviorale Verfahren als wenig wirksam in der Behandlung chronisch suizidaler Frauen erwiesen hatten. Die zentrale Grundidee der DBT ist die *Dialektik,* die im Sinne einer dialektischen Beziehungsgestaltung bedeutet, während der gesamten Behandlung und letztlich in jeder Begegnung mit dem Patienten eine Balance zwischen Strategien der Akzeptanz/Wertschätzung und Strategien der Veränderung zu finden. Das Zusammenspiel dieser beiden Kernstrategien schafft in der Behandlung von Patienten, die auf eine zu einseitige Betonung von Strategien der Veränderung ausgesprochen verunsichernd und mit einer massiven Störung der Emotionsregulation reagieren, eine Atmosphäre, in der Veränderungsprozesse gefördert und erleichtert werden. Linehan ergänzte die kognitive Verhaltenstherapie zudem um eine Vielzahl von Behandlungsmethoden aus dem Bereich der Gesprächspsychotherapie, der Gestalttherapie, der Hypnotherapie und dem ZEN-Buddhismus.

Die DBT setzt sich aus zwei „tragenden" Säulen zusammen, der therapeutischen Grundhaltung sowie den therapeutischen Strategien. Beide finden gleichermaßen Berücksichtigung und werden im Folgenden genauer beschrieben.

Grundhaltung: Die Behandlung von Menschen mit einer BPS wird oftmals als sehr belastend und anstrengend erlebt. Die hohe Emotionalität der Betroffenen, die Nähe-Distanz-Problematik, das zuweilen unablässige Kommunizieren ihres intensiven Leidens und vor allem das oftmals schwere dysfunktionale Verhalten (Suizidversuche, Suiziddrohungen, Feindseligkeiten, Selbstverletzungen, Dissoziation etc.) verkomplizieren den Umgang und die Therapie erheblich und lösen häufig bei

Therapeuten Ärger, Hilflosigkeit, Angst, Enttäuschung und/oder Resignation aus. Den Patienten wird oft vorgeworfen, dass sie „spalten", „manipulieren", „die Suizidkarte ziehen", sich nicht genügend anstrengen und sich eigentlich gar nicht verändern wollen. Es liegt auf der Hand, dass dies keine gute Voraussetzung für eine solide therapeutische Beziehung als Ausgangsbasis einer erfolgreichen Behandlung ist. Um sich und die Patienten vor diesen Empfindungen zu schützen und stattdessen eine empathische und wertschätzende Begegnung zu ermöglichen, hat Linehan eine therapeutische Haltung beschrieben, die sich in acht Grundannahmen zusammenfassen lässt und die den Rahmen für die Therapie bildet (vgl. Kasten 13). In der fünften Annahme greift sie das Thema Suizidalität auf: „Das Leben einer suizidalen Borderline-Patientin ist in dieser Form unerträglich". Diese Annahme ist dialektisch zu verstehen: zum einen als Appell an die Empathie des Therapeuten, Verständnis zu entwickeln und Validierungen vorzunehmen. Zum anderen als Appell an die Courage, alles zu tun, um den Patienten dabei zu unterstützen, diese (Lebens-)Situation zu verändern.

DBT-Therapeuten gehen die Verpflichtung ein, diese Annahmen anzuwenden, und sich von den, im Verlauf der Behandlung auftretenden Gefühlen (bei z. B. Stagnieren der Therapie), nicht unkontrolliert mitreißen zu lassen. Stattdessen wird mit Hilfe einer Supervision/Intervision (Grundannahme 8) immer wieder versucht, eine urteilsfreie und empathische Grundhaltung den Patienten, den Kollegen, aber auch sich selbst gegenüber einzunehmen.

Kasten 13: DBT-Grundannahmen

1. Die Patienten geben ihr Bestes.
2. Die Patienten wollen sich verändern.
3. Die Patienten müssen sich stärker anstrengen und härter arbeiten, um sich zu verändern.
4. Die Patienten haben ihre Schwierigkeiten nicht alle selbst verursacht, aber sie müssen sie selbst lösen.
5. Das Leben suizidaler Borderline-Patienten ist in dieser Form unerträglich.
6. Die Patienten müssen in allen relevanten Lebensbereichen neue Verhaltensweisen erlernen.
7. In der DBT können die Patienten nicht scheitern.
8. Therapeuten von Borderline-Patienten brauchen Unterstützung.

Allgemeine therapeutische Strategien: In der DBT werden verschiedene therapeutische Strategien miteinander kombiniert. Sie lassen sich in 12 Gruppen einteilen:

1. *Dialektische Strategien* durchziehen und bestimmen die gesamte DBT-Behandlung. Das wichtigste dialektische Prinzip ist die Veränderung im Rahmen von Akzeptanz der bestehenden Realität (Linehan, 1996). Der Therapeut wendet im Wechsel Strategien der Akzeptanz und Veränderung an und achtet auf eine Balance beider dialektischer Pole:

   Es ist nachvollziehbar, dass Sie in Ihrer aktuellen Situation sehr verzweifelt sind und nicht mehr leben wollen (Akzeptanz) und gleichzeitig möchte ich Ihnen vorschlagen, mit mir darüber nachzudenken, wie Sie es schaffen können, sich nichts anzutun (Veränderung).

2. *Validierungsstrategien* sind die deutlichsten und direktesten Kernstrategien auf der akzeptanzorientierten Seite. Validierung vermittelt dem Patienten, dass sein Fühlen, Denken und/oder Handeln im aktuellen Kontext auf bestimmte Weise nachvollziehbar ist:

   Vor dem Hintergrund, dass Ihr Freund darüber nachdenkt, die Beziehung zu beenden, verstehe ich sehr gut, dass Sie in großer innerer Not sind.

3. *Strategien zur Problemanalyse* meinen vor allem die Erstellung von hochauflösenden Verhaltens- und Kettenanalysen (vgl. Abb. 14), um die Variablen einer Situation, in der Problemverhalten oder auch kein Problemverhalten (positive Verhaltens-/Kettenanalyse) gezeigt wurde, unter die Lupe zu nehmen. Ziel ist, das jeweilige Auftreten des zu untersuchenden Verhaltens möglichst umfassend zu begreifen.
4. *Strategien zur Problemlösung* sind die deutlichsten und direktesten Kernstrategien auf der veränderungsorientierten Seite. Alternative Lösungen, die zukünftig in einer ähnlichen Situation angewendet werden können, werden gemeinsam entwickelt und bewertet. Nach Beendigung der Lösungsanalyse (vgl. Beispiel *Lösungsanalyse zum letzten Suizidversuch von Frau Jennifer K.* auf S. 117) wird besprochen, was notwendig ist, um die entwickelten Lösungen anzuwenden und es erfolgt eine gegenseitige Verpflichtung, zukünftig daran zu arbeiten.

5. *Kontingenzmanagement-Strategien* ermöglichen, die (kontingenten) Beziehungen zwischen dem Verhalten der Patienten und der Reaktion des Behandlers so zu steuern, dass funktionale Verhaltensmuster verstärkt und dysfunktionale Verhaltensmuster gelöscht werden: Es kann z. B. eine Therapiegesprächsverlängerung vereinbart werden, wenn emotionale Krisen erfolgreich mit Hilfe von Fertigkeiten überwunden wurden oder eine Therapiepause eingeleitet werden, wenn ein Suizidversuch vorbereitet wurde, ohne dass sich der Patient im Vorfeld gemeldet hat.
6. *Expositionsstrategien* als klassische Strategien aus der Verhaltenstherapie werden in der DBT erweitert und leicht verändert, um neben Ängsten auch konditionierte emotionale (Über-)Reaktionen von z. B. Scham, Schuld, Ohnmacht und Ärger zu vermindern. Zum Beispiel achtet ein Therapeut während der Behandlung auf eine Blockierung von Selbstbestrafungsimpulsen in Folge von Schuldgefühlen. Die Grundsätze der Expositionstherapie durchziehen die gesamte DBT-Behandlung. Die Strategien werden meist informell angewandt und nicht in Form einer Serie von aufeinanderfolgenden Therapiesitzungen.
7. *Strategien der kognitiven Umstrukturierung* haben ebenfalls einen zentralen Stellenwert in der DBT-Behandlung. Kognitive Annahmen, Überzeugungen und Erwartungen (z. B. „Ich bin für alle eine Last"), die für die Auslösung und Aufrechterhaltung von problematischen Emotionen und Verhaltensweisen identifiziert wurden, werden mit Hilfe von Strategien der kognitiven Umstrukturierung zunächst beobachtet und beschrieben, um sie dann in Frage zu stellen und funktionalere zu entwickeln. Dies geschieht in dialektischer Art und Weise, wobei der Validierung mehr Raum als der Modifizierung gegeben wird.
8. *Stilistische Strategien* beziehen sich auf den Stil und die Form der Kommunikation seitens des Therapeuten. Dabei werden reziproke Kommunikationsstrategien (z. B. warme, zugewandte Kommunikation, Selbstoffenbarung): *„Ich freue mich darauf, Sie nächste Woche wieder zu treffen"* von konfrontativen Kommunikationsstrategien (z. B. Dinge ansprechen, an die sich sonst niemand heranwagt, Einsatz eines konfrontativen Tons): *„Oh nein, eröffnen Sie schon wieder eine Nebenbaustelle?"* unterschieden.
9. *Strukturelle Strategien* beziehen sich auf die Strukturierung der Behandlung als solche (z. B. Aufklärung über die Behandlung, Übersicht über die therapeutischen Verpflichtungen und Grenzen) sowie auf die Strukturierung der einzelnen Sitzungen (z. B. Strategien zur Eröffnung der Sitzung, Tagebuchkarte, Erstellen einer Agenda für die Therapiestunde).
10. *Strategien zum Case-Management* unterstützen den Patienten dabei, mit seinem Umfeld (z. B. anderen Fachleuten, Familienmitgliedern, engen Bezugspersonen) so umzugehen, dass vereinbarte Ziele erreicht werden und sich der Therapieerfolg beschleunigen kann.
11. *Protokollbasierte Strategien* umfassen die Anwendung von Protokollen, die von der DBT vorgegeben werden, wie z. B. der Einsatz eines Notfallplans (siehe unten).
12. *Spezifische Behandlungsstrategien* für immer wiederkehrende Probleme und Fragen, die in der Behandlung von Borderline-Patienten typischerweise auftreten können, wie z. B. Strategien zum Umgang mit chronischer sowie mit akuter Suizidalität (siehe unten), Umgang mit therapiegefährdendem Verhalten, Telefonstrategien (siehe unten), Beziehungsstrategien (siehe unten) etc. Linehan (1996) hat für die verschiedenen Bereiche Behandlungsalgorithmen formuliert und sie in Checklisten zusammengefasst.

7.3.2 Die Therapiestruktur der ambulanten DBT

Der Ablauf der DBT gliedert sich in vier Phasen (vgl. Tabelle 8). Die strukturierte *Vorbereitungsphase* dient dem Kennenlernen, der Vermittlung von Informationen über das Störungsmodell sowie über die DBT-Behandlung, einer ersten Erfassung lebensbedrohlichen Verhaltens sowie der Motivations- und Zielanalyse. Mit Abschluss des Therapievertrags beginnen die eigentlichen Therapiephasen.

Der primäre Fokus in der *ersten Therapiephase* ist die Behandlung von schwerwiegendem Problemverhalten. Folgende Verhaltensweisen werden entsprechend ihres Bedrohungspotenzials in absteigender Priorität ins Zentrum der Behandlung gerückt:
1. Lebensbedrohliche Verhaltensweisen.
2. Verhaltensweisen, die zu einem vorzeitigen Therapieende führen.
3. Krisengenerierendes Verhalten.
4. Verhaltensweisen, die den Therapiefortschritt behindern.
5. Verhaltensweisen, die die Lebensqualität ernsthaft beeinträchtigen.

Tabelle 8: Therapiephasen und Therapiezielhierarchie in der DBT

Vorbereitungsphase	1. Aufklärung über das Störungsbild sowie die Behandlung 2. Erfassung lebensbedrohlichen Verhaltens 3. Motivations- und Zielanalyse 4. Zustimmung zu den Behandlungszielen und dem Behandlungsvertrag
Erste Therapiephase: Behandlung von schwerwiegendem Problemverhalten	1. Verringern von lebensbedrohlichem Verhalten 1.1 Suizidales Krisenverhalten 1.2 Potenziell lebensbedrohliches selbstschädigendes Verhalten ohne Suizidabsicht (z. B. Hochrisikoverhalten, unbehandelte medizinische Zustände, Selbstverletzungen) 1.3 Suizidale Ideen und Äußerungen 1.4 Suizidbezogene Erwartungen und Glaubenssätze 1.5 Suizidbezogene Affekte 2. Verringern von Verhalten, das zu einem vorzeitigen Therapieende führt (Drohende Behandlungsabbrüche; Finanzierungsprobleme der Therapie; Burnout des Therapeuten etc.) 3. Verringern von krisengenerierendem Verhalten (fatale Partnerschaften, anhaltende Bedrohung oder sexuelle Kontakte mit Tätern, ungeplante psychiatrische Notaufnahmen, rezidivierende schwere Selbstverletzungen etc.) 4. Verringern von Verhalten, das den Therapiefortschritt behindert (Non-Compliance, Schlafprobleme, Ess- und Trinkstörungen etc.) 5. Verbesserung der Lebensqualität (Partnerschaftsprobleme, Arbeitsplatzprobleme, finanzielle Schwierigkeiten etc.)
Parallel: Aufbau und Verbesserung der Verhaltensfertigkeiten (Skills)	1. Innere Achtsamkeit 2. Stresstoleranz 3. Umgang mit Gefühlen 4. Zwischenmenschliche Fertigkeiten 5. Selbstwert
Zweite Therapiephase: Behandlung von schwerem Leid auf der emotionalen Ebene	– Reduktion posttraumatischer Symptome – Behandlung von Achse-I-Störungen – Behandlung Borderline-typischer emotionaler Probleme wie Einsamkeit, Selbsthass, Scham, Schuld – Verbesserung der sozialen Integration und Interaktion – Verbesserung der beruflichen Situation
Dritte Therapiephase: Behandlung von Problemen der Lebensführung	– Steigerung der Selbstachtung und Selbstfürsorge – Entwickeln und Umsetzen individueller Lebensziele – Verbesserung der Lebensbejahung

Innerhalb der Kategorie „lebensbedrohliches Verhalten" wird nochmals genauer unterschieden: suizidales Krisenverhalten; potenziell lebensbedrohliches selbstschädigendes Verhalten ohne Suizidabsicht (z. B. Hochrisikoverhalten, wie schnelles Autofahren; potenziell lebensbedrohliche Selbstverletzungen, wie z. B. Aderlass; potenziell lebensbedrohliche medizinische Zustände, wie z. B. Unterzuckerung im Rahmen eines Diabetes); suizidale Ideen und Äußerungen; suizidbezogene Erwartungen und Glaubenssätze (z. B. „Ich bin für andere eine Last und es wird für sie eine Erleichterung sein, wenn ich nicht mehr da bin") sowie suizidbezogene Affekte.

Eine Verringerung lebensbedrohlichen Verhaltens und die Herstellung einer ausreichenden emotionalen Stabilität für die nächste Therapiephase stehen damit in der ersten Phase im Vordergrund. Das jeweils von den Patienten gezeigte Problemverhalten wird herausgearbeitet und entsprechend des Bedrohungspotenzials priorisiert: Wann immer ein Verhalten seitens des Patienten gezeigt wird, das einem höhergeordneten Problembereich zuzuordnen ist, wird dies unmittelbar zum Fokus in der Sitzung gemacht und verhaltens- und lösungsanalytisch bearbeitet. Die Relevanz eines Themas während der Behandlung wird also durch das jeweilige Verhalten des Patienten bestimmt und folgt nicht einer festgelegten Reihenfolge. Liegen beispielsweise Suizidgedanken vor, die als sehr drängend erlebt werden, werden sie solange verhaltens- und lösungsanalytisch behandelt, bis die Gründe, die für das Leben sprechen, wieder deutlich spürbar sind und einen erkennbaren Wert haben. Die untergeordneten Problembereiche werden in dieser Zeit entsprechend nicht oder nur sehr kurz berücksichtigt. Dieses Vorgehen ist deutlich strikter und prozessdirektiver im Vergleich zu dem Vorgehen, wie es in den Kapiteln 3 bis 6 beschrieben wird und ermöglicht eine notwendige Strukturierung bei der Behandlung der komplexen Borderline-Persönlichkeitsstörung.

In der *zweiten Behandlungsphase* steht eine gezielte Verbesserung im Umgang mit borderline-typischen aversiven Emotionen im Fokus, wie Einsamkeit, Selbsthass, Schuld, Scham sowie eine Reduktion von posttraumatischen Symptomen, falls vorliegend. Die Verbesserung der sozialen und beruflichen Integration gehört ebenfalls in die zweite Behandlungsstufe.

In der *dritten Phase* geht es primär um eine Integration des Gelernten in die individuelle Lebensführung, um eine weitere Steigerung der Selbstachtung, der Wertschätzung und der Selbstfürsorge sowie die Entwicklung und Umsetzung individueller Lebensziele.

Beispiel (Forts.): Hierarchisierung der Therapieziele von Frau K. in der ersten Behandlungsphase

1. Reduktion suizidalen Krisenverhaltes.
2. Reduktion von potenziell lebensbedrohlichem selbstschädigendem Verhalten: schnelles Motorradfahren.
3. Drohender Behandlungsabbruch.
4. Reduktion von sexuellen Kontakten mit „fremden Männern".
5. Reduktion des selbstverletzenden Verhaltens.
6. Verbesserung der Emotionswahrnehmung und Emotionsregulation.
7. Verbesserung zwischenmenschlicher Fertigkeiten, vor allem in der Partnerschaft.
8. Wiederaufnahme des Studiums sowie Entwicklung und Umsetzung von Lern- und Arbeitsstrategien.

Die Umsetzung der Behandlung erfolgt in der ambulanten DBT in drei miteinander verzahnten Behandlungsmodulen: Psychotherapeutische Einzeltherapie, Fertigkeitentraining in der Gruppe und Beratungsteam/Supervision.

Die *Einzeltherapie* steht im Mittelpunkt der Behandlung und findet in der Regel ein- bis zweimal pro Woche statt. Der Therapeut hat die Aufgabe, oben beschriebene Therapiezielhierarchie auf seinen Patienten anzuwenden, sein Problemverhalten im Alltag einzuordnen und verhaltens- und lösungsanalytisch auszuwerten. Er bietet Unterstützung an, neu erlernte Fertigkeiten in den Alltag zu integrieren und treibt Veränderungsprozesse voran, ohne die Balance für die Akzeptanz des aktuellen Zustandes zu verlieren. In einer wertschätzenden und respektvollen Grundhaltung wird der Patient nicht beschuldigt, sondern validiert und dabei unterstützt, dysfunktionales Verhalten ab- und funktionales Verhalten aufzubauen. Dabei ist auf Faktoren seitens des Patienten und seitens der Umwelt zu achten, die effektivere Verhaltensweisen des Patienten behindern und dysfunktionales Verhalten begünstigen.

Zeitgleich zur Einzeltherapie nimmt der Patient an einem *Fertigkeitentraining in der Gruppe* teil. In der Regel werden für das Training 1.5 Jahre benötigt, wobei es in dieser Zeit zweimal durchlaufen wird. Es werden kognitive, körperbezogene, handlungsbezogene sowie sensorische Fertigkeiten (Skills) vermittelt und geübt, die in schwierigen Situationen kurzfristig wirksam sind und langfristig zu einem Minimum an negativen Ergebnissen führen. Sie stellen eine Alternative zu den bisherigen dysfunktionalen Verhaltensmustern dar, sodass Veränderungen auf der Ebene des Verhaltens, der Gefühle und der Gedanken möglich sind, die zu Schwierigkeiten und/oder zu seelischem Leid führen. Die Vermittlung findet im ambulanten Setting in einer Gruppe aus 6 bis 8 Teilnehmern einmal pro Woche à 2 Stunden statt. Der Austausch zwischen Fertigkeitentrainer und Einzeltherapeut wird im Beratungsteam (siehe unten) gewährleistet. Es handelt sich bei dem Fertigkeitentraining nicht um eine prozessorientierte Gruppentherapie sondern um ein psychoedukatives Trainingsprogramm, das aus sechs Modulen besteht:

1. *Fertigkeiten zur Stresstoleranz:* In diesem Modul werden grundlegende Fertigkeiten zur Krisenbewältigung vermittelt, die sich in zwei Kategorien einteilen lassen: Zum einen werden veränderungsorientierte Skills vorgestellt, die besonders hilfreich sind, Hochstressphasen und Zustände intensiver Anspannung zu bewältigen (vgl. Kasten 14), und die ermöglichen, auf vertraute problematische Verhaltensmuster zu verzichten, welche die Situation verschlimmern. Ziel ist, eine sogenannte Skillskette aus 4 bis 6 wirksamen Fertigkeiten (vgl. Beispiel *Notfallplan von Jennifer K.* auf S. 118) zu erstellen und deren Anwendung regelmäßig zu „trainieren", wenn keine Hochspannung vorliegt: Je vertrauter der Bewegungsablauf beim Skillseinsatz, desto stärker die neuronale Bahnung und desto größer die Chance, dass z. B. in suizidalen Krisen, einhergehend mit Hochspannung und kognitiver Einengung, die Fertigkeiten erinnert und eingesetzt werden. Beim Training der Fertigkeiten können die Patienten in der frühen Phase der Behandlung begleitet werden. Dies ermöglicht zum einen eine Überprüfung, ob die Fertigkeit richtig angewendet wird und zum anderen können eventuell falsche Erwartungen korrigiert werden. Zudem fühlen sich Patienten durch eine Begleitung ernst genommen und nicht mit den Fertigkeiten „abgespeist". Ist die Wirkung und Handhabung der Skillskette vertraut, kommen sie nachfolgend nur noch bei Hochstress zum Einsatz („Notfallkoffer"), um eine „Abnutzung" gering zu halten. Die kurzfristig wirksamen Stresstoleranzfertigkeiten sollten zudem nur so lange eingesetzt werden, bis eine ausreichende Spannungsreduktion eingetreten ist, um sich dann mit den Ursachen des Spannungsanstiegs beschäftigen zu können. Die Skillskette endet immer mit Fertigkeiten aus dem Modul „Emotionsregulation", um ein erneutes Ansteigen der Spannung in den Hochstressbereich nach Möglichkeit zu verhindern. Neben den kurzfristig wirksamen Fertigkeiten zur Stresstoleranz, werden akzeptanzbasierte Fertigkeiten zur Toleranz von sehr belastenden Situationen vermittelt, die nicht verändert werden können. Die Wirkung zeigt sich hier eher langfristig, situationsübergreifend und vorbeugend („Entscheidung für einen neuen Weg", „Innere Bereitschaft" und „Radikale Akzeptanz").

Kasten 14: Kurzfristig wirksame Stresstoleranzskills

Folgende Skills können zur Krisenbewältigung in Hochstressphasen eingesetzt werden:

- *Sich Ablenken* mit Hilfe von: Aktivitäten (Laufen, Schwimmen, aufräumen etc.); Hirn-Flick-Flacks (von 100 immer 7 abziehen, 10 Frauennamen aufzählen, die mit A beginnen etc.); Unterstützen anderer; Körperempfindungen (Chilibonbons, eiskalt duschen, Ammoniak etc.) u. a.
- *Sich beruhigen mit Hilfe der 5 Sinne:* Eine Möglichkeit, sich zu beruhigen, besteht darin, achtsam einen der 5 Sinne einzusetzen: Wolken an*sehen*; angenehmen Duft zufächeln und *riechen*; Meditationsmusik *hören*; heiße Schokolade *schmecken*; das Gras mit nackten Füßen *spüren* etc.
- *Den Augenblick verändern* mit Hilfe von: Fantasie (Fantasiereisen, innerer sichere Ort etc.), Sinngebung (einen tieferen Sinn in der aktuellen Situation finden: z. B. der Sinn der Angst kann darin liegen, sich auf eine schwierige Situation vorzubereiten), Kurzurlaub (10-minütige Auszeit aus dem anstrengenden Alltag durch z. B. Rückzug), Selbstermutigung („Ich kann es aushalten") u. a.
- *An das Pro & Contra denken:* Kärtchen, auf dem die wesentlichen positiven Auswirkungen bei Bewältigung der Hochstressphase ohne Problemverhalten notiert sind sowie die wesentlichen negativen (langfristigen) Auswirkungen, die das Problemverhalten auslösen würde.
- *Gelenkte Aufmerksamkeit:* Die Aufmerksamkeit wird auf eine einzige Sache gelenkt, z. B. auf das Gespräch mit meinem Gegenüber, auf das Kaffeekochen, auf das Putzen etc.

2. *Fertigkeiten zur Emotionsregulation:* In diesem Modul werden grundlegende Fertigkeiten zur Regulation von Emotionen vermittelt. Es ist grob in drei Abschnitte unterteilt. Zunächst wird über die Vermittlung eines allgemeinen Emotionsmodells eine distanziertere, objektivere Einstellung zu Emotionen entwickelt. Im zweiten Abschnitt wird ausführlich über die Bedeutung und Auswirkung von verschiedenen Emotionen informiert. Zudem lernen die Teilnehmer über den Einsatz von Gefühlsprotokollen, Emotionen zu beobachten und zu beschreiben und zwischen primären und sekundären Emotionen zu unterscheiden. Ziel des Moduls

ist außerdem, einschätzen zu lernen, wann es angemessen ist, entsprechend einer Emotion zu handeln oder gegen eine Emotion zu handeln und wie man sie dann abschwächen kann. Im dritten Abschnitt werden schließlich Fertigkeiten zur längerfristigen Stabilisierung des emotionalen Systems vermittelt.
3. *Fertigkeiten zur Verbesserung der Inneren Achtsamkeit:* Übungen zur inneren Achtsamkeit verbessern zum einen die Wahrnehmung für momentane Gefühle, Gedanken, Körpersignale sowie Handlungsimpulse und führen letztlich zu einer höheren Kontrolle. Zum anderen wird die grundlegende Bereitschaft zur Akzeptanz der Realität trainiert.
4. *Fertigkeiten zur Verbesserung Zwischenmenschlicher Kompetenz:* Dieses Modul zielt auf eine Verbesserung der sozialen Kompetenz im Alltag sowie unter emotionaler Belastung. Es ist mit anderen Trainingsprogrammen sozialer Kompetenzen vergleichbar.
5. *Fertigkeiten zur Verbesserung des Selbstwerts:* In diesem Modul lernen die Teilnehmer, die Wahrnehmung für dysfunktionale Einstellungen sich selbst gegenüber zu erkennen, zu relativieren und durch funktionalere Einstellungen zu ersetzen.

Das *„Beratungsteam“* trifft sich in regelmäßigen Abständen und hat die Aufgabe, die Motivation und die DBT-Expertise bei den Teilnehmern zu erhöhen. Im ambulanten Bereich besteht es in der Regel aus niedergelassenen KollegInnen und Mitarbeitern kooperierender (teil-)stationärer Kliniken. Das Treffen findet im Wechsel mit und ohne Supervisor statt. Inhaltlich wird über einzelne Behandlungen beraten, Unterstützung angeboten, die jeweils getroffenen Vereinbarungen einzuhalten, die Hoffnung in den Patienten nicht zu verlieren, jeden noch so kleinen Fortschritt zu erkennen sowie in den jeweiligen Behandlungen für ein dialektisches Gleichgewicht zu sorgen und darauf zu achten, dass Veränderung nur im Rahmen von Akzeptanz/Annehmen stattfinden kann. Linehan (1996) beschreibt, dass die DBT als Behandlungssystem definiert ist, in dem (1) Therapeuten die DBT auf Patienten anwenden und (2) der Supervisor/das Beratungsteam DBT auf die Therapeuten anwendet. Supervision und Beratung ist entsprechend nicht optional, sondern integraler Bestandteil und wird in der achten DBT-Grundannahme (vgl. Kasten 13) zum Ausdruck gebracht: „Therapeuten von Borderline-Patienten brauchen Unterstützung“.

7.3.3 Behandlungsalgorithmus im Umgang mit chronischer Suizidalität

Bei der Behandlung chronisch suizidaler Borderline-Patienten werden im Umgang mit suizidalem Verhalten zwei übergeordnete Ziele verfolgt: (1) den Patienten davon abhalten, sich das Leben zu nehmen und (2) die Wahrscheinlichkeit reduzieren, dass sich der Patient später suizidal verhält (vgl. Kasten „Manipulative Suizidversuche“ auf S. 120).

Im Rahmen der oben beschriebenen Vorbereitungsphase, also bevor mit der eigentlichen Therapie begonnen wird, wird zunächst ein schriftliches *Nonsuizid-Abkommen* in Form eines Therapievertrags geschlossen. In diesem Abkommen gehen beide Seiten Verpflichtungen ein: Die Patienten sichern u. a. zu, sich während der laufenden Behandlung unter gar keinen Umständen das Leben zu nehmen. Die Therapeuten sichern bestmögliche Unterstützung in suizidalen Krisen in Form eines Telefon-Coaching zu (siehe unten). Im besten Fall steht in Urlaubszeiten ein Netzwerk aus Vertretungstherapeuten zur Verfügung (vgl. Kasten 15 auf S. 123). Eine klare Zusicherung mit Unterschrift ist eine notwendige Bedingung für den formalen Therapiebeginn. Besonders bewährt haben sich Verträge, die gemeinsam entwickelt wurden und in denen nur das Problemverhalten aufgeführt wird, das der Patient auch tatsächlich zeigt, anstelle von vorgefertigten Standardverträgen (vgl. auch Kapitel 4.4.3). Zudem ist davon abzuraten, diese Form von Therapieverträgen im Rahmen akuter Suizidalität vorzulegen, da sie im Hinblick auf den motivationalen Zustand des Patienten unpassend sind. Chronisch suizidalen Borderline-Patienten fällt es in der Regel schwer, sich auf dieses Abkommen einzulassen. Die Möglichkeit, sich umzubringen und dem Leid ein Ende setzen zu können, hat meist die Funktion eines erhöhten Kontrollerlebens in einem oftmals als unerträglich und unkontrollierbar empfundenen Leben. Ein unterschriebener Vertrag kann kurzfristig also zu einem Anstieg von Ohnmachtsgefühlen führen, die unmittelbar in den therapeutischen Fokus rücken. Im Zusammenhang mit dem Nonsuizid-Abkommen ist es wichtig, zwischen der Ausführung eines Suizids/Suizidversuchs auf der einen Seite und Suizidgedanken, -impulsen, -wünschen und -plänen auf der anderen Seite zu unterscheiden. Es wird deutlich gemacht, dass ein großer Unterschied darin besteht, ob jemand etwas tut oder ob er darüber spricht, dass er es gerne tun würde. Es ist absolut erwünscht und wird erwartet, dass Patienten in der Therapie darüber sprechen, wie sehr sie sich durch Suizidgedanken bedroht oder aber erleichtert fühlen.

Es gibt zwei Hauptgründe, die für eine verbindliche Verpflichtung sprechen, während der Behandlung keinen Suizid(-versuch) zu unternehmen, und die offen mit den Patienten diskutiert werden. Zum einen arbeiten Therapeuten, die sich immer wieder Sorgen um ihre Patienten machen müssen, oft nicht mehr optimal. So besteht die Gefahr, dass sie ihre Patienten in bestimmten Situationen schonen, in denen sie besser nicht geschont werden sollten und/oder mit vermehrter Zuwendung reagieren. Dies ist aus lerntheoretischer Sicht ungünstig und kann das Problemverhalten weiter verstärken, denn suizidales Verhalten ist genauso abhängig von Kontingenzen wie anderes Verhalten auch. Der zweite wichtige Grund liegt in den schwerwiegenden Konsequenzen für das soziale Umfeld nach einem Suizid(-versuch). Durch den Suizid(-versuch) eines Mitpatienten, werden andere (chronisch suizidale) Boderline-Patienten in aller Regel deutlich destabilisiert, entwickeln häufig Schuldgefühle und einige werden im Sinne des Werther-Effekts (vgl. Kapitel 1.4.3.4) selbst suizidal.

Sollte es Patienten schwerfallen, eine solche Verpflichtung für den gesamten Zeitraum der Therapie einzugehen, dann können definierte Zeiträume festgelegt werden, für die eine Zusage möglich ist, z. B. für 4 Wochen o. Ä., wobei dies dann immer noch als „Vorbereitung" für die eigentliche Therapie bewertet wird und z. B. eine Teilnahme an der Skillsgruppe bzw. die stationäre Aufnahme ins DBT-Programm (noch) nicht möglich ist. Als Entlastung erleben die Patienten häufig das Argument, dass sie bis zum heutigen Tag trotz einer in der Regel sehr belastenden Lebensgeschichte und trotz schwerwiegender Symptomatik mehrere Jahre/ Jahrzehnte überlebt haben und es darum geht, diesen Zeitraum für die Dauer der Behandlung zu verlängern. Die Thematik können sie nach der Behandlung dann jeweils wieder neu bewerten.

Sobald der Behandlungsvertrag von beiden Seiten unterschrieben wurde, beginnt die eigentliche Therapie. Der Patient erhält eine *Tagebuchkarte* (vgl. Abb. 13), auf der über einen Zeitraum von einer Woche täglich neben verschiedenen anderen Themen/Ereignissen der Suiziddrang eingeschätzt wird. Hier hat sich eine ausformulierte Legende bewährt, die die Werte von 1 bis 5 genauer beschreibt (vgl. Tab. 9). Der Wert 5 beinhaltet, dass akute Suizidalität vorliegt und das Nonsuizid-Abkommen nicht mehr gilt. Der Patient steht in der Pflicht, sich an den Therapeuten zu wenden bzw. den aus-

Tabelle 9: Legende für die Einschätzung der Suizidalität in der Tagebuchkarte

1	**kaum**	rein gedanklich	Gedanken an Suizid kommen ab und zu auf, sind aber nicht konkret, eher im Sinne von „Blitzgedanken", ohne emotionale Beteiligung
2	**mäßig**	mit emotionaler Beteiligung	Gedanken an Suizid tauchen öfter auf, verbunden mit einem gefühlten Todeswunsch
3	**drängend**	spürbarer Kampf	Todeswunsch und Lebenswille halten sich gerade noch die Waage, Lebensgründe sind noch deutlich spürbar und haben noch einen erkennbaren Wert
4	**sehr drängend**	Unterstützung ist nötig	Die Wippe nähert sich dem roten Bereich, der Todeswunsch ist ausgeprägter als der Lebenswille, der Vertrag und die Selbstkontrolle existieren noch
5	**das Denken ist komplett auf Suizidideen eingeschränkt**	Abklärung ist zwingend nötig	Ohne Unterstützung von außen besteht keine sichere Kontrolle mehr; eine andere Person ist nötig, um wieder den notwendigen Abstand zu den Suizidgedanken zu bekommen; meist existiert ein konkreter Plan mit festen Vorstellungen bzgl. der Umsetzung

DBT-Tagebuchkarte

4. Therapiewoche: J. K.

	Not/ Elend	Suizidale Ideen (0–5)	Selbstverletzung		Sexuelle Kontakte mit Fremden		Schnelles Motorradfahren		Hungern		Alkohol	Schlaf	Skills	Positive Ereignisse	Körperl. Aktivität	Freude
			Drang (0–5)	Handlung (j/n)	Drang (0–5)	Handlung (j/n)	Drang (0–5)	Handlung (j/n)	Drang (0–5)	Handlung (j/n)	(j/n)	(0–5)	(0–7)			(0–5)
Mo	4	3	4	J	2	N	–	–	–	–	N	3	4	Anruf von Dorothee	Spaziergang	4
Di	5	4	4	J	5	J	5	J	–	–	1,5 Fl. Gin	2	0	–	–	0
Mi	5	4	4	J	0	N	5	J	–	–	N	3	7	–	Spaziergang	3
Do	4	3	4	N	4	N	–	–	–	–	N	3	1	Besuch von Marc	Spaziergang	0
Fr	4	4	4	N	4	N	4	N	–	–	N	3	6	Anruf von Dorothee	–	3
Sa	4	3	4	N	3	N	–	–	–	–	N	3	6	Besuch von Marc	–	3
So	3	3	3	N	2	N	–	–	–	–	N	3–4	7	Besuch von Marc	–	4

Suizidale Vorstellungen
0 = keine
1 = kaum
2 = mäßig
3 = drängend
4 = sehr drängend
5 = will sterben

Problemverhalten
0 = kein
1 = kaum
2 = mäßig
3 = starker Drang
4 = sehr starker Drang
5 = nicht kontrollierbar

Not/Elend/Freude
0 = kein
1 = kaum
2 = etwas
3 = mittelmäßig
4 = groß
5 = sehr groß

Schlaf
0 = gar nicht
1 = sehr schlecht
2 = schlecht
3 = mittelmäßig
4 = gut
5 = sehr gut

Skills
0 = nicht daran gedacht oder nicht angewandt
1 = daran gedacht, aber nicht angewandt, wollte nicht
2 = daran gedacht, nicht angewandt, hätte aber gewollt
3 = habe es versucht, konnte sie aber nicht anwenden
4 = versucht, konnte sie anwenden, aber halfen nicht
5 = automatisch angewendet, aber sie halfen nicht
6 = versucht, konnte sie anwenden und sie halfen
7 = automatisch angewendet und sie haben geholfen

Abbildung 13: Tagebuchkarte von Jennifer K.

gearbeiteten Notfallplan umzusetzen, sobald auf der Suizidalitätsskala der Wert 4 erreicht ist. Der Therapeut lässt sich zu Beginn einer jeden Sitzung die Tagebuchkarte zeigen und priorisiert gemäß der DBT-Therapiezielhierarchie drängende Suizidalität.

Bei vorliegenden Suizidversuchen in der Vorgeschichte, werden in den ersten Sitzungen der Therapie hochauflösende **Verhaltens- und Kettenanalysen** (vgl. Abb. 14) erstellt, um verschiedene Variablenmuster und die jeweiligen Umstände zu begreifen, die zu dem Verhalten geführt haben. Es werden folgende Variablen herausgearbeitet:

1. *Detaillierte Beschreibung* des Suizidversuchs: Wie durchgeführt? Mit welchen Mitteln? Wie kam es zur Unterbrechung? Wurden Maßnahmen zur Rettung getroffen?
2. *Chronische und akute Vulnerabilitätsfaktoren:* Labilisierende Bedingungen, die dem auslösenden Ereignis mehr Einfluss ermöglichen und damit zu einer stärkeren emotionalen Reaktion führen können (z.B. Schlafmangel, fehlende Tagesstruktur, finanzielle Nöte, Ärger mit dem Jugendamt, Streit mit dem Partner, chronische Schmerzen etc.).
3. *Auslösendes Ereignis:* Das unmittelbare Ereignis, das zu dem Verhalten geführt hat (z.B. Trennungen, Arbeitsplatzverlust, Streit etc.).
4. *Organismusvariablen:* Genetisch-biologische Funktionsstörung (z.B. Stoffwechselstörungen), eingefahrene psychophysiologische Reaktionsmuster (z.B. erhöhte Herzfrequenz), erworbene Defizite (z.B. umweltbedingte Entwicklungsverzögerung) sowie typische dysfunktionale, verhaltenssteuernde Grundannahmen/Erwartungen, die der Patient in verschiedenen Situationen mitbringt (z.B. „Ich bin nichts wert").
5. *Verbindungsglieder,* also Gedanken, Gefühle, Handlungen, neue Ereignisse, die zwischen dem auslösenden Ereignis und dem Suizidversuch lagen, um das Intervall zwischen Auslöser und Suizidentschluss sowie zwischen Entschluss und Durchführung zu erfassen. Hier sollten unbedingt auch funktionale Strategien markiert werden, über die der Patient bereits verfügt und die gestärkt werden können.
6. *Situative, kognitive, emotionale und körperliche Konsequenzen,* die sich aus dem Suizidentschluss (z.B. Entlastung, Klarheit, Ruhe) sowie der Tat selber kurz- und langfristig für den Patienten und für andere ergeben. Hierbei ist vor allem herauszuarbeiten, dass die kurzfristigen Konsequenzen oftmals hochwirksame Positivverstärker darstellen und die langfristigen negativen Konsequenzen (Scham, Schuld etc.) die dysfunktionalen Grundannahmen aufrechterhalten. Beides begünstigt einen erneuten Suizid(-versuch) und auch bei Borderline-Patienten gilt, dass das Risiko, sich zu suizidieren mit der Anzahl der Suizidversuche steigt (vgl. Kapitel 3.4).

Diese Analysen haben in den ersten Sitzungen vor allen anderen Themen Vorrang. Ziel ist, genau zu verstehen, warum dieser Patient in der damaligen Situation offenbar keine andere Alternative sah, als sich das Leben nehmen zu wollen. Dabei wird kein Unterschied zwischen hochletalen und gering letalen Suizidversuchen vorgenommen. Das entscheidende Kriterium ist die Absicht, sterben zu wollen. Das *Suicide Attempt Self-Injury Interview (SASII)* stellt eine sinnvolle Ergänzung zu den individuellen Verhaltens- und Kettenanalysen dar. Es wurde von Linehan et al. (2006a) entwickelt und validiert. Es handelt sich um ein strukturiertes Interview zur Erfassung von Selbstverletzungen, die in suizidaler bzw. nicht suizidaler Absicht vollzogen wurden (vgl. Kapitel 3.6).

Aus den jeweiligen Verhaltensanalysen werden verbindliche *Lösungsanalysen* (vgl. folgendes Beispiel) erarbeitet. Hier lassen sich therapeutische Ansatzpunkte erarbeiten, mit denen der Patient Schritt für Schritt funktionalere Verhaltensweisen erzielen kann. Folgende Bereiche werden genau untersucht:

1. *Prävention:* Was kann getan werden, um weniger anfällig für das problematische Verhalten zu sein? Welche Faktoren sind veränderbar, welche nicht?
2. *Stimuluskontrolle:* Ist es hilfreich/möglich, die Auslöser für das Problemverhalten zu vermeiden?
3. *Skillsebene:* Mit welchen Fertigkeiten (Skills) können erlebte unangenehme Gedanken und Gefühle in Zukunft reguliert werden? Welche Fertigkeiten müssen noch trainiert werden?
4. *Konsequenzanalyse:* Welche Konsequenzen müssen sich verändern, damit zukünftig eher auf das problematische Verhalten verzichtet werden kann?
5. *Wiedergutmachung:* Was ist beschädigt/verletzt worden und welche Form der Wiedergutmachung kann angeboten werden? Umgang damit, wenn keine Wiedergutmachung möglich ist.
6. *Belohnung:* Womit kann sich der Patient belohnen, wenn er beim nächsten Mal schafft, das problematische Verhalten nicht zu zeigen?

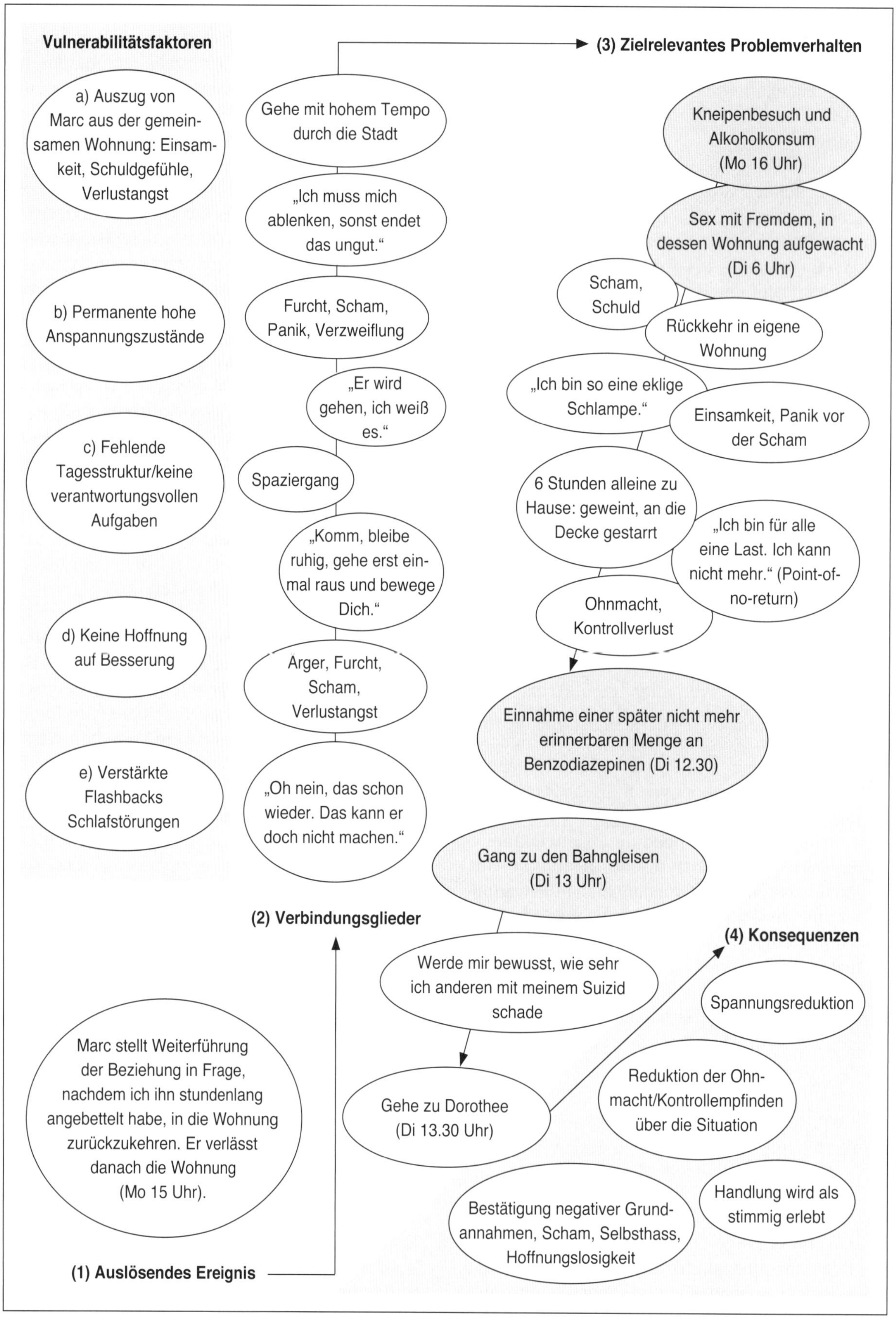

Abbildung 14: Kettenanalyse (verkürzt)

Beispiel (Forts.): Lösungsanalyse zum letzten Suizidversuch von Frau Jennifer K.

1. *Prävention:* Was kann ich tun, um mich weniger anfällig für das problematische Verhalten zu machen?

Zu a) Verabredungen mit Bekannten/Freunden; Skill: „Gefühle abschwächen", wenn Stärke aversiver Emotionen unter 70 liegt (von 100); Skill: „Emotionssurfing" bei aversiven Gefühlen von mittlerer Ausprägung

Zu b) Einsatz des Spannungsprotokolls (Monitoring der Spannungszustände über den Tag verteilt, um früh genug Hochspannungen mit Skills entgegenzuwirken); bei Spannung > 70: Skills-Kette: Diving-Skill; Haupt-Pro-Argument: an Ben (Patenkind) denken; Aktivitäten zur Ablenkung; Hirn-Flick-Flack; Gefühle abschwächen, Kontakt mit anderen aufnehmen

Zu c) Wiederaufnahme der Vorlesungen; Spaziergänge mit Frau L. wieder aufnehmen (nette Nachbarin im Rollstuhl)

Zu d) Immer wieder versuchen, offen zu sein und der aktuellen Therapie eine Chance geben

Zu e) Rücksprache mit dem Psychiater angesichts einer medikamentösen Unterstützung

2. *Stimuluskontrolle:* Was kann ich tun, um die Auslöser für das problematische Verhalten zu vermeiden?
Marc Zeit geben; ihn nicht mehr bedrängen; bei Belastung andere Menschen um Hilfe bitten.

3. *Skillsebene:* Wie (mit welchen Skills) kann ich die erlebten unangenehmen Gedanken und Gefühle in Zukunft regulieren?
Skills-Kette: Diving-Skill; Haupt-Pro-Argument: an Ben denken; Aktivitäten zur Ablenkung; Hirn-Flick-Flack; Gefühle abschwächen; Telefon-Coaching nutzen

4. *Konsequenzanalyse:* Welche Konsequenzen müssen sich verändern, damit ich zukünftig eher auf das problematische Verhalten verzichten kann?
Marc sollte nach einem Suizidversuch nicht mehr so liebe- und sorgevoll sein (Therapiesitzung zu Dritt); Therapiepause nach einem erneuten Suizidversuch

5. *Belohnung:* Womit kann ich mich belohnen, wenn ich es beim nächsten Mal schaffe, das problematische Verhalten zu vermeiden?
Mit Dorothee Essen gehen

Aus den jeweiligen Lösungsanalysen wird im nächsten Schritt ein *Notfallplan* (vgl. Abb. 15) entwickelt. Hier werden Strategien eingetragen, die einsetzbar sind, wenn es zu emotionalen Krisen kommt, um Suizidalität abzuwenden und zum anderen Strategien, die bei bereits vorliegender Suizidalität genutzt werden können. Es werden z. B. Telefonnummern von wichtigen Bezugspersonen, von dem Therapeuten und von Notfalleinrichtungen notiert. Bewährt hat sich zudem eine Liste individueller zentraler Argumente, die aus Sicht des Patienten für das Leben stehen und gegen einen Suizid, und die im Vorfeld erarbeitet wurde.

Die einzelnen Lösungsanalysen zu den Suizidversuchen und anderen Problembereichen (z. B. Therapieabbruch, Selbstverletzung, fremdaggressives Verhalten etc.) ergeben zusammengenommen den vorläufigen *Therapieplan.* Hier werden spezifische Veränderungs- und Lernnotwendigkeiten formuliert.

7.3.4 Spezielle Behandlungsstrategien

Linehan (1996) formuliert spezielle Behandlungsstrategien für verschiedene spezifische Probleme, die in der Behandlung von Borderline-Patienten auftauchen können und fasst diese in Checklisten zusammen. Nachfolgend werden die Strategien zum Umgang mit aktuell vorliegender Suizidalität, Telefonstrategien und Beziehungsstrategien beschrieben.

7.3.4.1 Strategien zum Umgang mit aktuell vorliegender Suizidalität

Borderline-Patienten befinden sich im Laufe der Behandlung häufig in einem Krisenzustand, der mit Suizidalität einhergeht. Emotionale Krisen reduzieren in der Regel die Fähigkeit, gelernte Fertigkeiten anzuwenden. Zudem sind die kognitiven Fähigkeiten oftmals reduziert, was dazu führt, dass sich der Patient in erster Linie und sehr selektiv auf seine suizidale Krise konzentriert. Folgende Strategien werden in der DBT im Umgang mit aktuell vorliegenden drängenden Suizidgedanken vorgeschlagen (Bohus & Remmel, 2004):

Fokus auf verbale Kommunikation: Bei vielen Borderline-Patienten liegt eine große Diskrepanz zwischen ihrem Erleben und ihrem mimischen Ausdruck vor. Jeder, der mit diesem Klientel arbeitet, kennt die Situation, dass z. B. von starker innerer Not und Suizidalität berichtet wird und dies im direkten Kontakt nicht spürbar ist, weil der Patient z. B. lächelt. Hier ist die dringende Empfehlung, ernst zu nehmen, was der Patient berichtet und nicht auf die nonverbalen Signale zu reagieren. Bohus und Remmel (2004) führen aus, dass in der Regel der Suiziddrang bei Borderline-Patienten eher unter- als überschätzt wird.

Validierung des emotionalen Zustandes: Zunächst gilt es, die Gefühle des Patienten ausreichend zu validieren, ohne unmittelbar Veränderungsvorschläge zu unterbreiten. Die Gefühle des Patienten werden benannt und ihre Validität wird betont:

> Es ist sehr nachvollziehbar, dass Sie in dieser Situation traurig und verzweifelt sind.

Benennung des Suizidplans als insuffiziente Problemlösung: DBT-Therapeuten vermitteln durchweg, auf der Seite des Lebens zu stehen. Es wird klar zum Ausdruck gebracht, dass ein Suizid(-versuch) immer als insuffiziente Problemlösung zu bewerten ist, und dass die aktuelle Situation die Chance ermöglicht, mit therapeutischer Begleitung funktionale Problemlösungsstrategien zu erarbeiten und auszuprobieren. Es wird betont, dass es auch für das schwierigste Problem immer mehr als eine Lösung gibt:

Notfallplan

Definition von „Notfall": Es besteht die Gefahr, dass ich die aktuelle Situation ohne Unterstützung nicht bewältigen kann. Ich bezweifele den Sinn des Lebens, fühle eine bleierne Müdigkeit, fühle mich wie ein Roboter. Ich ziehe mich von allen zurück, alles wird mir zu viel.

Habe ich meine Skills-Kette schon eingesetzt?

1. Diving-Skill: Gesicht in eine Schüssel mit kaltem Wasser halten
2. Mein Haupt-Pro-Argument auf der Karte ansehen, das für das Leben spricht: Zeit mit Ben (Patenkind) verbringen
3. Aktivität: Die Wohnung verlassen und in Bewegung kommen
4. Bei der Bewegung Hirn-Flick-Flack anwenden: langsam und konzentriert mit jedem Atemzug zählen
5. Gefühle abschwächen
6. Mit anderen Menschen in Kontakt treten

Mit wem kann ich in Kontakt treten? Wer tut mir gut?

Dorothee und Ben (**Denk daran:** Sie mögen dich und du bist zu jeder Zeit gerne gesehen. Das hat Dorothee ganz oft gesagt!). Telefon: ________________

Therapeutin: Telefon: ________________

Mögliche Anrufzeit: Mo bis Fr: 08.00–18.00 Uhr. Sie wird mich innerhalb von acht Stunden zurückrufen (Nachtzeiten nicht eingerechnet).

Telefonseelsorge: Telefon: 0800/111 0 111

Klinik: ______________ Adresse: ____________________________ Telefon: __________

Notarzt: Telefon: 112

Was sollte ich NICHT tun? In eine Bar/Kneipe/Diskothek gehen und Alkohol trinken.

Was würde mir mein Therapeut oder mein „Held des Alltags" jetzt raten?

Lass dir helfen! Es ist wie es ist, weil es sonst anders wäre!

Abbildung 15: Notfallkarte für Jennifer K. – Beispiel

Es ist nachvollziehbar, dass Sie aktuell keinen anderen Ausweg erkennen, als sich das Leben zu nehmen. Gleichzeitig muss ich einen Suizid als ungeeignete Problemlösung bewerten. Es gibt für jedes Problem immer mehr als nur eine Lösung.

Einschätzung des Suizidrisikos: Mit dem Patienten wird geklärt, ob er sich dazu in der Lage fühlt, eine Verhaltensanalyse zur aktuell vorliegenden Suizidalität durchzuführen, mit dem Ziel, genau zu verstehen, wie sich die persönliche Situation aktuell darstellt. Lehnt der Patient weitere Gespräche ab und kann nicht mehr gewährleisten, sich nicht umzubringen, wird ein stationärer Aufenthalt besprochen/eingeleitet.

Erhebung einer exakten Verhaltens-/Kettenanalyse zur aktuellen Krise: Ist der Patient dazu in der Lage, wird er dabei unterstützt, die aktuellen Ereignisse verhaltensanalytisch unter die Lupe zu nehmen. Dabei ist darauf zu achten, dass es um die jetzige Situation geht und nicht um alle anderen ähnlichen Situationen und negativen Ereignisse, die der Patient im Laufe des Lebens erlebt hat, und die in Krisen oftmals angetriggert werden:

Es ist nachvollziehbar, dass in der aktuellen Krise alle negativen Situationen und Erlebnisse wachgerufen werden, die Sie in letzter Zeit erleben mussten. Ich würde mich jetzt gerne auf die aktuelle Situation konzentrieren und die genauer unter die Lupe nehmen. Ist das in Ordnung?

Neben den oben bereits beschriebenen einzelnen Aspekten einer Verhaltens-/Kettenanalyse, geht es darum, konkrete Suizidpläne sowie jeweils verfügbare Methoden, wie Waffen, Medikamente etc. zu erfassen.

Erarbeitung einer konkreten Lösungsanalyse: Nachdem die aktuelle Situation mikroanalytisch ausgewertet wurde, wird die Erlaubnis eingeholt, gemeinsam eine – vorerst theoretische – Lösungsanalyse zu erstellen, die der Patient nachfolgend auf Umsetzbarkeit prüfen kann. Wie oben beschrieben, werden in der Lösungsanalyse einzelne Aspekte nach Veränderungsmöglichkeiten untersucht. Unbedingt sollte die Entfernung lebensbedrohlicher Gegenstände, wie z. B. Waffen, Medikamente (gegebenenfalls von einem Vertrauten einteilen lassen) sowie die Entfernung von z. B. Alkohol aus der Wohnung in der Lösungsanalyse aufgeführt und bei Bereitschaft, diese umzusetzen, verbindlich vereinbart werden.

Einschätzung des Suizidrisikos: Zu jeder Krisenintervention gehört am Ende eine erneute Einschätzung des Suizidrisikos. Es gilt zu klären, ob das Non-Suizid-Abkommen trotz der großen Not mindestens noch bis zum nächsten Kontakt besteht. Je nach Ergebnis erfolgt dann entweder an dieser Stelle eine stationäre Aufnahme zur Krisenintervention oder eben die Umsetzung der erarbeiteten Lösungsanalyse.

Erneuerung des Non-Suizid-Abkommens: Es wird explizit das Non-Suizid-Abkommen bis mindestens zum nächsten Kontakt erneuert. Dies muss nicht immer schriftlich erfolgen, aber es sollte deutlich und klar mündlich formuliert werden:

Kann ich mich darauf verlassen, dass Sie sich bis zu unserem Telefonat am Mittwoch unter keinen Umständen das Leben nehmen und den besprochenen Notfallplan einhalten? Wenn ja, dann bitte ich Sie darum, mir die Hand darauf zu geben.

Kontrolle der Umsetzung der Lösungsversuche: Es hat sich bewährt, konkrete Schritte zu vereinbaren, die dem Therapeuten zwischen den einzelnen Sitzungen rückgemeldet werden, z. B. über E-Mail.

Beispiel:

Pat.: „Hallo Frau Müller, ich habe wie versprochen den Alkohol weggeschüttet. Ist mir schwergefallen. Jetzt fühle ich mich hilflos den Gedanken ausgeliefert, aber ich habe alles noch im Griff…"

Th.: „Liebe Frau K., vielen Dank für die Nachricht! Das haben Sie gut gemacht! Klingt, als wäre es verdammt anstrengend! Sie haben meinen vollsten Respekt, dass Sie am Ball bleiben! Bis morgen…"

Intensivierung des Kontakts: Um den Patienten in dieser schwierigen Situation zu coachen, kann es hilfreich sein, den Kontakt über einen längeren Zeitraum zu intensivieren, über z. B. E-Mails oder vermehrte, fest vereinbarte telefonische Kurzkontakte (vgl. Kapitel 7.3.4.2).

Merke: „Manipulativer Suizidversuch“

In der DBT wird grundsätzlich NICHT der Begriff „manipulativer Suizidversuch“ verwendet. Linehan spricht von einer Tautologie, wenn Patienten unterstellt wird, andere Menschen zu manipulieren, nur weil sich diese manipuliert *fühlen:* Die Absicht eines Verhaltens kann nicht zwangsläufig aus den Folgen dieses Verhaltens abgeleitet werden. Der Begriff der Manipulation im Zusammenhang mit Borderline-Patienten ist sehr negativ besetzt: Patienten fühlen sich abgewertet und nicht verstanden, wenn ihnen Manipulation unterstellt wird und Mitarbeiter werden zu fremdbestimmten Marionetten des Manipulierenden degradiert. Es ist für beide Seiten hilfreicher, davon auszugehen, dass suizidales Krisenverhalten einen ungeeigneten Versuch darstellt, überwältigende, unkontrollierbare und sehr schmerzhafte Gefühle zu reduzieren: als direkte Folge des suizidalen Verhaltens selber (z. B. aufgrund einer Steigerung des Kontrollerlebens) und/oder weil meist verstärkte Hilfsbereitschaft seitens der Umgebung einsetzt. Leider sind die Lebensbedingungen mancher Patienten so ungünstig, dass dieses Verhalten zuweilen die einzige Möglichkeit darstellt, überhaupt Aufmerksamkeit zu erhalten. An dieser Stelle greifen die erste und die zweite DBT-Grundannahme (vgl. Kasten 13): „Borderline-Patienten geben sich wirklich Mühe“ und wenn sie einen funktionaleren Weg kennen würden, würden sie ihn gehen. „Borderline-Patienten wollen sich verändern“ und es gilt rauszufinden, welche Gründe für eine Stagnation in der Therapie vorliegen.

Bei den sogenannten „manipulativen Suizidversuchen“ ist von einem *operanten Suizidverhalten* auszugehen, das durch seine Konsequenzen (die aktive Beteiligung anderer) kontrolliert wird. *Respondentes Suizidverhalten* liegt vor, wenn es durch eine Situation oder einen besonderen Reiz ausgelöst wird: es steht unter Kontrolle der jeweiligen Ereignisse und nicht der jeweiligen Konsequenzen. Suizidales Krisenverhalten von Borderline-Patienten ist häufig sowohl operant als auch respondent. Hilfreich sind hier hochauflösende Verhaltensanalysen, die solche Mechanismen offenlegen und dem Therapeuten sowie dem Patienten deutlich machen, dass die beste Reaktion darin liegt, die Auslöser zu reduzieren und gleichzeitig so wenig wie möglich das suizidale Verhalten funktional aufrechtzuerhalten. Es gilt immer wieder auf leichte Verbesserungen zu achten, um sie dann mit aktiven Reaktionen auf Therapeutenseite zu verstärken. Bei deutlich ausgeprägtem operanten Suizidverhalten ist die therapeutische Handhabung oftmals sehr schwierig, denn zu viel Inaktivität seitens des Therapeuten, um die Verstärkung gering zu halten, kann dazu führen, dass das suizidale Verhalten des Patienten so weit eskaliert, dass der Therapeut reagieren muss (und damit noch gefährlicheres Verhalten verstärkt) oder aber, dass es irgendwann tödlich endet. Diese Teufelskreise sind vor allem in stationären Einrichtungen zu beobachten, die mit einer hohen Belastung seitens des Klinikpersonals einhergehen. In solchen Situationen ist ausreichend Supervision zur Entlastung notwendig. Ziel in der Behandlung ist, dem Patienten diese Mechanismen zu erklären, darauf zu achten, Zuwendung und Kontakt vor allem bei funktionalem Verhalten einzusetzen und die Lebenssituation außerhalb des therapeutischen Settings so zu gestalten, dass sich Veränderungen lohnen und keine Sicherung von menschlichem Kontakt über suizidales Krisenverhalten mehr notwendig ist. Dies ist oftmals ein langwieriger Prozess und geht mit einer hohen Anstrengung und Belastung auf beiden Seiten einher.

7.3.4.2 Telefonstrategien

Telefonkontakte sind in der Behandlung von Patienten mit hoher Suizidalität sehr hilfreich. Sie sind Teil des Nonsuizid-Abkommens seitens der Therapeuten. Es wird zugesichert, die Patienten in emotionalen Krisen und bei Suizidalität nicht alleine zu lassen, sondern zur Krisenbewältigung Bestmöglichstes beizutragen. Gleichzeitig ist darauf zu achten, dass Telefonkontakte nicht als Verstärker für suizidales und anderes Problemverhalten dienen (siehe oben). Zu Beginn der Behandlung werden die jeweiligen Regeln zur Telefonberatung festgelegt. Die Gespräche sollten eine Dauer von 10 bis 15 Minuten nicht überschreiten.

Bei der Entwicklung der Telefonstrategien wurden drei Haupttypen berücksichtigt:

1. Geplante regelmäßige Anrufe seitens der Patienten, wenn diese offensichtlich mehr Unterstützung im Alltag brauchen, als durch die wöchentlich stattfindenden Einzelsitzungen zur Verfügung steht. So ruft der Patient z. B. drei- bis viermal pro Woche für 5 bis 10 Minuten zu festen Zeiten an. Dies geschieht krisenunabhängig, erfolgt also nicht kontingent mit Krisenzu-

ständen und minimiert die positiven Konsequenzen eines Krisenzustandes. In den kurzen Telefonaten liegt der Fokus auf der Anwendung von Fertigkeiten.

2. Telefonanrufe vom Therapeuten an die Patienten werden vereinbart, wenn es notwendig erscheint, jede funktionale Beziehung zwischen Aufmerksamkeit des Therapeuten und suizidalen Verhaltensweisen zu reduzieren. Sie werden im Vorfeld geplant, wenn z. B. ein belastendes Ereignis bevorsteht oder wenn bekannt ist, dass sich der Patient aktuell in einer schwierigen Lebensphase befindet. Auch bei diesen Telefonaten liegt der Fokus auf der Fertigkeitenanwendung im Alltag.
3. Anrufe seitens des Patienten an den Therapeuten werden akzeptiert und sind erwünscht, wenn der Patient *vor* einer suizidalen Handlung oder *vor* anderem (zuvor definiertem) Problemverhalten anruft und um Unterstützung bittet. *Nach* erfolgtem Problemverhalten dürfen die Patienten 24 Stunden lang keinen Kontakt zum Therapeuten aufnehmen, es sei denn, es handelt sich um lebensgefährliche Verletzungen. Dahinter steht das Rational, dass der Therapeut nur bei der Problemlösung helfen kann, wenn sich der Patient *vorher* meldet (vgl. folgendes Beispiel)! Schaffen es die Patienten nicht, sich vorher zu melden, wird dies als Verhaltensweise eingestuft, die den Therapiefortschritt behindert und wird verhaltens- und lösungsanalytisch ausgewertet.

Beispiel:

Pat. (Frau K.): Hallo! Ich melde mich, weil es mir gerade total schlecht geht.

Th.: Hallo Frau K.! Sie rufen mich an – dann wird es etwas Dringendes sein, wie ich Sie kenne. Was ist passiert?

Pat.: Alles scheiße. Mir ist nicht mehr zu helfen, mir ist so elend, ich kann einfach nicht mehr.

Th.: Oje, das klingt aber sehr verzweifelt, Frau K. Das tut mir leid, dass es Ihnen so schlecht geht. Wie gut, dass Sie anrufen. Wo sind Sie gerade?

Pat.: Ich geistere durch die Stadt und habe so ein großes Verlangen, mich mit Alkohol abzuschießen, dass es kaum noch auszuhalten ist. *(atmet schwer)*

Th.: OK, Sie geistern durch die Stadt – ich merke, dass Sie schon ganz außer Atem sind. Ich möchte, dass Sie sich für den kurzen Moment des Telefonats irgendwo hinsetzen. Geht das? Sehen Sie eine Bank oder etwas Ähnliches?

Pat. (schreit ins Telefon): Ich will mich nicht hinsetzen, ich will saufen!

Th.: Frau K., ich merke wie groß der Druck ist, unter dem Sie stehen. Das muss extrem schwer auszuhalten sein. Ich brauche dennoch 5 bis 10 Minuten. Denken Sie an unseren Deal: Wenn Sie anrufen, müssen Sie mir die Möglichkeit geben, kurz mit Ihnen sprechen zu dürfen.

Pat.: OK, OK … Ich werde mich setzen. Nun sitze ich auf einer Mauer. Zufrieden?

Th.: Ja, das ist gut. Wie hoch ist Ihre Anspannung, Frau K.?

Pat.: 100

Th.: Habe ich mir gedacht. Was ist Ihre erste Fertigkeit auf der „Skillskette auswärts“?

Pat.: 5 × 3

Th.: OK, dann bitte ich Sie jetzt, mir 5 Dinge zu nennen, die Sie sehen – auch wenn Ihnen gerade eigentlich nicht danach ist.

Pat.: Wenn Sie meinen … *(zählt schnell auf):* Auto, Mann, Mülltonne, Vogel und Bank.

Th.: Super. Dann bitte 5 Dinge, die Sie hören. Bitte nicht so schnell, lassen Sie sich mehr Zeit, atmen Sie tief durch.

Pat. (langsamer): Auto, Vogel, Musik aus der Kneipe, Geschrei von Kindern und Hupen. 5 Dinge, die ich spüre: meine Schuhe, die Mauer unter'm Hintern, mein Gürtel … *(fängt leise an zu weinen).*

Th.: Frau K.?

Pat. weint ins Telefon

Th.: Was macht Sie so traurig, Frau K.?

Pat. (schluchzt): Ich habe den Stein von Ben, meinem Patenkind, in meiner Hosentasche gefunden.

Th.: Den Glücksstein?

Pat.: Ja, den Glücksstein!

Th.: Gut! Der Glücksstein ist gut! Super, dass Sie ihn dabei haben. Das wäre der 4. Gegenstand, den Sie spüren. Fehlt nur noch einer. Was gibt's noch? Finden Sie noch einen?

Pat.: Meine Geldbörse in der hinteren Hosentasche.

Th.: Super, Frau K., Sie machen das klasse! Welche Skills kommen dann in der Kette?

Pat.: An das Haupt-Pro-Argument denken, das für das Leben spricht, nämlich, dass sich der Scheißkampf für Ben lohnt und ich noch ganz viel Zeit mit ihm verbringen möchte *(schnieft).*

Th.: Und möchten Sie das?

Pat.: Was 'ne blöde Frage! Na klar, möchte ich das. Er ist mein Engel.

Th.: Ja, um dieses Patenkind sind Sie auch echt zu beneiden! Was kommt dann noch in der Kette?

Pat.: Bis 100 zählen, Gefühle abschwächen und mit anderen Kontakt aufnehmen.

Th.: Sie haben Ihre Kette ziemlich gut drauf – Respekt! Wie hoch ist die Anspannung jetzt?

Pat.: Besser, ich denke um die 70 bis 80.

Th.: Super! Welches Gefühl belastet Sie aktuell am meisten?

Pat.: Einsamkeit. Ich bin eben in meiner Wohnung verrückt geworden vor Einsamkeit und Leere.

Th.: Ah ja, Ihr vertrautes, altes Gefühl! Das ist bestimmt sehr unangenehm. Ist ansonsten noch irgendetwas passiert, was Sie zusätzlich belastet?

Pat.: Ja, Marc ist heute mit seinem Kumpel in den Urlaub gefahren *(weint).* Ich vermisse ihn so und ich hab so eine große Angst, dass er für immer geht. Aber ich will ihn nicht anrufen – ich habe Angst, dass ich ihm Vorwürfe mache.

Th.: Sie sind echt tapfer, Frau K.! Und Sie haben Recht: Meistens enden die Telefonate ungünstig und dann geht es Ihnen noch schlechter. Wie kann der Tag heute für Sie noch weitergehen?

Pat.: Ich arbeite jetzt meine Skillskette ab und besuche kurz meine Nachbarin Frau L. Vielleicht hat sie noch Lust auf einen kleinen Spaziergang. Und dann lege ich mich hin. Ich bin völlig platt.

Th.: Das ist ein sehr guter Plan! Was machen Sie, wenn Frau L. nicht da ist?

Pat.: Sie sitzt im Rollstuhl und ist alleine. Sie ist immer da.

Th.: Ok. Frau K., wie hoch ist aktuell der Drang, sich das Leben nehmen zu wollen?

Pat.: Zwischen 3 und 4.

Th.: Und wie hoch ist der Drang, Alkohol zu trinken?

Pat.: Der ist fast komplett weg.

Th.: Wow, das ist gut! Wie beim letzten Telefonat – wenn Sie in Kontakt treten, nimmt der Drang extrem schnell ab. Und Sie kennen meine letzte Frage schon: Kann ich mich darauf verlassen, dass Sie den vereinbarten Notfallplan einhalten, wenn es Ihnen wieder schlechter geht?

Pat.: Natürlich! Sie können sich auf mich verlassen.

Th.: Sehr gut. Dann bin ich beruhigt und wir sehen uns morgen zu unserem regulären Gespräch.

Pat.: Jetzt muss ich nur noch mit meinem schlechten Gewissen kämpfen, dass ich immer so eine gestörte Drama-Queen bin und Sie mit meinem Telefonat belästigt habe.

Th.: Darüber reden wir sehr gerne morgen. Aber schon jetzt an dieser Stelle: Ich verbuche das als Erfolg, dass Sie angerufen haben. Bis morgen?

Pat.: Bis morgen.

7.3.4.3 Beziehungsstrategien

Der Aufbau einer tragfähigen und auf Vertrauen beruhenden therapeutischen Allianz ist bei der Behandlung von Borderline-Patienten besonders wichtig, weil es zuweilen der einzig funktionierende Verstärker für das Erlernen neuen Verhaltens seitens des Patienten ist, zuweilen das Einzige sein kann, das den Patienten und manchmal auch den Therapeuten in der Therapie hält und manchmal auch das Einzige, das den Patienten am Leben hält (Linehan, 1996).

Dem Patienten wird mit echter Akzeptanz und (Für-)Sorge begegnet. Der Therapeut ist verantwortlich dafür, dass der Patient eine vertrauensvolle Kooperation anstrebt und ihn angemessen behandelt, indem er therapieschädigendes Verhalten, wie Schweigen, Unpünktlichkeiten, Feindseligkeiten etc. zeitnah anspricht und korrigiert.

Letztlich wird bei den meisten oben genannten Behandlungsstrategien auf die Förderung der Beziehung geachtet, gleichzeitig bedarf es manchmal eines spezifischen Fokus auf die Beziehung. Für diesen Fall formuliert Linehan (1996) drei spezifische Beziehungsstrategien:

1. *Beziehungsakzeptanz („Beziehung als Therapie"):* Beziehungsakzeptanz liegt vor, wenn der Therapeut die Dinge so anerkennt, akzeptiert und validiert, wie sie im Augenblick sind: den Patienten, sich selbst, die aktuell schmerzliche Situation für den Patienten, das Mitleiden seitens der eigenen Person, den aktuellen Stand in der Therapie und mögliche therapeutische Fehler. Beziehungsakzeptanz erfordert ein radikales Einlassen auf die therapeutische Beziehung und fördert die Kontrolle des Patienten über den Verlauf der Therapie. Linehan bezeichnet diese Strategie „Beziehung als Therapie", auf dessen Grundlage Wunden von früheren Erfahrungen heilen können, Entwicklungsdefizite aufgeholt und die Fähigkeit zur Veränderung gefördert werden können.
2. *Problemlösen in der Beziehung („Therapie mittels Beziehung"):* Stellt die Beziehung für den Patienten oder den Therapeuten ein Problem dar und ist einer der beiden Beteiligten unzufrieden, wütend oder unglücklich in Bezug auf den anderen, ist davon auszugehen, dass diese Schwierigkeiten das Resultat von Transaktionen in der Therapie ist. Problemlösen in der Beziehung fördert als „Therapie mittels Beziehung" die Kontrolle seitens des Therapeuten über Verhaltensweisen des Patienten, um Veränderung und Wachstum zu fördern.
3. *Generalisierung der therapeutischen Beziehung auf andere Beziehungen:* Auch wenn es entscheidende Unterschiede zwischen einer therapeutischen und einer nicht therapeutischen Beziehung gibt, wird explizit auf eine mögliche Generalisierung der in der therapeutischen Beziehung erlernten Verhaltensweisen auf andere Beziehungen geachtet.

Kasten 15: Hindernisse bei der Behandlung von Borderline-Patienten

- *Keine Ausbildung in DBT vorhanden:* Es stellt sich für viele niedergelassenen Therapeuten die Frage, ob und wie sie mit Borderline-Patienten arbeiten sollen, wenn keine Ausbildung in DBT bzw. in einem anderen störungsspezifischen Verfahren (Mentalisierungsbasierte Therapie, Schematherapie, übertragungsfokussierte Psychotherapie) vorliegt. Bei keinen oder wenig Kenntnissen in einem störungsspezifischen Verfahren, liegt ein Dilemma vor: Die Therapeuten können die Patienten an Kollegen mit störungsspezifischer Ausbildung verweisen, was zu einer noch größeren ambulanten Unterversorgung für Borderline-Patienten führen würde, als ohnehin schon der Fall ist. Entschließen sich die Therapeuten dazu, die Patienten zu übernehmen, erhalten diese keine „State-of-the-Art"-Behandlung und es besteht die Gefahr von Überforderung auf beiden Seiten und einem unbefriedigenden Verlauf und Ergebnis. Je stärker die Ausprägung der chronischen Suizidalität, je größer das Suizidrisiko und je häufiger Behandlungsabbrüche in der Vorgeschichte vorliegen, desto eher sollte an Therapeuten mit störungsspezifischer Ausrichtung verwiesen werden und/oder eine stationäre DBT-Behandlung empfohlen werden (Adressen unter: www.dachverband-dbt.de).
- *Kein Telefon-Coaching anbieten:* Des Weiteren kommt immer wieder die Frage auf, ob es möglich ist, Borderline-Patienten zu behandeln und kein Angebot eines Telefon-Coaching zu machen, da dies für einige niedergelassenen Kollegen aus verschiedenen Gründen nicht umsetzbar ist. Die Gründe sind meist sehr nachvollziehbar! Gleichzeitig ist es für chronisch suizidale Patienten mit Suizidversuchen in der Vorgeschichte eine kaum zu erfüllende und auch kaum zumutbare Forderung, zuzusichern, sich unter keinen Umständen umzubringen, wenn sie in Zeiten erhöhter Suizidalität nicht verstärkt Unterstützung erhalten. Es liegt auf der Hand, dass chronisch suizidale (Borderline-)Patienten phasenweise mehr Unterstützung brauchen als nicht suizidale Patienten und hier kommt dem Telefon-Coaching als unmittelbare Unterstützung während der suizidalen Krise besondere Bedeutung zu. Überwiegen auf Therapeutenseite dennoch die Gründe gegen ein Angebot, sollten im Notfallplan (vgl. Abb. 15) andere (professionelle) Ansprechpartner aufgenommen werden und die Sitzungsfrequenz erhöht werden.
- *Fehlendes Angebot einer DBT-Fertigkeitengruppe:* Ein häufiges Problem für niedergelassene Therapeuten und ihre Borderline-Patienten ist ein fehlendes Angebot einer DBT-Fertigkeitengruppe. Steht keine Gruppe zur Verfügung und kann der Therapeut auch

selber keine anbieten, dann gibt es die Möglichkeit, die Skills im Einzelsetting zu vermitteln. Hier ist die Empfehlung, einen *festen* Termin einmal pro Woche für das therapeutische Gespräch festzulegen und einen für die Skillsvermittlung. Es stellt sich oftmals als Herausforderung dar, an dem Skillstermin keine anderen Themen zuzulassen als die Vermittlung von Fertigkeiten, da es immer auch andere dringende Themen zu besprechen gibt und das Leid oftmals groß ist. Als hilfreich hat sich erwiesen, diese Problematik im Vorfeld mit den Patienten zu besprechen und sich grünes Licht dafür geben zu lassen, bei dem Skillstermin alle anderen Themen rigoros ablehnen zu dürfen. Zudem hat sich, wenn möglich, die Nutzung von zwei verschiedenen Räumen bewährt bzw. eine Umgestaltung des Raumes: Für das Therapiegespräch stehen bequeme Sessel zur Verfügung und Taschentücher liegen in der Mitte, beim Fertigkeitentraining ein Tisch für den DBT-Ordner und ein Flip-Chart.

Kapitel 8

Cognitive Behavioral Analysis System of Psychotherapy bei Suizidalität

von Eva-Lotta Brakemeier und Rebecca Knoop

Mit dem Cognitive Behavioral Analysis System of Psychotherapy (CBASP) entwickelte James P. McCullough (McCullough, 2000; deutsch z. B.: Brakemeier & Normann, 2012; Brakemeier & Buchholz, 2013) eine integrative, schulenübergreifende Therapie, welche direkt an der spezifischen Psychopathologie chronisch depressiver Patienten ansetzt. CBASP kombiniert kognitiv-emotionale, verhaltensorientierte, interpersonelle und psychodynamisch-analytische Theorien. Die Techniken sind überwiegend behavioral geprägt, da McCullough bei der Konzeption in erster Linie eine Lerntherapie anstrebte. Zur spezifischen Psychopathologie der chronischen Depression gehört, dass diese Patienten häufig auch chronisch unter suizidalen Gedanken leiden (vgl. Kap. 1.4). Im Folgenden wird durch ein Fallbeispiel einer suizidalen Patientin der Einsatz von CBASP Strategien anschaulich vorgestellt. Die Patientin wurde im Rahmen eines stationären CBASP-Konzepts behandelt (vgl. Brakemeier & Normann, 2012; Brakemeier et al., 2015).

Beispiel: Anne L.

Die 44-jährige Anne L. studierte zunächst Kunst und arbeitete anschließend mehrere Jahre recht erfolgreich als selbstständige Künstlerin. Seit nahezu 4 Jahren fühle sie sich jedoch weder fähig zum Arbeiten noch zum Erledigen der meisten Alltagspflichten, weshalb sie auf die Hilfe von den wenigen Freunden angewiesen sei, die es noch „mit mir aushalten“. Beziehungen seien „schon immer eher kompliziert“ gewesen. Frau L. habe zwei längere Partnerschaften gehabt, wobei jedes Mal der Mann sie verlassen habe. Die Patientin leidet an einer chronischen Depression (Double Depression nach DSM-IV) mit frühem Beginn im Alter von 6 Jahren. Frau L. berichtet von frühen traumatisierenden Beziehungserfahrungen (v. a. emotionale Vernachlässigung sowie emotionaler und körperlicher Missbrauch). Frau L. kann als therapieresistent bezeichnet werden, da sie schon viele verschiedene Medikamente eingenommen und zwei Psychotherapien ohne langfristige Erfolge durchgeführt hat. Sie berichtet von drei schweren Suizidversuchen im Alter von 9, 25 und 40 Jahren sowie mehreren weniger schweren. Frau L. wirkt im ersten Kontakt sehr misstrauisch, skeptisch und mitunter feindselig gegenüber ihrer Therapeutin: „Das wird hier alles auch nichts bringen – ich habe doch schon so viel probiert. Ich möchte nur noch tot sein!“

8.1 Hintergrund: CBASP und Suizidalität

Viele der chronisch depressiven Patienten haben in der Kindheit frühe traumatisierende Beziehungserfahrungen erlebt, wobei vor allem über emotionale Vernachlässigung und/oder emotionalen Missbrauch, aber auch körperlichen Missbrauch und körperliche Vernachlässigung berichtet wird (z. B. Riso et al., 2002; Wiersma et al., 2009). Durch solche frühen traumatisierenden Beziehungserfahrungen können Patienten ein hohes Misstrauen gegenüber Mitmenschen entwickeln und sich generell von Menschen eher zurückziehen bzw. diese abwerten. Dies führt dazu, dass sie zunehmend eine Art *interpersonelle Mauer* zwischen sich und ihrer Umwelt aufbauen und dadurch ihre Wahrnehmung von der Umwelt entkoppeln. Infolgedessen fühlen sie sich oft hoffnungslos, hilflos, erfolglos und abgewiesen. Suizidgedanken werden getriggert bzw. nehmen zu. Abgetrennt von der Umwelt werden korrigierende positive Lernerfahrungen erschwert und negative Beziehungserfahrungen wiederholt, was suizidale Gedanken aufrechterhält. Eine chronische zwischenmenschliche Ineffektivität mit erlebter Hilf- und Hoffnungslosigkeit entsteht, was wiederum die Depression triggert und aufrechterhält. Dieser postulierte Teufelskreis der chronischen Depression bzw. chronischen Suizidalität wird in Abbildung 16 illustriert. In diesem Zusammenhang soll betont werden, dass McCullough keine spezifische

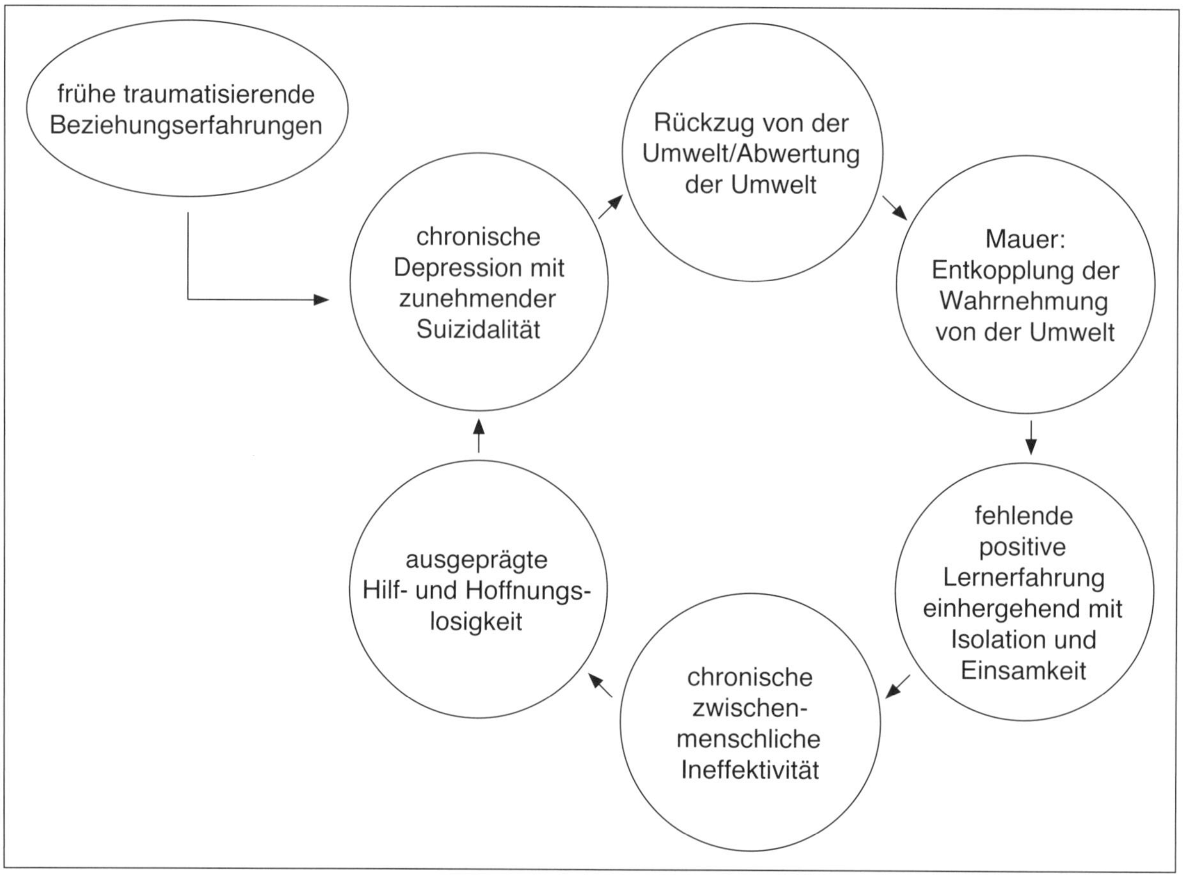

Abbildung 16: Teufelskreis der Hilf- und Hoffnungslosigkeit bei chronischer Depression mit Suizidalität (modifiziert nach McCullough, 2000)

Theorie suizidalen Erlebens und Verhaltens verfasst hat. CBASP misst jedoch den interpersonellen Faktoren, wie sie von Joiner (2005) beschrieben werden, eine besondere Bedeutung für suizidales Erleben und Verhalten bei (siehe Kapitel 2.3).

Im CBASP werden vier Therapie- bzw. Lernziele verfolgt, welche im Folgenden für den Umgang mit Suizidalität spezifiziert werden:

1. Erkennen der *Konsequenzen des eigenen Verhaltens* („wahrgenommene Funktionalität") zur Überwindung der erlernten chronischen Hilf- und Hoffnungslosigkeit und somit der Suizidalität.
2. Verbesserung der *sozialen Empathie* zur Auflösung sozialer Entfremdung.
3. Erlernen von *sozialen Problemlösefertigkeiten* und *Bewältigungsstrategien,* insbesondere auch in suizidalen Krisensituationen.
4. *Interpersoneller Heilungsprozess bzgl. früherer Traumata*, sodass heilsame korrigierende Beziehungserfahrungen erlebt werden können, welche der Suizidalität entgegen stehen.

8.2 Liste prägender Bezugspersonen mit Übertragungshypothese

CBASP beginnt mit analytischen und interpersonellen Strategien: Kindheits- und Lebenserfahrungen werden durch die *Liste prägender Bezugspersonen* in einen Zusammenhang zu den heutigen interpersonellen Problemen gestellt. Hierfür werden für jede Bezugsperson *„kausal-theoretische Schlussfolgerungen"*, die vereinfacht auch als „Prägungen" oder „Stempel" bezeichnet werden können, formuliert. Anschließend werden ein bis zwei *Übertragungshypothesen* eingeführt. Diese geben die Beziehungserwartungen wider, welche der Patient aufgrund seiner Prägungen (bewusst oder unbewusst) auch an den Therapeuten hat. Im Vergleich zur klassischen Psychoanalyse wird die Übertragungshypothese also früh in der Therapie proaktiv eingeführt *(„Was könnte auch zwischen uns passieren? Was sind Ihre Beziehungserwartungen an mich?")* und transparent formuliert (vgl. Tabelle 10).

Tabelle 10: Liste prägender Bezugspersonen und Übertragungshypothesen (ÜH) von Frau L.

Prägende Bezugsperson	Zusammenfassung der Exploration	Prägung
1. Mutter	Sie war eine richtige Künstlerin – sehr begabt und wunderschön – aber sie lebte in ihrer eigenen Welt. Für mich hat sie sich nie wirklich interessiert. Allerdings durfte ich ihr oft zuschauen, wenn sie gemalt hat. Das habe ich immer sehr genossen. Ich habe sie richtig bewundert. Als ich 10 war, hat sie sich suizidiert – vermutlich hat sie das Leben mit meinem alkoholabhängigen aggressiven Vater nicht ausgehalten. Depressiv war sie wohl auch. Sie hat in einem Abschiedsbrief geschrieben, dass sie mir ein besseres Leben wünscht als sie es hatte und dass sie mich liebt. Gespürt hab ich das allerdings nie.	*Ich fühle mich alleine, „abgetrennt" und auf merkwürdige Weise zum Tod hingezogen.*
2. Vater	Er war Winzer und leider auch Alkoholiker. Wenn er nüchtern war, hat er sich nicht für mich interessiert. Wenn er jedoch betrunken war, schlug er oft zu oder schrie mich an – Gründe dafür waren für mich meist nicht nachvollziehbar. Als ich älter wurde, lernte ich mich zu wehren. Am Ende war ich stärker und hatte auch kaum mehr Angst vor ihm. Er starb vor 2 Jahren an Leberkrebs.	*Ich muss stets aufpassen, weil Männer gefährlich sind.*
3. Älterer Bruder	Mein Bruder war der einzige Mensch während meiner Kindheit, der sich zumindest ein wenig für mich interessiert hat. Er brachte mir Überlebensstrategien bei – v. a. wie ich mich gegen unseren Vater wehren kann. Er war stolz, wenn ich stark und mutig war; wenn ich hingegen weinte und ängstlich erschien, war er eher genervt und hat sich abgewendet.	*Nur wenn ich mich furchtlos und mutig zeige, bekomme ich Anerkennung.*
4. Ex-Freund	Zunächst hatten wir eine schöne Beziehung. Ich habe am Anfang ja auch versucht, ihm meine „starke Seite" zu zeigen. Dann kam meine Depression immer wieder durch, mit der er zunehmend überfordert war. Er hat mich nach einem Suizidversuch verlassen.	*Für Menschen bin ich eine Last – sie werden mich früher oder später verlassen.*
5. Beste Freundin	Ich kenne sie seit dem Studium. Sie ist zwar weiterhin für mich da, sagt mir aber immer häufiger, dass sie bald nicht mehr könne.	*Für Menschen bin ich eine Last.*
Übertragungshypothesen (proaktiv und transparent):		
Wenn in der Therapie Nähe entsteht, dann wird meine Therapeutin sich nicht wirklich für mich interessieren und mich früher oder später verlassen. Wenn ich mich in der Therapie bzw. auf Station nicht mutig und stark zeige, sondern schwach und ängstlich, dann werden das Team bzw. die Mitpatienten mich entweder bestrafen oder sich direkt von mir abwenden.		

Durch das Erarbeiten der Prägungen kann die Suizidalität von Frau L. besser verstanden werden. Zudem wird hier die erwähnte Verbindung zur interpersonalen Theorie suizidalen Verhaltens nach Joiner (2005) deutlich: Sowohl die Wahrnehmung, nicht Teil einer wertgeschätzten Gruppe zu sein *(thwarted belongingness;* vgl. Prägung durch die Mutter sowie auch das Erleben während der Kindheit, keine wirklichen Freunde gehabt zu haben), als auch der Eindruck, für andere eine Belastung darzustellen *(perceived burdensomeness,* vgl. Prägung durch Ex-Freund und beste Freundin) triggern bei Frau L. Suizidgedanken und Suizidwünsche. Zudem scheint sie durch den Bruder eine Furchtlosigkeit sowie die Befähigung *(acquired capability)*, sich zu wehren und ggf. sogar zu töten, erworben zu haben (vgl. Prägung durch den Bruder). So sind die drei Suizidversuche bzw. ihre chronischen suizidalen Gedanken auf der Basis der Prägungen und der Theorie suizidalen Verhaltens nachvollziehbar. Gleichzeitig werden die notwendigen Behandlungsstrategien gegen die Suizidalität deutlich: interpersonelle Fertigkeiten erlernen, um sich wieder als Teil einer wertgeschätzten Gruppe fühlen zu können (v. a. durch Kiesler Kreis und Situationsanalyse; vgl. Kapitel 8.3 und 8.4), heilsame korrigierende Beziehungserfahrungen gegen den Eindruck, für andere eine Belastung zu sein, transparent ermöglichen (v. a. durch das disziplinierte persönliche Einlassen, vgl. Kapitel 8.5).

8.3 Kiesler Kreis

Nach der Liste prägender Bezugspersonen und dem Aufstellen der Übertragungshypothese(n) wird der Kiesler Kreis (Kiesler, 1983; vgl. Abb. 17) in die Therapie eingeführt. Dieses interpersonelle kreisförmige Modell dient der Einschätzung des sogenannten *Stimuluscharakters* eines Menschen – der verdeckten emotionalen, kognitiven oder verhaltensbezogenen Reaktion, die eine Person bei anderen Menschen „hervorruft". Patienten können den Kreis besser annehmen und damit arbeiten, wenn die Begriffe *Nähe vs. Distanz* (zusätzlich zu freundlich vs. feindselig) und *Offenheit vs. Verschlossenheit* (zusätzlich zu dominant vs. unterwürfig) verwendet werden. Zudem werden Patienten darauf aufmerksam gemacht, dass die Pfeile im Kreis einen Hinweis darauf geben, wie andere Menschen mit einer hohen Wahrscheinlichkeit auf einen bestimmten Stimuluscharakter reagieren.

Suizidalität bringt Menschen meist in den feindselig-unterwürfigen – also distanziert-verschlossenen – Bereich: Rückzug, sich verschließen, nicht mehr offen kommunizieren, keinen daran

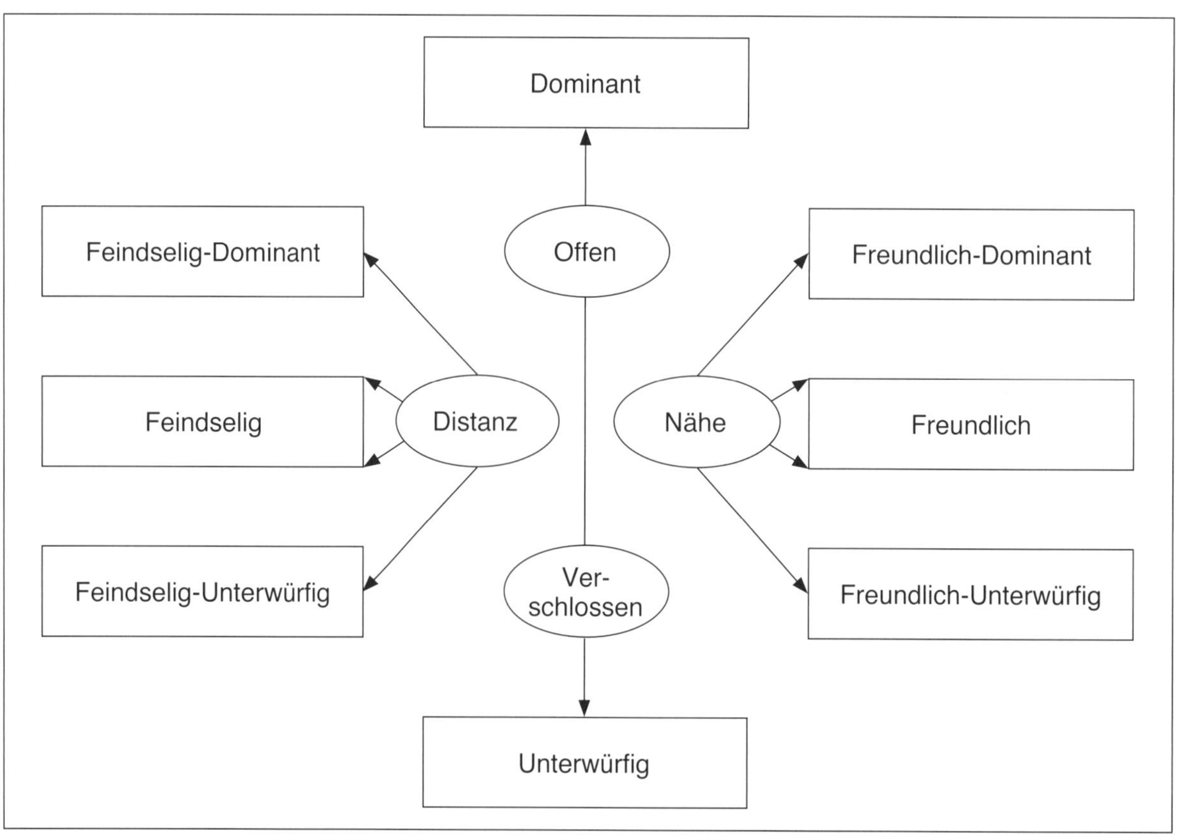

Abbildung 17: Der Kiesler Kreis

teilhaben lassen, wie es einem wirklich geht, sind hierfür typische Verhaltensweisen. Offenes Drohen „Wenn ..., dann bringe ich mich um" hingegen lässt sich eher als feindselig-dominantes Verhalten einordnen. Zur Fremdeinschätzung kann das *Impact Message Inventory* (Caspar, 2002) vom Therapeuten bzw. einer nahestehenden Person über den Patienten und vice versa ausgefüllt werden, was auch die Therapeutin und Frau L. zu Beginn der Behandlung sowie am Ende wechselseitig getan haben. Die Ergebnisse sind in Abbildung 18 dargestellt.

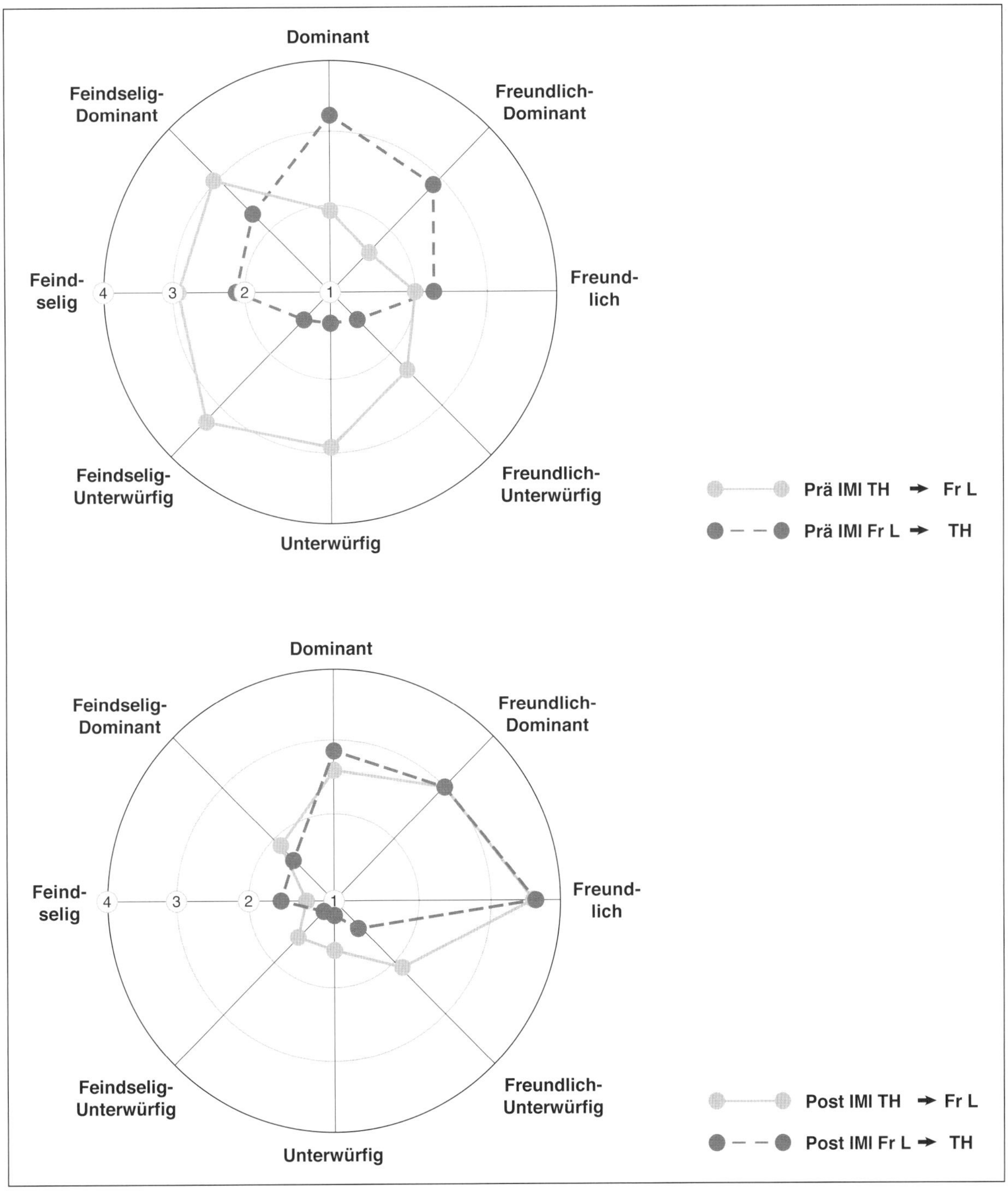

Abbildung 18: Ergebnisse des *Impact Message Inventory* (Caspar, 2002) über Frau L. geratet durch ihre Therapeutin bzw. über die Therapeutin geratet durch Frau L. (a) zu Beginn und (b) am Ende der stationären Therapie (nach 12 Wochen)

Insbesondere für suizidale Patienten ist es wertvoll und hilfreich zu erkennen, dass ihr Verhalten verschlossen bzw. distanziert wirkt und so entweder Dominanz oder ebenfalls Distanz beim Gegenüber auslöst. Zu lernen, wie sie offen über ihre Probleme reden können und dabei Nähe herstellen, was wiederum zu Hilfe und Nähe führt, ist häufig ein entscheidender Schritt, die Suizidalität zu überwinden. Abbildung 18 verdeutlicht diese Wechselwirkung und Veränderung der therapeutischen Beziehung zwischen Frau L. und ihrer Therapeutin im Verlauf: Nach einem schwierigen Beginn geprägt durch wechselseitige Distanz entwickelte sich Nähe und Offenheit, wobei das disziplinierte persönliche Einlassen der Therapeutin sowie zahlreiche Situationsanalysen halfen.

8.4 Diszipliniertes persönliches Einlassen mit interpersonellen Diskriminationsübungen

Eine Art der innovativen therapeutischen Beziehungsgestaltung ist das *disziplinierte persönliche Einlassen (DPE),* welches von McCullough auch als kontingente persönliche Reaktion *(contingent personal responsivity)* bezeichnet wird (McCullough, 2006). Durch das Preisgeben eigener positiver als auch negativer Gefühle und Reaktionstendenzen wird eine auf die Bedürfnisse chronisch Depressiver adaptierte Rolle des Therapeuten und *menschliche* therapeutische Beziehung ermöglicht. In Verbindung damit stehen *Interpersonelle Diskriminationsübungen (IDÜ),* durch welche den Patienten transparent gemacht wird, dass die Therapeuten anders – häufig entgegengesetzt – als die missbrauchenden, vernachlässigenden, negativ prägenden Bezugspersonen aus ihrem bisherigen Leben reagieren. Aus diesem Lernprozess können schließlich heilsame Beziehungserfahrungen resultieren.

So kann der Therapeut bei suizidalen Patienten durch das DPE dem Patienten offen mitteilen, welche Gefühle und Reaktionstendenzen die Lebensmüdigkeit bzw. suizidalen Verhaltensweisen des Patienten in ihm auslösen. Meist ist die Botschaft, dass der Patient dem Therapeuten wirklich wichtig ist (was im Gegensatz zu der früh erlebten emotionalen Vernachlässigung und zu dem Missbrauch steht), die machtvollste Strategie gegen die Suizidalität. Insbesondere bei – bezüglich ihrer Wahrnehmung – sehr „abgekoppelten“ Patienten, die auch zu feindseligen und abwertenden Verhaltensweisen neigen, ist die Nutzung des disziplinierten persönlichen Einlassens notwendig und hilfreich, was das folgende Fallbeispiel von Frau L. zeigt.

Beispiel: Frau L.

Th.: „Ich habe bereits von der Bezugspflege gehört, dass es Ihnen am Wochenende nicht gut ging. Mögen Sie erzählen was los war, Frau L.?“

Pat. (Frau L.) schaut die Therapeutin nicht an und antwortet laut und in feindseligem Ton: „Ach, was soll schon los gewesen sein? Es ging mir halt mal wieder richtig schlecht und ich hatte krasse Suizidgedanken und Todesfantasien. Ich war auch wieder bei den Bahngleisen. Ich weiß, Sie behaupten immer, dass wir hier etwas erreichen können. Bla bla bla... Aber ganz ehrlich, ich sehe das nicht. Im Gegenteil, mir geht es zurzeit noch schlechter als vor der Behandlung. Vielleicht sollten wir das Ganze einfach beenden. Wozu sollen wir uns hier beide weiter quälen? Sie haben doch sicher auch Besseres zu tun, als sich hier ständig mit mir und meinen Suizidgedanken rumzuärgern.“

Th.: „Frau L., es tut mir sehr leid, dass es Ihnen am Wochenende so schlecht ging und Sie wieder Suizidgedanken hatten. Ich mache mir auch große Sorgen, da Sie erzählen, bei den Bahngleisen gewesen zu sein. Ich möchte gleich mit Ihnen in Ruhe schauen, ob es für die Suizidgedanken Auslöser gab. Aber vorher möchte ich Sie fragen, ob Sie sich vorstellen können, wie es mir gerade geht, wenn Sie sagen, ich hätte Besseres zu tun, als mich hier ständig mit Ihnen und Ihren Suizidgedanken rumzuärgern?“

Pat. stutzt: „Wie es Ihnen geht? Das ist doch jetzt nicht wichtig.“

Th.: „Doch, vermutlich schon. Darf ich Ihnen sagen, wie es mir gerade geht?“

Pat. nickt.

Th. (DPE): „Ich merke, dass es mich verletzt, wenn Sie denken, ich würde mich über Sie und Ihre Suizidgedanken nur ärgern und hätte sicher ‚Besseres zu tun‘. Das klingt, als seien Sie nur Arbeit oder eine Last für mich – als würde ich mich nicht wirklich für Sie interessieren. Können Sie nachvollziehen, dass mich das verletzt?“

Pat.: „Mmh, das verletzt Sie? Aber stimmt das denn nicht?"

Th.: „Nein, das stimmt absolut nicht. Ich habe bei der Erarbeitung Ihrer Prägungen schnell gemerkt, dass ich Sie mag und Ihnen wirklich helfen möchte. Ich interessiere mich für Sie. Sie sind mir wichtig. Es wäre ganz schlimm für mich, wenn Sie sich umbringen würden. Wie klingt das für Sie?"

Pat.: „Ungewohnt – ich kann das kaum glauben."

Th. (Einsatz der IDÜ): „Lassen Sie uns nun einmal schauen, warum das so ungewohnt ist. Wie habe ich denn gerade auf Sie reagiert als Sie so aufgebracht zur Therapiestunde erschienen sind?"

Pat.: „Mmh, Sie sind ruhig geblieben, aber haben mir gesagt, dass es Sie verletzt, wenn ich Sie so angreife."

Th.: „Ja, genau. Und was habe ich noch gesagt?"

Pat.: „Naja, dass Sie mich mögen und sich wohl wirklich für mich interessieren."

Th.: „Genau. Lassen Sie uns Ihre mütterliche Prägung und die Übertragungshypothese betrachten. Fällt Ihnen da etwas auf, wenn Sie meine Reaktion mit der Ihrer Mutter vergleichen?"

Pat.: „Meine Mutter hat sich nie für mich interessiert – egal ob ich leise oder laut war."

Th.: „Ja, so haben Sie es mir berichtet – und wie fühlt sich das jetzt für Sie an?"

Pat.: „Ehrlich gesagt, sehr ungewohnt ... aber irgendwie auch sehr warm. Wissen Sie, mein Absturz am Wochenende lag wohl daran, dass meine beste Freundin am Wochenende mich besuchen wollte, worauf ich mich so gefreut habe. Und dann hat sie abgesagt, das hat mich wieder so heruntergezogen."

Th.: „Ah, okay, das kann ich gut verstehen. Dann lassen Sie uns über diese schwierige Situation doch eine Situationsanalyse machen ..." (vgl. Kapitel 8.6).

Wie im Fallbeispiel ersichtlich wird, zeigte die Therapeutin Frau L. durch die Anwendung des disziplinierten persönlichen Einlassens auf, dass ihr Interaktionsverhalten Konsequenzen hat. Durch die persönliche und empathische Rückmeldung der Therapeutin werden der Patientin Schritt für Schritt heilsame Beziehungserfahrungen ermöglicht. Frau L. konnte im Therapieprozess lernen, ein Bewusstsein für aktivierte Prägungen zu entwickeln und ihr feindseliges Verhalten zu verändern, sodass sie auch außerhalb der Therapie positive Beziehungserfahrungen erleben kann.

Die besondere therapeutische Beziehungsgestaltung in CBASP gilt als Hauptstrategie gegen suizidales Erleben und Verhalten. Aus der emotionalen Vernachlässigung während der Kindheit entsteht häufig die Erwartung, niemandem etwas zu bedeuten. Die im Widerspruch dazu stehende Aussage des Therapeuten *„Sie sind mir wichtig."* – glaubhaft und im richtigen Moment gesagt – kann den Patienten sehr berühren und erreichen.

Durch derart intensive Beziehungsarbeit kann natürlich kurzfristig eine Abhängigkeit entstehen, das Hauptziel in diesem Moment besteht jedoch darin, dass die Patienten sich nicht suizidieren! Nachdem sich die akute Suizidalität zurückgebildet hat – oder metaphorisch gesprochen: Nachdem der Patient durch das Suizidtal getragen wurde – wird die Arbeit an der Unabhängigkeit fortgesetzt. Klinische Erfahrungen und Studienergebnisse der stationären Behandlung (vgl. Kapitel 11.1) unterstreichen die Effektivität dieses Vorgehens.

Hilfreiche Fragen, die sich Therapeuten in solchen Situationen stellen sollten, lauten: *Was löst die Suizidalität bei mir aus? Was würde ein Suizidversuch oder gar ein Suizid bei mir auslösen?*

8.5 Situationsanalyse

Die Situationsanalyse (McCullough, 2000) ist gewissermaßen eine strukturierte, mehrstufige, soziale Problemlösungsaufgabe. Während der Situationsanalyse wird die Aufmerksamkeit des Patienten auf eine konkrete Situation gelenkt, wodurch das globale und situationsübergreifende präoperatorische Denken allmählich aufgelöst werden soll. Neben der zunehmend geschulten Wahrnehmung ist es vor allem die Erfahrung, dass das Verhalten des Patienten Konsequenzen hat, die ihm dabei helfen soll, mit seiner Umwelt in Verbindung zu treten (wahrgenommene Funktionalität).

Nachfolgend wird eine Situationsanalyse am Beispiel von Frau L. exemplarisch dargestellt. Diese Situation war die Auslösesituation für die suizidale Krise, über welche im Kapitel 8.4 berichtet wird:

Beispiel (Forts.): Situationsanalyse von Frau L. zur letzten suizidalen Krise

Vorgeschichte von Frau L.: Meine beste Freundin wollte mich letztes Wochenende in der Klinik besuchen. Darauf habe ich mich schon sehr gefreut, da ich nur selten Besuch bekomme und den Kontakt zu den meisten meiner eh schon wenigen Freunde in den letzten Jahren verloren habe. Außerdem fühle ich mich auch in der Klinik zwischen all den Mitpatienten sehr einsam. Am Morgen des Besuchstages ruft sie mich an und entschuldigt sich, dass sie es leider nicht schafft.

I. Explorationsphase

1. *Situationsbeschreibung:* Was ist passiert? (reine Beschreibung einer kurzen Situation): Ich sitze alleine im Garten der Klinik, mein Telefon klingelt. Es ist meine beste Freundin: „Anne, mein Ex-Mann hat abgesagt. Er kann unsere Tochter heute doch nicht abholen, um mit ihr zum Schwimmwettkampf zu fahren. Nun muss ich das übernehmen. Es tut mir sehr leid, aber ich kann dich daher heute nicht besuchen. Nächste Woche komme ich jedoch ganz bestimmt vorbei." Ich schreie sie laut an: „Sag doch einfach, wenn du keine Lust hast zu kommen", lege auf und laufe zu den Bahngleisen.
2. *Interpretationen:* Wie haben Sie die Situation interpretiert? (Festhalten der max. 3 wichtigsten Gedanken):
   - Nicht einmal meine beste Freundin interessiert sich für mich – ich bin ganz allein.
   - Ich bin eh nur eine Last für meine Mitmenschen.
   - Die Welt wäre besser dran, wenn gleich ein ICE kommt und ich dann nicht mehr da wäre.
3. *Situatives Verhalten:* Wie genau haben Sie sich verhalten? (genaue Beschreibung des Verhaltens mit Einordnung im Kiesler Kreis): Ich werde laut und fahre meine Freundin an. Dann lege ich ohne weitere Nachfragen oder Grußworte auf und laufe zu den Bahngleisen. Kiesler Kreis: zuerst gegenüber der Freundin feindselig-dominant (distanziert-offen), Flucht zu den Bahngleisen submissiv-feindselig (distanziert-verschlossen)
4. *Tatsächliches Ergebnis (TE):* Wie ging die Situation aus? (Formulierung in Verhaltensbegriffen):
   Ich fahre meine Freundin an, lege auf und laufe zu den Bahngleisen.
5. *Erwünschtes Ergebnis (EE):* Wie hätten Sie sich den Ausgang der Situation gewünscht? (Formulierung eines Ziels in Verhaltensbegriffen, welches realistisch durchführbar und in dem Patienten verankert sein muss):
   Ich bleibe ruhig, drücke ehrliches Verständnis aus, nutze die Chance für eine Unterhaltung und die Absprache eines neuen Termins. Danach lege ich auf und laufe nicht zu den Bahngleisen.
6. *Haben Sie Ihr erwünschtes Ergebnis erreicht (TE=EE)? Nein.* Warum nicht?
   Weil ich mich abgelehnt gefühlt habe und wie immer sofort zugemacht habe. Das triggert immer die Suizidgedanken, weshalb ich zu den Bahngleisen gelaufen bin.

II. Lösungsphase

1. *Revision der Interpretationen:* Sind diese in der Situation verankert und sind sie für das Erreichen des neuen EE hilfreich?
   Alle drei sind nicht in der Situation verankert und nicht hilfreich zum Erreichen des neuen gewünschten Ergebnisses. Reformulierung der Interpretationen:
   - Sie wollte gerne vorbeikommen, leider ist ihr jedoch etwas dazwischen gekommen.
   - Andere Mitpatienten haben heute auch keinen Besuch – ich nutze die Zeit, sie näher kennenzulernen.
   - Ich spüre hier zum ersten Mal, dass ich Menschen wirklich etwas bedeute. Das darf ich nicht vergessen in solchen Situationen, in denen Suizidgedanken hoch kommen.
   - Verhaltensinterpretationen: „Bleib ruhig! Versuche, freundlich zu sein! Atme gegen die Wut an! Laufe nicht zu den Bahngleisen!"
2. *Revision des Verhaltens:*
   Statt feindselig-dominantem Auftreten der Freundin gegenüber nun freundlich-dominantes Auftreten mit Hilfe von möglichst vielen Rollenspielen einüben.
3. *Take Home Message:* Was haben Sie heute gelernt?
   Nicht immer gleich zumachen und laut werden, sondern ruhig, freundlich und proaktiv bleiben.
4. *Generalisierung:* Kennen Sie diese Problematik auch von anderen Situationen?

Oh ja, von ganz vielen. Ich fühle mich schnell abgelehnt und habe bei den meisten Menschen das Gefühl, nur eine Last oder Verpflichtung zu sein. Dann denke ich, sie wären besser dran, wenn ich ihnen diese Last nehmen würde und laufe zu den Bahngleisen. Dagegen muss ich jetzt angehen.

Häufig werden durch Situationsanalysen Verhaltensdefizite aufgedeckt, welche dann im Rahmen der Lösungsphase mittels vieler Rollenspiele und sogenanntem *Shaping*, also einer Umformung des Verhaltens (zunächst Lob für gezeigtes Verhalten und anschließend Verbesserungsvorschläge zur Optimierung des Verhaltens), verbessert werden. Bei suizidalen Patienten ist es hilfreich, Situationen zu analysieren, in welchen Suizidgedanken auftraten (wie im Fallbeispiel). Situationsanalysen können auch nach Suizidversuchen durchgeführt werden (Suizidversuch = Tatsächliches Ergebnis), um zu verstehen, welche Situation und Gedanken zu dem Versuch geführt haben und welche alternativen Verhaltensweisen (Erwünschtes Ergebnis) möglich gewesen wären. Diese werden nach kognitiver Umstrukturierung durch Rollenspiele geübt.

8.6 Zusammenfassung

Erste Studien weisen darauf hin, dass CBASP bei chronisch depressiven Patienten mit einhergehender chronischer Suizidalität langfristig wirksam sein kann (vgl. Kapitel 11.1). So resümiert Joiner (2014b, S. 142): *„In dem Bemühen um eine Reduktion der suizidbezogenen Morbidität und Mortalität zählt besonders CBASP zu den langfristig erfolgsversprechenden Ansätzen.“* Es herrscht Forschungsbedarf, ob CBASP-Strategien auch bei anderen Patienten, welche (chronisch) suizidal sind, hilfreich und wirksam sind.

Weiterhin dürfen auch Kontraindikationen nicht außer Acht gelassen werden: Im Rahmen einer ambulanten Behandlung sind hier das Vorliegen eines konkreten Suizidplans, schwere Insomnie, ausgeprägte Anhedonie sowie schwere Alkoholabhängigkeit zu nennen (nach McCullough, 2006). Stationär lassen sich auch Patienten mit konkreten Suizidplänen behandeln, da notfalls eine vorübergehende Verlegung auf eine geschützte Station vollzogen werden kann. Hier erscheint einzig ein kompletter Abbruch der therapeutischen Beziehung als Kontraindikation.

CBASP gibt nicht nur Patienten eine „wahrgenommene Funktionalität“ und Verbindung zur Umwelt zurück, sondern auch dem Therapeuten eine gewisse Sicherheit im Umgang mit schwierigen Therapiesituationen, wie beispielsweise schwer suizidalen Patienten. So schätzen CBASP-Therapeuten in einer Befragung die Behandlung suizidaler Patienten als weniger schwierig ein als Nicht-CBASP-Therapeuten (Jäger & Brakemeier, 2013).

Zusammenfassend kann festgestellt werden, dass sämtliche CBASP-Strategien den Patienten unterstützen, die Suizidalität besser zu verstehen (Liste prägender Bezugspersonen) und gegen diese anzugehen: Situationsanalysen helfen gegen akute suizidale Krisen; die besondere Beziehungsgestaltung durch das disziplinierte persönliche Einlassen des Therapeuten(teams) einschließlich der damit verbundenen emotionalen korrigierenden bzw. heilsamen Beziehungserfahrung kann als wirkungsvolle Strategie zur langfristigen Überwindung der Suizidalität betrachtet werden.

Kapitel 9

Umgang mit Suizidalität bei Kindern und Jugendlichen

Suizidales Erleben und Verhalten ist im Jugendalter sehr verbreitet. Suizide treten in dieser Altersgruppe – im Vergleich zu älteren Bevölkerungsgruppen – hingegen eher selten auf. Im Folgenden wird zunächst ein Überblick über die aktuelle Datenlage zur Epidemiologie von Suizidalität im Jugendalter gegeben und es werden Risikofaktoren mit besonderer Relevanz für diese Altersgruppe skizziert. Sodann werden Hinweise zur Anpassung der Risikoabschätzung, Krisenintervention und Therapie an die speziellen Erfordernisse und Bedingungen des Kindes- und Jugendalter gegeben. Die Informationen sind dabei als Ergänzung zu den in Kapitel 3 bis 6 dargestellten Methoden und Techniken zu verstehen. Zusätzlich wird das Vorgehen bei der Dialektisch-Behavioralen Therapie für Adoleszente (DBT-A) skizziert. Schlussendlich wird zudem noch auf die bindungsorientierte Familientherapie (Attachment-based Family Therapy, ABFT) von Diamond, Diamond und Levy (2014) eingegangen, deren Effektivität in der Behandlung depressiver und suizidaler Jugendlicher in verschiedenen Untersuchungen gut dokumentiert werden konnte.

9.1 Epidemiologie und Risikofaktoren

In Deutschland nehmen sich laut Statistischem Bundesamt (2014) pro Jahr in etwa 200 Kinder und Jugendliche das Leben. In der Altersgruppe der 15- bis 20-Jährigen sind Suizide damit die zweithäufigste Todesursache nach Verkehrsunfällen. Weltweit machen Suizide 8.5 % aller Todesfälle der 15- bis 29-Jährigen aus, sodass der Suizid auch weltweit die zweithäufigste Todesursache in dieser Altersgruppe ist. Suizide werden im Kindes- und Jugendalter – genauso wie in anderen Altersgruppen auch – häufiger von Jungen als von Mädchen vollzogen (Ratio 2 : 1). Adoleszente beiden Geschlechts wählen in Europa das Erhängen als häufigste Suizidmethode, gefolgt von Vergiftungen bei weiblichen Jugendlichen und dem Sprung aus großer Höhe bei männlichen Jugendlichen (Värnik et al., 2009).

Der vergleichsweise geringen Anzahl an Suiziden steht eine große Häufigkeit an Suizidversuchen im Kindes- und Jugendalter gegenüber. In Stichproben deutscher Schülerpopulationen berichten beispielsweise 6.5 bis 9 % der Neuntklässler von Suizidversuchen (Brunner et al., 2007; Plener Libal, Keller, Fegert & Muehlenkamp, 2009; Donath, Graessel, Baier, Bleich & Hillemacher, 2014). Generell verüben weibliche Jugendliche häufiger einen Suizidversuch als männliche Jugendliche, so fand sich in einer Untersuchung von Kaess et al. (2011) eine Lebenszeitprävalenz von 10.8 % bei den weiblichen Studienteilnehmerinnen und von 4.9 % bei den männlichen Teilnehmern. Vergleichbare Angaben fanden sich auch in einer Untersuchung an 45.806 Schülern in 17 europäischen Ländern: die Prävalenz von Suizidversuchen lag – über alle Länder hinweg – bei 10.5 % (Spannbreite: 2.1 % bis 23.5 %) und es fand sich ein Geschlechterverhältnis von ca 2 : 1 (Kokkevi et al., 2012). In der gleichen Studie fand sich eine gemittelte Lebenszeitprävalenz suizidaler Gedanken von 30.8 % (Spannbreite: 15 % bis 43.8 %). In einer repräsentativen Befragung von 44.160 deutschen Schülern der neunten Klasse berichteten 39.4 % lebenszeitliche Suizidgedanken (Donath et al., 2014). Suizidgedanken und Suizidversuche sind unter Jugendlichen somit ein sehr häufig anzutreffendes Phänomen!

Ein steiler Anstieg der Häufigkeit suizidalen Erlebens und Verhaltens setzt mit dem Erreichen des 12. Lebensjahres ein (Nock et al., 2013). Im Kindesalter, d. h. vor dem 10. Lebensjahr ist die Prävalenz von Suizidgedanken, -plänen, -versuchen und Suiziden hingegen eher niedrig. Dies hängt sicher damit zusammen, dass Kinder erst ab dem 10. Lebensjahr über einen Endgültigkeits- und Todesbegriff verfügen (Cuddy-Casey & Orvaschel. 1997), der das Erkennen der emotionalen Reichweite des Todes bei sich selbst und bei anderen Personen ermöglicht. Ein Suizid als Problemlösestrategie wird somit denkbar.

Risikofaktoren für Suizidversuche und Suizide sind im Kindes- und Jugendalter vergleichbar mit denen im Erwachsenenalter. Hierzu zählen frühere

Suizidversuche, nicht suizidale Selbstverletzungen, Suizidgedanken und psychische Erkrankungen – insbesondere affektive Störungen, Substanzmissbrauch- und abhängigkeit sowie Störungen des Sozialverhaltens (Bridge, Goldstein & Brent, 2006). Als Faktoren, die etwas häufiger im Jugendalter relevant sind, gelten zudem familiäre Suizide, Trennung der Eltern bzw. Trennung von einem Elternteil, familiäre Konflikte, fehlende familiäre Kommunikation sowie elterliche Feindseligkeit, körperlicher und sexueller Missbrauch, Bullying-/Mobbingerfahrungen und geringer Bildungserfolg (Bridge et al., 2006; Hawton, Saunders & O'Connor, 2012; Klomek et al., 2009). Proximale Ereignisse im Vorfeld von Suiziden sind im Kindesalter v. a. familiäre Konflikte/Verluste und im Jugendalter v. a. partnerschaftliche Konflikte und Trennungen (Dervic, Brent & Oquendo, 2008). Anders als in Stichproben erwachsener Suizidenten scheint der Anteil derer, die an einer psychischen Erkrankungen gelitten haben, in Kinder- und Jugendstichproben niedriger auszufallen: In etwa 40 bis 50 % der Suizidenten im Alter unter 16 Jahren scheinen nicht an einer psychischen Erkrankung gelitten zu haben (Bridge et al., 2006; Dervic et al., 2008) – im Erwachsenenalter wird dieser Anteil gerade einmal auf 10 % geschätzt (Arsenault-Lapierre et al., 2004).

Auf der Basis einer Autopsiestudie differenzieren Fortune, Stewart, Yadav und Hawton (2007) drei Typen suizidaler Verläufe bzw. Suizidanten im Jugendalter:

- *Gruppe 1* ist charakterisiert durch langanhaltende Verhaltens- und Lebensprobleme, Schulversagen, familiäre Probleme, sexuellen Missbrauch, Gewalterfahrungen, geringes Selbstwertgefühl und schlechte Peerbeziehungen. In dieser Gruppe fand sich typischerweise ein langwährender suizidaler Prozess, der nicht suizidale Selbstverletzungen und die Äußerung von Suizidabsichten gegenüber Freunden und Familienangehörigen umfasste.
- *Gruppe 2* ist charakterisiert durch das Vorliegen einer psychischen Erkrankung. Hinsichtlich des Verlaufs suizidalen Erlebens und Verhaltens fanden sich in dieser Gruppe zwei Subtypen. Einerseits fand sich ein verzögertes Verlaufsmuster, bei dem es erst 5 bis 9 Jahre nach Erkrankungsbeginn zum Suizid kam, und andererseits gab es Betroffene, die den suizidalen Prozess binnen eines Jahres nach Erkrankungsbeginn durchliefen.
- *Gruppe 3* ist dadurch charakterisiert, dass es in Reaktion auf einen akuten Stressor (wie z. B. Trennungen) zum Suizid gekommen ist, ohne, dass es im Vorfeld jedwede Funktionseinschränkungen, psychische Erkrankungen und/oder Selbstverletzungen gab.

  Im Rahmen der Risikoabschätzung sind entsprechend sehr unterschiedliche Konstellationen von Risikofaktoren sorgfältig zu beachten.

9.2 Besonderheiten im therapeutischen Umgang mit suizidalen Kindern und Jugendlichen

Der Umgang mit suizidalen Kindern und Jugendlichen unterscheidet sich nicht grundsätzlich vom allgemeinen Vorgehen in der Risikoabschätzung, Krisenintervention und Therapie, wie sie in den Kapiteln 3 bis 6 beschrieben worden sind. Sowohl die einzelnen Methoden und Techniken als auch die Struktur der Behandlung solltenTherapeuten, die mit Kindern und Jugendlichen arbeiten entsprechend bekannt sein. Allerdings machen entwicklungsbezogene, systemische und juristische Besonderheiten sowie spezifische Risikokonstellationen und Merkmale suizidalen Erlebens und Verhaltens im Kindes- und Jugendalter eine Anpassung des therapeutischen Vorgehens unabdingbar. So spielt unter anderem der Einbezug von Familienmitgliedern eine viel entscheidendere Rolle als bei der Behandlung suizidaler Erwachsener. In diesem Zusammenhang gilt es zudem, eine Balance zu schaffen zwischen dem verständlichen Wunsch des Jugendlichen nach Autonomie und einem vertraulichen Umgang mit seinen Inhalten auf der einen Seite und dem Recht der Eltern, über die Therapieinhalte und die Befindlichkeit des Jugendlichen informiert zu werden, auf der anderen Seite. Nicht zuletzt aufgrund dessen erscheint es oftmals schwieriger, eine ausreichende Behandlungscompliance bei suizidalen Jugendlichen herzustellen, sodass Therapeuten stärker (als ohnehin schon) in die Bildung einer tragfähigen therapeutischen Beziehung investieren müssen. Schlussendlich findet sich in Kinder- und Jugendstichproben ein sehr enger Zusammenhang zwischen nicht suizidalen Selbstverletzungen und suizidalem Verhalten, der die therapeutische Auseinandersetzung auch mit ersteren erforderlich machen kann. Im Folgenden wird auf die einzelnen Besonderheiten in der Behandlung suizidaler Kinder- und Jugendlicher ausführlicher eingegangen.

Empathisches und validierendes Auftreten zum Aufbau von Vertrauen

Die Therapiesituation wird von Kindern und Jugendlichen in der Regel deutlich anders erlebt als von Erwachsenen. Um die Innenperspektive insbesondere von suizidalen Kindern/Jugendlichen empathisch einnehmen zu können, erscheint es hilfreich, sich darüber bewusst zu sein (vgl. u. a. Caplan & Bursch, 2013, Groen & Petermann, 2011), dass

- Kinder/Jugendliche keine „jungen Erwachsenen sind", auch wenn sie teilweise kompetent zu sprechen scheinen: Das übliche „erwachsene" Gespräch (sortiert, themenfokussiert, von abstrakt zu konkret etc.) mit der „erwachsenen" Menge an Worten und langen Sätzen scheint oft nicht passend, um in Kontakt zu kommen, sondern wirkt bedrängend, teils bedrohlich und unempathisch;
- sie oft nicht das Gespräch initiieren, wenig themenfokussiert sprechen, sondern entlang ganz konkreter Wahrnehmungen und Handlungen denken und sprechen;
- sie eher etwas mit kurzen Sätzen oder („Was"- und „Wie"-)Fragen ohne Fremdwörter anfangen können;
- es für sie maßgeblich wichtig ist, sich im Kontakt schnell wohl zu fühlen oder zumindest weniger unwohl und sie in diesem Zusammenhang
- evtl. weniger Wert auf das aktuell gesprochene Wort legen, sondern mehr auf das Therapeutenverhalten, auf scheinbar nebensächliche Details (Handy des Therapeuten, Farbe der Schuhe, Geruch im Raum), und insbesondere darauf, wie warm, ehrlich, verbindlich, klar und damit verlässlich der Therapeut erscheint.

Der Kontaktaufbau wird sich unterscheiden, je nachdem ob es sich eher um ein Kind oder um einen Jugendlichen handelt. In der Kontaktaufnahme mit depressiven und suizidalen *Kindern* ist es hilfreich,

- sich persönlich vorzustellen,
- den Kontext der Situation zu erklären, dabei bereits offenzulegen, dass man sich als Therapeut Sorgen macht wegen trauriger/lebensmüder Ideen und Taten des Kindes,
- möglichst über etwas Vertrautes ins Gespräch zu kommen (z. B. über die Lieblingsfarbe, das Lieblingstier),
- Gemeinsamkeiten zu finden,
- mögliche Zurückhaltung des Kindes zu respektieren und vielfach um Erlaubnis zu fragen, z. B. dazu, erst einmal die Erwachsenen reden zu lassen,
- mit wenigen Worten, dafür eher mit Bildern, Gegenständen o. Ä. als gemeinsamen Blickfang und Medium für klarere und vereinfachte Kommunikation zu arbeiten und dabei genau auf nonverbale emotionale Mikro-Reaktionen zu achten, die anzeigen können, auf welche Inhalte die emotionale Beteiligung sowie die Aufnahmebereitschaft des Kindes gerichtet sind.

Im Kontakt mit suizidalen *Jugendlichen* sollte zudem beachtet werden:

- Auch Jugendliche sind oftmals nicht an vielen Worten und langen Erklärungen interessiert.
- Jugendliche sollten nicht „wie kleine Kinder" behandelt werden.
- Es sollte stattdessen möglichst auf die oftmals ambivalente (und pubertätstypische) Ausgangslage Bezug genommen werden: Die eine Seite sagt/zeigt sinngemäß: „Ich bin in Not und bedürftig, brauche Liebe, Bestätigung, Geborgenheit, fühle mich einsam, brauche Hilfe", die andere Seite hingegen: „Ich bin erwachsen, cool, habe mir dieses Gespräch nicht ausgesucht, kann meine Probleme alleine lösen, lasst mich alle in Ruhe, und wer sagt, dass er mich versteht, kommt mir schon zu nahe. Außerdem habe ich immer Recht". Eine ambivalenzfreundliche Haltung und Wortwahl sensu Kapitel 4.2 wirkt hier authentisch, auch indem der Therapeut verdeutlicht, dass er einerseits versuchen wird, den Jugendlichen zu verstehen und ganz verlässlich an seiner Seite zu sein, dass das aber andererseits aus Sicht des Jugendlichen vielleicht gar nicht ganz möglich ist.

Vertraulichkeit Verschwiegenheit

Bei der Arbeit mit Kindern und Jugendlichen müssen Therapeuten zudem immer eine Balance finden, zwischen dem Schutz der Privatsphäre des Jugendlichen (und damit der therapeutischen Beziehung zum Jugendlichen) und der Notwendigkeit, die Eltern über die Therapieinhalte zu informieren. Bei der Arbeit mit suizidalen Jugendlichen kommt es vielfach zu einer weiteren Verschärfung eben dieses Konfliktes, so führen elternseitige Ängste um die Sicherheit ihres Kindes vielfach dazu, dass noch genauere Informationen über Gesprächsinhalte eingefordert werden, während es den betroffenen Kindern und Jugendlichen oftmals besonders wichtig ist, dass ihre Eltern über diese sehr intimen Gedanken und Verhaltensweisen nicht oder zumindest nicht in vollem Ausmaß informiert werden – insbesondere dann, wenn es im Kontext familiärer Schwierigkeiten zu suizidalem Erleben gekommen ist bzw. ein abwertender/repressiver Umgang mit Suizidäußerungen befürchtet wird.

King, Foster und Rogalski (2013; S. 129) empfehlen, dieses Dilemma zu Behandlungsbeginn offen und ehrlich mit den Kindern/Jugendlichen und deren Eltern zu diskutieren:

> Wir müssen besprechen, wie wir den Wunsch Ihrer Tochter nach Vertraulichkeit übereinbringen können mit Ihren Sorgen über die Sicherheit Ihrer Tochter und Ihrem verständlichen Wunsch danach, durchgängig über den Zustand Ihrer Tochter informiert zu werden. Damit sich Ihre Tochter in der Behandlung wohlfühlen kann, muss sie mir dahingehend vertrauen, dass ich Ihre Privatsphäre respektiere und Ihnen nicht alles erzähle, was sie in der Therapie sagt. Auf der anderen Seite, ist es wichtig, dass auch Sie mir vertrauen und Sie sich darauf verlassen können, dass ich Sie darüber informiere, wie es Ihrer Tochter geht, an welchen Inhalten wir in der Therapie arbeiten und ob ich mir Sorgen um die Sicherheit Ihrer Tochter mache.
>
> *An die Tochter:* Ich verspreche dir, dass ich deinen Eltern nicht jedes Detail, dass du mir erzählst weitererzählen werde. Ich werde sehr respektvoll und vertraulich mit dem umgehen, was du mir erzählst. ABER, ich bin verpflichtet, mit deinen Eltern zu sprechen, wenn ich annehmen muss, dass du Gefahr läufst, dich oder jemand anderen zu verletzen, oder wenn jemand anderes dich verletzt. Ich werde deine Eltern auch dann informieren müssen, wenn ich den Eindruck habe, dass sich das Risiko erhöht, dass du dir etwas antun könntest.
>
> *An die Eltern:* Ich werde Sie immer und umgehend informieren, wenn ich mir Sorgen, um die Sicherheit Ihrer Tochter mache. Im Sinne einer partnerschaftlichen Therapiegestaltung, werden wir zusammen arbeiten, um die bestmögliche Therapie für Ihre Tochter und Ihre Familie zu gestalten. In regelmäßigen Abständen werde ich Sie über den Behandlungsfortschritt informieren.

Es ist in diesem Zusammenhang wichtig, dass der betroffene Jugendliche nicht den Eindruck bekommt, dass der Therapeut als „verlängerter Arm" der Eltern fungiert, sondern ein unabhängiges Interesse an seinem Befinden hat. Kommt es im Therapieverlauf zu suizidalen Äußerungen bzw. Erlebens- und Verhaltensweisen des Jugendlichen, so muss der Behandler sicherstellen, dass die Eltern hierüber informiert werden. King et al. (2013) empfehlen, dies in einer gemeinsamen Eltern-Kind-Sitzung zu besprechen. Bestenfalls sollte der Jugendliche darin unterstützt werden, seine Eltern – im Beisein des Therapeuten – selber zu informieren. Im Fall massiver Eltern-Kind-Konflikte ist zu überlegen, ob der Therapeut die Eltern im Beisein des Jugendlichen informiert, sodass der Jugendliche die Möglichkeit hat, die weitergegebenen Informationen zu ergänzen bzw. zu korrigieren, oder, ob es besser ist, dass der Therapeut, die Eltern alleine informiert, um den Jugendlichen vor spontan vorgebrachten, unangemessenen Reaktionen der Eltern zu schützen. Im Fall, dass der Therapeut die Eltern – ohne den Jugendlichen – informiert, sollten sich gleichwohl gemeinsame Eltern/Kind-Sitzungen anschließen, um das weitere Procedere zu besprechen.

Einbezug von Familienmitgliedern

Der Einbezug von Familienmitgliedern ist gängige Praxis in den meisten Therapieformen zur Behandlung suizidaler Jugendlicher und scheint zudem mit besseren Therapieeffekten einherzugehen, als Interventionen, die hierauf verzichten (Brent et al., 2013; Kapusta, Fegert, Haring & Plener, 2014). Verschiedene Gründe sprechen für den Einbezug von Familienmitgliedern in die Therapie:

1. Familienmitglieder können dazu beitragen, dass der Jugendliche die Behandlung tatsächlich wahrnimmt (nicht zu Letzt auch dadurch, dass sie Termine mitabstimmen und den Jugendlichen zu den Sitzungen bringen).
2. Familienmitglieder können fremdanamnestische Informationen zum Verlauf suizidalen Erlebens und Verhaltens geben und auf diese Weise das Fallkonzept informieren.
3. Familienmitglieder können die Umsetzung eines Notfallplans unterstützen, indem sie ein Auge auf Warnzeichen einer suizidalen Krise haben, ihr Kind in der Umsetzung von Bewältigungsstrategien unterstützen bzw. emotionale Unterstützung anbieten, in einer Krise den Kontakt zu Stellen des professionellen Hilfesystems herstellen und den Zugang zu letalen Mitteln begrenzen.

4. Im Fall familiärer Konflikte bietet der Einbezug von Familienmitgliedern die Möglichkeit, an der familiären Kommunikations- und Problemlösefähigkeit zu arbeiten (Wenzel et al., 2009).

Einbezogen werden entweder beide Eltern oder nur ein Elternteil. Ist es den Eltern nicht möglich, sich an der Therapie zu beteiligen, kann es hilfreich sein, andere (vertraute) Erwachsene, wie z. B. die Großeltern, Onkel/Tante als Unterstützer in die Therapie einzubeziehen.

Im Rahmen einer suizidalen Krise geht es zunächst darum, den Eltern psychoedukative Informationen über suizidales Erleben und Verhalten, spezifische Risikofaktoren bei ihrem Kind und Möglichkeiten der therapeutischen und elterlichen Einflussnahme zu geben. Eltern müssen Informationen zu Warnzeichen für eine suizidale Krise bekommen und sollten konkrete Hinweise dazu erhalten, wie sie mit ihrem Kind über suizidales Erleben und Verhalten sprechen können (bestenfalls auch in schriftlicher Form, siehe hierzu Teismann & Dorrmann, 2015). Wie im therapeutischen Kontext auch, sollten Eltern dazu angehalten werden, auf direkte, nicht-wertende und zugewandte Weise immer nachzufragen, wenn ihr Kind Suizidäußerungen macht, oder es andere Hinweise auf vermehrt suizidales Erleben gibt. Bei dem Verdacht, dass das eigene Kind an einen Suizid denkt, sollten Eltern (Teismann & Dorrmann, 2015, S. 97):

1. das Gespräch suchen (entweder selber oder eine Person darum bitten, die einen besseren Zugang zum Betroffenen hat),
2. den eigenen Eindruck und die persönliche Sorge schildern (z. B. *Ich habe den Eindruck, dass es dir in letzter Zeit überhaupt nicht gut geht und irgendwie bekomme ich gar nicht mehr so richtig mit, was dir durch den Kopf geht?*),
3. offen nach Suizidgedanken und ggf. Suizidhandlungen fragen (z. B. *Das klingt jetzt vielleicht komisch, aber denkst du momentan darüber nach dich umzubringen? Was genau geht dir durch den Kopf? Hast du denn schon irgendwas versucht in den letzten Wochen?*),
4. verständnisvoll reagieren, erzählen lassen und zuhören (z. B. *Mir war gar nicht klar, dass es dir so schlecht geht? Wie kann ich dich am besten unterstützen?*).

Hilfreich kann es sein, wenn entsprechende Gespräche im Therapieraum modelliert und entweder im Rollenspiel oder im Kontext einer Familiensitzung erprobt werden. Ungünstige Einstellungen bezüglich suizidaler Äußerungen („Die sagt das doch nur", „Die will mich auf diese Weise nur unter Druck setzen") und bezüglich des eigenen Verhaltens („Besser ich spreche meine Tochter gar nicht darauf an") müssen besprochen und modifiziert werden. In diesem Kontext ist es hilfreich, wenn unmittelbar mit dem Jugendlichen abgeklärt werden kann, welche Hilfe/Unterstützung dieser sich wünscht und auf welche Art und Weise er Hilfsangebote und Nachfragen seiner Eltern gut annehmen kann.

- Gibt es Dinge, die dir aktuell helfen würden, etwas mehr zur Ruhe zu kommen?
- Können deine Eltern dich hierbei unterstützen?
- Wie können deine Eltern dich hierbei unterstützen, ohne dass du davon total genervt bist?

Auf der anderen Seite muss natürlich auch besprochen werden, welche Informationen und Zugeständnisse die Eltern von Seiten des Jugendlichen brauchen, um nicht in ständiger Angst und Aufregung zu sein (und sich in der Konsequenz ggf. restriktiver zu verhalten, als es für den Jugendlichen gut und erforderlich ist). Hierzu kann beispielsweise zählen, dass der Jugendliche mehr Zeit als gewöhnlich zu Hause verbringt, der Kontakt zu „problematischen" Gleichaltrigen beschränkt wird, Kontrolltelefonate vereinbart werden und der Jugendliche immer wieder nach seiner Befindlichkeit gefragt werden darf. King et al. (2013) empfehlen den Eltern hierbei Skalierungsfragen („Auf einer Skala von 1 bis 10, wie fühlst du dich gerade?"), anstelle von offenen Fragen („Wie geht es dir heute?") zu nutzen. Auf letztere bekomme man zumeist nur knappe Antworten („Geht schon"), die wenig informativ sind. Die Beantwortung von Skalierungsfragen fordert den Jugendlichen auch keine ausführliche Antwort ab, beinhaltet für die Eltern aber akkuratere Informationen. Schließlich muss in diesem Kontext auch sorgfältig besprochen werden, wie die Verfügbarkeit letaler Mittel eingeschränkt werden kann (vgl. Kapitel 4.4.1).

Die Häufigkeit, mit der Familienmitglieder in die Therapiesitzungen miteinbezogen werden, richtet sich nach den individuellen Erfordernissen. Im Rahmen einer akuten Krise ist es sicher hilfreich, die Eltern engmaschig mit in die Therapie einzubeziehen (vgl. Kapitel 4.5.1). Im Fall weniger akuter Suizidalität mag es – nach einer ausführlichen gemeinsamen Sitzung – ausreichen, die Eltern periodisch am Ende einer Sitzung für 10 bis 15 Minuten hinzuzuziehen. In Fällen, in denen familiäre Schwierigkeiten eine auslösende und aufrechterhaltende Funktion für suizidales Erleben und Verhalten haben, mag es schließlich so sein, dass der größte Teil der Sitzungen als Familiensitzungen gestaltet wird. Methodisch wird in einem solchen Fall v.a. an der intrafamiliären Kommunikation und an kooperativem Problemlösen gearbeitet. Weitere Hinweise zum Umgang mit intrafamiliären Konflikten finden sich in Kapitel 9.3.1.

Grundsätzlich empfehlen Wenzel et al. (2009), die Bedeutung familiärer Faktoren bei der Erstellung eines kognitiven Fallkonzeptes (vgl. Kapitel 6.1.1) explizit zu berücksichtigen. Auf diese Weise wird die besondere Bedeutung sowohl negativer als auch positiver familiärer Beziehungen und Interaktionsmuster unmittelbar an zentraler, handlungsleitender Stelle dokumentiert (vgl. Abb. 19).

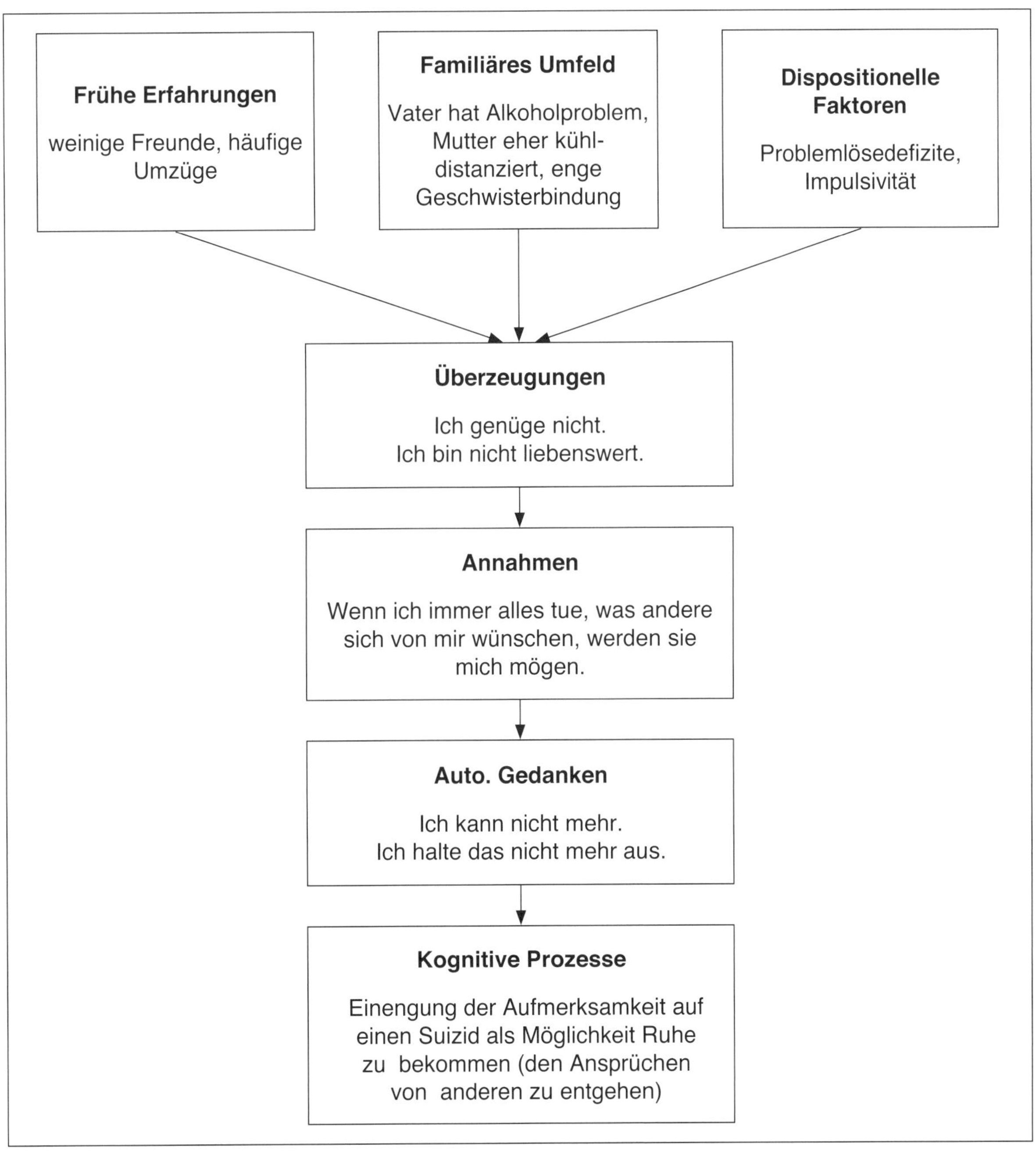

Abbildung 19: Kognitives Fallkonzept im Kindes- und Jugendalter

Verhaltensnaher Behandlungsfokus

Wenzel et al. (2009) verweisen darauf, dass in der Therapie suizidaler Jugendlicher v.a. behaviorale und familienorientierte Methoden – und in geringerem Maße kognitive Methoden – gewählt werden sollten, als bei der Therapie erwachsener Suizidenten. Kognitive Veränderungen werden eher mittelbar über Verhaltensänderungen und Veränderungen familiärer Interaktions- und Beziehungsmuster angestrebt. In der Konsequenz wird dem Aktivitätenaufbau, dem Einüben affektiver Bewältigungsstrategien, der Verbesserung familiärer Beziehungen und der Förderung der Problemlösekompetenz besondere Aufmerksamkeit im Rahmen der kognitiven Therapie suizidaler Handlungen bei Jugendlichen gewidmet (vgl. Kapitel 6.1). Im Hinblick auf die Förderung der Problemlösekompetenz empfehlen Wenzel et al. (2009) sogenannte „Problem-Löser"-Briefe zu nutzen. Es handelt sich hierbei um fiktive Briefe, in denen ein Jugendlicher ein Problem schildert und um einen Rat fragt. Das Format ähnelt entsprechenden Rubriken in Jugendzeitschriften. Der Therapeut kann nun diverse vorgedruckte, fiktive Briefe verfügbar halten und mit den Jugendlichen solche Briefe bearbeiten, die eine thematische Nähe zu den Problemen des Betroffenen haben. Bei der möglichen Lösung dieser hypothetischen Problemkonstellation werden sodann die verschiedenen Schritte strukturierten Problemlösens herausgearbeitet und angewendet (vgl. Kapitel 6.1.2.3). Es folgt die Übertragung auf gegenwärtige Probleme des Patienten selber.

Nicht suizidale Selbstverletzungen

Nicht suizidale Selbstverletzungen und suizidale Verhaltensweisen unterscheiden sich v.a. in der zugrunde liegenden Intention: Während nicht suizidale Selbstverletzungen nicht mit dem Wunsch zu sterben verübt werden, steht dieser Wunsch bei suizidalen Handlungen im Vordergrund (vgl. Kapitel 1.1). Grundsätzlich finden sich bei kinder- und jugendpsychiatrischen Patienten allerdings weitreichende Überschneidungen. So konnten beispielsweise Nock, Joiner, Gordon, Lloyd-Richardson und Prinstein (2006) zeigen, dass 70%, der sich selbst verletzenden Patienten, auch Suizidversuche berichteten. Nicht suizidale Selbstverletzungen gelten zudem als Prädiktor für Suizidversuche (Klonsky, May & Glenn 2013). Im Rahmen der interpersonalen Theorie suizidalen Verhaltens mutmaßt Joiner (2005; vgl. Kapitel 2.3), dass nicht suizidale Selbstverletzungen mit dazu beitragen, dass Personen fähig werden, einen Suizid zu vollziehen. Entsprechend kann es notwendig sein, sich in der Behandlung suizidaler Jugendlicher, auch um eine Reduktion nicht suizidaler Selbstverletzungen zu bemühen. Gängige kognitiv-verhaltenstherapeutische Strategien, wie das Führen eines Selbstverletzungsprotokolls, der verhaltensanalytischen Betrachtung selbstverletzenden Verhaltens, der Förderung alternativer Strategien der Emotionsregulation und der Nutzung von Strategien des Kontingenzmanagements, können hierzu genutzt werden (Plener, 2015).

Stationäre Behandlung

Kinder und Jugendliche, die sich nicht von akuter Suizidalität distanzieren können, müssen – wie erwachsene Patienten auch – einer stationären kinder- und jugendpsychiatrischen Behandlung zugeführt werden. Eine solche Behandlung ist notfalls auch gegen den Willen des Patienten oder auch gegen den Willen seiner Angehörigen durchzusetzen.

Da den Sorgeberechtigten eines minderjährigen Patienten das Aufenthaltsbestimmungsrecht zusteht, sollte eine stationäre Unterbringung im Regelfall über die Eltern des Jugendlichen veranlasst bzw. beantragt werden. Eine Unterbringung gegen den Willen des Jugendlichen – und auch gegen den Willen der Sorgeberechtigten – kann durch das Jugendamt vorgenommen werden (vgl. Kapitel 13).

Merke: Schulbasierte Präventionsansätze

Schulbasierte Suizidpräventionsprogramme werden seit mehr als 30 Jahren erprobt. Sie beruhen auf der Überzeugung, dass Schulen eine wichtige Rolle in der Suizidprävention spielen, da Lehrer und Schüler einen Großteil des Tages gemeinsam verbringen und Lehrkräfte damit die Chance haben, gefährdete Kinder und Jugendliche anzusprechen und einer Behandlung zuzuführen. Zudem besteht die Möglichkeit, Präventionsmodule in den Unterricht zu integrieren. Grundsätzlich lassen sich drei Arten von schulbasierten Prävetionsprogrammen unterscheiden:

1. *Psychoedukative Programme:* Hierunter verstehen sich Unterrichtseinheiten, in denen Informationen über psychische Erkrankungen, suizidales Erleben und Verhalten (Hintergründe, Anlässe und Ursachen) sowie Behandlungsmöglichkeiten erarbeitet werden.

2. *Screeningverfahren:* Im Unterricht werden Tests oder Fragebögen zur Abschätzung der Suizidgefährdung von Schülerinnen und Schülern durchgeführt und auffällige Jugendliche werden einer weiteren diagnostisch-therapeutischen Behandlung zugeführt.
3. *Gatekeeper Programme:* Fortbildungsveranstaltungen für Lehrkräfte und Eltern mit dem Ziel, diese zu schulen und sie mit Details suizidalen Erlebens und Verhaltens vertraut zu machen. Gatekeeper Programme orientieren sich oftmals an den Elementen „Question", „Persuade" und „Refer" (QPR), d. h. die zukünftigen Gatekeeper werden darin geschult, gefährdete Schüler anzusprechen *(Question)*, sie zu überzeugen, Hilfe zu akzeptieren *(Persuade)* und sie an geeignete Institutionen zu vermitteln *(Refer)*.

Einer Vielzahl verschiedener Programme steht eine relativ geringe Anzahl von Programmen gegenüber, deren suizidalitätsbezogene Effektivität empirisch nachgewiesen wurde (Katz, Bolton, Katz, Isaak, Tilston-Jones, Sareen et al., 2013). Die Ergebnisse der größten und methodisch aufwändigsten entsprechenden Studie – das EU-Projekt „Saving and Empowering Young Lives in Europe" (SEYLE) – wurden kürzlich publiziert (Wasserman et al., 2015).

Das SEYLE-Projekt erfolgte zeitgleich in elf EU-Staaten (inklusive Deutschland) und erfasste 11.110 Jugendliche im Alter von 14 bis 16 Jahren. Im Rahmen der Studie wurden drei präventive Programme mit einer Kontrollbedingung hinsichtlich ihrer Wirksamkeit verglichen: (a) eine Gatekeeper-Intervention (Lehrerfortbildung) anhand des Question, Persuade, Refer (QPR)-Schemas, (b) eine fünfstündige psychoedukative Unterrichtseinheit (Youth Aware of Mental Health, YAM), in der die Schüler Informationen zu psychischen Schwierigkeiten erhielten und in Rollenspielen den Umgang mit entsprechenden Problemen erprobten, (c) ein professionelles Screening (ProfScreen) mit Weitervermittlung an einen Behandler im Fall auffälliger Fragebogenwerte. In der Kontrollbedingung wurden Informationsposter – wie sie auch im Rahmen der psychoedukativen Unterrichtseinheit verwendet wurden – in den Klassenräumen aufgehängt. Weitere Screenings, Informationen bzw. Fortbildungen fanden nicht statt. Es zeigte sich, dass 12 Monate nach der Intervention die Schüler, die an der psychoedukativen Unterrichtseinheit (YAM) teilgenommen hatten, signifikant weniger Suizidversuche berichteten und seltener unter Suizidgedanken litten, als die Schüler der Kontrollgruppe. Ein suizidpräventiver Effekt der anderen beiden Programme ließ sich nicht ausmachen (Wasserman et al., 2015). Die Autoren vermuten, dass Schüler Interventionen, die ausschließlich durch Erwachsene an sie herangetragen werden, eher skeptisch gegenüberstehen und es von daher effektiver ist, die Schüler aktiv und persönlich zu trainieren.

9.3 Spezielle Behandlungsansätze

9.3.1 Dialektisch-Behaviorale Therapie für Adoleszente (DBT-A)

Die Dialektisch-Behaviorale Therapie für Adoleszente (DBT-A) wurde in den 1990er Jahren von der Arbeitsgruppe um Miller und Rathus in Kooperation mit Linehan im Rahmen des *Adolescent Depression and Suicide Program (ADSP)* in New York ausgearbeitet. Es handelt sich um eine Modifizierung der Standard-DBT (vgl. Kapitel 7). Es wurde an suizidalen und sich selbstverletzenden (emotional-instabilen) Jugendlichen entwickelt und in einer Pilotstudio evaluiert (Miller, 1999; Rathus & Miller, 2000, 2002). Die Besonderheiten der DBT-A gegenüber der Standard-DBT sind vor allem der Einbezug der Eltern in die Therapie, die Teilnahme eines Elternteils an der Fertigkeitengruppe, ein vereinfachtes Manual und das zusätzliche Modul „Den goldenen Mittelweg finden" im Fertigkeitentraining (Miller et al., 2007).

Die zentralen Bezugspersonen werden in regelmäßigen Abständen in die Behandlung eingebunden, mit dem Ziel, sich als Angehörige mit auf die Therapie einzulassen und Veränderungen im Verhalten vorzunehmen. Dies ist – wie in der Standard-DBT – nur dann möglich, wenn den Eltern dialektisch begegnet wird und Veränderungsimpulse in eine akzeptanzorientierte, verständnisvolle und wertschätzende Grundhaltung eingebettet sind. Dies kann eine große Herausforderung sein, wenn der Jugendliche in dem jeweiligen familiären Kontext sehr leidet und dies offensichtlich eine Hauptursache der Probleme ist. Letztlich ist es aber gerade in solchen Systemen notwendig, die Bezugspersonen mit „ins Boot zu holen" und sie nicht zu verlieren. Es ist wichtig, zu erkennen, dass viele Eltern im Zusammenleben mit den Jugendlichen ebenfalls erheblichen Belastungen ausgesetzt sind, dass sie teilweise in ständiger Alarmbereitschaft stehen, dass sie oft hilflos und ohnmächtig der Problematik gegenüber stehen und eventuell selber mit (emotionaler) Instabilität zu kämpfen haben. Um die Behandlung zu erleichtern, wurden die *DBT-Grundannahmen* der Standard-DBT (vgl. Kasten 13) auf die Behandlung für Jugendliche und deren Bezugspersonen angepasst:

1. Alle Beteiligten tun ihr Bestes.
2. Alle Beteiligten wollen sich verändern.
3. Alle Beteiligten müssen sich mehr anstrengen, härter arbeiten und stärker motiviert sein, um sich zu verändern.
4. Die Beteiligten haben ihre Probleme nicht unbedingt alle selbst verursacht, müssen sie aber selber lösen.
5. Das Leben aller Beteiligten ist so, wie es gegenwärtig gelebt wird, schmerzhaft.
6. Alle Beteiligten müssen neue Verhaltensweisen in allen wichtigen Situationen ihres Lebens erlernen.
7. Es gibt keine absolute Wahrheit.
8. Es ist wirkungsvoller, Dinge als gut gemeint zu verstehen, als vom Schlimmsten auszugehen.
9. Sowohl die Patienten als auch ihre Familien können in der DBT nicht versagen.

Familiengespräche

In Familiengesprächen werden die Eltern/Bezugspersonen immer wieder in die Einzeltherapie mit einbezogen. Zunächst geht es darum, die Regularien der Behandlung vorzustellen, über die Grundannahmen sowie über das Störungsmodell der emotional-instabilen Problematik zu informieren. Letzteres sollte zuvor mit dem Jugendlichen alleine besprochen worden sein. Darüber hinaus wird die Therapiezielhierarchie vorgestellt, die in der DBT-A ebenfalls modifiziert wurde. Folgende Verhaltensweisen werden entsprechend ihres Bedrohungspotenzials in absteigender Priorität ins Zentrum der Behandlung gerückt:

1. Reduktion von familiären Interaktionen, die zu lebensbedrohlichen Verhaltensweisen des Jugendlichen beitragen (wenn z. B. das Verhalten der Eltern zu suizidalem Erleben führt).
2. Reduktion von familiären oder elterlichen Verhaltensweisen, die zu Krisen führen.
3. Reduktion von familiären oder elterlichen Verhaltensweisen, die den Fortschritt in der Behandlung gefährden (z. B. der Jugendliche wird nicht in die Therapie gebracht, wenn er keine andere Möglichkeit der Anreise hat).
4. Reduktion von familiären Interaktionen, die die Lebensqualität der Familie beeinträchtigen (sämtliche Interaktionen, die Belastungen auslösen).
5. Verbesserung von Fertigkeiten (siehe unten).

Im weiteren Verlauf der Familiengespräche geht es außerdem um die Vermittlung von Strategien im Umgang mit typischen Verhaltensweisen der Jugendlichen sowie um den Einsatz von Strategien zur Verbesserung der familiären Kommunikation und Interaktion, den sogenannten „Family-Skills“ (Fruzzetti, 2006). Hier wird ein achtsamer Umgang miteinander geübt („Achtsamkeit in der Beziehung“) sowie gezielte Kommunikationsskills. Es wird der Unterschied zwischen Validierung und Invalidierung verdeutlicht und die Familie wird dabei unterstützt, gezielt gemeinsam verbrachte Zeit zu erhöhen („Reaktivierung der Beziehung“).

Telefoncoaching für die Eltern

In Krisensituationen haben auch die Eltern die Möglichkeit, Unterstützung am Telefon zu erhalten. In einem DBT-Netzwerk ist es möglich, dies so zu organisieren, dass der Coach der Eltern nicht dieselbe Person ist, die auch den Jugendlichen berät. Steht kein Netzwerk zur Verfügung und handelt es sich um denselben Coach, sind bestimmte Regeln wichtig, wie z. B. dass der Jugendliche in der Krise immer Vorrang hat (vgl. Miller et al., 2007).

Familien-Fertigkeiten-Trainingsgruppe

Im Fertigkeitentraining werden den Familienmitgliedern konkrete Skills vermittelt, die von allen geübt werden. Im besten Fall nehmen fünf Jugendliche mit je einer engen Bezugsperson teil. Das Training beinhaltet fünf Module: Achtsamkeit, Stresstoleranz, Emotionsregulation, Zwischenmenschliche Fertigkeiten und das DBT-A-spezifische Modul „Den goldenen Mittelweg finden“ (Miller et al., 2007; Fleischhaker & Schulz, 2010). Die zu vermittelnden Fertigkeiten wurden gegenüber der Standard-DBT reduziert, die Arbeitsblätter in eine vereinfachte Sprache gebracht und es wurde ein für Jugendliche ansprechenderes Layout gewählt (Fleischhaker & Schulz, 2010). Zudem wird sich darum bemüht, so wenig wie möglich einen Schulcharakter entstehen zu lassen und es finden deutlich mehr praktische Übungen in vivo statt als in der Standard DBT (z. B. wird bei der Besprechung des „Diving-Skills" gemeinsam ausprobiert, das Gesicht in eine Schüssel mit kaltem Wasser zu halten).

Da im Kapitel 7.3.3 bereits die Module aus der DBT vorgestellt wurden, wird nachfolgend nur das DBT-A-spezifische Modul beschrieben: Das Modul „Den goldenen Mittelweg finden" („Walking the Middle Path") wurde von Miller und Rathus explizit für die Arbeit mit Jugendlichen und ihren Eltern/Bezugspersonen für das Skilltraining entwickelt (Miller et al., 2007; Fleischhaker & Schulz, 2010). Hier werden zu Beginn Grundlagen zur Verhaltenstheorie vermittelt (Arbeit an Veränderung). Sehr ausführlich wird Validierung geübt (Arbeit an Akzeptanz) und erklärt, wie sie von Invalidierung unterschieden werden kann. Im dritten Teil wird die Bedeutung von Dialektik (Balance aus Akzeptanz und Veränderung) besprochen und über typische Konfliktsituationen bzw. Dilemmata zwischen pubertierenden Jugendlichen und ihren Eltern/Bezugspersonen diskutiert (z. B. „Problemverhalten bagatellisieren vs. typisches Jugendlichenverhalten überbewerten" oder „Autonomie erzwingen vs. Abhängigkeit fördern"). Es werden Möglichkeiten und Wege diskutiert, in diesen Situationen dialektisch zu denken und zu handeln, also den goldenen Mittelweg zu finden.

Die DBT-A hat sich in verschiedenen Therapiestudien als effektiv hinsichtlich der Reduktion von Suizidalität und selbstverletzendem Verhalten erwiesen. Eine Darstellung der entsprechenden Studien findet sich in Kapitel 11.1.

9.3.2 Attachment-Based Family Therapy

Bei der bindungsorientierten Familientherapie (Attachment-Based Familiy Therapy, AFBT, Diamond et al., 2014) handelt es sich um ein manualisiertes, kurzes, familienorientiertes Therapieprogramm, welches speziell für die Behandlung depressiver und suizidaler Jugendlicher entwickelt wurde. Bindungstheoretische Annahmen begründen das therapeutische Vorgehen, welches wiederum Elemente sowohl aus der emotionsfokussierten Therapie (Greenberg, 2002) als auch aus der strukturellen Familientherapie (Minuchin, 1974) integriert. Die AFBT zielt darauf ab, die Eltern-Kind Bindung zu verbessern, um diese als Ressource im Umgang mit depressions- und suizidalitätsassoziierten Stressoren (erneut) verfügbar zu machen. Mit zunehmender Verbesserung der Eltern-Kind-Kommunikation und Wiederherstellung von Vertrauen sollen die Eltern ihren Status als sichere Basis für die Entwicklung des Jugendlichen zurück erlangen. Mit diesem Ziel finden im Rahmen der Therapie individuelle Sitzungen mit dem Jugendlichen genauso statt, wie individuelle Sitzungen mit den Eltern und Familiensitzungen. Das Therapieprogramm wird anhand von fünf spezifischen, aufeinander aufbauenden Aufgaben strukturiert:

1. Relational Reframe Task (1 Sitzung).
2. Adolescent Alliance Task (2 bis 4 Sitzungen).
3. Parent Alliance Task (2 bis 4 Sitzungen).
4. Repairing Attachment Task (1 bis 3 Sitzungen).
5. Autonomy Promoting Task (4 bis 8 Sitzungen).

Die einzelnen Aufgaben werden im Folgenden beschrieben.

Relational Reframe Task

Die erste Sitzung findet im Familiensetting statt und zielt auf eine Verschiebung der Problembeschreibung und des therapeutischen Fokus ab: Weniger die individuelle Auseinandersetzung mit dem depressiven Jugendlichen als die Besserung der familiären Beziehungen wird als wichtiger Lösungsschritt gesehen. Auf dem Weg zu diesem Ziel untergliedert sich die erste Sitzung in verschiedene Unterschritte: Zunächst geht es darum, die Familie über das therapeutische Vorgehen zu informieren, mit Hilfe ressourcenorientierter Fragen die Beziehungsgestaltung aufzunehmen und sich basale Informationen über den Familienkontext zu verschaffen (z. B. wer gehört zur Familie, wo lebt die Familie, gibt es derzeitige Stressoren). Sodann geht es um eine Exploration der depressiven/suizidalen Symptomatik, individueller ätiologischer Annahmen und der Auswirkungen der Depression auf das familiäre Zusammenleben. Schließlich wird der Fokus auf Bindungsaspekte gerichtet. Einen Einstieg hierzu bieten Fragen danach, ob und inwieweit Ereignisse/Erlebnisse innerhalb der Familie zu depressivem/suizidalen Erleben beitragen. Vielfach sind entsprechende Zusammenhänge unmittelbar offensichtlich (z. B. wenn der Jugendliche erzählt, dass anhaltende Streitigkeiten dazu führen, dass er sich oft schlecht fühlt); manchmal ist der familiäre Einfluss auf das Depressionserleben aber auch weniger direkt, sondern äußert sich eher darin, dass die Familie für den depressiven/

suizidalen Jugendlichen keine Quelle der Unterstützung und des Trostes darstellt. Eine Schlüsselfrage der AFBT lautet daher:

- Warum wendest du dich nicht an deine Eltern, wenn du dich hoffnungslos fühlst und darüber nachdenkst, dich selbst zu verletzen?

bzw.

- Warum wendet Ihr Kind sich nicht an Sie, wenn es sich depressiv, elend und einsam fühlt? Was steht Ihrer Tochter im Weg – warum bittet sie nicht Sie um Ihre Unterstützung und Hilfe?

Über diese Fragen wird der Fokus, weg von einer Beschreibung depressiver Beschwerden und hin zu einer Auseinandersetzung mit interpersonalen Aspekten (Vertrauen, Liebe, Unterstützung, Kommunikation), die in der Regel sehr emotionsbehaftet sind, gelenkt. Die Jugendlichen werden darin unterstützt, den Eltern gegenüber zu sagen, was genau sie als Ursache für die Verschlechterung der Beziehung sehen und die Eltern werden darin unterstützt, den Jugendlichen genau zuzuhören. Letzteres wird dadurch erleichtert, dass der Therapeut sich darum bemüht, zugrundeliegende primäre Emotionen des Jugendlichen herauszuarbeiten (Diamond et al., 2014, S. 79):

Du sagst, dass dir alles egal ist. Ich glaube das nicht. Mein Eindruck ist vielmehr, dass du dich von deinem Vater im Stich gelassen fühlst und du verletzt und enttäuscht bist. Ist das möglich? Könntest du deinen Vater an diesen Gefühlen teilhaben lassen?

Das Wissen, um zugrundeliegende Emotionen erleichtert es den Eltern oftmals, ihren Kindern weniger abwehrend gegenüber zu stehen und Empathie und Fürsorge zu verspüren. In der ersten Sitzung geht es nun aber nicht darum, die Zerwürfnisse vollständig zu verstehen und zu bearbeiten, vielmehr geht es darum, die Konsequenzen der Beziehungsprobleme herauszustellen und das Einverständnis der Familie zu bekommen, die familiäre Beziehung und Kommunikation zum zentralen therapeutischen Ansatzpunkt zu machen.

Adolescent Alliance Task

Es schließt sich als nächste Aufgabe die Adolescent Alliance Task an, die mit dem Jugendlichen alleine durchgeführt wird. Hierbei geht es zunächst darum, die Beziehung zum Jugendlichen zu stärken und das Bewusstsein und Verständnis des Jugendlichen für zentrale bindungsbezogene Enttäuschungen und Zerwürfnisse mit den Eltern sowie deren Bedeutung für depressives/suizidales Erleben zu verbessern. Der Therapeut zielt darauf ab, frustrierte Bindungswünsche aufzudecken, die alltäglichen Eltern-Kind Streitigkeiten und Uneinigkeiten zugrunde liegen:

Es klingt so, als hättest du häufiger probiert, mit deinen Eltern zu sprechen; jedesmal hattest du den Eindruck, dass sie dir nicht zugehört haben; sie dich nicht ernstnehmen. Und deshalb hast du aufgehört, ihnen von dir zu erzählen, du hast den Glauben verloren, dass sie für dich da sind.

Der Therapeut unterstützt den Jugendlichen somit darin, sich über seine eigene Verletztheit und seine Wünsche an die Eltern klar zu werden. Sodann wird der Jugendliche motiviert es (erneut) zu wagen, mit seinen Eltern über sein Empfinden von Ärger, Verletztheit und Angst zu sprechen. Zur weiteren Vorbereitung eines solchen Gesprächs wird exploriert, welche Erfahrungen der Jugendliche bisher mit Elterngesprächen hatte, d. h. welche Erwartungen er an den typischen Ablauf eines solchen Gesprächs hat (z. B. „Sie interessieren sich ohnehin nicht für mich“; „Sie haben selber so viel um die Ohren, dass ich sie nicht zusätzlich belasten sollte“; „Ich habe es versucht und es hat nichts verändert“). Der Therapeut versucht – mit Verweis darauf, dass er den Jugendlichen im Gespräch unterstützen wird – entsprechende Vorbehalte abzumildern und diskutiert schließlich welche Erlebnisse, so zentral sind, dass sie im Familiengespräch thematisiert werden sollten. Ist das Thema bestimmt, geht es darum, genau zu überlegen, wie der Jugendliche sein Anliegen darstellen kann, welche Details Erwähnung finden sollen und welche Hoffnungen er mit dem Gespräch verknüpft. Ungünstige Gesprächsstrategien (übermäßige Kritik, Feindseligkeit, Rückzug) werden als solche benannt und mit dem Jugendlichen werden vorbereitend – wenn notwendig – Strategien zur Selbstberuhigung (Entspannung, Achtsamkeit, positive Imagination) eingeübt. Zudem wird dem Jugendlichen die Unterstützung durch den Therapeuten zugesichert.

Parental Alliance Task

Parallel zu den Sitzungen mit dem Jugendlichen finden Sitzungen mit dessen Eltern statt. Ziel dieser Sitzungen ist es, elterliche Empathie und Fürsorge für den Jugendlichen zu reaktivieren, Einflüsse auf das elterliche Erziehungsverhalten zu identifizieren und den Eltern emotionsfokussierte Erziehungsfertigkeiten zu vermitteln. Auch hier werden Inhalte aus der ersten Familiensitzung aufgegriffen und vertieft. Zunächst wird sich um eine Stärkung der therapeutischen Beziehung bemüht, bevor gegenwärtige Stressoren der Eltern (z. B. psychische Erkrankungen, Eheprobleme, finanzielle Belastungen) und deren Einfluss auf das Erziehungsverhalten und die familiären Beziehungen exploriert werden. Hierdurch sollen negative Selbstbeschuldigungen („Ich bin eine schlechte Mutter") hin zu mitfühlenderen Selbstbeschreibungen („Ich bin derzeit eine überforderte Mutter") transformiert werden. Es folgt eine Exploration von Bindungeserfahrungen in der Herkunftsfamilie der Eltern. Eingeleitet wird diese – oft sehr emotionale – Gesprächssequenz durch Fragen danach, welche Beziehung die Eltern heutzutage zu ihren eigenen Eltern haben, und ob sie sich an ihre Eltern wenden können, um emotionale Unterstützung zu erhalten. Schließlich wird nach der Beziehungsqualität im Kindesalter gefragt:

> Haben Sie sich Ihren Eltern als Kind nahe gefühlt?

Die gezielte Aktivierung persönlicher Erinnerungen und Empfindungen an Bindungswünsche und deren Erfüllung in der Kindheit erweist sich oftmals als hilfreich dabei, die Eltern für die Bindungswünsche ihrer eigenen Kinder zu sensitivieren bzw. Ähnlichkeiten im elterlichen und kindlichen Erleben zu benennen:

> Ich frage mich, ob Ihre Tochter sich manchmal genauso fühlt, wie Sie sich als Kind gefühlt haben?

In der Konsequenz ergibt sich vielfach eine größere Bereitschaft, sich dem Jugendlichen versöhnlich und interessiert zuzuwenden. Sodann werden die Eltern auf das Gespräch mit ihren Kindern vorbereitet. Die Inhalte des Jugendlichen werden den Eltern nicht vorab mitgeteilt, vielmehr werden den Eltern aber Hinweise dazu gegeben, auf welche Weise sie ihr Kind im Gespräch unterstützen können. Vermittelt (und ggf. in Rollenspielen eingeübt) werden Strategien des aktiven Zuhörens und der Validierung. Zudem holen sich die Therapeuten die Erlaubnis, im Familiengespräch aktiv eingreifen zu dürfen.

Repairing Attachment Task

In den folgenden Familiengesprächen wird das Ziel einer korrektiven Bindungserfahrung verfolgt. Idealerweise erlebt der Jugendliche seine Eltern erneut als fürsorgliche Quelle von Unterstützung und Validierung. In der ersten gemeinsamen Sitzung nach den Einzelgesprächen wird der Jugendliche dazu angehalten, seinen Eltern – auf die vorbereitete Art – teilhaben zu lassen, an seinen Empfindungen bezüglich zentraler Beziehungserfahrungen. Der Therapeut unterstützt auf vorsichtige und zurückhaltende Weise einerseits den Jugendlichen darin, seinem Ärger bzw. seiner Enttäuschung Ausdruck zu geben und hilft andererseits den Eltern dabei, die Erlebensweise des Jugendlichen auf nicht-wertende Weise zu explorieren. Im Anschluss haben die Eltern die Möglichkeit, ihre Sicht auf den Konflikt darzustellen und den Kontext zu erläutern, innerhalb dessen es zu den Streitigkeiten gekommen ist. Der Therapeut begleitet den Prozess, fasst zentrale Punkte zusammen und klärt inwieweit gegenseitige Entschuldigungen angenommen werden. Die Klärung eines zentralen Bindungsthemas kann die gesamte Repairing Attachment Task ausmachen, es können aber auch mehrere Themen und Konflikte Inhalt der geleiteten Eltern-Kind Gespräche sein.

Autonomy Promoting Task

In den folgenden Sitzungen wird – auf der Basis einer verbesserten Eltern-Kind Beziehung – damit begonnen, den Umgang mit entwicklungsbedingten Anforderungen der Adoleszenz zu verhandeln. Diese Sitzungen machen gut die Hälfte einer AFBT-Therapie aus und erfolgen im Familiensetting oder auch in eingeschobenen Einzeltherapiesitzungen. Fokus der Sitzungen sind Aufgaben und Herausforderungen, mit denen der Jugendliche im Zuge der zunehmenden Autonomieentwicklung konfrontiert ist. Es kann also um die familieninterne Diskussion über Regeln, Verantwortlichkeiten und Beiträge zum Familienleben gehen. Es kann aber auch um die gemeinsame Auseinandersetzung mit weiteren depressionsassoziierten Problembereichen (Schule, Geschwister, Gleichaltrige, Risikoverhalten, Rückzugsverhalten etc.) oder identitätsbildenden Themen (z. B. sexuelle Orientierung, Religion) gehen. Der Therapeut unterstützt die Familie dabei, gegenseitiges Verständnis aufzubauen und gemeinschaftlich Problemlösungen zu erarbeiten. Sollten die Eltern altersinadäquate Erwartungen an ihre Kinder haben, so greift der Therapeut psychoedukativ ein. Unter Umständen werden auch noch weitere Personen (Geschwister, Großeltern etc.), welche Einfluss auf das depressive Erleben des Jugendlichen haben könnten, in die Therapie einbezogen.

Die AFBT hat sich in verschiedenen Therapiestudien als effektiv hinsichtlich der Reduktion von Depressivität und Suizidalität erwiesen. Eine Darstellung der entsprechenden Studien findet sich in Kapitel 11.1.

Kapitel 10

Umgang mit Suizidalität bei alten Menschen

Suizide sind im Alter, d. h. ab dem 60. Lebensjahr, wesentlich häufiger als in jungen Altersgruppen. Suizidversuche treten hingegen vergleichsweise selten auf. Im Folgenden wird zunächst ein Überblick über die Datenlage zur Epidemiologie von Suizidalität im Alter gegeben und es werden Risikofaktoren mit besonderer Relevanz für diese Altersgruppe skizziert. Sodann werden Hinweise zur Anpassung der Risikoabschätzung, Krisenintervention und Therapie an die speziellen Erfordernisse und Bedingungen älterer Erwachsener gegeben. Die Informationen sind dabei wiederum als Ergänzung zu den in Kapitel 3 bis 6 dargestellten Methoden und Techniken zu verstehen. Vor dem Hintergrund der besonderen Bedeutung depressiver Erkrankungen für suizidales Erleben und Verhalten im Alter wird anschließend das Vorgehen bei der Dialektisch-Behavioralen Therapie für ältere depressive Personen skizziert. Verwiesen sei zudem auf die in Kapitel 8 beschriebenen CBASP-Interventionen.

10.1 Epidemiologie und Risikofaktoren

Im Jahr 2013 starben in der Bundesrepublik Deutschland 3.691 ältere Menschen (≥ 65 Jahre) durch einen Suizid; davon 2.616 Männer und 1.075 Frauen (Statistisches Bundesamt, 2014). 44 % aller Suizide wurden 2013 von Menschen über 60 Jahren verübt und dies obwohl der Anteil dieser Personengruppe an der deutschen Gesamtbevölkerung im gleichen Jahr gerade einmal 27 % betrug. Suizide werden auch im höheren Erwachsenenalter häufiger von Männern als von Frauen vollzogen: So lag die Suizidrate 2013 bei den 65- bis 70-jährigen Männern bei 32.6 und bei den Frauen bei 9.1. Bei den 85- bis 90-Jährigen lag die Suizidrate der Männer bei 81.4 und bei den Frauen bei 14.6; d. h. in den höheren Lebensjahren kommt es insbesondere bei den Männern zu einem rapiden Anstieg der relativen Suizidhäufigkeit. Erhängen ist in der Altersgruppe über 65 Jahren die dominierende Suizidmethode. Grundsätzlich ist von einer erhöhten Dunkelziffer auszugehen, da indirekte suizidale Handlungen, wie beispielsweise die Verweigerung oder das Auslassen von Nahrungs- oder Flüssigkeitsaufnahme oder die Nichteinnahme von Medikamenten in suizidaler Absicht, nur schwer zu erfassen sind (Schmidtke, Sell & Löhr, 2008).

Die Altersverteilung der Personen mit Suizidversuchen ist der der Suizide entgegengesetzt, so weisen ältere Menschen eine geringere Suizidversuchsrate auf als jüngere Altersgruppen (Nock et al., 2014). In diesem Sinne ist das Verhältnis der Anzahl von Suiziden zu Suizidversuchen bei den über 60-Jährigen deutlich geringer als in jüngeren Altersgruppen: Schätzungen gehen von einem Verhältnis von 1 : 1.7 bei Männern und 1 : 3.2 bei Frauen aus (Lindner, Hery, Schaller, Schneider & Sperling, 2014). Während vorangegangene Suizidversuche auch im Alter einen zentralen Risikofaktor für Suizide darstellen, liegt der Anteil derer, die sich suizidieren ohne zuvor einen Suizidversuch unternommen zu haben, mit 58 bis 75 % recht hoch (Heisel & Duberstein, 2005). Es lässt sich vermuten, dass ältere Menschen in ihrer Entscheidung zum Suizid weniger ambivalent sind und ihr Sterbewunsch stärker ausgeprägt ist als der jüngerer Personen – zudem mag auch eine reduzierte körperliche Widerstandsfähigkeit eine Rolle spielen (Conwell, Duberstein & Caine, 2002).

Hinsichtlich der Erfassung von Suizidgedanken wird bei älteren Patienten vielfach eine größere Verschwiegenheit vermutet, d. h. vorhandene Suizidgedanken werden nicht geäußert, zum Teil auch dann nicht, wenn direkt nach ihnen gefragt wird (Vannoy & Robins, 2011), entsprechend muss in stärkerem Maße auf indirekte Hinweise suizidalen Erlebens – wie Depressivität, Hoffnungslosigkeit, fehlendes Zugehörigkeitserleben – geachtet werden (Cukrowicz, Jahn, Graham, Poindexter & Williams, 2013). Barnow und Linden (2000) konnten im Rahmen der Berliner Altersstudie zeigen, dass etwa 15 % der über 70-Jährigen aktuelle Lebensüberdrussgedanken berichten, 5 % haben „Gedanken sterben zu wollen“ und 1 % leidet unter Suizidideen. Todeswünsche im vergangenen Jahr berichteten in einer amerikanischen

Studie 28 % und Suizidgedanken 9 % der älteren Personen, die einen ambulanten Pflegedienst in Anspruch nahmen (O'Riley et al., 2014).

Risikofaktoren für Suizidversuche und Suizide sind im höheren Erwachsenenalter vergleichbar mit denen in jüngeren Alterskohorten. Dies sind frühere Suizidversuche, Suizidgedanken, Einsamkeit, interpersonelle/familiäre Konflikte, körperliche und psychische Erkrankungen (Heisel & Duberstein, 2005). In psychologischen Autopsiestudien zeigte sich, dass 71 bis 95 % der älteren Suizidenten an einer psychischen Störung litten (Conwell et al., 2002). Depressionen sind dabei die Störungen, die am allerhäufigsten bei alten Suizidenten diagnostiziert werden: In einer schwedischen Autopsiestudie erfüllten knapp 49 % der 65- bis 74-jährigen Suizidenten und 42 % der über 75-jährigen Suizidenten die Kriterien einer Major Depression (Waern et al., 2003). Im Rahmen einer Modellrechnung kommt Beautrais (2002) zu der Einschätzung, dass 74 % des suizidalen Verhaltens älterer Menschen wegfallen würde, wenn es gelänge depressive Störungen vollständig zu eliminieren. Entsprechend stellt die Behandlung depressiver Störungen den zentralen Ansatzpunkt der Suizidprävention bei alten Menschen dar (Lapierre et al., 2011). Andere akute psychische Erkrankungen spielen im Alter eine weniger dominante Rolle (Conwell et al., 2002). Inwieweit demenzielle Erkrankungen mit einem erhöhten Suizidrisiko assoziiert sind, ist umstritten: Im Rahmen einer Literaturübersicht kommen Haw, Harwood und Hawton (2009) zu der Einschätzung, dass demenzielle Erkrankungen nicht mit einem erhöhten Suizidrisiko einhergehen. Erhöhte Suizidraten fänden sich einzig kurz nach der Diagnosestellung (insbesondere bei jüngeren Patienten) und bei demenziellen Entwicklungen im Rahmen einer Chorea Huntington Erkrankung. In Bezug auf weitere körperliche Erkrankungen konnten Waern und Kollegen (2002) zeigen, dass insbesondere Sehbehinderungen, neurologische Erkrankungen und sämtliche bösartigen Erkrankungen mit einem erhöhten Suizidrisiko einhergingen – und dies insbesondere bei Männern. Allerdings scheint der Zusammenhang zwischen körperlichen Erkrankungen/Gebrechen und Suiziden in vielen Fällen wiederum durch depressive Störungen vermittelt zu werden (Conwell et al., 2002). Entsprechend muss in der Risikoabschätzung und Behandlung suizidaler älterer Menschen ein besonderes Augenmerk auf depressive Symptome und Störungen gerichtet werden.

10.2 Besonderheiten im therapeutischen Umgang mit suizidalen alten Menschen

Der Umgang mit alten Menschen, die Todeswünsche bzw. suizidales Erleben und Verhalten berichten, unterscheidet sich nicht grundsätzlich vom allgemeinen Vorgehen in der Risikoabschätzung, Krisenintervention und Therapie, wie sie in den Kapiteln 3 bis 6 beschrieben worden sind. Gleichwohl machen altersbedingte Besonderheiten und Einschränkungen eine Anpassung des therapeutischen Vorgehens erforderlich.

Allgemeine Prozessgestaltung

Auf praktischer Ebene sollten Therapeuten das therapeutische Angebot anpassen an altersbedingte Einschränkungen der Aufmerksamkeit, des Gedächtnisses, der Beweglichkeit und sensorischer Einschränkungen. Dies gilt natürlich grundsätzlich in der Alterspsychotherapie. Bhar und Brown (2012) empfehlen in der Behandlung älterer suizidaler Patienten (1) regelmäßige Pausen einzubauen bzw. kürzere Sitzungen anzubieten, (2) zentrale Punkte während der Sitzung zu verschriftlichen und wichtige Inhalte innerhalb der Sitzung zu wiederholen, (3) Gedächtnishilfen, wie Audioaufnahmen oder kurze Sitzungszusammenfassungen in schriftlicher Form (und in Großschrift) zu nutzen, (4) die Inhalte der vergangenen Sitzung zu Beginn der Folgesitzung zu wiederholen und (5) darauf acht zu geben, die Aufmerksamkeit des Patienten immer wieder auf das aktuelle Thema zu lenken. In Ergänzung weisen Forstmeier und Maercker (2008) darauf hin, dass gegebenenfalls auch unkonventionelle Settings, jenseits der niedergelassenen psychotherapeutischen Praxis gewählt werden sollten, wie z. B. Telefonkontakte oder Hausbesuche bei den Patienten oder im Seniorenheim.

Risikoabschätzung

Wie bereits beschrieben, zeigte sich in diversen Studien, dass ältere Menschen suizidales Erleben nur selten von sich aus zum Thema machen: In einer Studie von Vannoy und Robins (2011) gaben beispielsweise 75 Personen in einem Fragebogen an, unter Suizidgedanken zu leiden, nur fünf dieser Personen erzählten hiervon jedoch unaufgefordert ihrem Hausarzt. Gegenüber Angehörigen und Freunden scheinen aber auch ältere Menschen Suizidgedanken anzusprechen (Waern,

Beskow, Runeson & Skoog, 1999), sodass diese in der Risikoabschätzung als relevante Auskunftsgeber hinzugezogen werden können (Heisel, Conwell, Pisani & Duberstein, 2011). Grundsätzlich empfehlen Bhar und Brown (2012) die Risikoabschätzung bei älteren Menschen weniger spezifisch zu starten und zunächst nach Todesgedanken bzw. Lebensüberdruss zu fragen:

- Ist es in der letzten Zeit so schwierig geworden, dass Sie angefangen haben, über den Tod nachzudenken?
- Denken Sie derzeit, dass das Leben nicht mehr lebenswert ist?

Erst wenn solche Fragen bejaht werden, sollte sich eine explizitere Risikoabschätzung (vgl. Kapitel 3) anschließen. Hierbei sollte in starkem Maße auch auf Korrelate suizidalen Erlebens (Depressivität, Hoffnungslosigkeit, Perceived Burdensomeness, Thwarted Belongingness usw.) abgezielt werden, sodass suizidales Erleben – auch im Fall, dass dieses auf direkte Anfrage verneint wird – erschlossen werden kann (siehe Cukrowicz et al., 2013). Ergänzend können und sollten Fragebögen eingesetzt werden, um Hinweise auf suizidales Erleben zu erhalten.

Behandlungscompliance

Ältere Menschen tun sich oft schwer damit, einen Psychotherapeuten aufzusuchen: Sie fürchten eine Stigmatisierung, schämen sich dafür Probleme nicht selbstständig lösen zu können und besitzen vielfach ein unzureichendes Wissen über psychische Erkrankungen und deren Behandlung (Forstmeier & Maercker, 2008). Entsprechend wichtig ist es, unrealistische („Ich bin der einzige Mensch, der in meinem Alter einen Therapeuten aufsucht") und negative Vorstellungen („Nur Verrückte gehen zum Psychiater/Psychologen") gegenüber einer Therapie frühzeitig anzusprechen und zu modifizieren. Hierzu gehört auch, dass Unterschiede zwischen einer medizinischen und einer psychotherapeutischen Behandlung – insbesondere hinsichtlich der Notwendigkeit aktiver Mitarbeit – erläutert werden.

Wissen um körperliche Erkrankungen

Vor dem Hintergund möglicher Unterlassungshandlungen in suizidaler Absicht (Nahrungs- und Flüssigkeitsverweigerung, Unterdosierung von Medikamenten, Nichtbefolgen ärztlicher Maßnahmen, Absage von Kontrolluntersuchungen), sollten Therapeuten älterer Patienten ein ausreichendes Wissen über die häufigsten körperlichen Erkrankungen und deren Behandlungsstandards haben, sodass Unterlassungshandlungen schnell erkannt und thematisiert werden können. In diesem Sinne bietet es sich auch an, mit dem betreuenden Arzt des Patienten Kontakt aufzunehmen und die Compliancebindung des Patienten gemeinsam im Blick zu behalten. Bhar und Brown (2012) empfehlen des Weiteren die Einhaltung ärztlicher Maßnahmen zu Beginn jeder Sitzung – als Teil der allgemeinen Risikoabschätzung bei suizidalen Patienten – mitzuerfragen. Augenfällige Complianceprobleme sollten mit Hilfe der in Kapitel 4.2 beschriebenen motivationalen Strategien und Methoden zum Thema gemacht werden. Kognitive Techniken können eingesetzt werden, um dysfunktionale Annahmen bezüglich der ärztlichen Behandlung infrage zu stellen. Auch hierfür ist ein umfassendes medizinisches Wissen des Therapeuten hilfreich.

Lebensrückblickinterventionen

In Ergänzung zu den in Kapitel 6 beschriebenen Strategien, können Lebensrückblickinterventionen in der Behandlung suizidaler älterer Menschen möglicherweise gewinnbringend eingesetzt werden. Lebensrückblickinterventionen bezeichnen eine (heterogene) Gruppe psychotherapeutischer Verfahren, die darauf abzielen, die Akzeptanz dem eigenen Leben gegenüber zu fördern und schwierigen Lebensereignissen – durch die lebenszeitliche Perspektive – einen Sinn zu verleihen (Forstmeier & Maercker, 2008). Im Rahmen des Lebensrückblicks werden beispielsweise die aufeinanderfolgenden Lebensphasen (Kindheit, Jugend, Erwachsenealter, Rentenalter) besprochen. Es werden Erinnerungen geschildert, durch Erinnerungsstücke (Fotos, Aufzeichnungen, Briefe) angereichert und reflektiert *(Was hat das für Sie damals bedeutet?)*. Schlussendlich wird eine Integration und Bewertung der erinnerten Erlebnisse versucht *(Was würden Sie als die wichtigsten Erfahrungen/Dinge in ihrem Leben bezeichnen?)*. Alternativ lässt sich der Lebensrückblick auch anhand verschiedener „Mottos" strukturieren (z. B. „Häuser, in denen ich gelebt habe"). Lebensrückblicksinterventionen haben sich hinsichtlich der Reduktion depressiver Symptomatik und der Förderung von Wohlbefinden als effektiv erwiesen (Pinquart & Forstmeier, 2012). Eine entsprechende Evidenz für den Bereich der Suizidprävention im Alter steht bislang aus.

Grundsätzlich scheint es sinnvoll, in Abhängigkeit vom jeweiligen Suizidmotiv eine Indikationsentscheidung zu treffen: Zeigt sich bei der Risikoabschätzung, dass sich die lebensmüden Impulse des Patienten auf den Wunsch beziehen, anderen nicht länger zur Last zu fallen, oder sich von konkreten Problemen nicht anders befreien zu können, können im Zuge eines positiv fokussierten Lebensrückblicks auf ressourcenorientierte Weise früher gezeigte Problemlöseerfahrungen erinnert und emotional aktiviert werden. Zudem können positive Bindungserlebnisse konkret erinnert werden, um so die Wertigkeit bestehender Beziehungen anzuheben. Sollte sich die lebensmüde Seite des Patient jedoch stark mit bilanzierenden und trauernden Ideen auseinandersetzen, damit also, dass „früher alles viel schöner war und nie mehr so werden wird", oder z. B. damit, dass „es ohne den verstorbenen Partner nie mehr gut werden kann" etc., sollte eine Lebensrückblicksintervention eher nicht eingesetzt werden, sondern stattdessen auf die o. g. zukunftsgerichteten Problemlöse- und kognitiven Interventionen gesetzt werden.

10.3 Dialektisch-Behaviorale Therapie für ältere Depressive

Die Dialektisch-Behaviorale Therapie (DBT) ist von Lynch und Cheavens (2007) für die Behandlung von älteren depressiven Patienten (≥ 55 Jahre), die unter einer komorbiden Persönlichkeitsstörung leiden, modifiziert worden. Im Rahmen der Behandlung wird sowohl der depressiven Symptomatik als auch der jeweiligen Persönlichkeitsproblematik (insbesondere paranoiden, ängstlich-vermeidenden, abhängigen und zwanghaften Persönlichkeitsstilen) Rechnung getragen. Es wird hierbei gleichermaßen einem Fertigkeitendefizit (dem Patienten fehlen erforderliche Fertigkeiten) wie auch einem Defizit in der flexiblen Skillsanwendung (der Patient weist erforderliche Fertigkeiten auf, kann sie aber in neuen Kontexten nicht zur Anwendung bringen) begegnet. In dem gesamten Programm liegt eine besondere Betonung darauf, dass älteren Menschen mit einer zusätzlichen Persönlichkeitsstörung Veränderungen besonders schwer fallen, da maladaptive Verhaltensmuster typischerweise seit Jahrzehnten zum Verhaltensrepertoire gehören.

In Ergänzung zu der Darstellung der Standard-DBT in Kapitel 7, werden nachfolgend nur die jeweiligen Modifizierungen der DBT für ältere Depressive beschrieben.

10.3.1 Fertigkeitentraining in der Gruppe

In Ergänzung zu den Modulen des Fertigkeitentrainings der Standard-DBT (vgl. Kapitel 7.3.3), wurde für den Umgang mit depressiven Älteren das zusätzliche Modul „Radikale Offenheit" ausgearbeitet (Lynch & Cheavens, 2007). Des Weiteren wurde das Modul „Achtsamkeit" in stärkerem Maße an die Belange älterer Patienten angepasst.

Modul Achtsamkeit

In der Achtsamkeit werden drei Anteile des Selbst unterschieden, die unser Erleben und Verhalten auf ganz unterschiedliche Weise bestimmen (Linehan, 1996): „Reasonable Mind" (Vernunft), „Emotion Mind" (Gefühl) und „Wise Mind" (Intuitives Wissen und Verstehen). „Reasonable Mind" und „Emotion Mind" werden als zwei Extreme beschrieben, die mit Hilfe von Innerer Achtsamkeit zu einem Gleichgewicht gebracht werden und „Wise Mind" als Synthese ermöglichen. Übergeordnetes Ziel ist das (immer häufigere) Erfahren von „Wise Mind". In der DBT für ältere Depressive haben Lynch und Cheavens (2007) dieses Modell modifiziert. Sie beschreiben „Rigid Mind" und „Fresh Mind" als zwei Extreme, die für sich genommen problematisch sind und mit Hilfe von Achtsamkeit zu einer dialektischen Synthese („Fluid Wise Mind") gebracht werden können (vgl. Abbildung 20):

- *„Rigid Mind"* bietet Schutz vor Fehlern, lässt aber wenig bis keine neuen Erfahrungen zu. Es umfasst Wissen, das auf vergangenen Erfahrungen beruht sowie rigide Regeln, darüber, wie Dinge zu sein haben („Starrsinnigkeit").
- *„Fresh Mind"* bietet maximale Offenheit für neue Ideen, bei gleichzeitiger Gefahr Fehler zu machen. Es umfasst Wissen aufgrund von aktuellen Informationen sowie Spontanität und impulsive Entscheidungen, bei denen nicht auf etwaige Konsequenzen geachtet wird.
- *„Fluid Wise Mind"* als dialektische Synthese meint Gedanken und Verhaltensweisen, welche Offenheit für neue Erfahrungen bei gleichzeitiger Berücksichtigung vergangener Erfahrungen verkörpern. Darüber hinaus geht es um intuitives Wissen, welches für eine Anpassung an eine sich ständige verändernde Umwelt notwendig ist. Zudem steht „Fluid Wise Mind" dafür das Ganze und seine Zusammenhänge (unter Berücksichtigung der Vergangenheit, der Gegenwart und der Zukunft) sehen zu können.

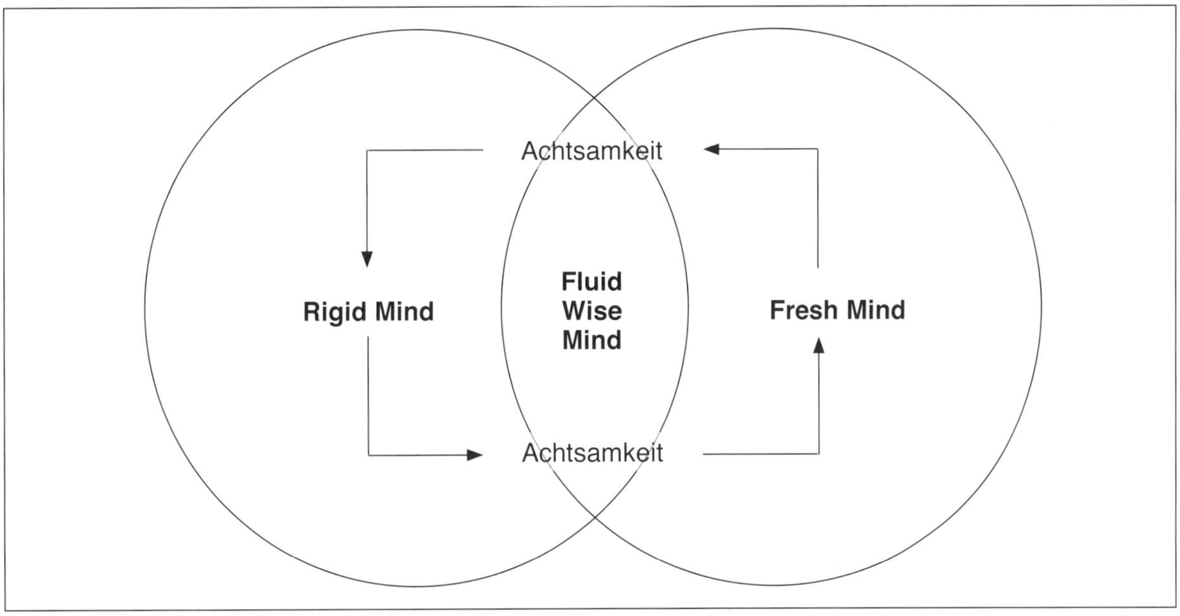

Abbildung 20: Drei Anteile des Selbst in der DBT für ältere Depressive

Die Arbeit mit diesen drei Anteilen durchzieht das gesamte Behandlungsprogramm. Über den Weg der Inneren Achtsamkeit und dem wiederholten Aufgreifen der Thematik (z. B. *Wie würden Sie in dieser Situation entscheiden, wenn Sie nach Ihrem „Rigid Mind" bzw. „Fresh Mind" gehen würden? Wie könnte eine Integration beider Anteile aussehen?*), soll geübt werden, sich in beiden Anteilen zu bewegen und sie miteinander zu verbinden („Fluid Wise Mind").

Modul Radikale Offenheit

Untersuchungen zeigen, dass Rigidität und geringe Offenheit für neue Erfahrungen mit zahlreichen negativen Behandlungsergebnissen korrelieren (Ogrodniczuk et al., 2003). Zudem konnten Duberstein et al. (2000) nachweisen, dass wenig Offenheit für neue Erfahrungen mit einer höheren Suizidrate bei älteren Patienten einhergehen. Rigidität ist eine Schlüsselkomponente bei den Persönlichkeitsstörungen aus Cluster A und C, die bei älteren Depressiven komorbid am häufigsten vorkommen (Lynch & Cheavens, 2007). Entsprechend fokussiert das neue Modul die Rigidität und die geringe Offenheit für Veränderungen bei älteren Depressiven. Rigidität wird von den Autoren definiert als Widerstand, Meinungen, Einstellungen und/oder persönliche Gewohnheiten zu ändern, was sich auf der kognitiven Ebene sowie auf der Verhaltensebene manifestieren kann.

Ältere Menschen ohne psychische Erkrankung regulieren aversive Emotionen häufiger durch Gespräche über die Vergangenheit als jüngere Menschen. Zudem erleben sie durch die Gespräche stärker angenehme Emotionen (Pasupathi & Carstensen, 2003). Demgegenüber berichten 45 % der älteren Patienten mit einer depressiven Symptomatik und einer komorbiden Persönlichkeitsstörung, dass ein Lebensrückblick zu erheblichem Leid führe, vor allem in Bezug auf vergangene Traumatisierungen und/oder wahrgenommene Fehler (Lynch & Cheavens, 2007). Staudinger und Pasupathi (2000) führen aus, dass ein Lebensrückblick und eine Aussöhnung mit belastenden Themen in der Vergangenheit im Kontext mit der Verfolgung sinnstiftender Ziele eine besondere Bedeutung zukommen (vgl. auch Kapitel 10.2). Ergänzend zu den Fertigkeiten der Module aus der Standard-DBT liegt in dem neuen Modul „Radikale Offenheit" entsprechend die Betonung auf folgenden Skills:

a) *Skills, die in Beziehung mit dem Thema Aussöhnung mit kritischen Lebensereignissen, Traumatisierungen und (gefühlten) schwerwiegenden Fehlern stehen.* Der Zugang zu angenehmen Erlebnissen wird gefördert und die Verarbeitung problematischer Erfahrungen unterstützt, indem positive und negative Erinnerungen in verschiedenen Lebensabschnitten besprochen und reflektiert werden (z. B. *Was hat das damals für Sie bedeutet und wie bewerten Sie das heute?*). Dysfunktionale Überzeugungen und Bewertungen werden hinterfragt und im Rahmen kognitiver Umstrukturierung korrigiert/ergänzt. Die Patienten werden unterstützt, kritische Lebensereignisse auf eine mögliche Sinngebung zu überprüfen und – sofern keine Sinngebung möglich ist – das Konzept der Radikalen Akzeptanz anzuwenden. In der Gruppe wird zudem besprochen, was Aussöhnung bedeutet (Tatsachen radikal akzeptieren; in Übereinstimmung mit den eigenen Werten leben; auf die Gegenwart fokussiert bleiben und das Leben im Hier und Jetzt zurückerobern etc.) und was Aussöhnung nicht bedeutet (alles befürworten; die Schuld für Geschehenes auf sich nehmen; einem anderen die Schuld für Geschehenes geben; sich wiederholt Schaden zufügen). An Fertigkeiten wird vor allem die Radikale Akzeptanz geübt, (Selbst-)Validierung sowie die sogenannte „Loving-Kindness-Meditation" (eine Form der Meditation, in der eine freundlich-wohlwollende Haltung gegenüber anderen Menschen geübt wird).

b) *Skills, die mit Offenheit gegenüber neuen Erfahrungen im Zusammenhang stehen und mit der Reduktion von rigiden Denkmustern/Einstellungen (kognitive Komponente) und Gewohnheiten (Verhaltenskomponente).* In diesem Abschnitt des Fertigkeitentrainings werden in der Gruppe zunächst kurz- und langfristige Vor- und Nachteile hinsichtlich „Offenheit gegenüber neuen Erfahrungen" und „Verschlossenheit gegenüber neuen Erfahrungen" gesammelt und diskutiert. Auch bei dieser Thematik wird besprochen, was Radikale Offenheit bedeutet (aktiv Dinge suchen, die man vermeiden möchte oder als unangenehm erlebt, um zu lernen; zielgerichtete Selbstreflexion und die Bereitschaft „falsch" zu liegen, mit der Intention sich zu verändern, falls nötig) und was es nicht bedeutet (alles befürworten; die Erwartung, dass gute Dinge geschehen; naiv sein; stetige Veränderung; krampfhaft offen sein). Es werden zudem „Mythen zum Rigid Mind" gesammelt und hinterfragt (z. B. „Offen sein bedeutet leichtgläubig sein. Nur Idioten sind offen."; „Es gibt *einen* falschen und *einen* richtigen Weg, Dinge zu tun."; „Was Hänschen nicht lernt, lernt Hans nimmermehr."; „Wenn ich etwas Neues ausprobiere und es funktioniert, bedeutet das, dass ich dumm war, weil ich es nicht bereits früher versucht habe."). Ergänzt wird die kognitive Arbeit durch Verhaltensexperimente, in dem die Patienten motiviert werden, täglich eine „kleine" neue Erfahrung auszuprobieren, wie z. B. auf einem anderen Platz während des Essens sitzen; eine andere Tageszeitung lesen; einen anderen Weg nach Hause gehen als sonst; sein Haar anders stylen; ein Hawaii-Hemd tragen, neue Musik hören etc.

c) *Skills, die erlauben, das Feedback von anderen einfließen zu lassen.* Hierbei werden die Patienten aufgefordert, sich gezielt ein Feedback von anderen Personen zu bestimmten Themen geben zu lassen und sich mit Hilfe strukturierter Fragen, mit diesem Feedback auseinanderzusetzen, was – je nach Bewertung – in neues Verhalten münden kann. Des Weiteren schlagen die Autoren einen Algorithmus vor, anhand dessen Patienten entscheiden können, ein Feedback anzunehmen bzw. abzulehnen: Bin ich in der Lage, die vorgeschlagenen Veränderungen durchzuführen? Kann ich durch die Annahme des Feedbacks schwerwiegende Probleme vermeiden? Habe ich dieses Feedback bereits im Vorfeld von anderen Personen gehört? Schlage ich das Feedback absichtlich aus, um die Person zu bestrafen oder zu verletzen? etc.

d) *Skills, die neu zu entwickelnde Lebensziele fokussieren.* Um nicht an negativen Ereignissen aus der Vergangenheit zu haften und/oder Zielen nachzuhängen, die nicht erreichbar sind, wird der Patient dabei unterstützt, eine Neuorientierung vorzunehmen sowie konkrete und erreichbare Lebensziele zu formulieren und im weiteren Behandlungsverlauf zu fokussieren.

e) *Skills, die das soziale Engagement (re-)aktivieren.* Sofern ein ausreichender Rückhalt in Form eines sozialen Netzwerks fehlt, wird der Patient bei dem (Wieder-)Aufbau sozialer Kontakte unterstützt. Dabei liegt der Fokus darauf, frühere Kontakte zu reaktivieren, gegenwärtige Beziehungen ausreichend zu pflegen und neue aufzubauen.

10.3.2 Einbezug der Familie

Familienmitglieder bzw. andere zentrale Bezugspersonen werden in bis zu sechs Einzelsitzungen einbezogen. In diesen gemeinsamen Gesprächen werden u. a. die Regularien der Behandlung, das Störungsmodell der Depression sowie der jeweiligen komorbiden Persönlichkeitsproblematik und vor allem das Modul der Radikalen Offenheit vorgestellt. Die Betonung der Offenheit für neue Erfahrungen sowie der Reduktion von rigiden Denkmustern, Einstellungen und Gewohnheiten werden verdeutlicht. Ebenso wird über die Notwendigkeit von Verhaltensexperimenten informiert sowie über Grundlagen der Lerntheorie. Der Einbezug von Familienmitgliedern/Bezugspersonen ist in der DBT für ältere Depressive integraler Bestandteil, da Veränderungsprozesse für dieses Klientel eine große Herausforderung darstellen. Im besten Fall ist eine maximale Verstärkung durch die unmittelbaren Bezugspersonen gewährleistet, wenn der Patient im Alltag Fertigkeiten einsetzt und neues Verhalten zeigt.

10.3.3 Telefon-Coaching

Telefonanrufe des Patienten beim Therapeuten sind zwischen den Sitzungen unter bestimmten Bedingungen erwünscht und gefordert (vgl. Kapitel 7.3.4.2). Lynch und Cheavens (2007) beschreiben, dass dieses Angebot in ihrer Pilotstudie von den älteren Patienten ausgesprochen wenig genutzt wurde. Einige Patienten gaben an, sich schlecht dabei zu fühlen, ihre Therapeuten am Telefon zu langweilen. Diese Haltung wird in der DBT für ältere Depressive als Behinderung des Therapiefortschritts (vgl. Kapitel 7.3.2) eingestuft und bei Auftreten entsprechend verhaltens- und lösungsanalytisch bearbeitet. Ein erfolgter Anruf wird dagegen als Verbesserung in Richtung „Radikale Offenheit" bewertet.

Lynch und Kollegen (2007) konnten in einer vorläufigen Studienreihe zeigen, dass sich eine DBT+ Antidepressiva Kombinationsbehandlung hinsichtlich der Reduktion von Depressivität als effektiv erwiesen hat und diesbezüglich einer reinen Antidepressivabehandlung überlegen ist (vgl. Kapitel 11.1).

Kapitel 11

Effektivität

11.1 Psychotherapeutische Interventionen

Eine Reduktion der Rate vollzogener Suizide konnte bislang nur in zwei randomisiert-kontrollierten non-pharmakologischen Interventionsstudien gezeigt werden: Zum einen in der bereits beschriebenen Studie von Motto und Bostrom (2001; vgl. Kapitel 6.2) und zum anderen in einer multinational-multizentrischen randomisiert-kontrollierten Studie von Fleischmann et al. (2008). Im Rahmen dieser Studie zeigte sich, dass Patienten (N= 1.867), denen nach einem Suizidversuch eine Kombination aus einem Informationsgespräch und neun telefonischen Kontakten oder persönlichen Besuchen angeboten wurden, signifikant seltener einen Suizid unternahmen, als Personen, die dieses Informations- und Kontaktangebot nicht erhielten (0.2 % vs. 2.2 %). Während sich – nicht zuletzt vor dem Hintergrund unzureichender Stichprobengrößen – ein Effekt psychotherapeutischer Interventionen auf die Rate vollzogener Suizide bislang nicht nachweisen ließ (Crawford, Thomas, Khan & Kulinskaya, 2007), konnte eine Reduktion von Suizidversuchen in Folge psychotherapeutischer Interventionen wiederholt gezeigt werden: Im Rahmen einer Metaanalyse auf Basis von 28 Studien konnten beispielsweise Tarrier, Taylor und Gooding (2008) zeigen, dass kognitiv-verhaltenstherapeutische Behandlungen einen hochsignifikanten Rückgang suizidalen Verhaltens und Erlebens bedingen. Im Rahmen von Subgruppenanalysen fand sich ein signifikanter Behandlungseffekt allerdings nur bei Erwachsenenstichproben (und nicht bei Jugendlichen), nur für einzeltherapeutische Behandlungen (und nicht für Gruppentherapie), nur wenn suizidales Erleben und Verhalten den Fokus der Behandlung darstellten (und nicht, wenn andere Ziele im Fokus der Behandlung standen) und nur im Vergleich zu einer Treatement-as-usual (TAU) Kontrollbedingung (und nicht beim Vergleich mit anderen aktiven Psychotherapieformen). Im Folgenden wird die Evidenz für die im Buch dargestellten Behandlungsansätze etwas genauer dargestellt.

Kognitive Therapie suizidalen Verhaltens

Brown et al. (2005) verglichen die Effektivität der in Kapitel 6.1 beschriebenen ambulanten kognitiven Therapie mit einer TAU-Bedingung bei 120 Patienten, die kurz zuvor einen Suizidversuch unternommen hatten und größtenteils an einer Depression (77 %) und/oder schädlichem Substanzgebrauch (68 %) litten. Im Mittel nahmen die Patienten neun Einzeltherapiesitzungen in Anspruch (Range 0 bis 24 Sitzungen). In dem 18 Monate währenden Untersuchungszeitraum fand sich eine nahezu 50 % geringere Rate an Suizidversuchen in der Behandlungsgruppe im Vergleich zur TAU-Bedingung (24 % vs. 42 %). Zudem zeigte sich in der Behandlungsbedingung – und im Vergleich zur Kontrollbedingung – ein signifikanter Rückgang von Depressivität und Hoffnungslosigkeit. In einer zusätzlichen Analyse zeigte sich, dass es in der Behandlungsgruppe schneller als in der Kontrollgruppe zu positiven Veränderungen des selbstberichteten Problemlösestils gekommen ist (Ghahramanlou-Holloway, Bhar, Brown, Olsen & Beck, 2012). Hinsichtlich des Ausmaßes an selbstberichteten Suizidgedanken gab es hingegen keine Gruppenunterschiede. Mit Hilfe des Einsatzes von Case-Managern, die in regelmäßigem Kontakt zu den Patienten standen und diese an Termine erinnerten, ist es im Rahmen des 18-monatigen Studienverlaufs schließlich gelungen, die Abbruchquote in der Behandlungsgruppe mit 25 % vergleichsweise gering zu halten.

Die Ergebnisse einer Variation des therapeutischen Vorgehens und einer Anpassung an einen Militärkontext wurde kürzlich von Rudd et al. (2015) publiziert: In der Studie wurden 152 suizidale Soldaten (Durchschnittsalter 27 Jahre; 87.5 % Männer) entweder mit der sogenannten Brief Cognitive Behavioral Therapy oder in der Routineversorgung (TAU) behandelt. Die Behandlung umfasste insgesamt 12 Sitzungen, wobei wiederum die Möglichkeit bestand, mehr Sitzungen zu beanspruchen, falls sich dies als erforderlich erwies. Im 24 Monate währenden Untersuchungszeitraum unternahmen 8 Patienten (14 %) der Behandlungsgruppe mindestens einen erneuten Suizidversuch und 18 Teilnehmer (40 %) der TAU-Bedingung – es fand sich also eine ca. 60 % geringere Rate an Suizidversuchen in der Behandlungsgruppe. In beiden Studienarmen kam es zu einem Suizid. Die Gruppen unterschieden sich – bei Betrachtung des gesamten Untersuchungszeitraums – nicht hinsichtlich der Veränderung von Suizidgedanken, Depressivität, Ängstlichkeit, Traumasymptomatik und Hoffnungslosigkeit. Es zeigte sich aber ein Trend dahin, dass die Patienten der Behandlungsgruppe seltener aufgrund von Erkrankungen berentet wurden als die Teilnehmer der TAU-Bedingung.

Zusammengenommen verweisen die beiden Studien sehr deutlich auf den Nutzen der kognitiven Verhaltenstherapie suizidalen Verhaltens wie sie in Kapitel 6.1 beschrieben ist. Aber auch andere kognitiv-verhaltenstherapeutische Behandlungsprogramme haben sich als effektiv erwiesen: Davidson et al. (2006) konnten beispielsweise zeigen, dass Borderline-Patienten, die 30 Sitzungen einer kognitiv-verhaltenstherapeutischen Behandlung erhielten, eine signifikant niedrigere Rate von Suizidversuchen im 2-jährigen Untersuchungszeitraum unternahmen als Patienten, die der TAU-Vergleichsbedingung zugeteilt wurden. Sechs Jahre nach Behandlungsbeginn berichteten 73 % der Patienten der TAU-Bedingung und 56 % der Patienten der KVT-Bedingung mindestens einen weiteren Suizidversuch. Unterschiede hinsichtlich des Auftretens nicht-suizidaler Selbstverletzungen fanden sich hingegen nicht (Davidson, Tyrer, Norrie, Palmer & Tyrer, 2010). Evans und Kollegen (1999) untersuchten die Effektivität einer zwei bis sechs-stündigen Intervention, die Patienten in Ergänzung zu einem kognitiv-verhaltenstherapeutisch-orientierten Selbsthilfemanual angeboten wurden mit einer TAU-Behandlung. Im sechs Monate währenden Nachuntersuchungszeitraum unternahmen die Patienten der Behandlungsgruppe weniger suizidale Handlungen als die Patienten der TAU-Gruppe (56 % vs. 71 %) – allerdings ließ sich dieser präventive Effekt in einer Nachfolgestudiestudie an einer großen Stichprobe ($N = 480$) nicht replizieren (Tyrer et al., 2003). Keine Überlegenheit eines kognitiv-verhaltenstherapeutischen Kurzzeittherapie-Programms gegenüber einer TAU-Behandlung zeigte sich zudem in einer aktuellen Studie erwachsener Patienten, die einen Suizidversuch in den letzten drei Monaten unternommen hatten und Alkohol bzw. Drogen missbrauchten (Morley, Sitharthan, Haber, Tucker & Sitharthan, 2014).

Die Effektivität einer kognitiv-verhaltenstherapeutischen Behandlung von 40 Jugendlichen (Alter 13 bis 17 Jahre), die die Kriterien eines Cannabis- und/oder Alkoholmissbrauchs bzw. einer Abhängigkeit erfüllten und in den vergangenen drei Monaten einen Suizidversuch unternommen hatten, konnte hingegen von Esposito-Smythers, Spirito, Kahler, Hunt und Monti (2011) gezeigt werden. Die Behandlung umfasste sowohl Einzelsitzungen mit dem Jugendlichen, als auch Eltern- und Familiensitzungen. Als Therapietechniken wurden u. a. Problemlösetrainings, Fertigkeitstrainings, Kommunikationstrainings und Strategien zur Verbesserung der Emotionsregulation eingesetzt. Während 35 % der Jugendlichen in der TAU-Bedingung einen Suizidversuch im 18 Monate währenden Untersuchungszeitraum wiederholten, lag die Rate an Suizidversuchen in der KVT-Bedingung nur bei 5 %. Gruppenunterschiede hinsichtlich des Ausmaßes an Suizidgedanken fanden sich wiederum nicht. Eine Vorversion des Behandlungsansatzes, der vor allem Einzeltherapiesitzungen und nur wenige Eltern- sowie Familiensitzungen beinhaltete, erwies sich gegenüber einer supportiven Vergleichsbehandlung als nicht überlegen hinsichtlich der Reduktion suizidalen Erlebens und Verhaltens (Donaldson, Spirito & Esposito-Smythers, 2005). Entsprechend mutmaßen Esposito-Smythers et al. (2011), dass der therapeutische Einbezug von Eltern in der Therapie suizidaler Jugendlicher besondere Bedeutung zukommt.

Attempted Suicide Short Intervention Program

Das in Kapitel 6.2 beschriebene Attempted Suicide Short-Intervention Programme (ASSIP) erwies sich in einer ersten randomisiert-kontrollierten Studie als hochwirksames Verfahren zur Prävention von Suizidversuchen (Gysin-Maillart, Soravia, Megert, Schwab & Michel, 2016). In dieser Studie erhielten 120 Patienten, die kurz zuvor einen Suizidversuch unternommen hatten, entweder eine TAU-Behandlung inklusive einem klinischen Interview oder 3 Sitzungen ASSIP plus TAU. Im zweijährigen Untersuchungszeitraum kam es zu fünf Suizidversuchen in der ASSIP-Bedingung und zu 41 Suizidversuchen in der Kontrollbedingung. Der Anteil an Patienten, die einen oder mehrere Suizidversuche unternahmen lag bei

8.3 % in der ASSIP-Bedingungen und bei 26.7 % in der Kontrollbedingung. Es fanden sich keine Gruppenunterschiede hinsichtlich der Reduktion von Suizidgedanken. Allerdings zeigte sich, dass Patienten der ASSIP-Gruppe signifikant weniger Tage in stationärer Behandlung befanden, während sie sich in der Zahl wahrgenommener ambulanter Psychotherapiesitzungen nicht von den Patienten der Kontrollgruppe unterschieden. Mit Blick auf die Bedeutung der therapeutischen Beziehung konnten die Autoren schließlich zeigen, dass die Güte der frühen therapeutischen Beziehung prädiktiv war für eine geringere Rate an Suizidversuchen.

Dialektisch-behaviorale Therapie

Eine positive Wirkung auf Ausmaß und Häufigkeit suizidalen Verhaltens konnte wiederholt für die dialektisch-behaviorale Therapie der Borderline-Störung (DBT; Linehan, 1996) gezeigt werden. Linehan et al. (2006b) verglichen DBT mit einer psychotherapeutischen Versorgung durch renommierte, nicht verhaltenstherapeutisch arbeitende Therapeuten. Insgesamt wurden 101 Frauen behandelt, die alle mindestens zwei Suizidversuche und/oder Episoden selbstverletzenden Verhaltens in den vergangenen 5 Jahren erlebt hatten. Im Anschluss an die intensive, kombiniert einzel- und gruppentherapeutische DBT-Behandlung zeigte sich im zweijährigen Untersuchungszeitraum eine 50 % geringere Suizidversuchsrate in der DBT-Bedingung als in der Vergleichsgruppe (23 % vs 46 %). Unterschiede hinsichtlich der Reduktion selbstverletzenden Verhaltens fanden sich nicht. Die DBT-Behandlung wurde jedoch deutlich seltener abgebrochen und Patienten der DBT-Behandlung wurden während des Untersuchungszeitraums seltener notfallmäßig psychiatrisch behandelt.

In einer weiteren Studie untersuchten Linehan et al. (2015) welche Komponenten der DBT besonders relevant für die Reduktion suizidalen Verhaltens sind. Hierzu wurde eine Standard DBT-Behandlung verglichen mit (1) einem Behandlungsarm, in dem die Patientinnen am gruppenbasierten Fertigkeitstraining teilnahmen und durch einen Case-Manager begleitet wurden und (2) einer DBT-Einzeltherapie, die in Kombination mit einer Aktivitätsgruppe durchgeführt wurde, in der aber keinerlei Fertigkeiten (Skills) vermittelt und eingeübt wurden. Insgesamt nahmen 99 Patientinnen teil, die wiederum mindestens zwei Suizidversuche und/oder Episoden selbstverletzenden Verhaltens in den vergangenen 5 Jahren erlebt haben mussten. Die Behandlungen selbst erstreckten sich jeweils über ein Jahr und die Patienten wurden im Anschluss über ein weiteres Jahr begleitet. Unter allen drei Bedingungen kam es u. a. zu einer signifikanten Reduktion der Anzahl von Suizidversuchen und des Schweregrads vollzogener Suizidversuche. Allerdings war die Abbruchquote in der DBT-Standardbehandlung deutlicher niedriger als in den anderen beiden Behandlungsarmen: 24 % vs 39 % bzw. 48 %. Zudem zeigte sich, dass die Behandlungsbedingungen, die das Skillstraining beinhalteten etwas effektiver in der Reduktion nicht suizidalen selbstverletzenden Verhaltens und hinsichtlich der Verbesserung von Depression und Angst waren, als die DBT-Einzeltherapievariante ohne Skillstraining.

In weiteren randomisiert-kontrollierten Studien erwies sich die DBT-Behandlung zwar nicht als effektiver als andere aktive Behandlungsformen (Clarkin, Levy, Lenzenweger & Kernberg, 2007; McMain et al., 2009), gleichwohl fand sich aber auch hier eine signifikante Abnahme suizidaler Symptome unter der dialektisch-behavioralen Therapie. Schließlich konnten Pasieczny und Connor (2011) zeigen, dass DBT in der Routineversorgung effektiver hinsichtlich der Reduktion von Suizidversuchen ist als eine TAU-Bedingung.

In einer ersten randomisiert-kontrollierten Studie an 77 jugendlichen Patienten zeigte sich überdies eine deutliche Überlegenheit von DBT-A gegenüber einer TAU-Bedingung hinsichtlich der Reduktion von Suizidgedanken und selbstverletzendem Verhalten (Mehlum et al., 2014). Überdies konnte in einer aktuellen Pilotstudie an 20 Jugendlichen, die an einer bipolaren Störung litten, eine Überlegenheit von DBT-A gegenüber einer Kontrollbehandlung hinsichtlich der Reduktion suizidalen Erlebens gezeigt werden (Goldstein et al., 2015). In Bezug auf ältere depressive Patienten fanden Lynch und Kollegen (2007) in einer vorläufigen Studienreihe, dass eine „DBT und Antidepressiva"-Kombinationsbehandlung einer reinen Antidepressivabehandlung hinsichtlich der Reduktion depressiver Symptome überlegen ist.

Zusammengenommen ist die dialektisch-behaviorale Therapie somit diejenige Therapieform, deren antisuizidale Wirkung am allerbesten empirisch abgesichert ist!

Weitere Verfahren

Für weitere Verfahren, die im vorliegenden Buch dargestellt wurden, fehlt es bislang an randomisiert-kontrollierten Studien bzw. an Studien, in denen Suizidversuche als Haupt-Ergebnis-Maß verwendet wurden. Entsprechend sind die im Folgenden dargestellten Effektivitätsnachweise mit Vorsicht zu betrachten:

Hinsichtlich des in Kapitel 3.6.1. skizzierten *Collaborative Assement and Management of Suicidality (CAMS)* Ansatzes von Jobes (2006) konnten Comtois et al. (2011) zeigen, dass Patienten ($N=32$) eines ambulanten Krisenzentrums, die durchschnittlich acht Sitzungen CAMS erhielten, eine schnellere Reduktion von Suizidgedanken berichteten, als Patienten, die eine TAU-Versorgung erhielten. Ellis, Green, Allen, Jobes und Nadorff (2012) fanden in einer unkontrollierten Studie heraus, dass der Einsatz von CAMS zur Behandlung stationär untergebrachter suizidaler Patienten ($N=20$) mit einer signifikanten Reduktion von Suizidgedanken, Hoffnungslosigkeit und Depression einherging. In einer aktuellen Folgestudie zeigte sich, dass stationäre Patienten die mit dem CAMS-Ansatz behandelt wurden ($n=26$) im Vergleich zu einer gematchten Vergleichsgruppe ($n=26$), sowohl im Selbst- als auch im Fremdbericht eine signifikanter größere Veränderung suizidalen Erlebens aufwiesen (Ellis, Rufino, Allen, Fowler & Jobes, 2015).

Der Nutzen des *Motivational Interviewing (MI)* im Umgang mit suizidalem Erleben wurde bislang erst in einer Pilotstudie untersucht (Britton, Conner & Maisto, 2012). In dieser Studie an 13 stationär untergebrachten Veteranen, die unter gegenwärtigen Suizidgedanken litten und mit Hilfe von MI-Strategien behandelt wurden, fand sich eine große Reduktion suizidaler Intentionen. Überdies waren die meisten Patienten zufrieden bis sehr zufrieden mit dem therapeutischen Vorgehen. Es finden sich also erste Hinweise auf die Anwendbarkeit und den Nutzen der motivierenden Gesprächsführung mit suizidalen Patienten. Das Fehlen einer Kontrollgruppe macht es aber unmöglich, die tatsächliche Effektivität des Vorgehens einzuschätzen.

Stanley und Kollegen (2015) haben in einer ersten unkontrollierten Studie untersucht, inwieweit sich die Kombination aus einem *Notfallplan* und strukturierten Telefonkontakten positiv auswirkt: Untersucht wurden 96 Soldaten, die nach einem Suizidversuch in einer Notaufnahme behandelt wurden. In Folge der Intervention kam es zu einer Zunahme der Inanspruchname ambulanter Gesundheitsdienste und einer tendenziellen Abnahme stationärer Behandlungen. Aktuell wird die Effektivität der Notfallplan-Intervention in zwei randomisiert-kontrollierten Studien untersucht (Currier et al., 2015; Ghahramanlou-Holloway et al., 2014).

Zur Effektivität von *CBASP* bei Suizidalität existiert bis dato keine Studie, welche Suizidalität als primäres Outcomemaß erfasst. In einer Reanalyse einer stationären CBASP-Studie, in welcher 70 chronisch depressive Patienten zwei Wochen mit dem multimodalen CBASP-Konzept behandelt worden waren (Brakemeier et al., 2015), wurde die Suizidalität bis 24 Monate nach Entlassung im naturalistischen Follow-up untersucht (Radtke, 2015): Bezüglich der fremdbeurteilten Suizidalität zeigte sich von Aufnahme zu Entlassung und zu den Follow-up-Messungen eine signifikante Zunahme des Anteils der Patienten ohne Suizidgedanken. Bei Aufnahme lag dieser bei 10 %, bei Entlassung bei 73 %. Sechs Monate nach Entlassung lag der Anteil der Patienten ohne Suizidgedanken bei 62 %, nach 12 Monaten bei 52 % und nach 24 Monaten bei 66 %. Während der 12-wöchigen stationären Behandlung gab es unter den 70 Patienten der Gesamtstichprobe keinen Suizidversuch und keinen vollendeten Suizid. Im Rahmen des naturalistischen Follow-up-Untersuchungszeitraums begingen drei Patienten (4.3 %) einen Suizidversuch.

Der Nutzen der *Attachment-Based Family Therapy (ABFT)* von Diamond et al. (2014) konnte bislang in zwei randomisiert-kontrollierten Studie gezeigt werden: In der ersten Untersuchung an depressiven Jugendlichen (N = 32) fand sich ein signifikanter Rückgang von Suizidgedanken in der Behandlungsgruppe; nicht aber in der Wartelistenkontrollgruppe (Diamond, Reis, Diamond, Siqueland & Isaacs, 2002). In der zweiten Untersuchung an 12- bis 17-jährigen suizidalen Patienten ($N=66$) konnten Diamond, Wintersteen, Brown, Diamond und Gallop (2010) diesen Befund replizieren: 24 Wochen nach Behandlungsbeginn wiesen 70 % der mit AFBT behandelten Jugendlichen keine klinischen Suizidalitätswerte auf, im Vergleich zu 35 % in der Kontrollbedingung. Im Rahmen einer Moderatoranalyse zeigte sich überdies, dass Jugendliche die im Laufe ihres Lebens Opfer sexueller Traumatisierung geworden waren, in gleichem Maße vom therapeutischen Angebot profitiert haben, wie nicht-traumatisierte Jugendliche (Diamond, Creed, Gillham, Gallop & Hamilton, 2012).

Zusammenfassend verweisen somit eine Reihe von Studien auf die Effektivität psychotherapeutischer Interventionen in der Prävention von Suizidversuchen. Trotz dieser ermutigenden Befundlage, können zum gegenwärtigen Zeitpunkt keine spezifischen Behandlungsempfehlungen für Patienten in oder nach suizidalen Krisen gegeben werden. Es mangelt an unmittelbaren Vergleichsstudien verschiedener Therapieverfahren und an Informationen zur differenziellen Ansprache unterschiedlicher Störungsgruppen auf die beschriebenen Interventionen.

11.2 Pharmakologische Interventionen

Im Unterschied zu psychotherapeutisch/psychosozialen Interventionen liegen eine Vielzahl an Untersuchungen vor, die den Effekt verschiedener Psychopharmaka auf das Erleben von Suizidgedanken, Suizidversuchen und Suiziden – an ausreichend großen Stichproben – untersucht haben. Eine suizidpräventive Wirkung konnte bisher nur für Lithium nachgewiesen werden.

Antidepressiva. Die antisuizidale Wirkung von Antidepressiva ist umstritten, so verweisen diverse Untersuchungen darauf, dass Antidepressiva – außer bei alten Menschen – keine über Placebo hinausgehende suizidalitätsverringernde Wirkung haben (Gibbons, Brown, Hur, Davis & Mann, 2012; Gunnell, Saperia & Ashby, 2005; Khan, Khan, Kolts & Brown, 2003). Vielmehr zeigte sich in diversen Metaanalysen eine leicht höhere Rate an Suizidgedanken und Suizidversuchen bei den mit Antidepressiva, als bei den mit Placebo behandelten Kindern, Jugendlichen und jungen Erwachsenen (Bridge et al., 2007; Carpenter et al., 2011; Dubicka, Hadley & Roberts, 2006; Hammad, Laughren & Racoosin, 2006; Fergusson et al., 2005). In einer metaanalytischen Untersuchung von Beobachtungsstudien konnten Barbui, Esposito und Cipriani (2009) zeigen, dass die suizidalitätsbezogene Wirkung antidepressiver Medikation altersabhängig ist: Während eine Behandlung mit Selektiven Serotonin Wiederaufnahmehemmern (SSRI) bei älteren Personen (≥65 Jahre) mit einem 50 % geringeren Suizidrisiko assoziiert war, fand sich ein doppelt so hohes Suizidrisiko bei Jugendlichen, die ein Antidepressivum erhielten – jeweils im Vergleich zu nicht antidepressiv behandelten Personen. Ein vergleichbares Ergebnis fand sich auch in einer Metaanalyse von 372 doppelt-blind randomisiert und Plazebo kontrollierten Studien mit einer Stichprobengröße von 99.231 Erwachsenen (Stone et al., 2009). Das Risiko für suizidales Verhalten scheint im ersten Monat nach Beginn der Medikamenteneinnahme am höchsten zu sein, während das Absetzen eines Antidepressivas mit keinem erhöhten Suizidrisiko einherzugehen scheint – und dies unabhängig davon, ob ein SSRI oder ein Trizyklisches Antidepressivum eingenommen wurde (Jick, Kaye & Jick, 2004).

Aufgrund der potenziell suizidalitätsinduzierenden Wirkung von Antidepressiva im Kindes- und Jugendalter, erlies die amerikanische Zulassungsbehörde (Food and Drug Administration; FDA) im Jahr 2004 eine sog. „Black-Box"-Warnung, die im Jahr 2007 auf die Altersgruppe der 18- bis 25-Jährigen ausgeweitet wurde und zu entsprechenden Warnungen auch bei europäischen Zulassungsbehörden führte. Eine Black Box-Warnung bedeutet, dass auf der Packung bzw. im Beipackzettel eindrücklich auf gefährliche Nebenwirkungen einer Medikamenteneinnahme hingewiesen wird. Im Fall der Antidepressiva wird auf das Risiko suizidalen Erlebens- und Verhaltens unter der Medikamenteinnahme hingewiesen. Es werden zudem Sicherungshinweise benannt und es wird auch der antisuizidale Effekt von Antidepressiva bei Menschen über 65 Jahren hervorgehoben. Eine Black Box-Warnung gilt als der stärkste Warnhinweis, der zu Medikamenten gegeben wird. Bei der Beurteilung der Warnung ist es allerdings wichtig zu wissen, dass es in keiner Antidepressiva-Behandlungsstudie bei Kindern und Jugendlichen zu einem Suizid gekommen ist – eine Zunahme fand sich ausschließlich hinsichtlich Suizidgedanken und Suizidversuchen (Bridge et al., 2007; Hammad et al. 2006).

Infolge der Black Box-Warnung fand sich ein Rückgang der Verschreibung von Antidepressiva, der wiederum mit einem leichten Anstieg der Suizidraten bei Jugendlichen assoziiert war (Gibbons et al., 2007). Darüber hinaus legen Autopsiestudien und pharmakoepidemiologische Studien, in denen der Zusammenhang zwischen der Suizidrate und Verschreibungsraten von Antidepressiva untersucht wurden, nicht nur keine suizidinduzierende Wirkung von Antidepressiva, sondern einen präventiven Effekt selbiger nahe (Goldney, 2011). Entsprechende Studien schließen allerdings keineswegs aus, dass eine Antidepressivabehandlung bei vulnerablen Personen mit einer erhöhten Suizidalitätsgefährdung einhergehen kann – insbesondere bei initialer Zunahme von Agitiertheit oder Akathisie.

Zusammenfassend erfordert die Indikationsstellung einer antidepressiven Medikation im Kontext suizidalen Erlebens und Verhaltens ein sorgfältiges Abwägen, die Prüfung von alternativen Behandlungsmöglichkeiten sowie eine engmaschige Verlaufskontrolle (insbesondere) in den ersten Wochen nach Behandlungsbeginn. Zur speziellen Behandlung suizidalen Erlebens und Verhaltens sollten Antidepressiva *nicht* eingesetzt werden (DGPPN, 2015).

Lithium. In metaanalytischen Untersuchungen konnte wiederholt gezeigt werden, dass die Rate an Suizidversuchen und Suiziden unter einer Behandlung mit Lithium signifikant niedriger ist, als unter einer Placebobehandlung, einer Behandlung mit Antidepressiva oder einer Behandlung mit Antiepileptika (Cipriani, Pretty, Hawton & Geddes, 2005; Cipriani et al., 2013; Goodwin et al., 2003; Guzzetta, Tondo, Centorrino & Baldessarini, 2007). Geschätzt wird, dass Lithium das Risiko eines Suizids um 60 % verringert und sowohl bei unipolaren als auch bei bipolaren affektiven Störungen effektiv ist (Cipriani et al., 2005, 2013). Der Nachweis eines möglichen antisuizidalen Effekts von Lithium auch bei anderen psychiatrischen Störungsbildern steht aus. Vor diesem Hintergrund wird in der Leitlinie zur Behandlung unipolarer Depressionen empfohlen, dass „in der Rezidivprophylaxe bei suizidgefährdeten Patienten zur Reduzierung suizidaler Handlungen (Suizidversuche und Suizide) eine Medikation mit Lithium in Betracht gezogen werden soll" (DGPPN, 2015, S. 167). Vor dem Hintergrund fehlender Studien, kann bislang keine Aussage über eine potenziell suizidprotektive Wirkung von Lithium im Kindes- und Jugendalter gemacht werden.

Interessanterweise konnte jedoch in verschiedenen epidemiologischen Untersuchungen gezeigt werden, dass eine höhere Konzentration von Lithium im normalen Trinkwasser mit einer geringeren Suizidrate assoziiert ist (König, Klein, Blüml & Kapusta, 2014): Entsprechende Befunde konnten in Untersuchungen in Japan, Österreich, Griechenland und Amerika nachgewiesen werden – und dies unter Berücksichtigung diverser potenziell konfundierender Variablen. Vor dem Hintergrund unbekannter Risiken einer Supplementation des Trinkwassers mit Lithium stellt diese jedoch keine gangbare Präventionsmaßnahme dar.

Antipsychotika. In der Therapie schizophrener Patienten zeigte sich Clozapin verschiedentlich mit einer reduzierten Inzidenz suizidalen Verhaltens assoziiert (Hennen & Baldessarini, 2005). Walker, Lanza, Arellano und Rothmann (1997) führten beispielsweise eine retrospektive Anayse der Morbidität und Mortalität von über 67.000 Patienten, die mit Clozapin behandelt wurden durch und kamen zu dem Schluss, dass es eine 83 % Reduktion der Todesfälle durch Suizid unter den Clozapin-Nutzern gab, verglichen mit denjenigen, die eine Behandlung mit Clozapin abgebrochen hatten. In der InterSePT Studie (International Suicide Prevention Trial), einer internationalen, prospektiven, multizentrischen Studie, in der die Effekte von Olanzapin und Clopzapin auf suizidales Verhalten verglichen wurden (Meltzer et al., 2003), zeigte sich im zweijährigen Behandlungszeitraum eine Überlegenheit von Clozapin gegenüber Olanzapin hinsichtlich der Reduktion suizidalen Verhaltens. Einbezogen wurden in diese Studie Patienten ($N = 980$) mit Schizophrenie oder schizoaffektiven Störungen mit hohem Risiko für suizidales Verhalten (vorhergehende Suizidversuche oder aktuelle Suizidgedanken). Die InterSePT Studie zeigte ferner, dass der Schweregrad extrapyramidaler Nebenwirkungen einer von vier Hauptfaktoren war, die für suizidales Verhalten verantwortlich waren (Potkin et al., 2003). Eine Überlegenheit verschiedener anderer Antipsychotika (Risperidone, Olanzapin & Quetiapin) gegenüber Placebobehandlungen ließ sich hingegen nicht nachweisen (Khan, Khan, Leventhal & Brown, 2001). Entsprechend wird Clozapin in der S3-Leitlinie Schizophrenie bei stark und kontinuierlich erhöhtem Suizidrisiko „zur Reduzierung der Suizidalität empfohlen" (DGPPN, 2015, S. 223). Vor dem Hintergrund schwerwiegender (teilweise lebensgefährlicher) Nebenwirkungen bedarf die Behandlung mit Clozapin alerdings einer sehr regelmäßigen Kontrolle der Blutwerte.

Kapitel 12

Postvention

Merke:

Als Postvention bezeichnet man den Interventions- und Forschungsbereich, der sich mit den Mitbetroffenen eines Suizides befasst.

Andriessen (2009) versteht unter Postvention alle Aktivitäten, die von dem oder für den Hinterbliebenen unternommen werden, um ihm eine Erholung von dem Geschehen zu erleichtern und um unerwünschte Effekten, wie z. B. suizidalem Verhalten vorzubeugen. Zum Teil finden sich solche Bemühungen auch im Rahmen von Psychologischer Erster Hilfe, Krisenintervention oder anderen Unterstützungen, die nach einem Suizid mitbetroffenen Individuen oder einem Team am Arbeitsplatz angeboten werden, um die möglichen negativen Auswirkungen eines solchen Ereignisses zu mildern.

Als Behandler kann man mit Mitbetroffenen eines Suizides im Rahmen der beruflichen Tätigkeit auf verschiedene Weisen konfrontiert werden. Sei es, weil man als Behandler des Suizidenten anschließend Gespräche mit Angehörigen führt oder weil Angehörige oder andere Mitbetroffene selber therapeutische Behandlung suchen, um mit den Folgen des Suizides klar zu kommen. Im stationären Setting können auch Mitpatienten oder Kollegen mitbetroffen sein. Aber auch als Supervisor in Ausbildungsinstituten, in Kliniken, von Kollegen oder von Rettungskräften kann man mit Mitbetroffenen in Kontakt kommen. Letztlich haben diejenigen, die mit suizidalen Menschen arbeiten, selber ein erhöhtes Risiko mitbetroffen zu sein (Illes, Jendreyschak, Armgart, Juckel, 2014).

Jordan und McIntosh (2011) definieren als Mitbetroffenen eine Person, die ein hohes Ausmaß an psychologischer, physischer und/oder sozialer Belastung für eine beträchtliche Zeit nach der Konfrontation mit dem Suizid einer anderen Person wahrnimmt. Demnach muss nicht jeder, der mit einem Suizid konfrontiert wurde, auch mitbetroffen sein. Hierbei spielt die Beziehung zu dem Suizidenten, die Qualität und Häufigkeit des Kontaktes sowie die Umstände und Auswirkungen des Suizides auf die eigene Person eine Rolle (Andriessen, 2009).

Mitbetroffen durch einen Suizid sind natürlich an erster Stelle die Angehörigen eines Suizidenten, seine Familie und Freunde. Aber je nach sozialer Eingebundenheit des Suizidenten können auch Mitschüler, Kollegen, Lehrer, Vorgesetzte, Vereinskameraden, Nachbarn oder sonstige Bekannte bzw. Menschen, die mit dem Suizidenten Kontakt hatten, mitbetroffen sein. Von Shneidman (1969) wurde die Zahl der Mitbetroffenen eines Suizides auf ca. sechs Personen geschätzt. Berman (2011) hat neuere Schätzungen vorgelegt, die von einer höheren Anzahl Mitbetroffener ausgehen, wobei diese mit dem (Verwandtschafts-)Verhältnis zum Suizidenten, der Häufigkeit des Kontaktes mit ihm und dem Alter des Suizidenten variiert. Auch die Umstände des Suizides sind zu berücksichtigen. Hat ein Suizid beispielsweise während einer stationären Behandlung stattgefunden, so können auch die Mitpatienten und das Personal in der Klinik als Mitbetroffene gelten. Bei einem Schienensuizid sind möglicherweise der Lokführer und die Rettungskräfte mitbetroffen.

Im Folgenden werden die Situation nach einem Suizid, Befunde zum Erleben von Suiziden sowie vorhandene Postventionsstrategien für Angehörige, Mitpatienten und professionelle Helfer als Mitbetroffene eines Suizides dargestellt.

12.1 Angehörige als Mitbetroffene

Für Angehörige bedeutet der Suizid eines geliebten Menschen eine veränderte Lebenssituation, die mit massiven Unsicherheiten einhergeht. Eine solche Situation kann deutliche Auswirkungen auf das eigene Befinden und die eigene psychische Gesundheit haben. In Bezug auf die Trauer ist fraglich, inwieweit sich diese von der Trauer nach anderen Todesursachen unterscheidet. Dies beeinflusst auch, welche Postventionsangebote für Angehörige sinnvoll sein können.

12.1.1 Die Situation nach einem Suizid für Angehörige

Die Situation, in der Angehörige von einem Suizid erfahren, kann sehr unterschiedlich sein. Angehörige können diejenigen sein, die die Leiche des Suizidenten auffinden oder ihnen wird die Nachricht des Suizides durch die Polizei übermittelt. Für Angehörige kann die Nachricht eines Suizides mehr oder weniger überraschend kommen. Oftmals haben sie mit dem Verstorbenen bereits im Vorfeld des Suizides lange mit der Suizidalität und einer psychischen Erkrankung gekämpft und sind sich somit des Risikos eines möglichen Suizides bewusst. Manchmal kommt für Angehörige die Nachricht des Suizides jedoch auch völlig überraschend, da es keine (akuten) Anzeichen im Vorfeld gegeben hat. Ist es zu einer Einweisung des Suizidenten in eine Klinik gekommen, so war auf Seiten der Angehörigen hiermit meist eine Hoffnung auf Besserung verbunden, sodass die Nachricht des Suizides umso unerwarteter sein kann.

Die Situation nach Übermittlung der Todesnachricht ist für Angehörige mit vielen zusätzlichen Belastungen verbunden. Da ein Suizid keine natürliche Todesursache ist, muss durch die Polizei und die Staatsanwaltschaft geklärt werden, ob der Tod durch Fremdverschulden verursacht wurde. Daher kann die Polizei zunächst über den Verbleib der Leiche und möglicherweise anderer Gegenstände, die als Beweismittel beschlagnahmt werden (z. B. Abschiedsbrief, Tagebücher), entscheiden. Ferner kann es zu einer Befragung der Angehörigen bezüglich der Vorgeschichte kommen und die Leiche muss von den Angehörigen identifiziert werden. Erst wenn die Ermittlungen abgeschlossen wurden, kann die Beerdigung erfolgen. Bis zu dem Zeitpunkt haben Angehörige keinen Zugang zu der Leiche des Verstorbenen, sodass sie ihn in dieser Zeit nicht noch einmal sehen oder von ihm Abschied nehmen können. Diese Umstände werden von vielen Angehörigen als belastend erlebt.

Das Abschiednehmen kann jedoch auch nach Freigabe der Leiche weiterhin schwierig bleiben, da diese aufgrund der gewaltsamen Todesursache oftmals entstellt ist. Manchmal ist es nur möglich, von einem unversehrten Teil der Leiche Abschied zu nehmen. Für manche Angehörige kann jedoch auch dies hilfreich sein (Wagner, 2014). Allerdings sollten sie hierauf vorbereitet werden und möglichst auch beim Prozess des Abschiednehmens begleitet werden.

Ein weiterer kritischer Punkt für viele Angehörige ist die Frage, ob der Suizident einen Abschiedsbrief für sie hinterlassen hat. Viele Angehörige erwarten, dass ein Suizident einen Abschiedsbrief schreibt. Sie wünschen sich eine Erklärung für diese Tat und ein Zeichen der Verbundenheit des Verstorbenen zu ihnen. Allerdings hinterlassen nur etwa ein Drittel der Suizidenten einen Abschiedsbrief (Eisenwort et al., 2007; Wagner, 2014). Ein fehlender Abschiedsbrief kann von Angehörigen als Zeichen des Desinteresses ihnen gegenüber oder als Bestrafung gedeutet werden. Ein vorhandener Abschiedsbrief kann für Hinterbliebene hilfreich sein, wenn der Suizident den Angehörigen die Verantwortung für seinen Tod nimmt und die Gründe für den Suizid aus seiner Sicht darstellt. Allerdings kann ein Abschiedsbrief auch eine Belastung darstellen, wenn der Suizident Beschuldigungen oder negative Gefühle gegenüber den Angehörigen äußert.

12.1.2 Das Erleben nach einem Suizid bei Angehörigen

Eine Belastung für Angehörige von Suizidenten kann die Konfrontation mit Bildern des Suizides sein, sei es direkt z. B. durch Auffinden der Leiche oder Identifizierung der Leiche (Leichenschauhaus, Polizeifotos) bzw. indirekt durch Aufsuchen des Tatortes und/oder Imagination des Suizidherganges selber. Diese Bilder können traumatisch sein und noch Jahre nach dem Todesfall in Form von Intrusionen oder Albträumen auftreten (Wagner, 2014). In einer Studie von Callahan (2000) gaben 18 % der Hinterbliebenen an, dass sie den Leichnam entdeckt hatten und 31 % sahen den Leichnam nach dessen Entdeckung am Ort seiner Auffindung, beides ging mit erhöhter Angst sowie Flashbacks einher. Aber auch die überbrachte Nachricht eines Suizides kann mit einer hohen emotionalen Belastung einhergehen. Hierzu zählen vor allem: Schock, Resignation, Erleichterung, Ungläubigkeit oder sich wie betäubt fühlen. Einige Angehörige von Suizidenten fühlten sich, von dem Verstorbenen zurückgewiesen oder hatten das Empfinden, verlassen worden zu sein. Häufig fand sich auch ein Verantwortungsgefühl für den Verstorbenen (Bailley, Kral, Dunham, 1999). Die Todesursache „Suizid“ ist bei manchen Angehörigen mit

Scham verbunden, einige versuchen die wahre Todesursache vor ihrer Umwelt zu verheimlichen, was in Zusammenhang mit einer wahrgenommenen oder befürchteten Stigmatisierung steht. Grundsätzlich ist zu beachten, dass die Reaktionen von Angehörigen nach einem Suizid sehr unterschiedlich sein können und eine noch stärkere Variabilität aufweisen können, als bei Hinterbliebenen anderer Todesursachen (Bailley et al., 1999).

Eine typische Reaktion von Angehörigen nach Suizid ist das Grübeln über die Motivation des Suizidenten, also die Frage nach dem „Warum?“. Viele Angehörige versuchen, ein Verständnis für den Suizidenten, seine Motive für den Suizid und seine Gedanken sowie Gefühle, die hierzu geführt haben, zu entwickeln. Sie wollen verstehen, was den Suizidenten zu seinem Suizid bewogen hat („Warum hat er das getan?“, „Wieso hat er mir und den Kindern das angetan?“), was er die letzten Stunden seines Lebens erlebt hat („Hat er das Meer sehen können, als er sich am Baum erhängt hat?“) und sie wollen wissen, ob er gelitten hat („Hat sie Schmerzen gehabt?“). Hier spielt es auch eine Rolle, wie der Suizid verübt wurde. Ob der Tod gewaltsam war, wie lange das Streben gedauert hat, wie schmerzhaft der Tod war, ob Dritte mitbetroffen waren (z. B. Schienensuizid), ob der Tod durch einen selber irgendwie zu verhindern gewesen wäre etc. Dies sind Fragen, die Angehörige lange quälen können, deren Klärung jedoch meist nicht möglich ist.

Auf einige zentrale Aspekte der Trauer nach Suizid, soll im Folgenden eingegangen werden. Unabhängig von der Frage, ob diese Aspekte spezifisch für die Trauer nach Suizid sind oder in ähnlicher Form auch bei Trauer nach anderen Todesarten vorkommen, spielen die im Folgenden dargestellten Themen in der klinischen Arbeit mit Hinterbliebenen nach Suizid häufig eine zentrale Rolle und sollten daher berücksichtigt werden.

Merke: Trauer nach Suizid und Trauer nach anderen Todesursachen

In der Literatur finden sich keine eindeutigen Befunde, ob sich die Trauer nach einem Suizid von der nach einem Todesfall aufgrund einer anderen Ursache unterscheidet (McIntosh, 1996; Seibl, Antretter & Haring 2001). Einige Autoren haben die Besonderheit von Suizid-Trauer betont (z. B. Dunne & Dunne-Maxim, 2009; Jordan, 2001) und charakteristische Trauermerkmale wie Schuld, Scham, soziales Stigma, Suche nach Bedeutung und ein erhöhtes Suizidrisiko für die Hinterbliebenen hervorgehoben. Andere Autoren finden mehr Gemeinsamkeiten als Unterschiede bei Hinterbliebenen verschiedener Todesarten hinsichtlich Dauer, Prozess, Bewältigung und Themen der Trauer (z. B. De Leo, Cimitan, Dyregrov, Grad & Andriessen, 2013; Sveen & Walby, 2008).

Feigelman, Jordan und Gorman (2008) verglichen Eltern, deren Kind, entweder durch Suizid oder durch eine andere Todesursache, verstorben war: Die Eltern der Suizidenten hatten größere Probleme in der Trauerverarbeitung und litten häufiger an psychischen Störungen. Allerdings wurden die Unterschiede mit der Zeit (3 bis 5 Jahre) geringer. Auch in einer Studie von McIntosh und Kelly (1992) konnten zwar in den ersten zwei Jahren nach dem Todesfall Unterschiede zwischen Hinterbliebenen von Suizidenten und Hinterbliebenen anderer Todesarten gefunden werden – zwei Jahren später bestanden diese Unterschiede aber nicht mehr. Wagner (2014) geht davon aus, dass sich die Trauerreaktionen insbesondere in den ersten zwei Jahren nach dem Suizid, in Einzelaspekten von anderen Trauerfällen unterscheiden. Diese Aspekte sind: Gefühl von Schuld und Mitverantwortung am Suizid, Schamgefühl, Geheimhaltung der Todesumstände, Stigmatisierung, Pathologische Familienstrukturen (vor und/oder nach dem Suizid).

Ein Modell, das die Gemeinsamkeiten und Unterschiede der Trauer nach unterschiedlichen Todesarten anschaulich darstellt, wurde von Jordan und McIntosh (2011) vorgelegt (vgl. Abb. 21). In diesem Modell sind unterschiedliche Todesarten in vier konzentrischen Kreisen angeordnet: der äußere Kreis bezieht sich auf die Trauer nach allen Arten von Todesfällen, im zweiten Kreis ist die Trauer nach unerwarteten Todesfällen beschrieben, im dritten Kreis sind die Charakteristika nach gewaltsamen Todesfällen genannt und im inneren Kreis die Kennzeichen der Trauer nach einem Suizid. Demnach ist der Trauer nach Suizid, der Schmerz, das Leid und die Sehnsucht, mit dem Verstorbenen wieder vereint zu sein, gemeinsam mit der Trauer nach allen anderen Arten von Todesfällen. Die Trauer nach Suizid hat mit der Trauer nach unerwarteten Todesfällen den Schock und das Gefühl der Unwirklichkeit gemeinsam. Übereinstimmend mit Trauernden nach einem gewaltsamen Tod haben Suizidhinterbliebene möglicherweise ein Trauma erlebt, indem sie die Leiche eines Menschen, der an einer gewaltsamen Todesursache (z. B. Verstümmelung, Erschießen, Sturz aus Höhe) gestorben ist, gefunden oder gesehen haben. Ferner teilen sie die zerstörte Illusion der eigenen Unverwundbarkeit (und der naher Angehöriger) und haben hiermit zu kämpfen. Typisch für die Trauer nach Suizid in Abgrenzung zu allen anderen Arten von Todesfällen sind nach diesem Modell der Ärger auf den Verstorbenen, Wut sowie der Eindruck zurückgewiesen oder verlassen worden zu sein (vgl. Abb. 21).

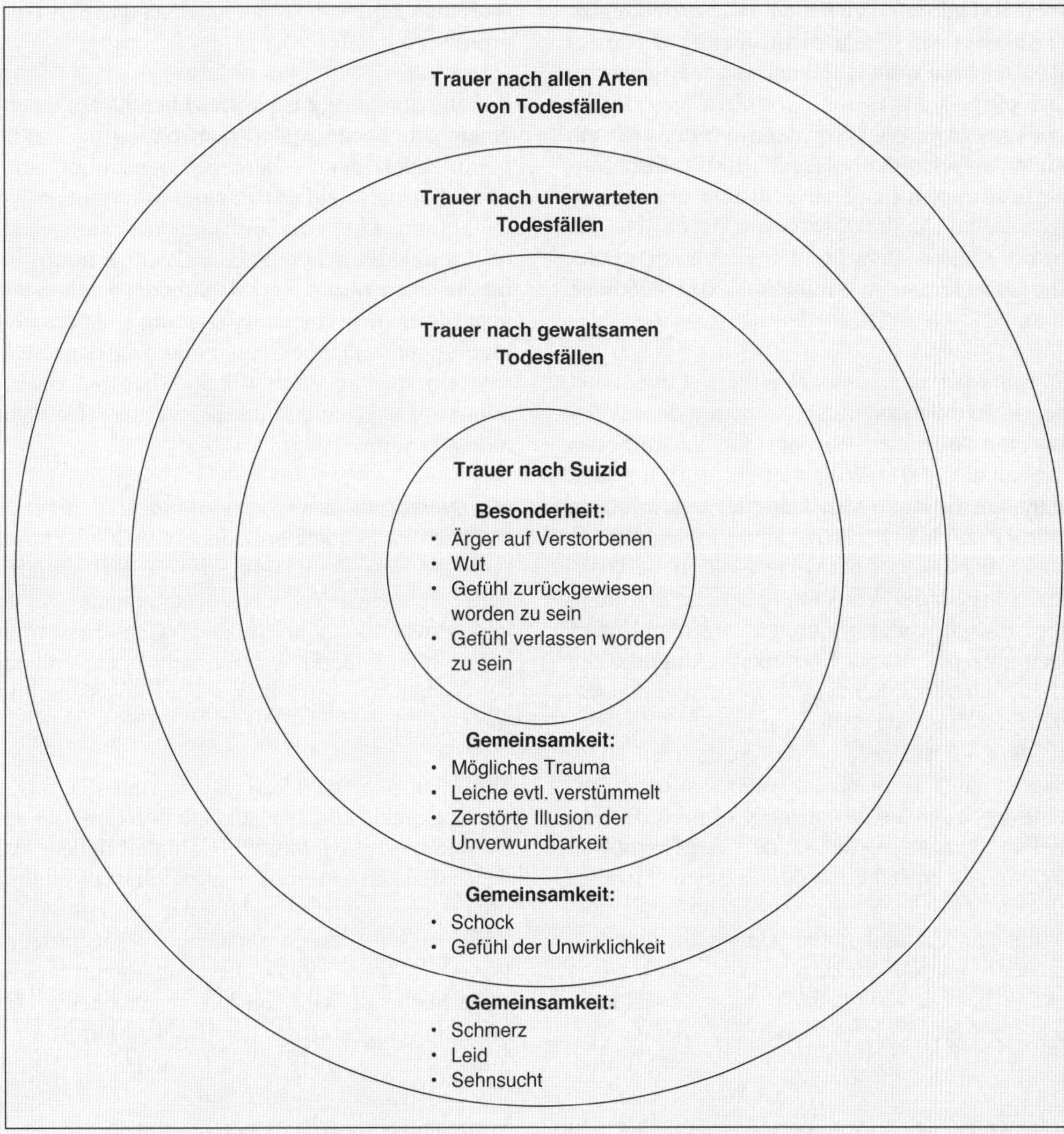

Abbildung 21: Modell der Trauer nach verschiedenen Todesarten (modifiziert nach Jordan & McIntosh, 2011)

12.1.2.1 Zentrale Aspekte der Trauer nach Suizid

Aspekte, die bei der Trauer nach einem Suizid häufig auftreten, sind die Gefühle, vom Verstorbenen verlassen oder zurückgewiesen worden zu sein, der Ärger und die Wut auf den Verstorbenen, Gefühle von Scham, Schuld oder Mitverantwortung an dem Suizid, Einflüsse auf die Familienstruktur sowie die Geheimhaltung der Todesumstände und Stigmatisierung (Jordan & McIntosh, 2011, Wagner, 2014).

Eindruck zurückgewiesen oder verlassen worden zu sein: Ein wichtiger Aspekt für Trauernde nach Suizid ist oftmals, dass der Suizid einen endgültigen Abbruch der Beziehung von Seiten der Suizidenten beinhaltet (Jordan & McIntosh, 2011). Der Suizident scheint innerlich eine Entscheidung für seinen Tod getroffen zu haben. Die Beziehung zu den Angehörigen scheint nicht ausreichend gewesen zu sein, um weiterzuleben. Angehörige haben daher oftmals das Gefühl, von dem Suizidenten zurückgewiesen oder verlassen worden zu sein (Winter, Brockmann & Hegerl, 2005). Insbesondere nach einem längeren gemeinsamen Kampf gegen die Suizidalität, gegen eine psychische Erkrankung oder andere Probleme treten diese Gefühle auf (Jordan & McIntosh, 2011, Wagner, 2014).

Ärger und Wut auf den Verstorbenen: Oftmals erleben Hinterbliebene nach einem Suizid auch Gefühle von Ärger und Wut auf den Verstorbenen (Seibl et al., 2001; Winter et al., 2005). Einen möglichen Grund hierfür kann der beschriebene Eindruck, zurückgewiesen oder verlassen worden zu sein, darstellen. Eine weitere mögliche Ursache für Ärger oder Wut kann in der Enttäuschung liegen, dass die vorherigen Bemühungen im Kampf gegen eine psychische Erkrankung und/oder die Suizidalität vergeblich waren. Der Ärger der Angehörigen kann sich auch darauf richten, dass der Suizident sie mit bestehenden Problemen allein gelassen hat (z. B. Insolvenz) oder dass neue Probleme durch den Suizid entstanden sind (z. B. Einkommen, Versorgung der Kinder). Ärger und Wut können auch entstehen, weil – je nach Suizidart und -ort – die Angehörigen (unter Umständen sogar die Kinder) diejenigen waren, die mit dem Bild der Leiche des Suizidenten konfrontiert wurden und dies jetzt verarbeiten müssen. Ferner kann auch die Stigmatisierung durch das soziale Umfeld, der sich die Angehörigen ausgesetzt fühlen, dazu beitragen, dass Ärger oder Wut auf den Verstorbenen entstehen, weil dieser die Angehörigen in diese Situation gebracht hat.

Gefühle von Schuld, Scham und Mitverantwortung am Suizid: In der Trauer von Suizidhinterbliebenen spielen häufig auch Scham- und Schuldgefühle sowie Selbstvorwürfe eine wichtige Rolle. Manche Angehörige plagen Zweifel, ob sie Mitverantwortung an dem Tod haben, weil sie eine Veränderung nicht bemerkt haben oder weil es möglicherweise im Vorfeld Konflikte gab (Winter et al., 2005). Oftmals kommt es auch zu der Frage, ob sie etwas hätten tun können, um den Suizid zu verhindern. Es besteht der Wunsch, den vermeintlich Verantwortlichen aufzuspüren und versäumte Hilfsmöglichkeiten zu identifizieren (Clark & Goldney, 1995; Winter et al., 2005). Das Grübeln über eine mögliche eigene (Mit-)Schuld erschwert eine Auseinandersetzung mit der Trauer und den Trauerprozess.

Waren Angehörige im Vorfeld bereits länger mit einem drohenden Suizid konfrontiert und haben mit dem Suizidenten hiergegen angekämpft, kann es nach dem Suizid auch zu einem Gefühl der Erleichterung kommen. Insbesondere dann, wenn dem Suizid eine jahrelange Belastung durch eine psychische Erkrankung mit Suizidversuchen vorangin g. Es mag eine Erleichterung sein, dass die hiermit verbundenen Sorgen und Ängste nachlassen; ein solches Erleben kann aber gleichzeitig Schuld- und Schamgefühle hervorrufen (Calhoun, Selby & Selby, 1982).

Geheimhaltung der Todesumstände und Stigmatisierung: Das Thema Suizid ist in vielen Kulturen und Religionen ein Tabu und berührt grundlegende Fragen und Lebenseinstellungen. Die eigene Einstellung zum Suizid sowie die erwartete Einstellung anderer, können daher den Umgang der Angehörigen mit dieser Thematik beeinflussen.

Die Tabuisierung und Stigmatisierung der Todesursache Suizid könnte auch eine Erklärung für den Befund darstellen, dass Suizidhinterbliebene von ihrem sozialen Netzwerk tendenziell weniger emotionale Unterstützung bekommen, als Hinterbliebene nach Tod durch andere Ursachen (Seguin, Lesage & Kiely, 1995). Der Umgang mit Suizidhinterbliebenen wird von Außenstehenden als belastender eingestuft als der Umgang mit anderen Trauernden, weshalb es zu Unsicherheit, Hilflosigkeit, ausweichendem Verhalten, Unbehagen, Vorbehalten und Rückzug kommt (Seibl et al., 2001). Somit kann es auch sein, dass Außenstehende zwar den Hinterbliebenen Unterstützung leisten wollen, aber unbeholfen, unsicher oder verlegen sind, was fälschlicherweise als Ablehnung interpretiert wird (Wagner, 2014). Das geringere Ausmaß an Unterstützung könnte auch damit zusammenhängen, dass Suizidangehörige durch andere negativ wahrgenommen oder stigmatisiert werden (Winter et al., 2005). Dies kann seine Ursache in der Tabuisierung und Stigmatisierung haben, die mit den Themen Suizid und psychische

Erkrankung verbunden sind. Ähnlich wie die Angehörigen selbst, versucht auch das soziale Netz die Motive, warum es zu dem Suizid gekommen ist, zu verstehen. Unter Umständen kann es dazu kommen, dass den Angehörigen von Außenstehenden eine Mitschuld an dem Suizid gegeben wird – sei es, weil im Vorfeld Konflikte zwischen dem Angehörigen und dem Suizidenten bestanden oder (vermeintliche) Lieblosigkeiten oder gefühlmäßige Vernachlässigungen oder ähnliches unterstellt werden. Somit kann es zu einer geringeren Unterstützung von Seiten Außenstehender kommen. Aber auch die Befürchtung Seitens der Angehörigen, dass Außenstehende eine derartige Sicht haben könnten, kann wiederum zu einem Rückzug ihrerseits führen und dazu, dass sie andere nicht um Hilfe bitten. In einer Studie von Range und Calhoun (1990) berichteten beispielsweise 76 % der Hinterbliebenen nach Unfalltod und nur 27 % der Hinterbliebene nach Suizid von positiven sozialen Kontakten. 44 % der Suizidangehörigen verheimlichten die Todesursache ihrem sozialen Umfeld gegenüber aus Angst vor Stigmatisierung.

Einflüsse auf die Familienstruktur: Dysfunktionale familiäre Kommunikationsmuster nach einem Suizid können darin bestehen, dass der Verstorbene als Person totgeschwiegen wird, dass keine offenen Gespräche über den Suizid und dessen Folgen stattfinden oder dass die Todesumstände gegenüber einzelnen Familienmitgliedern geheim gehalten werden und somit der Suizid als Familiengeheimnis behandelt wird (Pitman, Osborn, King & Erlangsen, 2014). Besonders schwierig ist die Situation, wenn ein Partner über den Suizid kommunizieren möchte, der andere jedoch nicht. Dies kann zu einer Gefährdung der Beziehung zwischen den Partnern führen (Seguin et al., 1995). Sind Kinder in der Familie, stellt sich die Frage, wie man mit diesen je nach Alter und vorhandenem Todesverständnis über den Suizid kommuniziert. Ferner kann es zu Vorwürfen und Schuldzuweisungen innerhalb der Familie kommen. Oftmals verändern sich (vorübergehend) die Rollenzuteilungen innerhalb der Familie, die Familienkohäsion kann destabilisiert werden und Suizidhinterbliebene haben oftmals eine größere Distanz zu anderen Familienmitgliedern (Seibl et al., 2001; Wagner, 2014).

Allerdings ist auch zu berücksichtigen, dass die Familienstrukturen häufig bereits vor dem Suizid dysfunktional und belastet waren (Jordan, 2001). Gab es im Vorfeld des Suizides krisenhafte Ereignisse (z. B. Insolvenz, Trennung), so können diese natürlich auch den Angehörigen direkt mitbetreffen und Auswirkungen auf ihn haben. Ferner können in der Familie weitere Personen psychische Probleme oder belastende Lebensereignisse aufweisen, die sich wiederum auf das Familiensystem und somit unter Umständen auch auf den Suizidenten ausgewirkt haben können. Ob Hinterbliebene die Situation im Verlauf meistern können oder selber möglicherweise erkranken, hängt auch von ihren Ressourcen auf sozioemotionaler Ebene ab.

12.1.2.2 Psychische Gesundheit und Suizidalität bei Angehörigen

Von einigen Autoren wird angenommen, dass mit einem Suizid ein erhöhtes Risiko für komplizierte Trauerverläufe verbunden ist (Wagner, 2014). In verschiedenen Studien konnte eine erhöhte Prävalenz komplizierter Trauer bei Suizidangehörigen festgestellt werden, so fanden beispielsweise Mitchell, Kim, Prigerson und Mortimer-Stephens (2004) bei 43 % der Suizidangehörigen die Diagnose einer komplizierten Trauer.

Darüber hinaus wurden in verschiedenen Studien weitere Auswirkungen von Suiziden auf die psychische Gesundheit und die Suizidalität von Angehörigen untersucht (vgl. z. B. Pitman et al, 2014; Seibl et al., 2001; Sveen & Walby, 2008). Einige Autoren berichten von einem erhöhten Risiko für suizidales Verhalten bei Angehörigen von Suizidenten (z. B. Seibl et al., 2001), wohingegen Sveen und Walby (2008) in einem Review über 41 Studien keinen Unterschied in Bezug auf mögliche psychische Störungen und das Suizidrisiko von Suizidangehörigen und anderen Hinterbliebenen finden konnten.

Da Angehörige mit den Suizidenten je nach verwandtschaftlichem Verhältnis genetische und/oder Umgebungsfaktoren teilen, verfügen sie möglicherweise selbst über eine erhöhte Vulnerabilität für psychische Erkrankungen und/oder Suizidalität. Aufgrund der Tatsache, dass sich die Reaktionen Hinterbliebener je nach Nähe und Art des verwandtschaftlichen Verhältnisses zum Suizidenten unterscheiden können, wurden diese in einem Review von Pitman und Kollegen (2014) getrennt für Eltern, Partner, Kinder und Geschwister von Suizidenten betrachtet:

Für *Partner* von Suizidenten zeigte sich im Vergleich zu Partner von Verstorbenen mit anderer

Todesursache, ein erhöhtes Suizidrisiko in den ersten zwei Jahren nach dem Todesfall. Das Risiko wegen Depressionen nach dem Suizid eines Partners behandelt zu werden, unterschied sich nicht signifikant von dem Risiko bei Trauer nach einer anderen Todesart, insbesondere nicht von einer anderen gewaltsamen Todesart.

Es fand sich kein Unterschied im Suizidrisiko von *Eltern* nach dem Tod ihres Kindes (egal welchen Alters) durch Suizid oder durch andere Todesursachen. Allerdings schienen Mütter von erwachsenen Suizidenten im Vergleich zu Müttern von Verstorbenen aufgrund anderer Todesursachen, ein erhöhtes eigenes Suizidrisiko zu haben. Eltern von Suizidenten und von Verstorbenen anderer Todesursache unterschieden sich nicht in ihrem Risiko für Depressionen. Allerdings hatten Eltern von Suizidenten im Vergleich zu Eltern von Verstorbenen durch einen Verkehrsunfall, ein höheres Risiko aufgrund psychischer Probleme in eine Psychiatrie aufgenommen zu werden.

Kinder, die einen Elternteil durch Suizid verloren hatten, zeigten mehr Symptome einer Depression als Kinder, die einen Elternteil durch Krebs verloren hatten. Es gibt zudem Hinweise darauf, dass der Suizid einer Mutter mit einem höheren Risiko der Kinder für eine stationäre Behandlung wegen Depressionen einherging, als beim Tod der Mutter aufgrund einer anderen Ursache. Für den Suizid eines Vaters konnte kein Unterschied zu anderen Todesarten gefunden werden. Cain und Fast (1966) fanden, dass nach dem Suizid eines Elternteils oftmals das Thema Schuld und eine schwierige Kommunikation zwischen Kindern und dem überlebenden Elternteil zu verzeichnen waren. Zusätzlich zu ihrer eigenen Trauer können Kinder einem Wechsel in der Qualität der elterlichen Fürsorge durch den trauerden Elternteil erleben, was möglicherweise mit einer Angst vor einem weiteren Verlust einhergeht (Brown, Sandler, Tein, Liu & Haine, 2007). In einer Studie von Cerel, Fristad, Weller und Weller (1999) zeigten Kinder, bei denen ein Elternteil durch Suizid verstorben war, Reaktionen wie Angst, Wut und Scham.

Geschwister eines Suizidenten hatten kein erhöhtes Risiko, wegen Depressionen stationär behandelt zu werden im Vergleich zu denjenigen, die ihr Geschwister aufgrund einer anderen Todesursache verloren hatten.

Allerdings wurde diskutiert, inwiefern diese Befunde ausschließlich Folge des Suizides waren, oder ob manche Schwierigkeiten unabhängig hiervon auftreten. In dem Review von Pitman et al. (2014) zeigte sich, dass Angehörige von Suizidenten oftmals bereits vor dem Suizid Risikofaktoren aufwiesen, die Einfluss auf die Trauer nehmen und diese komplizierter machen könnten (siehe oben): So hatten beispielsweise Mütter, deren erwachsener Sohn Suizid begangen hatte, mehr kindliche Verlustereignisse (frühe Trennungen) erlebt, als Mütter, die ihren Sohn bei einem Verkehrsunfall verloren hatten. Ferner hatten die Mütter der Suizidenten mit höherer Wahrscheinlichkeit ein konflikthaftes Verhältnis mit ihrem Sohn als die Mütter der Verkehrsunfallopfer.

12.1.3 Postventionsangebote für Angehörige

Das Ausmaß und die benötigte Art der Unterstützung zur Bewältigung des Todesfalls variiert mit der Zeit. In der unmittelbaren Situation nach Bekanntwerden des Suizides werden andere Unterstützungsangebote benötigt, als einige Tage später, wenn der erste Schock eventuell bereits abgeklungen ist (Grad, 2011; Illes et al., 2014; Lasogga & Gasch, 2009). Im weiteren zeitlichen Verlauf stehen für Angehörige verschiedene Bewältigungsschritte an, für die wiederum andere Unterstützungsangebote hilfreich sein können. Aufgrund des individuellen Verlaufs der Trauer und den unterschiedlichen emotionalen und situativen Bedingungen nach Suizid lassen sich jedoch keine präzisen Zeitangaben machen, sondern es muss immer vom individuellen Fall aus entschieden werden, welche Unterstützung gerade am hilfreichsten ist. Daher soll im Folgenden nur grob zwischen Unterstützungsmöglichkeiten „unmittelbar nach dem Ereignis“, „wenn der erste Schock abgeklungen ist“ und „im weiteren Verlauf“ unterschieden werden.

Unmittelbar nach dem Ereignis: In der unmittelbaren Situation steht die Deeskalation der Schocksituation im Vordergrund. Hierzu gehört es auch, die Angehörigen von möglichen weiteren Außenreizen, wie beispielsweise Schaulustigen, Journalisten oder dem Ablauf der polizeilichen Ermittlungen abzuschirmen. Angehörige müssen zunächst die Nachricht des Suizides verkraften. In diesem Zusammenhang haben Angehörige häufig den Wunsch nach Informationen über den Suizid und den Verlauf der letzten Stunden des Suizidenten. Hierbei ist darauf zu achten, dass Angehörigen keine Mutmaßungen, sondern nur gesicherte Tatsachen mitgeteilt werden sollten. Sollte man etwas nicht wissen, so ist es besser, dies zu sagen und sich gegebenenfalls um Klärung zu bemühen, als etwas zu mutmaßen oder zu beschönigen (Lasogga & Gasch, 2009). Bei Fragen, die nicht geklärt werden können, sollten besser die Ratlosigkeit, das Unverständnis und das Schweigen mit den Angehörigen ausgehalten werden. Weiterhin setzen mit dem Schock vielfältige Gefühle ein, mit denen Angehörige umgehen müssen. Hierbei können eine emotionale Unterstützung und Trost hilfreich sein. Daher sollten Angehörige nach Übermittlung der Todesnachricht nicht alleine sein. Es sollte geklärt werden, welche nahestehenden Personen weitere Unterstützung leisten können und diese sollten möglichst zeitnah kontaktiert werden. Gespräche über das Geschehen sind hilfreich, um das Unfassbare zu verstehen und zu realisieren.

Neben der emotionalen Unterstützung kann auch eine Unterstützung bei praktischen Aufgaben hilfreich sein. Es muss geklärt werden, wie mit Aufgaben oder Tätigkeiten verfahren werden soll, die die Angehörigen eigentlich an dem Tag erledigen wollten bzw. mussten. Hierzu gehören beispielsweise die Betreuung von Kindern oder anderen Angehörigen, die nicht selbstständig sind oder wichtige berufliche Aufgaben. Bei berufstätigen Angehörigen muss darüber hinaus geklärt werden, ob sie an dem gleichen Tag oder in den folgenden Tagen arbeitsfähig sind. Darüber hinaus kann es sein, dass Angehörige weitere wichtige Personen über den Tod des Suizidenten informieren wollen bzw. müssen. Auch hierbei ist eine Unterstützung denkbar.

Nach Abklingen des ersten Schocks: Nach Abklingen des ersten Schocks können unterschiedliche Emotionen dominieren oder einander abwechseln. Diese gilt es, zu sortieren und zu klären. Trost und emotionale Unterstützung werden weiterhin benötigt. Neben den Gefühlen können auch Fragen oder Gedanken im Zusammenhang mit dem Suizid auftreten. Die häufigste Frage ist die nach dem „Warum“. Aber auch Schuldgefühle oder Selbstvorwürfe können auftreten (siehe oben). Über diese teils widersprüchlichen oder beschämenden Gefühle mit einer neutralen Person sprechen zu können, ohne hierfür verurteilt zu werden, ist für viele Angehörige unterstützend und befreiend (Winter et al., 2005). Treten Glaubensfragen auf, sollte gegebenenfalls ein Seelsorger kontaktiert werden. Möglicherweise vorhandene kulturelle oder religiöse Besonderheiten sollten berücksichtigt werden und bei Bedarf dafür gesorgt werden, dass Helfer mit dem gleichen religiösen oder kulturellen Hintergrund hinzugezogen werden.

Ferner können praktische Unterstützungen sowie Rücksprachemöglichkeiten beispielsweise bei Fragen im Umgang mit den Ermittlungen der Polizei oder der Frage, ob man die Leiche des Verstorbenen nach ihrer Freigabe noch einmal sehen möchte, hilfreich sein. Je unerwarteter der Todesfall gekommen ist, desto schwerer kann es Angehörigen fallen, den Tod zu begreifen. Für viele Angehörige kann es eine Unterstützung sein, wenn sie den Tod nicht nur über den Verstand begreifen müssen, sondern den Toten mit den Sinnen, wie tasten, sehen, riechen, erfassen können (Illes et al., 2014; Winter et al., 2005). Dies ist während der Ermittlungen nach einem Suizid jedoch zunächst nicht möglich. Aber auch nach Freigabe der Leiche ist dies oftmals schwierig, da die Leiche Spuren der Gewalteinwirkung, die zum Tod geführt hat, aufweisen kann. Dies sollten Helfer kritisch mit Angehörigen besprechen. Allerdings sollten sie den Angehörigen auch die Wahl lassen, ob sie den Toten noch einmal sehen wollen. Klinische Beobachtungen und Studien haben gezeigt, dass der Versuch Angehörige hiervon abzuhalten, oftmals zu Angstfantasien in Bezug auf den Zustand der Leiche führen kann, die die Realität übertreffen (Saarinen, Hintikka, Vnamäki, Lehtonen & Lönnqvist, 2000; Sveen & Walby, 2008).

In einer Studie von Singh und Raphael (1981) waren Angehörige, die den Verstorbenen nach einem Zugunglück noch einmal gesehen hatten zwei Jahre später weniger belastet, als diejenigen, die den Verunglückten nicht mehr gesehen hatten. In einer Studie von Hodgkinson, Joseph, Yule und Williams (1993) wurden Angehörige von Menschen, die bei einem Fährunglück ums Leben gekommen waren, untersucht. Während 3 bis 12 Monate nach dem Unglück diejenigen, die den Toten noch einmal gesehen hatten, höhere Stresswerte aufwiesen, ließ dieser Unterschied mit der Zeit nach und war zweieinhalb Jahre später nicht mehr zu verzeichnen. Allerdings hatten nun diejenigen, die den Leichnam nicht mehr gesehen hatten, mehr Intrusionen von dem Schiffsunglück.

Im weiteren Verlauf: Im weiteren Verlauf kann es für Angehörige eine Hilfe darstellen, wenn sie sich in Gedanken und Erinnerungen mit dem Verstorbenen auseinandersetzen können und sie Ereignisse aus der Vergangenheit mit jemandem reflektieren können. Ferner können Angehörige dabei unterstützt werden, sich neu zu orientieren, das Leben ohne den Verstorbenen neu zu gestalten. Letztlich soll ein Nebeneinander von Trauer und neuer Freude am Leben möglich sein, sodass es Momente der Trauer und Momente der Freude oder Entspannung für den Angehörigen geben kann. Momente der Entspannung können helfen, neben der Trauer auch wieder das Leben wahrzunehmen. In dieser Phase sollten auch die Ressourcen des Angehörigen zunehmend wieder aktiviert werden.

Die meisten Angehörigen bewältigen einen Suizid auch ohne psychotherapeutische Hilfe. Trauer ist keine Erkrankung, sondern ein normaler Zustand. Sollten Angehörige jedoch längerdauernde oder sehr intensive Zeichen der Trauer aufweisen oder psychisch dekompensieren, ist zu klären, inwiefern sie ärztliche oder psychotherapeutische Unterstützung benötigen. Hierbei ist eine diagnostische Differenzierung zwischen normalen Trauerreaktionen, einer komplizierten Trauer oder möglicherweise ausgelösten psychischen Erkrankungen notwendig (Wagner & Maercker, 2010). In diesem Zusammenhang muss auch berücksichtigt werden, dass es Hinweise darauf gibt, dass allgemeine oder zu frühe Trauerinterventionen zum Teil zu schlechteren Langzeitverläufen beitragen können (Neimeyer, 2000). Andere Studien hingegen konnten diese Einschätzung jedoch nicht bestätigen und plädieren für eine angemessene psychotherapeutische Unterstützung von Trauernden (Larson & Hoyt, 2007). Daher sollte sorgfältig geklärt werden, ob eine professionelle Unterstützung notwendig ist und falls ja, wie diese gestaltet werden sollte.

Merke: Kinder als Mitbetroffene von Suizid

Zur Unterstützung von Kindern, die Mitbetroffene eines Suizides geworden sind, rät das „Centre for Suicide Prevention of the Canadian Mental Health Association“ (2008):

- Eine altersentsprechende Unterstützung bei der Trauer anbieten.
- Dem Kind versichern, dass sich jemand um seine physischen und emotionalen Bedürfnisse kümmert.
- Die Gefühle des Kindes erfassen und ihm helfen zu realisieren, dass der Suizid nicht seine Schuld ist.
- Dem Kind erlauben, die Geschichte seines Verlustes, in seinen eigenen Worten zu erzählen, wobei negative Gefühle und Gedanken zugelassen und legitimiert werden sollten.
- Verständnis für das fortbestehende Bedürfnis, Fragen über den Suizid zu klären, das mit der zunehmenden kognitiven und sprachlichen Fähigkeiten des Kindes sowie seinen zunehmenden Lebenserfahrungen immer wieder auftreten kann.
- Die Erfahrung und der Prozess der Trauer werden für jedes Kind einzigartig sein. Bei Schwierigkeiten in der Trauer sollte professionelle Hilfe gesucht werden.

Manualisierte Postventionsangebote: Es existieren bisher nur wenige manualisierte und evaluierte Postventionsmaßnahmen für Angehörige oder andere Suizidhinterbliebene. In angelsächsischen und skandinavischen Ländern sind Postventionsangebote stärker etabliert als in anderen Ländern (Andriessen, 2009; Farberow, 1998). Diese internationalen Unterschiede sind unter anderem ein Spiegel unterschiedlicher soziokultureller Umgangsweisen mit dem Thema Suizidalität. Interkulturelle und religiöse Hintergründe spielen bei der Übertragbarkeit bzw. Anwendbarkeit von Postventionsangeboten daher eine wichtige Rolle.

Bei der Betrachtung der vorhandenen Programme muss allerdings auch berücksichtigt werden, dass ihre Evidenz meist unklar ist (Pitman et al., 2014). Es gibt nur wenig empirisch untersuchte Postventionsangebote für Angehörige. Hinzu kommt, dass die meisten Studien, die Postventionsangebote untersucht haben, kein randomisiertes und kontrolliertes Forschungsdesign verwendet haben. Ferner liegen nur wenige Interventionsprogramme in manualisierter Form vor, wobei sich die vorhandenen Manuale weniger an Angehörige als meist an Mitschüler und Lehrer richteten (z. B. Grossman et al., 1995). In einem Review wurde die Effektivität verschiedener Suizidpostventionsangebote betrachtet (Szumilas & Kutcher, 2011): Die Ergebnisse zeigten, dass in Bezug auf die Postvention bei Angehörigen vor allem zwei Strategien hilfreich waren: So scheint es von Vorteil, wenn bereits am Ort des Suizides aktiv ein Kontakt zu den Mitbetroffenen hergestellt wird. Mitbetroffene konnten so eher für eine Teilnahme an Angeboten eines Kriseninterventionszentrums gewonnen werden oder darin bestärkt werden, Unterstützung im Umgang mit ihrem Verlust zu suchen (Cerel & Campbell,

2008). Weiterhin zeigte sich, dass Gruppenangebote für Ehepartner von Suizidenten einen positiven kurzfristigen Effekt auf die Reduktion von depressiven Symptomen, zwanghaftem Verhalten, Angst und Trauererfahrungen (Verzweiflung, Ärger, Schuld, Grübeln, Depersonalisation) sowie psychischer Belastung hatten (z. B. Murphy et al., 1998).

Die bisherigen Unterstützungsangebote für Suizidhinterbliebene beruhen größtenteils auf ehrenamtlicher Arbeit und umfassen keine professionelle psychiatrisch-psychotherapeutische Unterstützung (Pitman et al., 2014). Die häufigste Form von Unterstützungsangeboten sind Selbsthilfegruppen für Suizidhinterbliebene. In Deutschland kann man Adressen von Selbsthilfegruppen in der Umgebung oder Hinweise auf Literatur über „Angehörige um Suizid e.V." beziehen (AGUS, http://www.agus-selbsthilfe.de).

12.2 Mitpatienten als Mitbetroffene

Erfolgen Suizide während oder kurz nach einer stationären Behandlung, können auch die (ehemaligen) Mitpatienten Mitbetroffene des Suizides sein. Wie in Kapitel 1.2 beschrieben wird davon ausgegangen, dass sich 78 bis 187 Patienten pro 100.000 Aufnahmen in psychiatrischen Kliniken suizidieren (u. a. Ajdacic-Gross et al., 2009; Madsen et al., 2012).

12.2.1 Die Situation nach einem Suizid für Mitpatienten

Je nachdem, wie der Suizid vollzogen wurde, können Mitpatienten mehr oder weniger direkt hiervon betroffen sein. Sie können diejenigen sein, die den Suizidenten finden, sie können die Notfallsituation auf der Station miterleben, wenn jemand anderes den Patienten auf dem Klinikgelände aufgefunden hat, sie können bemerken, dass der Mitpatient (z. B. bei Gruppentherapien oder beim Essen) nicht anwesend ist oder sie können im Rahmen einer Stationsversammlung o. ä. durch das Klinikpersonal über den Suizid informiert werden.

Mitpatienten können dem Suizidenten unterschiedlich nahe gestanden haben. Manche werden nur distanzierten Kontakt gehabt haben, andere werden dem Mitpatienten näher gestanden haben. Eine Besonderheit in der Situation von Mitpatienten ist die relativ hohe Wahrscheinlichkeit, mit der diese bereits vorhergehende Erfahrungen mit Suizidalität haben können. Sei es, weil sie selber derzeit suizidal sind, weil sie in der Vergangenheit bereits einen (oder mehrere) Suizidversuch(e) unternommen haben oder weil sie bereits den Suizid einer anderen Person erlebt haben.

12.2.2 Das Erleben nach einem Suizid bei Mitpatienten

Es gibt wenige Studien, die sich mit dem Erleben von Mitpatienten nach einem Suizid befasst haben. Der klinische Eindruck weist jedoch darauf hin, dass das Erleben der Mitpatienten sehr unterschiedlich sein kann. Von (scheinbar) gelangweilten oder gelassenen Reaktionen bis hin zu deutlichen Emotionen von Ärger, Trauer, Angst oder Depressivität oder ähnlichem können die Emotionen variieren. Eine Emotion, die bei Mitpatienten auftreten kann und die besonders für diese Gruppe von Mitbetroffenen erscheint, ist eine gewisse Form von Neid oder Bewunderung („Gut für ihn, dass er es endlich geschafft hat.", „Wieso hat der es geschafft und ich schaffe es nicht, mich zu suizidieren?", „So viel Mut hätte ich auch gerne.").

Da unter den Mitpatienten einige Erfahrung mit eigener Suizidalität haben können, sei es aktuell oder in der Vergangenheit, kann der Suizid eines Mitpatienten bei ihnen möglicherweise die eigenen Erfahrungen und Erinnerungen reaktivieren. Dabei kann es sowohl sein, dass es eher zu einer Distanzierung von Suizidalität kommt, als auch, dass diese Möglichkeit noch mal mehr für die eigene Person überdacht wird bis hin zu einer „Suizidansteckung" im Sinne eines Werther-Effekts. Aus Studien ist bekannt, dass dieser besonders hoch ist, wenn eine Identifizierung mit dem Suizidenten erfolgt oder wenn dieser verehrt wird (Gould, Kleinman, Lake, Forman & Bassett Midle, 2014).

12.2.3 Postventionsangebote für Mitpatienten

Wichtige Hinweise zum Umgang mit Mitpatienten nach einem Suizid wurden von Wolfersdorf (2000) zusammengefasst. Demnach sollten die Mitpatienten durch das Stationspersonal über den Suizid informiert werden, bevor über Hörensagen Gerüchte entstehen können. So kann besser kontrolliert werden, welche Informationen weitergegeben werden. Ferner können die Reaktionen der einzelnen Patienten auf den Suizid besser erfasst und bei Bedarf hierauf reagiert werden. Da alle Mitpatienten möglichst gleichzeitig informiert werden sollten, empfiehlt es sich eine Stationsversammlung oder ähnliches einzuberufen. In diesem Rahmen kann über den Sachstand informiert werden und ein erster Austausch über Gedanken und Gefühle stattfinden. Ferner können therapeutische Angebote für die Patienten formuliert werden, die ihnen eine Bewältigung des Ereignisses erleichtern sollen. Um Nachahmungseffekte zu vermeiden, sollten möglichst Details zu der Suizidmethode, den Umständen oder dem Ort nicht genannt werden. Nachahmungseffekte können auch reduziert werden, indem eine emotionale Distanzierung gefördert wird. Um dies zu erreichen, sollte der Aspekt der Trauer, die aufgrund des Ereignisses entstanden ist, betont werden. Ferner sollte eine Außenperspektive zu dem Suizidenten aufgebaut und somit eine Identifikation mit ihm erschwert werden (Eink & Haltenhoff, 2009), beispielsweise indem über Veränderungen beim Suizidenten in den letzten Tagen, die von Mitpatienten wahrgenommen wurden, reflektiert wird. Für einige Mitpatienten können Trauerrituale hilfreich sein, wie beispielsweise eine gemeinsame Schweigeminute während der Stationsversammlung oder eine andere Form des Gedenkens. Allerdings sollte die Teilnahme an Trauerritualen nur freiwillig erfolgen.

Mitpatienten sollten anschließend die Möglichkeit haben, weiter über das Thema Suizidalität zu sprechen. Hierzu sollte ein verstärktes Angebot an Einzelgesprächen gemacht werden. Die Behandler sollten besonders betroffen wirkenden oder als ebenfalls suizidal eingeschätzten Mitpatienten aktiv zeitnahe Gespräche anbieten. Dies gilt ebenso für Mitpatienten, die engeren Kontakt mit dem Suizidenten hatten, weil sie beispielsweise mit ihm befreundet waren oder sich ein Zimmer geteilt haben. Weiterhin sollte besonders auf dissoziierende oder besonders schweigsame oder scheinbar emotionslose Patienten geachtet werden und mit ihnen aktiv das Gespräch gesucht werden. Auch in Gruppentherapien sollte das Thema Suizidalität angesprochen und Hilfsmöglichkeiten vermittelt werden. Falls notwendig sollte auch auf medikamentöser Ebene eine Unterstützung angeboten und Bedarfsmedikationen in den ersten Tagen nicht restriktiv gegeben werden. In verstärktem Maße sollte seitens der Behandler ein Augenmerk auf die Suizidalität der einzelnen Mitpatienten gelegt werden und diese abgeklärt und fortlaufend überprüft werden (Wolfersdorf, 2000).

Für ambulante Patienten gilt weitestgehend das Gleiche wie im Falle eines Suizides während des stationären Aufenthaltes. Die Patienten sollten in der Folge die Möglichkeit haben, den Suizid zum Thema in therapeutischen Gesprächen zu machen und ihre eigene Suizidalität sollte vom Behandler sorgfältig abgeklärt werden.

12.3 Professionelle Helfer als Mitbetroffene

Ärzte, Psychotherapeuten, Pflegekräfte, Sozialarbeiter und andere Berufsgruppen, die im professionellen Rahmen mit suizidalen Patienten arbeiten, können ebenfalls Mitbetroffene eines Suizides werden. Wenn sich ein aktueller oder früherer Patient eines Behandlers suizidiert, bezeichnet die American Association of Suicidology (2000, Campbell, 2006) den Behandler auch als „clinician survivor". Schätzungen zufolge verlieren ca. 50 % aller Psychiater und 25 % aller Psychologen im Laufe ihrer Berufslaufbahn mindestens einen Patienten durch Suizid, davon etwa ein Drittel während ihrer Ausbildung (Chemtob, Hamada, Bauer, Kinney & Torigoe, 1988). Zwar fehlen präzise Erfassungen der Häufigkeit, aber andere Schätzungen gehen mit 82 % aller Psychotherapeuten (Cryan, Kelly & McCaffrey, 1995) und der Annahme, dass 61 % ein solches Ereignis bereits während der Ausbildung erleben (Pilkington & Etkin, 2003), sogar von einer höheren Zahl Betroffener aus.

12.3.1 Die Situation nach einem Suizid für professionelle Helfer

Für Ärzte, Psychologen, Pflegepersonal, Sozialarbeiter, Ergotherapeuten und andere professionelle Helfer bedeutet der Suizid eines Patienten zunächst eine sofortige Unterbrechung ihrer eigentlichen Tätigkeit. Eine Reihe von Aufgaben muss – im stationären Setting – unmittelbar erledigt werden. Da in solchen Akutsituationen ein möglichst reibungsloser Ablauf wichtig ist und eine vorgegebene Struktur in einer solchen chaotischen Situation für viele Mitarbeiter hilfreich ist, sollte vorab geklärt werden, wer welche Aufgaben in einem solchen Fall übernimmt. Dies sollte in einem Ablaufplan schriftlich fixiert werden, der allen Mitarbeitern bekannt sein sollte (vgl. Abb. 22). Es sollte klar sein, welche Aufgaben von Führungskräften zu übernehmen sind und welche Aufgaben von anderen Mitarbeitern übernommen werden können. Auch im ambulanten Setting sollten Therapeuten und Ärzte für sich klären, wer ihnen in einem solchen Fall bei Bedarf Unterstützung leisten kann – sei es, um nachfolgende Termine zu verschieben oder für eine Supervision etc.

In einer Klinik oder anderen Einrichtung muss umgehend die Leitung über den Umstand des Suizides informiert werden. Anschließend müssen die Mitarbeiter in der Klinik so schnell wie möglich über den Suizid informiert werden. Sowohl die Mitarbeiter auf der Station, als auch alle anderen, in die Behandlung involvierten Mitarbeiter, sollten dabei berücksichtigt werden. Hierbei ist auch auf Mitarbeiter zu achten, die auf mehreren Stationen oder in zentralen Bereichen der Klinik arbeiten und somit nicht dem eigentlichen Stationsteam angehören, die aber in die Behandlung des Patienten involviert waren. Sie sollten in die weiteren Besprechungen oder fallbezogenen Supervisionen involviert werden. Es sollte verhindert werden, dass jemand per Zufall oder von Patienten durch dieses Ereignis erfährt. Für Kollegen im Schichtdienst, Kollegen die aktuell krank oder in Urlaub sind, sollten Regelungen zur späteren Überbringung der Information getroffen werden (Illes et al., 2014).

In der Besprechung sollte geklärt werden, inwieweit ggf. zeitweise Unterstützung von anderen Stationen benötigt wird und ob alle Mitarbeiter weiter einsatzfähig sind. Anstehende Aufgaben müssen verteilt, weitere Besprechungen und Supervision für die nächsten Tage müssen geplant werden. Klinikinterne Meldeformulare und die Dokumentationen in der Patientenakte müssen sorgfältig erstellt werden. Neben den Angehörigen müssen eventuell kooperierende Einrichtungen wie Wohnheime, Sozialpsychiatrischer Dienst oder Tagesstätten informiert werden, wenn der Patient dort bekannt war. Es muss besprochen werden, wer die jeweiligen Aufgaben übernehmen kann und darf.

Die Mitarbeiter benötigen gegebenenfalls selbst Unterstützung. Diese kann von nahestehenden Kollegen geleistet werden. In manchen Kliniken haben sich ergänzend hierzu sogenannte kollegiale Hilfeteams etabliert, die aktiv auf die Betroffenen zugehen oder von diesen kontaktiert werden können, um eine Unterstützung bei der Bewältigung anzubieten. Für viele Therapeuten stellen insbesondere formelle und informelle Beratungen mit Kollegen wichtige und hilfreiche Strategien dar, um mit dem Suizid eines Patienten umzugehen (Ness & Pfeffer, 1990).

Merke: Die Rolle von Führungskräften

Personen in Führungspositionen (z. B. Chefärzte, Oberärzte, leitende Psychologen, Stationsleitungen) kommt in solchen Situationen eine ganz besondere Rolle zu, weil ihre Reaktion und ihr Verhalten für Mitarbeiter häufig von besonderer Bedeutung sind (Illes et al., 2014). Eine wertschätzende und unterstützende Haltung, die ohne Vorwürfe und möglichst ruhig und strukturiert die Besprechungen und Aufgabenverteilungen vornimmt bzw. sich entsprechend beteiligt, kann für Mitarbeiter sehr wertvoll sein. Eine Führungsperson, die sich so verhält, kann Ruhe und Struktur in eine chaotische und hektische Situation bringen. Da bei einigen Mitarbeitern Ängste vor Vorwürfen der Klinik oder der Angehörigen bestehen können, kann ein unterstützendes Verhalten des Vorgesetzten helfen, sich hiervon zu distanzieren und sich nicht allein gelassen zu fühlen. Führungskräfte sollten für die Mitarbeiter daher ansprechbar sein und sich auch aktiv nach dem Befinden der einzelnen Teammitglieder, insbesondere derer, die stärker betroffen sind, erkundigen. Der Suizid sollte weder dramatisiert noch als „Berufsrisiko" abgetan werden, sondern als ein schwerwiegendes Ereignis, das in der Arbeit mit psychisch kranken Menschen auftreten kann, gewürdigt werden.

Ferner sind Führungskräfte für einen korrekten Ablauf der anstehenden Aufgaben verantwortlich, dafür dass alle notwendigen Personen informiert werden und dass Unterstützungsangebote gemacht werden. Ihnen obliegt die Kommunikation mit den Angehörigen und die Regelung von Besprechungen, Supervisionen, Fallkonferenzen etc. Sie sollten für den Fall einer polizeilichen Ermittlung Sorge tragen, dass die Dokumentationen korrekt und vollständig sind. Bei Bedarf sollten sie rechtzeitig rechtliche Unterstützung hinzuziehen.

12.3.2 Das Erleben nach einem Suizid bei professionellen Helfern

Für das Erleben von professionellen Helfern und ihren weiteren Umgang mit dem Ereignis kann es von Bedeutung sein, wie sie von dem Suizid erfahren. Im Rahmen eines stationären Aufenthaltes können sie diejenigen sein, die den Patienten auffinden, sie können von der Polizei im Rahmen der Ermittlungen zum Suizid befragt werden oder von der Familie oder anderen Mitpatienten informiert werden. Möglicherweise erfahren sie aber auch erst aus der Zeitung oder weil der Patient nicht zur nächsten vereinbarten Sitzung erscheint, von dem Ereignis.

Studien zeigen, dass professionelle Helfer durchaus ähnliche Reaktionen auf den Suizid eines Patienten zeigen können wie Angehörige (z. B. Hendin, Lipschitz, Maltsberger, Pollinger-Haas & Wynecoop 2000). Einige erleben den Verlust eines Patienten als eines der schwierigsten Erlebnisse ihrer beruflichen Karriere. Dies hängt unter anderem auch damit zusammen, dass ein Suizid, im Vergleich mit anderen Todesarten, häufig als etwas Unnatürliches oder Vermeidbares angesehen wird, das der Behandler hätte erkennen und verhindern müssen und somit eine (vermeintliche) Mitschuld daran trägt. Aber auch wenn ein erfahrener Mitarbeiter bereits mehrere Suizide von Patienten erlebt hat und an sich selbst die Erwartung hat, hiermit gut umgehen zu können, können die Umstände eines Suizides, die momentanen privaten Lebensumstände des betroffenen Mitarbeiters oder andere Einflussfaktoren dazu führen, dass die Bewältigung des konkreten suizidalen Ereignisses im Moment erschwert ist.

Professionelle Helfer können sehr unterschiedliche Gefühle nach dem Suizid eines Patienten erleben: Trauer, Schuld, Unzulänglichkeit, Angst, Depressivität, Ärger, Schock, Scham und der Eindruck verraten worden zu sein, wurden häufig beschrieben (Hendin, Lipschitz, Maltsberger, Pollinger-Haas & Wynecoop, 2004; Wurst et al., 2013). Hierbei zeigten sich Unterschiede zwischen denjenigen, die stärker und denjenigen, die weniger stark betroffen waren (Hendin et al., 2004; Wurst et al., 2010). Insbesondere Trauer, Schuld, Unzulänglichkeit, Angst und Depressivität wurden von den stärker Betroffenen häufiger geäußert. Ferner zeigte sich die stärkere Betroffenheit in Alpträumen, Gefühlen von Unzulänglichkeit, Schuldgefühlen, Ärger, veränderte Interaktion mit anderen suizidalen Patienten sowie zeitweisen Gedanken an berufliche Veränderungen (Hendin et al., 2004).

In einer Studie von Chemtob et al. (1988) wiesen Psychiater, nach dem Suizid eines Patienten auf der Impact of Event Scale (IES) ähnlich hohe Werte in den Bereichen Intrusion und Vermeidung auf, wie diejenigen, die einen Elternteil verloren hatten. Ruskin, Sakinofsky, Bagby, Dickens und Sousa (2004) fanden, dass ein Viertel der Untersuchten Kliniker einen Gesamtscore im IES hatte, der ein Anzeichen für klinisch bedeutsamen Stress war. 22 % der Untersuchten erfüllten die DSM-IV-Kriterien einer posttraumtischen Belastungsstörung und 20 % die einer akuten Belastungsreaktion. In einer Studie von Dewar, Eagle, Klein, Gray und Alexander (2000) hatten 39 % Schwierigkeiten bei der Arbeit: Neben einer erhöhten Ängstlichkeit kam es zu Entscheidungsschwierigkeiten und zu restriktiveren Entscheidungen bezüglich stationärer Aufnahmen, um einen weiteren Patientensuizid zu vermeiden, 9 % zogen eine berufliche Veränderung in Betracht. Die meisten Reaktionen ließen innerhalb der ersten zwei Wochen nach dem Suizid nach, allerdings berichteten einige Betroffene auch noch sechs Monate später von andauernden negativen Emotionen (Wurst et al., 2010).

Sorgen der betroffenen Ärzte und Therapeuten bezogen sich vor allem darauf, für das Ereignis verantwortlich gemacht oder hierfür beschuldigt zu werden. Die Frage, ob das Ereignis hätte verhindert werden können oder welche Bedeutung das Ereignis für andere hat sowie sein Einfluss insbesondere auf die Familie, beschäftigte einen Teil der befragten Kliniker (Gaffney et al., 2009).

In verschiedenen Studien äußerten die betroffenen Kliniker auch, dass das Erleben eines Patientensuizides bei ihnen eine Veränderung im Bereich ihrer beruflichen Tätigkeit zur Folge hatte. Die Veränderung im professionellen Verhalten, zeigte sich beispielsweise in einer sorgfältigeren Dokumentation und in einem strukturierteren Vorgehen im Umgang mit Risikopatienten sowie in einer stärkeren Beachtung rechtlicher Aspekte (Chemtob et al., 1988; Hendin et al., 2000). Ein kleiner Teil der Betroffenen dachte sogar über eine frühzeitige Rente nach (Alexander, Klein, Gray, Dewar & Eagles, 2000). Einige neigten im Anschluss zu einem höheren Bedürfnis an kollegialer Beratung. Andere berichteten von einem stärkeren sozialen Rückzug oder einem veränderten Verhältnis zu Kollegen (Chemtob et al., 1988).

Verschiedene Faktoren, die einen Einfluss auf die Stärke der emotionalen Betroffenheit von Klinikern haben können, wurden diskutiert. So zeigte sich, dass weibliche Therapeuten, Therapeuten mit weniger Berufserfahrung und Therapeuten in Ausbildung eine höhere emotionale Betroffenheit zeigen (Hendin et al., 2004). Ferner schien es für die Befragten besonders belastend zu sein, wenn sie einen akut suizidalen Patienten nicht in eine Klinik eingewiesen hatten, der dann an einem Suizid verstorben war. Auch das Gefühl, eine Behandlungsentscheidung getroffen zu haben, die zu dem Suizid beigetragen hatte, führte zu höherer Belastung. Weiterhin waren negative Reaktionen der Institution, in der der Therapeut arbeitete oder Beschuldigungen durch Angehörige des Patienten sowie die Angst vor rechtlichen Folgen Belastungsfaktoren für den betroffenen Kliniker (Hendin et al., 2004). Darüber hinaus, beeinflussten die soziale Eingebundenheit in das Behandlerteam und die Intensität des Kontaktes zum Patienten die Reaktionen (Gaffney et al., 2009).

Neben allen negativen Effekten, die das Erleben des Suizides eines Patienten mit sich bringt, war für einige Behandler hiermit jedoch zumindest auch der prägende Aspekt verbunden, dass sie aus der Erfahrung gelernt hatten, gründlichere und umfassendere Risikoabschätzungen zu entwickeln (Courtenay & Stephens, 2001). Weniger stark betroffene Therapeuten konnten dabei konstruktiver mit dem Ereignis umgehen und hierin auch eine Möglichkeit sehen, sich therapeutisch weiterzuentwickeln (Hendin et al., 2004).

12.3.3 *Postventionsangebote für professionelle Helfer*

Bislang existieren nur wenig Postventionsangebote für professionelle Helfer. Grad (2009) hat einige Anforderungen für hilfreiche Postventionsangebote formuliert. Demnach sollte bereits präventiv begonnen werden, Therapeuten und alle diejenigen, die mit suizidalen Patienten arbeiten, besser darauf vorzubereiten, dass die Möglichkeit besteht, den Suizid eines eigenen Patienten im Rahmen der eigenen beruflichen Tätigkeit zu erleben. Postventiv sollte die Frage vieler professioneller Helfer adressiert werden, wie es zu dem Ereignis kommen konnte und der zukünftige Umgang mit suizidalen Patienten geklärt werden.

Bei allen Maßnahmen, die nach einem Suizid unternommen werden, muss jedoch berücksichtigt werden, dass diese eine Unterstützung für die betroffenen Mitarbeiter darstellen sollten und keine zusätzliche Belastung. Es sollte nicht nach Fehlern oder Schuldigen gesucht werden, sondern eher ein gemeinsames Verständnis für das Geschehen und hilfreiche Maßnahmen für die Zukunft entwickelt werden. Wenn psychologische Autopsien das Erleben von Selbstzweifeln und psychischer Belastung bei Therapeuten bestärken oder dazu beitragen, jemanden öffentlich zu beschämen, sind sie kontraproduktiv (Grad, 2009).

Verschiedene Studien sind der Frage nachgegangen, welche Strategien Mitarbeiter, die bereits den Suizid eines Patienten erlebt hatten, als hilfreich für die Bewältigung ansahen. Diese zeigten, dass vor allem das Nutzen eines Unterstützungssystems (z. B. Supervisor, Familie, Kollegen), eine Nachbereitung des suizidalen Ereignisses (z. B. Fallbesprechung, psychologische Autopsie) und ein vorbereitendes Training im Umgang mit Suizidalität positiv bewertete Strategien waren (Alexander et al., 2000; Kleespies, Penk & Forsyth, 1993). Allerdings bestehen individuelle Unterschiede in der benötigten bzw. gewünschten Unterstützung. Daher empfiehlt Grad (2009), eher einen Rahmen für solche Maßnahmen zu schaffen und im Falle eines Ereignisses darauf zu achten, was die betroffenen Mitarbeiter im Einzelfall benötigen.

Illes et al. (2014) haben auf Basis einer Studie, in der Pflegekräfte, Ärzte, Psychologen und andere Mitarbeiter psychiatrischer Kliniken zu ihrem Erleben von und ihrem Umgang mit Patientensuiziden befragt worden waren, ein Bewältigungskonzept für professionelle Helfer entwickelt, das in manualisierter Form vorliegt. In diesem werden verschiedene Strategien dargestellt, die präventiv und postventiv angeboten werden können, um Mitarbeitern, die im beruflichen Kontext einen Suizid erleben, eine Unterstützung zu bieten. Das Bewältigungskonzept ist modular aufgebaut, sodass die Strategien je nach Bedürfnissen und Gegebenheiten der einzelnen Klinik oder des jeweiligen Arbeitsplatzes zusammengestellt werden können. Es werden Strategien für einzelne Mitarbeiter und für ganze Teams unterschieden. Die Strategien werden weiter unterteilt, je nachdem zu welchem Zeitpunkt sie am sinnvollsten eingesetzt werden können, ob „vor dem Ereignis“, „unmittelbar nach dem Ereignis“, „wenn der erste Schock abgeklungen ist“ oder „im weiteren Verlauf“. Es ist vorgesehen, dass die Strategien im Sinne von Erste Hilfemaßnahme von geschulten Mitarbeitern („kollegialen Helfern“) angewendet werden sollen. Kollegiale Helfer sind Teams von Mitarbeitern verschiedener Berufsgruppen, die Kollegen bei der Bewältigung belastender beruflicher Ereignisse unterstützen sollen. Hierbei ist auch wichtig, dass ein solches Team alle Hierarchieebenen abdeckt, da auch eine Stationsleitung oder ein Oberarzt betroffene Mitarbeiter sein können und entsprechende Hilfen benötigen. Hier kann es schwierig sein, sich an hierarchisch untergebene Mitarbeiter zu wenden. Mit Hilfe der dargestellten Strategien sollen sie den betroffenen Mitarbeitern eine erste Unterstützung bei der Bewältigung des Ereignisses anbieten, sie können allerdings nicht eine möglicherweise notwendige therapeutische Intervention oder Supervision ersetzen. Neben der Darstellung der Strategien, umfasst das Manual Arbeitsblätter, Informationsmaterialien und Fallbeispiele, die bei der Auseinandersetzung mit der Thematik genutzt werden können.

Im Folgenden sollen die Strategien, die für unterschiedliche Zeitpunkte vor und nach einem suizidalen Ereignis in dem Manual vorgeschlagen werden, kurz dargestellt werden:

Vor dem Ereignis
Grundlegend sollten bereits vor dem Eintreten eines Suizides Voraussetzungen für Unterstützungsangebote am Arbeitsplatz geschaffen werden. Hierzu zählt beispielsweise die Zusammenstellung eines Teams von kollegialen Helfern, ihre Schulung und die Schaffung von notwendigen (administrativen) Strukturen. Ferner sollten Mitarbeiter vor dem Eintreten eines suizidalen Ereignisses bestmöglich auf ein solches Ereignis vorbereitet werden. Hierzu sollte eine regelmäßige fachliche und persönliche Auseinandersetzung mit dem Thema Suizidalität in Schulungen, Fortbildungen, Selbststudium oder Teambesprechungen erfolgen. Mitarbeiter sollten wissen, worauf sie im Umgang mit suizidalen Patienten achten müssen und wie sie die Akuität von suizidalem Verhalten einschätzen können. Darüber hinaus ist im Vorfeld eine Auseinandersetzung mit typischen Reaktionen von Mitbetroffenen auf Suizidereignisse empfehlenswert. Hierzu zählen auch Symptome von Belastungs- und Trauerreaktionen sowie Faktoren, die Einfluss auf die Dauer und das Ausmaß der Reaktion haben können. Präventiv sollten ferner die persönlichen Ressourcen des einzelnen Mitarbeiters und die Teamressourcen im beruflichen Alltag gestärkt werden, um einen möglichst konstruktiven Umgang mit belastenden Ereignissen zu fördern und die Gefahr langfristiger negativer Folgen zu minimieren. Weiterhin sollten in jeder Einrichtung, die mit suizidalen Personen arbeitet, bereits vor Eintreten eines suizidalen Ereignisses, die notwendigen organisatorischen Abläufe nach einem Suizid durchdacht und festgelegt werden. Diese sollten in konkreten und gut strukturierten Ablaufplänen festgehalten werden, da dies für Mitarbeiter in stressreichen Situationen eine Struktur und Unterstützung darstellt. Welche Elemente ein solcher Ablaufplan umfassen muss, unterscheidet sich zwischen einzelnen Arbeitsbereichen und zwischen verschiedenen Institutionen (vgl. Abb. 22).

Unmittelbar nach dem Ereignis
Team: Unmittelbar nach dem Ereignis muss das betroffene Team zunächst einige organisatorische Aufgaben bewältigen. Ablaufpläne, die bereits vor dem Ereignis entwickelt wurden, sollten zum Einsatz kommen. Die Aufgaben innerhalb der Klinik (oder anderen Einrichtung) nach Auffinden des Suizidenten, Kontakte mit Polizei und Staatsanwaltschaft sowie durchzuführende Dokumentationen und Meldungen sollten klar geregelt sein. Eine erste Teambesprechung mit möglichst allen, an der Behandlung des Suizidenten beteiligten Mitarbeitern, sollte so rasch wie möglich stattfinden, um die Mitarbeiter über das Ereignis zu informieren und das weitere Vorgehen abstimmen zu können. Ferner muss geklärt werden, ob das Team Unterstützungsbedarf hat und ob alle Mitarbeiter weiter arbeitsfähig sind. Eine Teambesprechung in der Akutsituation sollte eher informativen Charakter haben. Gefühle und Gedanken einzelner Mitarbeiter sollten zu diesem Zeitpunkt (bei Bedarf) eher in Einzelkontakten thematisiert werden, da sonst die Gefahr der Reaktivierung des Erlebens bei stärker belasteten Mitarbeitern besteht. Weiterhin sollten die Mitpatienten über den Suizid informiert werden. Ferner gibt es verschiedene Situationen, in denen Teammitglieder Kontakt mit Angehörigen des Suizidenten haben können. Diese können sich je nach Berufsfeld und Aufgabengebiet der Mitarbeiter unterscheiden. Von einem Überbringen der Todesnachricht über das Gespräch mit Angehörigen als Behandler des Suizidenten bis hin zur Betreuung und Unterstützung der Angehörigen selbst, können die Gesprächssituationen variieren. Mitarbeiter sollten sich der Anforderungen solcher Gespräche sowie der Grenzen der eigenen Befugnisse bewusst sein.
Einzelne Mitarbeiter: Die Stärke der emotionalen Betroffenheit einzelner Mitarbeiter durch das suizidale Ereignis kann stark variieren. Während einige hiermit ohne weitere Unterstützung umgehen können, benötigen andere zumindest initial ein Unterstützungsangebot. Verschiedene Strategien kön-

Wer	Was
1. anwesender Mitarbeiter	Alarm auslösen Lebenszeichen des Suizidenten kontrollieren Reanimation beginnen
1. anwesender Arzt	Übernahme der Reanimation (ggf.)
1. anwesende Pflegekraft	Aufgaben unter hinzukommenden Kollegen verteilen
2. anwesende Pflegekraft	Notarzt, Polizei informieren
3. und 4. anwesende Pflegekraft	Weg für Notarzt frei machen (z.B. Fahrstuhl bereit halten)
5. anwesende Pflegekraft	Notarzt vom Eingang zum Ort des Geschehens bringen
Notarzt	Übernahme der weiteren Versorgung des Suizidenten
1. anwesender Arzt	Zuständigen Oberarzt und ggf. Stationsarzt/Bezugstherapeuten informieren Dokumentation des Ereignisses in Patientenakte Meldung auf vorgesehenen ärztlichen Formblättern
1. anwesende Pflegekraft	Pflegedienstleistung und ggf. Stationsleitung informieren Dokumentation des Ereignisses Meldung auf vorgesehenen pflegerischen Formblättern
Oberarzt	Chefarzt, Klinikleitung informieren Rücksprache mit 1. anwesenden Arzt und Stationsarzt/Bezugstherapeut Überprüfung der Dokumentation Ggf. Gespräch mit Angehörigen
Oberarzt, Stationsleitung	Teambesprechung einberufen

Abbildung 22: Beispiel für einen organisatorischen Ablaufplan nach einem Suizid (modifiziert nach Illes et al., 2014)

nen zur Reduktion von Stress in einer solchen Situation beitragen und sollten zum Einsatz kommen. Darüber hinaus kann eine organisatorische Unterstützung von betroffenen Mitarbeitern hilfreich sein, da die eigentlichen Pläne und Abläufe für den Tag durch den Suizid unterbrochen wurden und es somit einer Umstrukturierung und Umverteilung von beruflichen und privaten Aufgaben bedarf.

Wenn der erste Schock abgeklungen ist

Team: In etwas zeitlichem Abstand zu dem Ereignis, wenn der erste Schock abgeklungen ist, sind verschiedene Formen der Besprechung und der Auseinandersetzung mit dem Suizid im Team denkbar. Hierzu zählen Teambesprechung, Intervision, Supervision, Fallkonferenz oder Suizidnachbesprechung. Gemeinsame Reflexionen des Geschehens und der damit verbundenen Gefühle und Gedanken können stattfinden. Ferner sollte dem Team von Seiten der Team- bzw. Organisationsleitung für die zusätzlichen Anstrengungen, die zur Bewältigung des Ereignisses notwendig waren, ein Zeichen der Wertschätzung entgegengebracht werden und die Bemühungen nicht einfach als selbstverständlich hingenommen werden.

Einzelne Mitarbeiter: Für einzelne Mitarbeiter muss geklärt werden, ob sie, wenn der erste Schock abgeklungen ist, weiteren Unterstützungsbedarf haben und falls ja, in welchem Bereich. Manchmal sind Mitarbeiter von ihren eigenen Reaktionen auf das Ereignis überrascht und können hiermit nur schwer umgehen. Hier kann es hilfreich sein, ihnen Informationen über typische Reaktionen auf außergewöhnliche Ereignisse zu geben und die Reaktionen zu normalisieren. Ferner kann mit betroffenen Mitarbeitern besprochen werden, wie sie ihre eigenen Selbstheilungskräfte aktivieren können, um nach einem stressreichen Ereignis wieder die eigene Funktionalität zurück zu gewinnen. Hierbei kann auch die Aktivierung eigener Ressourcen hilfreich sein. Ferner gibt es typische Gedanken (z. B. Versagensgedanken, Gedanken um die berufliche Eignung), Gefühle, (z. B. Schuldgefühle, Ärger auf den verstorbenen Patienten, Angst vor rechtlichen Konsequenzen) und Veränderungsimpulse (z. B. übersorgfältige Dokumentation, restriktiverer Umgang mit suizidalen Patienten), die nach einem Suizid auftreten können. Diese können eine Belastung für die betroffenen Mitarbeiter darstellen. Hier können das Wissen, dass es sich um typische Gedanken bzw. Gefühle nach solchen Ereignissen handelt sowie Hinweise auf mögliche Umgangsstrategien, entlastend wirken.

Im weiteren Verlauf
Team: Das Team sollte „im weiteren Verlauf" klären, inwieweit die organisatorischen Ablaufpläne und die Zusammenarbeit im Team gut funktioniert haben oder ob diesbezüglicher Veränderungs- bzw. Verbesserungsbedarf besteht.
Einzelne Mitarbeiter: Sollte bei einzelnen Mitarbeiter im weiteren Verlauf ein zusätzlicher Unterstützungsbedarf bestehen, sollten professionelle Unterstützungsangebote in Form von Supervision, Psychotherapie oder rechtliche Beratung vermittelt werden.

Kapitel 13

Rechtliche Situation

Neben inhaltlichen Konzepten bestehen als Grundlage für therapeutische Entscheidungen auch komplexe juristische Grundlagen (u. a. im BGB, Strafgesetzbuch, Berufsrecht, Betreuungsrecht etc.), die es zu berücksichtigen gilt. Die rechtliche Situation im Umgang mit suizidalen Patienten ist nicht bundeseinheitlich geregelt und unterliegt aktuellen gesellschaftlichen und juristischen Diskussionen und Veränderungen. Im Folgenden werden zentrale rechtliche Aspekte bei akuter Suizidalität dargestellt.

13.1 Rechtliche Grundlagen der Handlungsoptionen bei akuter Suizidalität Erwachsener

Akute Suizidalität stellt immer ein therapeutisches Dilemma dar. Übernimmt man als ärztlicher oder psychologischer Therapeut die Behandlung eines Patienten, so hat man eine *Garantenpflicht*, d.h. man ist verpflichtet, das Leben des Patienten zu schützen. Demgegenüber kann der Wille des Patienten stehen, eine suizidale Handlung vorzunehmen. Nach dem *Selbstbestimmungsrecht* hat jeder Mensch ein Recht auf freie Entfaltung seiner Persönlichkeit, was auch das Recht sich zu suizidieren einschließt. Damit entsteht ein Dilemma zwischen der Garantenpflicht des Therapeuten und dem Selbstbestimmungsrecht des Patienten, die einander gegenüber stehen und sich im konkreten Fall ausschließen.

In einer Situation, in der ein Patient seine Suizidalität gegenüber dem Therapeuten äußert, ist dieser verpflichtet, einzuschätzen, inwieweit die Suizidalität so akut ist, dass eine zeitnahe Handlung des Patienten zu erwarten ist. Schätzt der Therapeut die Suizidalität als akut ein, muss er entsprechend seiner Garantenpflicht Maßnahmen ergreifen, um eine Umsetzung zu verhindern. Dies ist dann besonders problematisch, wenn der Therapeut den Patienten kaum kennt, noch keine tragfähige therapeutische Beziehung besteht, wenig über die psychosoziale Beziehungsstruktur des Patienten bekannt ist und die Krankheitsvorgeschichte des Patienten weitgehend unbekannt ist. Unter diesen Bedingungen ist eine Einschätzung, wie akut und handlungsrelevant die Suizidalität tatsächlich ist, sehr schwer zu treffen. Eine falsche Entscheidung bezüglich der zu treffenden Maßnahmen kann gravierende Konsequenzen sowohl für den Patienten, als auch für den Therapeuten haben. Dabei kann sowohl eine zu restriktive als auch eine zu lockere Beurteilung der Suizidalität problematisch sein: Einerseits ist denkbar, dass der Therapeut die Suizidalität fälschlicherweise als weniger akut einschätzt, keine weiteren Maßnahmen einleitet und es zum Patientensuizid kommt. In diesem Fall ist der Therapeut seiner Garantenpflicht nicht nachgekommen und es drohen etwaige rechtliche Konsequenzen („unterlassene Hilfeleistung", „fahrlässige Tötung"). Andererseits ist denkbar, dass der Therapeut die Suizidalität als so akut einschätzt, dass er eine stationäre Behandlung für unabdingbar hält, welche der Patient jedoch ablehnt. In diesem Fall kommt der Therapeut seiner Garantenpflicht zwar nach, aber es besteht die Gefahr, dass das Selbstbestimmungsrecht des Patienten beschränkt wird. Dies ist insbesondere dann problematisch, wenn Zwangsmaßnahmen als ultima ratio notwendig werden, um gegen den Willen des Patienten eine stationäre (Weiter-)Behandlung zu veranlassen.

Zwangsmaßnahmen stellen weitreichende Eingriffe in die Persönlichkeitsrechte des Patienten dar. Daher sollten vor Einleitung von Zwangsmaßnahmen immer andere Maßnahmen, die das Selbstbestimmungsrecht des Patienten nicht beeinträchtigen, auf ihre Tragfähigkeit geprüft werden (vgl. Kapitel 4). Dies muss nachweislich geschehen sein, bevor überhaupt eine Unterbringung eingeleitet werden kann bzw. es muss nachgewiesen werden, dass diese Maßnahmen nicht möglich waren, beispielsweise weil der Patient sich in einem stark bewusstseinseingeengten Zustand befand (z. B. dissoziierte, psychotische, intoxikierte oder manische Patienten). Diese Versuche müssen immer ausführlich und konkordant dokumentiert werden – insbesondere da sie Gegenstand der richterlichen Anhörung sein können. Da der Arzt, der bei der Anhörung zugegen ist, den Patienten nicht notwendigerweise zuvor behandelt hat, gleichzeitig aber in der Lage sein muss, Zeugnis darüber abzulegen, was zuvor geschehen ist, braucht es diese sorgfältige Dokumentation.

Unterbringung nach gesetzlichen Vorgaben

Sollte der Patient sich als nicht ausreichend absprachefähig zeigen, keine Absprachen treffen wollen und eine akute Suizidalität mit einer konkreten Handlungsabsicht bestehen, kann eine Unterbringung in einer Psychiatrischen Klinik gegen den Willen des Patienten notwendig werden. In Deutschland gibt es hierzu zwei Möglichkeiten: Die Unterbringung nach dem PsychKG (Psychisch Kranken Gesetz oder je nach Bundesland: Unterbringungsgesetz, Freiheitsentziehungsgesetz) und die Unterbringung nach dem BGB§ 1906 (Bürgerliches Gesetzbuch). Wenn bei einem Patienten eine akute Suizidaliät nach Einschätzung des Behandlers vorliegt, z. B. durch Äußerungen gegenüber Dritten oder suizidale Handlungen, aber der Patient eine stationäre Behandlung ablehnt, kann der Patient zur Begutachtung durch die Ordnungsbehörde bzw. die Polizei (§ 34 StGB: Rechtfertigender Notstand) einem Arzt in einer psychiatrischen Klinik vorgeführt werden, der dann ggf. eine Unterbringung anregen kann.

Unterbringung nach dem PsychKG

Es gibt in allen Bundesländern ein Ländergesetz, welches freiheitsentziehende Maßnahmen bei psychisch Kranken regelt (meist PsychKG, oder Unterbringungsgesetz bzw. Freiheitsentziehungsgesetz). Diese Gesetze sind nicht bundeseinheitlich. Inhaltlich ist aber allen gemeinsam, dass es eine unmittelbar bevorstehende akute Gefährdung aufgrund einer psychischen Krankheit geben muss. Diese Gefährdung kann den Patienten selbst (Selbstgefährdung) oder bedeutende Rechtsgüter anderer (z. B. unmittelbare Fremdgefährdung) betreffen. Zweck einer Unterbringung nach PsychKG ist eine Gefahrenabwehr (nicht eine Behandlung).

Einer Unterbringung nach PsychKG (bzw. Unterbringungsgesetz oder Freiheitsentziehungsgesetz) muss eine ärztliche Untersuchung mit Ausstellung eines ärztlichen Zeugnisses vorausgehen. Das ärztliche Zeugnis muss an das zuständige Ordnungsamt und/oder Gericht weitergeleitet werden und eine richterliche Anhörung des Patienten eingeleitet werden. Sollte nicht unmittelbar ein Amtsrichter zugegen sein, stellt die zuständige Ordnungsbehörde einen Beschluss zur vorläufigen Unterbringung bis zur richterlichen Anhörung aus, welche je nach Bundesland spätestens nach 24 bis 72 Stunden erfolgen muss. In dieser Anhörung hat der Patient i. d. R. das Recht, dass von ihm zu benennende Personen anwesend sein können. Im weiteren Verlauf müssen die akuten Gefährdungsaspekte und die Nicht-Anwendbarkeit alternativer therapeutischer Möglichkeiten täglich ärztlich überprüft und dokumentiert werden.

Im Rahmen einer Unterbringung nach dem PsychKG sind auch Zwangsmedikationen und Sicherungsmaßnahmen (z. B. Fixierungen) zur unmittelbaren Gefahrenabwehr möglich. Diese Maßnahmen müssen sehr genau dokumentiert und begründet werden. Eine lediglich drohende Gefahr reicht in der Regel zur rechtlichen Begründung einer Zwangsmaßnahme nicht aus. Zwangsmaßnahmen nach PsychKG können daher nur in ganz akuten Gefährdungssituationen angewendet werden. Liegt keine akute Gefährdungssituation (mehr) vor, dürfen somit keinerlei Maßnahmen gegen den Willen des Patienten stattfinden, sondern es kann lediglich eine Sicherung des Patienten in einer Klinik erfolgen. Zwangsmaßnahmen zur Heilbehandlung sind nicht vorgesehen, d. h. auch Medikamente dürfen bei akuter Gefahr nur zur Gefahrenabwehr gegeben werden. Können keine akuten Gefährdungsaspekte mehr festgestellt werden, muss der behandelnde Arzt unmittelbar eine Aufhebung der Unterbringung beim Amtsgericht anregen.

Sollte in einer Patientenverfügung rechtsverbindlich geregelt sein, dass bei Eigengefährdung keine Maßnahmen zum Schutz des psychisch Kranken getroffen werden dürfen, aber im Rahmen des Suizides eine unmittelbare Gefahr für Dritte bestehen (z. B. erweiterter Suizid, Schienensuizide), kann nur eine Unterbringung nach dem PsychKG erfolgen.

Unterbringung nach dem BGB § 1906

Voraussetzung für eine Unterbringung nach dem BGB§ 1906 ist, dass eine gesetzliche Betreuung des Patienten besteht. Eine Unterbringung nach dem BGB kann nur zum Wohle des Patienten selbst erfolgen, nicht zum Schutze Dritter. Die Unterbringung nach dem Bürgerlichen Gesetzbuch (BGB) dient der Heilbehandlung und muss somit eine Aussicht auf Erfolg haben. Sowohl die medizinische Notwendigkeit als auch die Erfolgsaussichten müssen in einem fachärztlichen Zeugnis plausibel dargelegt werden. Einen Antrag auf Unterbringung kann nur der gesetzliche Betreuer stellen, der auch die Aufhebung der Unterbringung beantragen muss. Der Aufgabenkreis des Betreuers muss den Bereich der Gesundheitsfürsorge inklusive des Aufenthaltsbestimmungsrechts im Rahmen der Gesundheitsfürsorge beinhalten.

Die Bestellung eines Betreuers gegen den Willen eines Menschen kann durch jeden Bürger für eine dritte Person beim Amtsgericht angeregt werden. In Folge wird in der Regel ein Gutachten in Auftrag gegeben, in welchem die Voraussetzungen für eine Betreuung überprüft werden. Sollte keine gesetzliche Betreuung bestehen, der Patient seinen Willen nicht mehr frei äußern und/oder bilden können und sich selber erheblich gefährden, kann ein Betreuer im Eilverfahren bestellt werden und wenn notwendig, der Patient zur Begutachtung einem Facharzt vorgeführt werden. Das Gericht kann auch eine vorläufige Unterbringung bis zur Bestellung eines gesetzlichen Betreuers bei klarer Indikation beschließen, der dann den Antrag im Nachgang stellt. Dies ist eine Möglichkeit, wenn insbesondere zusätzlich massive psychosoziale Probleme vorhanden sind (z. B. Vermüllung der Wohnung, drohender Wohnungsverlust, eingeschränkte Fähigkeit zur Regelung behördlicher Angelegenheiten), die krankheitsunterhaltend sind und aller Wahrscheinlichkeit nach ein – über die ganz akute eigengefährdende Phase hinaus – bestehender psychosozialer Unterstützungsbedarf besteht.

Zwangsbehandlung

Zwangsbehandlungen dürfen nur bei krankheitsbedingt nicht einwilligungsfähigen Menschen und nur unter sehr strengen rechtlichen Vorgaben stattfinden. Voraussetzung für die Durchführung einer Zwangsbehandlung ist, dass nachweislich alle anderen Maßnahmen, die weniger in die Persönlichkeitsrechte eingreifen würden, im konkreten Fall ausscheiden bzw. versucht wurden und in einem angemessenen Zeitraum nicht zum Erfolg geführt haben. Auch hier kann nur der gesetzliche Betreuer diese Maßnahmen beantragen. Für eine einstweilige Verfügung kann ein ärztliches Attest genügen, zur endgültigen Genehmigung ist allerdings ein Sachverständigengutachten notwendig. In diesem Gutachten muss begründet werden, warum eine akute Gefährdung aufgrund der Erkrankung für die Person besteht, dass diese Maßnahmen zur Heilbehandlung verhältnismäßig sind und eine begründete Aussicht auf Erfolg haben. Diese Maßnahmen müssen sehr genau spezifiziert werden, d. h. Medikament, Dosis, Häufigkeit der Applikation, hierfür notwendige Fixierungen, Dauer der geplanten Zwangsbehandlung etc. müssen genannt werden.

Merke: Nachbesprechung der Zwangsmaßnahmen

Nach Beendigung der Zwangsmaßnahmen ist es wichtig, mit dem Patienten die Notwendigkeit für diese Maßnahmen zu besprechen. Beispielsweise sollten die Notwendigkeit zur Einleitung einer Unterbringung, die Unterbringungsdauer und gegebenenfalls auch die Anwendung von Zwangsmaßnahmen reflektiert werden. Therapeuten sollten dem Patienten ein Gespräch zur Aufarbeitung aktiv anbieten. Wenn Patienten im Rahmen ihrer Erkrankung Handlungen durchgeführt haben, die nicht in ihr gewöhnliches Verhaltensspektrum passen oder wenn Angehörige, Freunde, Kollegen und Nachbarn die Unterbringung des Patienten (möglicherweise mit Zuführung durch Polizei bzw. Rettungsdienst) mitbekommen haben, kann dies von den Patienten als sehr schambesetzt und stigmatisierend empfunden werden. Es kann auf Seiten des Patienten zu einem sozialen Rückzug oder Negierung der Notwendigkeit der Maßnahmen führen. Aber auch die Behandlung selber kann von dem Patienten als traumatisierend empfunden worden sein, was ebenfalls besprochen werden sollte, um zukünftig notwendige Behandlungen nicht zu erschweren. Findet keine Aufarbeitung statt und die stationäre Behandlung bleibt negativ besetzt, wird es bei einer erneuten schweren Krankheitsepisode schwierig sein, den Patienten von der Notwendigkeit einer rechtzeitigen stationären Behandlung zu überzeugen, um so Zwangsmaßnahmen vorzubeugen. Ferner ist denkbar, dass ein Patient bei fehlender Aufarbeitung und Besprechung der Notwendigkeit der Zwangsmaßnahmen auch sein Vertrauen in den ambulanten Therapeuten oder in jegliche Form der Behandlung verliert und somit jeden therapeutischen Kontakt abbricht, was es zu vermeiden gilt.

Patientenverfügung

Hat ein Patient in einer rechtsverbindlichen Patientenverfügung festgelegt, dass er beispielsweise eine stationäre und/oder ambulante psychotherapeutische oder psychiatrische Behandlung oder eine (bestimmte/jegliche) Medikation etc. ausschließt und äußert er sich auch im Erkrankungsfall nicht gegenteilig, ist die Patientenverfügung auch dann gültig, wenn z. B. akute Suizidalität besteht oder der Patient sich erkrankungsbedingt anderweitig schädigt. Eine Unterbringung ist dann nicht möglich, da der Patient seinen Willen zu einem Zeitpunkt geäußert hat, zu dem er der freien Willensbildung und -äußerung fähig war. In schwierigen Fällen oder wenn begründete Zweifel bestehen, sollte die Patientenverfügung jedoch gerichtlich auf ihre Rechtsverbindlichkeit überprüft werden.

Schweigepflicht

Prinzipiell unterliegt ein Therapeut auch bei vorliegender Suizidalität der Schweigepflicht, d. h. er darf nicht ohne Wissen des Patienten Dritte informieren. Sollte eine suizidale Handlung unmittelbar drohen, unterliegt der Therapeut allerdings auch der Garantenpflicht, die ihn verpflichtet, das Leben des Patienten zu schützen. Er kann dann seine Schweigepflicht brechen, wenn ein rechtfertigender Notstand gegeben ist. Dieser liegt nach § 34 StGB vor, wenn das Leben des Patienten aufgrund akuter Suizidalität bedroht erscheint. In diesem Rahmen kann der Therapeut auch die Angehörigen des Patienten, Kollegen und Ordnungsorgane informieren, wenn es zum Schutz des Patienten dient. Dabei dürfen die herausgegebenen Informationen über den Patienten an Dritte allerdings nicht das hierfür notwendige Maß überschreiten (Sonnenmoser, 2009).

13.2 Rechtliche Grundlagen der Handlungsoptionen bei akuter Suizidalität von Kindern und Jugendlichen

Für die Behandlung suizidaler Kinder und Jugendlicher gelten die bisherigen Überlegungen weitestgehend in ähnlicher Form. Allerdings erfordert die psychiatrisch-psychotherapeutische Behandlung Minderjähriger in der Regel auch den Auftrag der Sorgeberechtigten und im besten Falle auch eine Zustimmung der Minderjährigen selbst (Brünger et al., 2013).

Unterbringung Minderjähriger nach § 1631b BGB

Die mit Freiheitsentziehung verbundene (zivilrechtliche) Unterbringung Jugendlicher ist in § 1631b BGB rechtlich geregelt. Hier heißt es, dass „eine Unterbringung des Kindes, die mit Freiheitsentziehung verbunden ist, der Genehmigung des Familiengerichts bedarf. Die Unterbringung ist zulässig, wenn sie zum Wohl des Kindes, insbesondere zur Abwendung einer erheblichen Selbst- oder Fremdgefährdung, erforderlich ist und der Gefahr nicht auf andere Weise, auch nicht durch andere öffentliche Hilfen, begegnet werden kann. Ohne die Genehmigung ist die Unterbringung nur zulässig, wenn mit dem Aufschub Gefahr verbunden ist, die Genehmigung ist unverzüglich nachzuholen".

Voraussetzung einer Unterbringung nach § 1631b BGB ist neben dem Antrag der Sorgeberechtigten beim Familiengericht, eine Stellungnahme eines Arztes für Kinder- und Jugendpsychiatrie sowie eine richterliche Anhörung der Verfahrensbeteiligten. Auf dieser Grundlage fasst der Richter einen Beschluss. Formal gesehen genehmigt dieser Beschluss Eltern, dass sie ihr Kind auch gegen dessen Willen behandeln lassen dürfen. Stimmen Eltern der Behandlung nicht mehr zu, erlischt auch das Recht, den Jugendlichen gegen seinen Willen weiter zu behandeln. Befürchtet die Klinik in Folge eine Kindeswohlgefährdung, so kann sie Schritte in Richtung auf eine Unterbringung nach dem Unterbringungsgesetz des Landes oder in Richtung einer Sorgerechtseinschränkung einleiten.

Unterbringung Minderjähriger nach PsychKG

Ist eine Unterbringung Minderjähriger nach § 1631b BGB nicht möglich, so kann auch eine öffentlich-rechtliche Unterbringung nach PsychKG (Unterbringungsgesetz etc.) geprüft werden. „Dies wird in der Praxis nur dann der Fall sein, wenn Sorgeberechtigte nicht verfügbar sind oder wenn Sorgeberechtigte mit einer Freiheitsentziehung nicht einverstanden sind, jedoch unmittelbare Gefahr droht und die Voraussetzungen des jeweiligen Landesgesetzes erfüllt sind" (Brünger et al., 2013).

Inobhutnahme Minderjähriger gemäß § 42 SGB VIII

Auch im Rahmen einer Inobhutnahme gemäß § 42 SGB VIII durch das Jugendamt kann ein Minderjähriger untergebracht und gegen seinen Willen – und den der Erziehungsberechtigten – behandelt werden. Voraussetzung hierfür ist, dass eine unmittelbare Gefährdung des Kindeswohls vorliegt. Schätzt das Jugendamt das Kindeswohl als gefährdet ein, ist diese Maßnahme auch gegen den Willen des Sorgeberechtigten möglich.

Im Rahmen der Inobhutnahme nach §42 SGB VIII sind freiheitsentziehende Maßnahmen „nur zulässig wenn und soweit sie erforderlich sind, um eine Gefahr für Leib oder Leben des Kindes oder des Jugendlichen oder eine Gefahr für Leib oder Leben Dritter abzuwenden. Die Freiheitsentziehung ist ohne gerichtliche Entscheidung spätestens mit Ablauf des Tages nach ihrem Beginn zu beenden". Nach Ablauf dieser Zeit oder bei Widerspruch muss das Familiengericht über einen weiteren Verbleib entscheiden.

Literatur

Ajdacic-Gross, V., Lauber, C., Baumgartner, M., Malti, T. & Rössler, W. (2009). In-patient suicide: a 13- year assessment. *Acta Psychiatrica Scandinavica, 120,* 71–75. http://doi.org/10.1111/j.1600-0447.2009.01380.x

Ajdacic-Gross, V., Weiss, M., Ring, M., Hepp, U., Bopp, M., Gutzwiller, F. & Rössler, W. (2008). Methods of suicide: international suicide patterns derived from the WHO mortality database. *Bulletin of the World Health Organization, 86,* 726–732. http://doi.org/10.2471/BLT.07.043489

Alexander, D.A., Klein, S., Gray, N.M., Dewar, I.G. & Eagles, J.M. (2000). Suicide by patients: questionnaire study of its effect on consultant psychiatrists. *British Medical Journal, 320,* 1571–1574. http://doi.org/10.1136/bmj.320.7249.1571

Altamura, A.C., Salvadori, D., Madaro, D., Santini, A. & Mundo, E. (2003). Efficacy and tolerability of quetiapine in the treatment of bipolar disorder: preliminary evidence from 12-month open-label study. *Journal of Affective Disorders, 76,* 267–271. http://doi.org/10.1016/S0165-0327(02)00075-7

American Association of Suicidology (2000). *Suicide survivors.* Zugriff am 02.08.2015 unter http://www.suicidology.org/suicide-survivors/clinician-survivors.

American Psychiatric Association (APA)/Falkai, P. et al. (2015). *Diagnostisches und Statistisches Manual Psychischer Störungen DSM-5®.* Göttingen: Hogrefe.

Andriessen, K. (2009). Can postvention be prevention? *Crisis, 30,* 43–47.

Anestis, M.D. & Joiner, T.E. (2011). Examining the role of emotion in suicidality: negative urgency as an amplifier of the relationship between components of the interpersonal-psychological theory of suicidal behavior and lifetime number of suicide attempts. *Journal of Affective Disorders, 129,* 261–269.

Angst, J., Angst, F., Gerber-Werder, R. & Gamma, A. (2005). Suicide in 406 mood-disorder patients with and without long-term medications: a 40 to 44 years' follow-up. *Archives of Suicide Research, 9,* 279–300. http://doi.org/10.1080/13811110590929488

Appleby, L., Cooper, J., Amos, T. & Faragher, B. (1999). Psychological autopsy study of suicides by people aged under 35. *The British Journal of Psychiatry, 175,* 168–174. http://doi.org/10.1192/bjp.175.2.168

Arsenault-Lapierre, G., Kim, C. & Turecki, G. (2004). Psychiatric diagnoses in 3275 suicides: a meta-analysis. *BMC Psychiatry, 4,* 37. http://doi.org/10.1186/1471-244X-4-37

Bailley, S.E., Kral, M.J. & Dunham, K. (1999). Survivors of suicide do grieve differently: empirical support for a common sense proposition. *Suicide and Life-Threatening Behavior, 29* (3), 256–271.

Barbui, C., Esposito, E. & Cipriani, A. (2009). Selective serotonin reuptake inhibitors and risk of suicide: a systematic review of observational studies. *Canadian Medical Association Journal, 180,* 291–297. http://doi.org/10.1503/cmaj.081514

Barnow, S. & Linden, M. (2000). Epidemiology and psychiatric morbidity of suicidal ideation among the elderly. *The Journal of Crisis Intervention and Suicide Prevention, 21,* 171–180. http://doi.org/10.1027//0227-5910.21.4.171

Baumeister, R. (1990). Suicide as escape from self. *Psychological Review, 97,* 90–113. http://doi.org/10.1037/0033-295X.97.1.90

Beautrais, A.L. (2003). Subsequent mortality in medically serious suicide attempts: a 5 year follow-up. *Australian and New Zealand Journal of Psychiatry, 37,* 595–599. http://doi.org/10.1046/j.1440-1614.2003.01236.x

Beautrais, A.L. (2002). A case control study of suicide and attempted suicide in older adults. *Suicide and Life-Threatening Behavior, 32,* 1–9. http://doi.org/10.1521/suli.32.1.1.22184

Beck, J. (1999). *Praxis der kognitiven Therapie.* Weinheim: Beltz.

Beck, A.T., Brown, G., Berchick, R.J., Stewart, B.L. & Steer, R.A. (1990). Relationship between hopelessness and ultimate suicide: a replication with psychiatric outpatients. *American Journal of Psychiatry, 147,* 190–195. http://doi.org/10.1176/ajp.147.2.190

Beck, A.T., Brown, G.K., Steer, R.A., Dahlsgaard, K.K. & Grisham, J.R. (1999). Suicide ideation at its worst point: A predictor of eventual suicide in psychiatric outpatients. *Suicide and Life-Threatening Behavior, 29,* 1–9.

Beck, A.T., Kovacs, M. & Weissman, A. (1979). Assessment of suicidal intention: the scale for suicidal ideation. *Journal of Consulting and Clinical Psychology, 47,* 343–352. http://doi.org/10.1037/0022-006X.47.2.343

Beck, A.T., Schuyler, D. & Herman, I. (1974). Development of suicidal intent scales. In A.T. Beck, H.L.P. Resnik & D.J. Lettieri (Eds.), *The Prediction of Suicide* (pp. 45–56). Bowie, MD: Charles Press.

Beck, A.T., Steer, R.A., Kovacs, M. & Garrison, B. (1985). Hopelessness and eventual suicide: a 10-year prospective study of patients hospitalized with suicidal ideation. *American Journal of Psychiatry, 142,* 559–563. http://doi.org/10.1176/ajp.142.5.559

Beck, A.T., Steer, R.A. & Ranieri, W.F. (1988). Scale for Suicide Ideation – psychometric properties of a self-report version. *Journal of Clinical Psychology, 44,* 499–505. http://doi.org/10.1002/1097-4679(198807)44:4<499::AID-JCLP2270440404>3.0.CO;2-6

Bender, T.W., Gordon, K.H., Bresin, K. & Joiner, T.E. (2011). Impulsivity and suicide: The mediating role of painful and provocative experiences. *Journal of Affective Disorders, 129,* 301–307. http://doi.org/10.1016/j.jad.2010.07.023

Berman, A. L. (2011). Estimating the population of survivors of suicide: Seeking an evidence base. *Suicide and Life-Threatening Behavior, 41,* 110–116. http://doi.org/10.1111/j.1943-278X.2010.00009.x

Bernal, M., Haro, J. M., Bernert, S., Brugha, T., de Graaf, R., Bruffaerts, R., Lépine, J. P., de Girolamo, G., Vilagut, G., Gasquet, I., Torres, J. V., Kovess, V., Heider, D., Neeleman, J., Kessler, R. & Alonso, J. (2007). Risk factors for suicidality in Europe: results from the ESEMED study. *Journal of Affective Disorders, 101,* 27–34.

Bernert, R. A. & Joiner, T. E. (2007). Sleep disturbances and suicide risk: a review of the literature. *Neuropsychiatric Disease and Treatment, 3,* 735–743.

Bernert, R. A., Turvey, C. L., Conwell, Y. & Joiner, T. E. (2014). Association of poor subjective sleep quality with risk for death by suicide during a 10-year period: a longitudinal, population-based study of late life. *JAMA, 71,* 1129–1137. http://doi.org/10.1001/jamapsychiatry.2014.1126

Bhar, S. & Brown, G. (2012). Treatment of depression and suicide in older adults. *Cognitive and Behavioral Practice, 19,* 116–125. http://doi.org/10.1016/j.cbpra.2010.12.005

Bohus, M. & Remmel, A. (2004). Zum Umgang mit Suizidalität in der Borderline-Therapie. Persönlichkeitsstörungen. *Theorie und Therapie, 8,* 11–16.

Bohus, M. & Schmahl, C. (2006). Psychopathologie und Therapie der Borderline. Persönlichkeitsstörung. *Ärzteblatt, 103,* 3345 - 3352

Borges, G., Nock, M., Abad, J., Hwang, I., Sampson, N. & Alonso, J. (2010). Twelve-month prevalence of and risk factors for suicide attempts in the World Health Organization World Mental Health Surveys. *Journal of Clinical Psychiatry, 71,* 1617–1628. http://doi.org/10.4088/JCP.08m04967blu

Bostwick, J. & Pankratz, S. (2000). Affective disorders and suicide risk: a reexamination. *American Journal of Psychiatry, 157,* 1925–1932. http://doi.org/10.1176/appi.ajp.157.12.1925

Brakemeier, E. L. & Normann, C. (2012). *Praxisbuch CBASP. Behandlung chronischer Depression.* Weinheim: Beltz.

Brakemeier, E. L. & Buchholz, A. (2013). *Die Mauer überwinden. Wege aus der chronischen Depression.* Selbsthilfe und Therapiebegleitung mit CBASP. Weinheim: Beltz.

Brakemeier, E. L., Radtke, M., Engel, V., Zimmermann, J., Tuschen-Caffier, B., Schramm, E., Hautzinger, M., Berger, M. & Normann, C. (2015). Overcoming treatment-resistance in chronic depression: Outcome and feasibility of the Cognitive Behavioral Analysis System of Psychotherapy as an inpatient treatment program. *Journal of Psychotherapy and Psychosomatics, 84,* 51–56.

Brent, D. A., Baugher, M., Birmaher, B., Kolko, D. J. & Bridge, J. (2000). Compliance with recommendations to remove firearms in families participating in a clinical trial for adolescent depression. *Journal of the American Academy of Child and Adolescent Psychiatry, 39,* 1220–1226.

Brent, D. A., Baugher, M., Bridge, J., Chen, T. & Chiapetta, L. (1999). Age- and sex-related risk factors for adolescent suicide. *Journal of the American Academy of Child and Adolescent Psychiatry, 38* (12), 1497–1505. http://doi.org/10.1097/00004583-199912000-00010

Brent, D. A., Johnson, B. A., Perper, J., Connolly, J., Bridge, J., Bartle, S. & Rather, C. (1994). Personality disorder, personality traits, impulsive violence, and completed suicide in adolescents. *Journal of the American Academy of Child and Adolescent Psychiatry, 33,* 1080–1086.

Brent, D. A. & Mann, J. (2005). Family genetic studies, suicide, and suicidal behavior. *American Journal of Medical Genetics, 133C,* 13–24. http://doi.org/10.1002/ajmg.c.30042

Brent, D. A., McMakin, D. L., Kennard, B. D., Goldstein, T. R., Mayes, T. L. & Douaihy, A. B. (2013). Protecting adolescents from self-harm: a critical review of intervention studies. *Journal of the American Academy of Child & Adolescent Psychiatry, 52,* 1260–1271. http://doi.org/10.1016/j.jaac.2013.09.009

Brent, D. A., Oquendo, M., Birmaher, B., Greenhill, L., Kolko, D., Stanley, B., Zelazny, J., Brodsky, B., Firinciogullari, S., Ellis, S. P. & Mann, J. J. (2003). Peripubertal suicide attempts in offspring of suicide attempters with siblings concordant for suicidal behavior. *The American Journal of Psychiatry, 160,* 1486–1493.

Brent, D. A., Perper, J. A., Goldstein, C. E., Kolko, D. J., Allan, M. J., Allman, C. J. et al. (1988). Risk factors for adolescent suicide: A comparison of adolescent suicide victims with suicidal inpatients. *Archives of General Psychiatry, 45,* 581–588. http://doi.org/10.1001/archpsyc.1988.01800300079011

Brent, D. A., Perper, J. A., Moritz, G., Allman, C., Friend, A., Roth, C., Schweers, J., Balach, L. & Baugher, M. (1993). Psychiatric risk factors for adolescent suicide: a case-control study. *Journal of the American Academy of Child and Adolescent Psychiatry, 32,* 521–529.

Brent, D. A., Perper, J. A., Moritz, G., Liotus, L., Schweers, J., Balach, L. & Roth, C. (1994). Familial risk factors for adolescent suicide: a case-control study. *Acta Psychiatrica Scandinavica, 89,* 52–58. http://doi.org/10.1111/j.1600-0447.1994.tb01485.x

Bridge, J. A., Goldstein, T. R. & Brent, D. A. (2006). Adolescent suicide and suicidal behavior. *Journal of Child Psychology and Psychiatry, 47,* 372–394. http://doi.org/10.1111/j.1469-7610.2006.01615.x

Bridge, J. A., Iyengar, S., Salary, C., Barbe, R., Birmaher, B., Pincus, H. et al. (2007). Clinical response and risk for reported suicidal ideation and suicide attempts in pediatric antidepressant treatment. a meta-analysis of randomized controlled trials. *Journal of the American Medical Association, 297,* 1683–1696.

Britton, P. C., Conner, K. R. & Maisto, S. A. (2012). An open trial of motivational interviewing to address suicidal ideation with hospitalized veterans. *Journal of Clinical Psychology, 68,* 961–971. http://doi.org/10.1002/jclp.21885

Britton, P., Patrick, H., Wenzel, A. & Williams, G. (2011). Integrating motivational interviewing and self-determination theory with cognitive behavioral therapy to prevent suicide. *Cognitive and Behavioral Practice, 18,* 16–27. http://doi.org/10.1016/j.cbpra.2009.06.004

Brown, A.C., Sandler, I.N., Tein, J.Y., Liu, X. & Haine, R.A. (2007). Implications of parental suicide and violent death for promotion of resilience of parentally-bereaved children. *Death Studies, 31,* 301–335. http://doi.org/10.1080/07481180601187092

Brown, G.K., Beck, A.T., Steer, R.A. & Grisham, J.R. (2000). Risk factors for suicide in psychiatric outpatients: A 20-year prospective study. *Journal of Consulting and Clinical Psychology, 68,* 371–377. http://doi.org/10.1037/0022-006X.68.3.371

Brown, G.K, Steer, R., Henriques, G. & Beck, A.T. (2005). The internal struggle between the wish to die and the wish to live: a risk factor for suicide. *American Journal of Psychiatry, 162,* 1977–1979. http://doi.org/10.1176/appi.ajp.162.10.1977

Brown, G.K, TenHave, T., Henriques, G., Xie, S., Hollander, J. & Beck, A.T. (2005). Cognitive therapy for the prevention of suicide attempts. a randomized controlled trial. *JAMA, 294,* 563–570. http://doi.org/10.1001/jama.294.5.563

Brown, H.N. (1989). Patient suicide and therapists in training. In D. Jacobs D & H.N. Brown (Eds.), *Suicide: Understanding and Responding* (pp. 415–434). Madison, CT: International University Press.

Brünger, M., Naumann, A., Schepker, R., Bundesarbeitsgemeinschaft der leitenden Klinikärzte für Kinder- und Jugendpsychiatrie, Psychosomatik und Psychotherapie in Deutschland (2013). *Empfehlungen zum Umgang mit freiheitsentziehenden Maßnahmen bei der Behandlung von Kindern und Jugendlichen.* Zugriff am 16.08.2015 unter www.kinderpsychiater.org/fileadmin/downloads/bag/frei heitsentziehende Massnahmen.pdf.

Brunner, R., Parzer, P., Haffner, J., Steen, R., Roos, J., Klett, M. & Resch, F. (2007). Prevalence and psychological correlates of occasional and repetitive deliberate self-harm in adolescents. *Archives of Pediatric and Adolescent Medicine, 161,* 641–649. http://doi.org/10.1001/archpedi.161.7.641

Bryan, C.J. & Britton, P.C. (2015). Treating self-directed violence in primary care setings. In C.J. Bryan (Ed.), *Preventing suicide attempts. A guide to brief treatments across clinical settings* (pp. 141–157). New York: Routledge.

Bryan, C.J. & Rudd, M.D. (2015). Preventing suicide attempts in military settings. In C.J. Bryan (Ed.), *Preventing suicide attempts. A guide to brief treatments across clinical settings* (pp. 110–128). New York: Routledge.

Bryan, C.J., Stone, S.L. & Rudd, M.D. (2011). A practical, evidence-based approach for means-restriction counseling with suicidal patients. *Professional Psychology, 42,* 339–346. http://doi.org/10.1037/a0025051

Bush, K.A., Fawcett, J. & Jacobs, D.G. (2003). Clinical correlates of inpatient suicide. *Journal of Clinical Psychiatry, 64,* 14–19. http://doi.org/10.4088/JCP.v64n0105

Bush, N.E., Dobscha, S.K., Crumpton, R., Denneson, L.M., Hoffman, J.E., Crain, A., Cromer, R. & Kinn, J.T. (2015). A virtual hope box smartphone app as an accessory to therapy: proof-of-concept in a clinical sample of veterans. *Suicide and Life-Threatening Behavior, 45,* 1–9.

Cain, A.C. & Fast, I. (1966). Children's disturbed reactions to parents suicide. *American Journal of Orthopsychiatry, 36,* 873–880. http://doi.org/10.1111/j.1939-0025.1966.tb02416.x

Caplan, R. & Bursch, B. (2013). *How many more questions?* Oxford: Oxford University press.

Calhoun, L.G., Selby, J.W. & Selby, L.E. (1982). The psychological aftermath of suicide: An analysis of current evidence. *Clinical Psychology Review, 2* (3), 409–420. http://doi.org/10.1016/0272-7358(82)90021-6

Callahan, J. (2000). Predictors and correlates of bereavement in suicide support group participants. *Suicide and Life-Threatening Behavior, 30* (2), 104–124.

Campbell, F.R. (2006). Aftermath of suicide: The clinician's role. In R.I. Simon & R.E. Hales (Eds.), *The American Psychiatric Publishing Textbook of Suicide Assessment and Management* (pp. 459–476). Washington, DC: American Psychiatric Publishing, Inc.

Carpenter, D., Fong, R., Kraus, J., Davies, J., Moore, C. & Thase, M. (2011). Meta-analysis of efficacy and treatment-emergent suicidality in adults by psychiatric indication and age subgroup following initiation of paroxetine therapy: a complete set of randomized placebo-controlled trials. *Journal of Clinical Psychiatry, 72,* 1053–1514.

Carter, G., Clover, K.W.I., Dawson, A. & D'Este, C. (2005). Postcards from the edge project: randomized controlled trail of an intervention using postcards to reduce repetition of hospital treated deliberate self poisoning. *British Journal of Psychiatry, 331,* 1–5.

Carter, G., Clover, K., Whyte, I., Dawson, A. & D'Este, C. (2007). Postcards from the Edge: 24-month outcomes of a randomized controlled trail for hospital-treated self-poisoning. *British Journal of Psychiatry, 191,* 548–553. http://doi.org/10.1192/bjp.bp.107.038406

Caspar, F. (2002). Das Impact Message Inventory von Kiesler. In E. Brähler, J. Schumacher & B. Strauss (Hrsg.), *Diagnostische Verfahren in der Psychotherapie* (S. 214–216). Göttingen: Hogrefe

Centre for Suicide Prevention of the Canadian Mental Health Association (2008). *Child Survivors of Suicide. SIEC Alert, 68,* Zugriff am 06.09.2015 unter https://suicideinfo.ca/LinkClick.aspx?fileticket=BCvS3zQatSo%3D&tabid=538.

Cerel, J. & Campbell, F.R. (2008). Suicide survivors seeking mental health services: A preliminary examination of the role of an active postvention model. *Suicide and Life-Threatening Behavior, 38,* 30–34. http://doi.org/10.1521/suli.2008.38.1.30

Cerel, J., Fristad, M.A., Weller, E.B. & Weller, R.A. (1999). Suicide-bereaved children and adolescents: a controlled longitudinal examination. *Journal of the American Accadamy of Child and Adolescent Psychiatry, 38,* 672–679. http://doi.org/10.1097/00004583-199906000-00013

Chemtob, C.M., Hamada, R.S., Bauer, G., Kinney, B. & Torigoe, R.Y. (1988). Patients' suicides: frequency and impact on psychiatrists. *American Journal of Psychotherapy, 145,* 224–228.

Cheng, A., Chen, T.H.H., Chen, C. & Jenkins, R. (2000). Psychosocial and psychiatric risk factors for suicide: Case control psychological autopsy study. *British Journal of Psychiatry, 177,* 360–365. http://doi.org/10.1192/bjp.177.4.360

Cheng, A.T., Mann, A.H. & Chan, K.A. (1997). Personality disorder and suicide. A case-control study. *British Journal of Psychiatry, 170,* 441–446. http://doi.org/10.1192/bjp.170.5.441

Cherpitel, C., Borges, G. & Wilcox, H. (2004). Acute alcohol use and suicidal behavior: a review of the literature. *Alcoholism: Clinical and Experimental Research, 28,* 6–17. http://doi.org/10.1097/01.ALC.0000127411.61634.14

Cipriani, A., Hawton, K., Stockton, S. & Geddes, J.R. (2013). Lithium in the prevention of suicide in mood disorders: updated systematic review and meta-analysis. *BMJ, 346*: f3646.

Cipriani, A., Pretty, H., Hawton, K. & Geddes, J. (2005). Lithium in the prevention of suicidal behavior and all-cause mortality in patients with mood disorders: a systematic review of randomized trials. *American Journal of Psychiatry, 162,* 1805–1819. http://doi.org/10.1176/appi.ajp.162.10.1805

Clark, S.E. & Goldney, R.D. (1995). Grief reactions and recovery in a support group of people bereaved by suicide. *Crisis, 16,* 27–33. http://doi.org/10.1027/0227-5910.16.1.27

Clarkin, J., Levy, K., Lenzenweger, M. & Kernberg, O. (2007). Evaluating three treatments for borderline personality disorder: a multiwave study. *American Journal of Psychiatry, 164,* 922–928. http://doi.org/10.1176/ajp.2007.164.6.922

Comtois, K., Jobes, A., O'Conner, R., Atkins, S., Janis, D. & Chessen, K. (2011). Collaborative assessment and management of suicidality (CAMS): feasibility trial for next-day appointment services. *Depression and Anxiety, 28,* 963–972. http://doi.org/10.1002/da.20895

Conner, K.R. & Duberstein, P.R. (2004). Predisposing and precipitating factors for suicide among alcoholics: empirical review and conceptual intergration. *Alcoholism, 28,* 6–17. http://doi.org/10.1097/01.ALC.0000127410.84505.2A

Conner, K.R. & Ilgen, M.A. (2011). Substance use disorders and suicidal behaviour. In R. O'Conner, S. Platt & J. Gordon (Eds.), *International Handbook of Suicide Prevention: Research Policy and Practice* (pp. 93–108). Oxford: John Wiley & Sons, Ltd.

Conwell, Y., Duberstein, P.R. & Caine, E.D. (2002). Risk factors for suicide in later life. *Biological Psychiatry, 52,* 193–204. http://doi.org/10.1016/S0006-3223(02)01347-1

Courtenay, K.P. & Stephens, J.P. (2001). Patient suicide experienced by psychiatric trainees. *Psychiatric Bulletin, 25,* 51–52. http://doi.org/10.1192/pb.25.2.51

Cox, W.M. & Klinger, E. (2011). *Handbook of Motivational Counseling: goal-based approaches to assessment and intervention with addiction and other problems.* New York, NY: Wiley. http://doi.org/10.1002/9780470979952

Crawford, M., Thomas, O., Kahn, N. & Kulinskaya, E. (2007). Psychological interventions following self-harm: systematic review of their efficacy in preventing suicide. *The British Journal of Psychiatry, 190,* 11–17. http://doi.org/10.1192/bjp.bp.106.025437

Crosby, A.E., Ortega, L.A.G. & Melanson, C. (2011). *Self-directed violence surveillance: Uniform definitions and recommended data elements, version 1.0.* Atlanta: Centers for Disease Control and Prevention, National Center for Injury Prevention and Control.

Cryan, E.M.J., Kelly, P. & McCaffrey, B. (1995). The experience of patient suicide among trainees in psychiatry. *Psychiatric Bulletin, 19,* 4–7. http://doi.org/10.1192/pb.19.1.4

Cukrowicz, K.C., Jahn, D.R., Graham, R.D., Poindexter, E.K. & Williams, R.B. (2013). Suicide risk in older adults: Evaluating models of risk and predicting excess zeros in a primary care sample. *Journal of Abnormal Psychology, 122,* 1021–1030. http://doi.org/10.1037/a0034953

Cuddy-Casey, M. & Orvaschel, H. (1997). Children's understanding of death in relation to child suicidality and homicidality. *Clinical Psychology Review, 17,* 33–45. http://doi.org/10.1016/S0272-7358(96)00044-X

Cuijpers, P., de Beurs, D.P., van Spijker, B.A., Berking, M., Andersson, G. & Kerkhof, A.J. (2013). The effects of psychotherapy for adult depression on suicidality and hopelessness: a systematic review and meta-analysis. *Journal of Affective Disorders, 144,* 183–190.

Currier, G.W., Brown, G.K., Brenner, L.A., Chesin, M., Knox, K.L., Ghahramanlou-Holloway, M. & Stanley, B. (2015). Rational and study protocol for a two-part intervention: structured safety planning and structured follow-up among veterans at risk for suicide and discharged from the emergency department. *Contemporary Clinical Trials, 43,* 179–184.

D'Zurilla, T. & Goldfried, M. (1971). Problem solving and behavior modification. *Journal of Abnormal Psychology, 78,* 107–126. http://doi.org/10.1037/h0031360

Dahlsgaard, K.K., Beck, A.T. & Brown, G.K. (1998). Inadequate response to therapy as a predictor of suicide. *Suicide and Life-Threatening Behavior, 28,* 197–204.

Davidson, K., Norrie, J., Tyrer, P., Gumley, A., Tata, P., Murray, H. & Palmer, S. (2006). The effectiveness of cognitive behavior therapy for borderline personality disorder: results from the borderline personality disorder study of cognitive therapy (BOSCOT) trial. *Journal of Personality Disorder, 20,* 450–465.

Davidson, K., Tyrer, P., Norrie, J., Palmer, S. & Tyre, H. (2010). Cognitive therapy vs. usual treatment for borderline personality disorder: prospective 6-year follow-up. *The British Journal of Psychiatry, 197,* 456–462. http://doi.org/10.1192/bjp.bp.109.074286

Deisenhammer, E.A., Ing, C., Strauss, R., Kemmler, G., Hinterhuber, H. & Weiss, E.M. (2009). The duration of the suicidal process: how much time Is left for intervention between consideration and accomplishment of a suicide attempt? *Physicians Postgraduate Press, 70,* 19–24.

De Leo, D., Cimitan, A., Dyregrov, V., Grad, O. & Andriessen, K. (Eds.). (2013). *Bereavement after traumatic death. Helping the survivors.* Göttingen: Hogrefe.

Dervic, K., Brent, D.A. & Oquendo, M.A. (2008). Completed Suicide in Childhood. *Psychiatric Clinics of North America, 31,* 271–291. http://doi.org/10.1016/j.psc.2008.01.006

Deutsche Gesellschaft für Suizidprävention (2006). *Empfehlungen für die Berichterstattung in den Medien.* Zugriff am 16. 12. 2015 unter http://www.suizidprophylaxe.de

Dewar, I., Eagle, J., Klein, S. Gray, N. & Alexander, D. (2000). Psychiatric trainees' experience of and reactions to patient suicide. *Psychiatric Bulletin, 24,* 20–23. http://doi.org/10.1192/pb.24.1.20

DGPPN (2015). *Behandlungsleitlinie Schizophrenie.* Berlin: Springer.

DGPPN (Hrsg.). (2015). *S3-Leitlinie/NVL Unipolare Depression.* Berlin: äzq.

Diamond, G.S., Creed, T., Gillham, J., Gallop, R. & Hamilton, J.L. (2012). Sexual trauma history does not moderate treatment outcome in attachment-based family therapy (ABFT) for adolescents with suicide ideation. *Journal of Family Psychology, 26,* 595–605. http://doi.org/10.1037/a0028414

Diamond, G.S., Diamond, G.M. & Levy, S.A. (2014). *Attachment-based family therapy for depressed adolescents.* Washington: APA. http://doi.org/10.1037/14296-000

Diamond, G.S., Reis, B.F., Diamond, G.M., Siqueland, L. & Isaacs, L. (2002). Attachment-based family therapy for depressed adolescents: a treatment development study. *Journal of the American Academy of Child & Adolescent Psychiatry, 41,* 1190–1196. http://doi.org/10.1097/00004583-200210000-00008

Diamond, G.S., Wintersteen, M., Brown, G., Diamond, G.M. & Gallop, R. (2010). Attachment-based family therapy for adolescents with suicidal ideation: a randomized controlled trial. Jefferson Digital Commons. *Department of Psychiatry and Human Behavior Faculty Papers,* 1–28.

Donaldson, D., Spirito, A. & Esposito-Smythers, C. (2005). Treatment for adolescents following a suicide attempt: results of a pilot trial. *Journal of the American Academy of Child and Adolescent Psychiatry, 44,* 113–120. http://doi.org/10.1097/00004583-200502000-00003

Donath, C., Graessel, E., Baier, D., Bleich, S. & Hillemacher, T. (2014). Is parenting style a predictor of suicide attempts in a representative sample of adolescents? *BMC Pediatrics, 14,* 113–125.

Dorrmann, W. (2005). Pro und Contra von Verträgen bei Patienten in akuten suizidalen Krisen. *Verhaltenstherapie, 15,* 39–46.

Dorrmann, W. (2008). *Menschen in suizidalen Krisen.* In: M. Hermer & B. Röhrle (Hrsg.), *Handbuch der therapeutischen Beziehung. Band 2* – Spezieller Teil (S. 1449–1476). Tübingen: dgvt-Verlag.

Dorrmann, W. (2012). *Suizid: Therapeutische Interventionen bei Selbsttötungsabsichten.* Stuttgart: Klett-Cotta.

Drescher, K.D., Rosen, C.S., Burling, T.A. & Foy, D.W. (2003). Causes of death among male veterans who received residential treatment for PTSD. *Journal of Traumatic Stress, 16,* 535–543. http://doi.org/10.1023/B:JOTS.0000004076.62793.79

Dross, M. (2001). *Krisenintervention.* Göttingen: Hogrefe.

Duberstein, P. & Witte, T. (2009). Suicide risk in personality disorders: an argument for a public health perspective: 12. In P. Kleespies (Ed.), *Behavioral emergencies. An evidence-based resource for evaluating and managing suicidal behavior, violence, and victimization.* Washington, D.C., London: American Psychological Association.

Duberstein, P.R., Conwell, Y., Conner, K.R., Eberly, S. & Caine, E.D. (2004). Suicide at 50 years of age and older: perceived psysical illness, family discord and financial strain. *Psychological Medicine, 34,* 137–146. http://doi.org/10.1017/S0033291703008584

Duberstein, P.R., Conwell, Y., Seidlitz, L., Denning, D.G., Cox, C. & Caine, E.D. (2000). Personality traits and suicidal behavior and ideation in depressed inpatients 50 years of age and older. *Journals of Gerontology, Series B: Psychological Sciences and Social Sciences, 55,* P18–26.

Dubicka, B., Hadley, S. & Roberts, C. (2006). Suicidal behavior in youths with depression treated with new-generation antidepressants: meta-analysis. *The British Journal of Psychiatry, 189,* 393–398. http://doi.org/10.1192/bjp.bp.105.011833

Dumais, A., Lesage, A.D., Alda, M., Rouleau, G., Dumont, M., Chawky, N. et al. (2005). Risk factors of suicide completion in major depression: A case-control study of impulsive and aggressive behaviors in men. *American Journal of Psychiatry, 162,* 2116–2124. http://doi.org/10.1176/appi.ajp.162.11.2116

Dunne, E.J. & Dunne-Maxim, K. (2009). Why suicide loss is different for survivors. In D. Wasserman & C. Wasserman (Eds.), *Oxford textbook of suicidology and suicide prevention. A global perspective* (605–608). Oxford, UK: Oxford University Press.

Dutta, R., Murray, R.M., Hotopf, M., Allardyce, J., Jones, P.B. & Boydell, J. (2010). Reassessing the long-term risk of suicide after a first episode of psychosis. *Archived of General Psychiatry, 67,* 1230–1237. http://doi.org/10.1001/archgenpsychiatry.2010.157

Eink, M. & Haltenhof, H. (2009). *Umgang mit suizidgefährdeten Menschen.* Bonn: Psychiatrie-Verlag.

Eisenwort, B., Berzlanovich, A., Heinrich, M., Schuster, A., Chocholous, P., Lindorfer, S. & Sonneck, G. (2007). Suizidologie: Abschiedsbriefe und ihre Themen. *Der Nervenarzt, 78* (6), 672–678. http://doi.org/10.1007/s00115-006-2210-z

Ellis, T. & Newman, C.F. (1996). *Choosing to live*. Oakland: New Harbinger Publications.

Ellis, T., Green, K., Allen, J., Jobes, D. & Nadorff, M. (2012). Collaborative assessment and management of suicidality in an inpatient setting: results of a pilot study. *Psychotherapy, 49,* 72–80. http://doi.org/10.1037/a0026746

Ellis, T., Rufino, K.A., Allen, J.G., Fowler, J.C. & Jobes, D.A. (2015). Impact of a suicide-specific intervention within inpatient psychiatric care: the collaborative assessment and management of suicidality. *Suicide and Life-Threatening Behavior*. eFirst: http://doi.org/10.1111/sltb.12151

Encrenaz, G., Contrand, B., Leffondré, K., Queinec, R., Aouba, A., Jougla, E. et al. (2012). Impact of the 1998 Football World Cup on suicide rates in France: results from the National Death Registry. *Suicide and Life-Threatening Behavior, 42,* 129–135. http://doi.org/10.1111/j.1943-278X.2011.00076.x

Esposito-Smythers, C., Spirito, A., Kahler, C.W., Hunt, P. & Monti, P. (2011). Treatment of co-occurring substance abuse and suicidality among adolescents: a randomized trial. *Journal of Consulting and Clinical Psychology, 76,* 728–739. http://doi.org/10.1037/a0026074

Evans, E., Hawton, K., Rodham, K. & Deeks, J. (2005). The prevalence of suicidal phenomena in adolescents: a systematic review of population-based studies. *Suicide and Life-Threatening Behavior, 35,* 239–249. http://doi.org/10.1521/suli.2005.35.3.239

Evans, K., Tyrer, P., Catalan, J., Schmidt, U., Davidson, K., Dent, J. et al. (1999). Manual-assisted cognitive-behaviour therapy (MACT): a randomized controlled trial of a brief intervention with bibliotherapy in the treatment of recurrent deliberate self-harm. *Psychological Medicine, 29,* 19–25.

Farberow, N. (1998). Suicide survivor programs in ISAP member countries. In R. Kosky, H. Eshkevari, R. Goldney & R. Hassan (Eds.), *Suicide prevention: The global context* (pp. 293–297). New York: Plenum.

Fawcett, J., Scheftner, W.A., Fogg, L., Clark, D.C., Young, M.A., Hedeker, D. & Gibbons, R. (1990). Time-related predictors of suicide in major affective disorder. *American Journal of Psychiatry, 147,* 1189–1194. http://doi.org/10.1176/ajp.147.9.1189

Fazel, S., Cartwright, J., Norman-Nott, A. & Hawton, K. (2008). Suicide in prisoners: a systematic review of risk factors. *Journal of Clinical Psychiatry, 69,* 1721–1731. http://doi.org/10.4088/JCP.v69n1107

Feigelman, W., Jordan, J.R. & Gorman, B.S. (2008). How they died, time since loss and bereavement outcomes. *OMEGA, 58,* 251–273.

Fergusson, D., Doucette, S., Glass, K., Shapiro, S., Healy, D., Hebert, P. & Hutton, B. (2005). Association between suicide attempts and selective serotonin reuptake inhibitors: systematic review of randomised controlled trials. *British Medical Journal, 330,* 1–7. http://doi.org/10.1136/bmj.330.7488.396

Fiedler, P. (2002). *Dissoziative Störungen*. Göttingen: Hogrefe.

Fischer, G., Ameis, N., Parzer, P., Plener, P.L., Groschwitz, R., Vonderlin, E. et al. (2014). The German version of the self-injurious thoughts and behaviors interview (SITBI-G): a tool to assess non-suicidal self-injury and suicidal behavior disorder. *BMC Psychiatry, 14,* 265.

Fleischhaker, C. & Schulz, E. (2010). *Borderline-Persönlichkeitsstörungen im Jugendalter*. Berlin: Springer-Verlag.

Fleischmann, A., Bertolote, J., Wasserman, D., Leo, D. de, Bolhari, J., Botega, N. et al. (2008). Effectiveness of brief intervention and contact for suicide attempters: a randomized controlled trial in five countries. *Bulletin of the World Health Organization, 86,* 703–709.

Forkmann, T., Brähler, E., Gauggel, S. & Glaesmer, H. (2012). Prevalence of suicidal ideation and related risk factors in the German general population. *Journal of Nervous and Mental Disease, 200,* 401–405. http://doi.org/10.1097/NMD.0b013e31825322cf

Forkmann, T., Teismann, T. & Glaesmer, H. (2016). *Diagnostik von Suizidalität*. Göttingen: Hogrefe. http://doi.org/10.1026/02639-000

Forstmeier, S. & Maercker, A. (2008). *Probleme des Alterns*. Göttingen: Hogrefe.

Fortune, S., Stewart, A., Yadav, V. & Hawton, K. (2007). Suicide in adolescents: using life charts to understand the suicidal process. *Journal of Affective Disorders, 100,* 199–210. http://doi.org/10.1016/j.jad.2006.10.022

Fredrickson, B.L. (2009). *Positivity*. New York: Crown Publishers.

Fruzzetti, A. (2006). *The high-conflict couple: A dialectical behavior therapy guide to finding peace, intimacy, and validation*. Oakland: New Harbinger Publications.

Gaffney, P., Russell, K. Collins, K., Bergin, A., Halligan, P., Carey, C. & Coyle, S. (2009). Impact of patient suicide on front-line staff in Ireland. *Death Studies, 33,* 639–656. http://doi.org/10.1080/07481180903011990

Ghahramanlou-Holloway, M., Brown, G.K., Currier, G.W., Brenner, L., Knox, K.L., Grammer, G., Carreno-Ponce, J.T. & Stanley, B. (2014). Safety Planning for Military (SAFE MIL). *Contemporary Clinical Trials, 39,* 113–123. http://doi.org/10.1016/j.cct.2014.07.003

Ghahramanlou-Holloway, M., Cox, D.W. & Greene, F.N. (2012). Post-admission cognitive therapy: a brief intervention for psychiatric inpatients admitted after a suicide attempt. *Cognitive and Behavioral Practice, 19,* 233–244. http://doi.org/10.1016/j.cbpra.2010.11.006

Ghahramanlou-Holloway, M., Bhar, S.S., Brown, G.K., Olsen, C. & Beck, A.T. (2012). Changes in problem-solving appraisal after cognitive therapy for the prevention of suicide. *Psychological Medicine, 42,* 1185–1193. http://doi.org/10.1017/S0033291711002169

Gibb, S., Beautrais, A. & Fergusson, D. (2005). Mortality and further suicidal behavior after an index suicide attempt: a 10-year study. *Australian and New Zealand Journal of Psychiatry, 39,* 95–100. http://doi.org/10.1080/j.1440-1614.2005.01514.x

Gibbons, R. D., Brown, C. H., Hur, K., Marcus, S. M., Bhaumik, D. K., Erkens, J. A., Herings, R. M. C. & Mann, J. J. (2007). Early evidence on the effects of regulators' suicidality warnings on SSRI prescriptions and suicide in children and adolescents. *American Journal of Psychiatry, 164,* 1356–1363.

Gibbons, R. D., Brown, H., Hur, K., Davis, J. M. & Mann, J. J. (2012). Suicidal thoughts and behavior with antidepressant treatment. *JAMA, 69,* 580–587. http://doi.org/10.1001/archgenpsychiatry.2011.2048

Gilbert, P. & Allan, S. (1998). The role of defeat and entrapment in depression: an exploration of an evolutionary view. *Psychological Medicine, 28,* 585–598. http://doi.org/10.1017/S0033291798006710

Goldney, R. (2011). Antidepressants and suicide prevention. In R. O'Conner, S. Platt & J. Gordon (Eds.), *International Handbook of Suicide Prevention: Research Policy and Practice* (pp. 457–471). Oxford: John Wiley & Sons, Ltd.

Goldstein, R. B., Black, D. W., Nasrallah, A. & Winokur, G. (1991). The prediction of suicide. Sensitivity, specificity, and predictive value of a multivariate model applied to suicide among 1906 patients with affective disorders. *Archives of General Psychiatry, 48,* 418–422. http://doi.org/10.1001/archpsyc.1991.01810290030004

Goldstein, T. R., Fersch-Podrat, R. K., Rivera, M., Axelson, D. A., Merranko, J., Yu, H. et al. (2015). Dialectical behavior therapy for adolescents with bipolar disorder: Results form a pilot randomized trial. *Journal of Child and Adolescent Psychopharmacology, 25,* 140–149.

Goodwin, F. K., Fireman, B., Simon, G. E., Hunkeler, E. M., Lee, J. & Revicki, D. (2003).Suicide risk in bipolar disorder during treatment with lithium and divalproex. *JAMA, 290,* 1467–1473. http://doi.org/10.1001/jama.290.11.1467

Gould, M. S., Kleinman, M. H., Lake, A. M., Forman, J. & Bassett Midle, J. (2014). *Newspaper coverage of suicide and initiation of suicide clusters in teenagers in the USA*, 1988–96: a retrospective population-based, case-control study. *Lancet, 1,* 34–43. http://doi.org/10.1016/S2215-0366(14)70225-1

Gould, M. S., Marrocco, F. A., Kleinman, M., Thomas, J. G., Mostkoff, K., Cote, J. & Davies, M. (2005). Evaluating iatrogenic risk of youth suicide screening programs. *JAMA, 293,* 1635–1643. http://doi.org/10.1001/jama.293.13.1635

Grad, O. T. (2009). Therapists as Survivors of Suicide Loss. In D. Wasserman & C. Wasserman (Eds), *Oxford Textbook of Suicidology and Suicide Prevention* (pp. 609–613). Oxford UK: Oxford University Press.

Grad, O. T. (2011). The sequelae of suicide. In R. O'Connor, S. Platt & J. Gordon (Eds), *International handbook on suicide prevention. Research, Policy and Practice* (pp. 561–576). Chichester, UK: Wiley & Sons.

Gradus, J. L., Qin, P., Lincoln, A., Miller, M., Lawler, E., Sorensen, H. T., and Lash, T. L. (2010). Posttraumatic stress disorder and completed suicide. *American Journal of Epidemiology, 171,* 721–727. http://doi.org/10.1093/aje/kwp456

Green, K. L. & Brown, G. K. (2015). Cognitive therapy for suicde prevention: an illustrative case example. In C. J. Bryan (Ed.), *Preventing suicide attempts. A guide to brief treatments across clinical settings* (pp. 65–88). New York: Routledge.

Greenberg, L. S. (2002). *Emotion-focused therapy*. Washington: APA.

Grilo, C. M., Sanislow, C. A., Gunderson, J. G., Pagano, M. E., Yen, S., Zanarini, M. C., Shea, M. T., Skodol, A. E., Stout, R. L., Morey, L. C. & McGlashan, T. H. (2004). Two-year stability and change of schizotypal, borderline, avoidant, and obsessive-compulsive personality disorders. *Journal of Consulting and Clinical Psychology, 72,* 767–75.

Groen, G. & Petermann, F. (2011). *Depressive Kinder und Jugendliche*. Göttingen: Hogrefe.

Grossman, J., Hirsch, J., Goldenberg, D., Libby, S., Fendrich, M., Mackesy-Amiti, M. E., Mazur, C. & Gerri-Hill, C. (1995). Strategies for school-based response to loss. Proactive training and postvention consultation. *Crisis, 16,* 18–26. http://doi.org/10.1027/0227-5910.16.1.18

Gunnell, D., Saperia, J. & Ashby, D. (2005). Selective serotonin reuptake inhibitors (SSRIs) and suicide in adults: meta-analysis of a drug company data from placebo controlled, randomized controlled trials submitted to the MHRA's safety review. *British Medical Journal, 330,* 1–5.

Guzzetta, F., Tondo, L., Centorrino, F. & Baldessarini, R. (2007). Lithium treatment reduces suicide risk in recurrent major depressive disorder. *Journal of Clinical Psychiatry, 68,* 380–383. http://doi.org/10.4088/JCP.v68n0304

Gysin-Maillart, A. & Michel, K. (2013). *Kurztherapie nach Suizidversuch. ASSIP – Attempted Suicide Short Intervention Program*. Bern: Huber.

Gysin-Maillart, A., Soravia, L., Megert, M., Schwab, S. & Michel, K. (2016). A novel brief therapy for attempted suicide: Two year follow-up randomized controlled study of the Attempted Suicide Short Intervention Program (ASSIP). *PLOS Medicine.* http://doi.org/10.1371

Hammad, T., Laughren, T. & Racoosin, J. (2006). Suicidality in pediatric patients treated with antidepressant drugs. *Archives of General Psychiatry, 63,* 332–339. http://doi.org/10.1001/archpsyc.63.3.332

Hassanian-Moghaddam, H., Sarjami, S., Kolahi, A.-A. & Carter, G. L. (2011). Postcards in Persia: randomised controlled trial to reduce suicidal behaviours 12 months after hospital-treated self-poisoning. *British Journal of Psychiatry, 198,* 309–316. http://doi.org/10.1192/bjp.bp.109.067199

Harkavy-Friedman, J. M., Kimhy, D., Nelson, E. A., Venarde, D. F., Malaspina, D. & Mann, J. J. (2003). Suicide attempts in schizophrenia: the role of command auditory hallucinations for suicide. *Journal of Clinical Psychiatry, 64,* 871–874. http://doi.org/10.4088/JCP.v64n0803

Haw, C., Harwood, D. & Hawton, K. (2009). Dementia and suicidal behavior: a review of the literature. *International Psychogeriatrics, 21,* 440–453. http://doi.org/10.1017/S1041610209009065

Hawton, K., Bergen, H., Simkin, S., Dodd, S., Pocock, P., Bernal, W., Gunnell, D. & Kapur, N. (2013). Long term effect of reduced pack sizes of paracetamol on poisoning deaths and liver transplant activity in England and Wales: interrupted time series analyses. *British Medical Journal, 346*:f403.

Hawton, K., Saunders, K.E.A. & O'Connor, R.C. (2012). Self-harm and suicide in adolescents. *Lancet, 379,* 2373–2382. http://doi.org/10.1016/S0140-6736(12)60322-5

Hawton, K., Sutton, L., Haw, C., Sinclair, J. & Harriss, L. (2005a). Suicide and attempted suicide in bipolar disorder: A systematic review of risk factors. *Journal of Clinical Psychiatry, 66,* 693–704. http://doi.org/10.4088/JCP.v66n0604

Hawton, K., Sutton, L., Haw, C., Sinclair, J. & Deeks, J. (2005b). Schizophrenia and suicide: a systematic review of risk factors. *British Journal of Psychiatry, 187,* 9–20. http://doi.org/10.1192/bjp.187.1.9

Hautzinger, M. (1997). *Kognitive Verhaltenstherapie der Depression.* Weinheim: Beltz PVU.

Heikinnen, M., Aro, H. & Lönqvist, J. (1994). Recent life events, social support and suicide. *Acta Psychiatrica Scandinavica, 89,* 62–72. http://doi.org/10.1111/j.1600-0447.1994.tb05805.x

Heikkinen, M.E., Isometsä, E.T., Marttunen, M.J., Aro, H.M. & Lönnqvist, J.K. (1995). Social factors in suicide. *British Journal of Psychiatry, 167,* 747–753. http://doi.org/10.1192/bjp.167.6.747

Heisel, M.J., Conwell, Y., Pisani, A.R. & Duberstein, P.R. (2011). Concordance of self- and proxy-reported suicide ideation in depressed adults 50 years of age or older. *Canadian Journal of Psychiatry, 56,* 219–226.

Heisel, M.J. & Duberstein, P.R. (2005). Suicide prevention in older adults. *Clinical Psychology: Science and Practice, 12*(3), 242–259. http://doi.org/10.1093/clipsy.bpi030

Henden, J. (2008). *Preventing suicide using a solution focused approach.* Hoboken, N.J, Chichester: John Wiley & Sons, Ltd.

Hendin, H., Al Jurdi, R.K., Houck, P.R., Hughes, S. & Turner, J.B. (2010). Role of intense affects in predicting short-term risk for suicidal behavior: a prospective study. *Journal of Nervous and Mental Disease, 198,* 220–225. http://doi.org/10.1097/NMD.0b013e3181d13d14

Hendin, H., Lipschitz, A., Maltsberger, J.T., Pollinger Haas, A. & Wynecoop, S. (2004). Factors contributing to therapists' distress after the suicide of a patient. *American Journal of Psychotherapy, 161,* 1442–1446. http://doi.org/10.1176/appi.ajp.161.8.1442

Hendin, H., Lipschitz, A., Maltsberger, J.T., Pollinger Haas, A. & Wynecoop, S. (2000). Therapists' reactions to patients' suicide. *American Journal of Psychotherapy, 157,* 2022–2027. http://doi.org/10.1176/appi.ajp.157.12.2022

Hennen, J. & Baldessarini, R.J., (2005). Suicidal risk during treatment with clozapine : a meta-analysis. *Schizophrenia Research, 73,* 139–145. http://doi.org/10.1016/j.schres.2004.05.015

Henriques, G., Wenzel, A., Brown, G.K. & Beck, A.T. (2005). Suicide attempter's reaction to survival as a risk factor for eventual suicide. *American Journal of Psychiatry, 162,* 2180–2182. http://doi.org/10.1176/appi.ajp.162.11.2180

Hoberman, H.M. & Garfinkel, B.D. (1988). Completed suicide in children and adolescents. *Journal of the American Academy for Child and Adolescent Psychiatry, 27,* 689–695. http://doi.org/10.1097/00004583-198811000-00004

Hodgkinson, P.E., Joseph, S., Yule, W. & Williams, R. (1993). Viewing human remains following diseaster: helpful or harmful? *Medicine, Science, and the Law, 33,* 197.

Holm-Denoma, J.M., Witte, T.K., Gordon, K.H., Herzog, D.B., Franko, D.L., Fichter, M. et al. (2008). Deaths by suicide among individuals with anorexia as arbiters between competing explanations of the anorexia-suicide link. *Journal of Affective Disorders, 107,* 231–236.

Høyer, E.H., Licht, R.W & Mortensen, P.B. (2008). Risk factors of suicide in inpatients and recently discharged patients with affective disorders. A case control study. *European Psychiatry, 24,* 317–321. http://doi.org/10.1016/j.eurpsy.2008.03.011

Hor, K. & Taylor, M. (2010). Suicide and schizophrenia: a systematic review of rates and risk factors. *Journal of Psychopharmacology, 24,* 81–90. http://doi.org/10.1177/1359786810385490

Hufford, M.R. (2001). Alcohol and suicidal behavior. *Clinical Psychology Review, 21,* 797–811. http://doi.org/10.1016/S0272-7358(00)00070-2

Hughes, D. & Kleespies, P. (2001). Suicide in the medically ill. *Suicide and Life-Threatening Behavior, 31,* 48–59. http://doi.org/10.1521/suli.31.1.5.48.24226

Ilgen, M.A., Bohnert, A.S.B., Ignacio, R.V., McCarthy, J.F., Valenstein, M.M., Kim, H.M. & Blow, F.C. (2010). Psychiatric diagnoses and risk of suicide in veterans. *Archives of General Psychiatry, 67,* 1152–1158. http://doi.org/10.1001/archgenpsychiatry.2010.129

Ilgen, M.A., Kleinberg, F., Ignacio, R.V., Bohnert, A.S.B., Valenstein, M., McCarthy, J.F., Blow, F.C. & Katz, I.R. (2013). Noncancer pain conditions and risk of suicide. *Archives of General Psychiatry, 70,* 692–697. http://doi.org/10.1001/jamapsychiatry.2013.908

Illes, F., Jendreyschak, J., Armgart, C. & Juckel, G. (2014). *Suizide im beruflichen Kontext. Bewältigungsstrategien für Mitarbeiter im Gesundheitswesen und Rettungsdienst.* Stuttgart: Schattauer.

Ilomäki, E., Räsänen, P., Viilo, K., Hakko, H. & STUDY-70 Workgroup (2007). Suicidal behavior among adolescents with conduct disorder – the role of alcohol dependence. *Psychiatry Research, 150,* 305–311. http://doi.org/10.1016/j.psychres.2006.02.011

Inskip, H., Harris, C. & Barraclough, B. (1996). Lifetime risk of suicide for affective disorder, alcoholism and schizophrenia. *British Journal of Psychiatry, 172,* 35–37. http://doi.org/10.1192/bjp.172.1.35

Isometsä, E.T., Henriksson, M.M., Aro, A.M. & Lönnqvist, J.K. (1994). Suicide in bipolar disorder in Finland. *American Journal of Psychiatry, 151,* 1020–1024. http://doi.org/10.1176/ajp.151.7.1020

Isometsä, E.T., Henriksson, M.M., Heikkinen, M.E., Aro, H.M., Marttunen, M.J., Kuoppasalmi, K.I. & Lönnqvist, J.K. (1996). Suicide among subjects with personality disorders. *American Journal of Psychiatry, 153,* 667–673. http://doi.org/10.1176/ajp.153.5.667

Jacobs, D. & Brewer, M. (2004). APA practice guideline provides recommendations for assessing and treating patients with suicidal behaviors. *Psychiatric Annals, 34,* 373–380. http://doi.org/10.3928/0048-5713-20040501-18

Jäger, A.M. & Brakemeier, E.L. (2013). Was sind schwierige Psychotherapiesituationen? Ergebnisse einer Befragung an 60 PsychotherapeutInnen. Vortrag gehalten auf dem DGPPN-Kongress, Berlin, 27.–30.11.2013.

Jick, H., Kaye, J.A. & Jick, S.S. (2004). Antidepressants and the risk of suicidal behaviors. *JAMA, 292,* 338–343 http://doi.org/10.1001/jama.292.3.338

Jobes, D. (2006). *Managing suicidal risk: a collaborative approach.* New York: Guilford Press.

Jobes, D., Jacoby, A., Cimbolic, P. & Hustead, L. (1997). Assessment and treatment of suicidal clients in a university counseling center. *Journal of Counseling Psychology, 44,* 368–377. http://doi.org/10.1037/0022-0167.44.4.368

Johnson, J., Gooding, P. & Tarrier, N. (2008). Suicide risk in schizophrenia: Explanatory models and clinical implications, The Schematic Appraisal Model of Suicide (SAMS). *Psychology and Psychotherapy: Theory, Research and Practice, 81,* 55–77. http://doi.org/10.1348/147608307X244996

Johnson, J., Gooding, P.A., Wood, A.M., Fair, K.L. & Tarrier, N. (2013). A therapeutic tool for boosting mood: the broad-minded affective coping procedure (BMAC). *Cognitive Therapy Research, 37,* 61–70. http://doi.org/10.1007/s10608-012-9453-8

Johnson, J., Wood, A.M., Gooding, P., Taylor, P.J. & Tarrier, N. (2011). Resilience to suicidality: the buffering hypothesis. *Clinical Psychology Review, 31,* 563–591. http://doi.org/10.1016/j.cpr.2010.12.007

Joiner, T.E. (2005). *Why people die by suicide.* Cambridge, Mass: Harvard University Press.

Joiner, T.E. (2014a). *The perversion of virtue.* Oxford: Oxford University Press.

Joiner, T.E. (2014b). Einschätzung von und Umgang mit suizidalem Verhalten in CBASP auf der Basis der interpersonellen Theorie. In M. Belz, F. Caspar & E. Schramm (Hrsg.), *Therapieren mit CBASP. Chronische Depression, Komorbiditäten und Störungsübergreifender Einsatz* (S. 131–142). München: Elsevier.

Joiner, T.E., Conwell, Y., Fitzpatrick, K., Witte, T., Schmidt, N., Berlim, M. et al. (2005). Four studies on how past and current suicidality relate even when „everything but the kitchen sink" is covaried. *Journal of Abnormal Psychology, 114,* 291–303. http://doi.org/10.1037/0021-843X.114.2.291

Joiner, T.E., Pfaff, J.J. & Acres, J.G. (2002). A brief screening tool for suicidal symptoms in adolescents and young adults in general health settings: reliability and validity data from the Australian National General Practice Youth Suicide Prevention Project. *Behavior Research and Therapy, 40,* 471–481.

Joiner, T.E., Rudd, M.D. & Pettit, J.W. (2004). Is there a window of heightened suicide risk if patients gain energy in the context of continued depressive symptoms? *Professional Psychology: Research and Practice, 35,* 84–89.

Joiner, T.E., Rudd, M.D. & Rajab, M.H. (1997). Exploratory and confirmatory factor analyses of the modified scale for suicidal ideation among suicidal adults: Factors of suicidality and their relation to clinical and diagnostic variables. *Journal of Abnormal Psychology, 106,* 260–265.

Joiner, T., Rudd, M.D. & Rajab, M.H. (1999). Agreement between self- and clinician-rated suicidal symptoms in a clinical sample of young adults. *Journal of Consulting and Clinical Psychology, 67,* 171–176. http://doi.org/10.1037/0022-006X.67.2.171

Joiner, T.E., Van Orden, K.A., Witte, T.K. & Rudd, M.D. (2009). *The interpersonal theory of suicide: Guidance for working with suicidal Clients.* Washington, DC: American Psychological Association.

Joiner, T.E., Van Orden, K., Witte, T., Selby, E., Ribeiro, J., Lewis, R. & Rudd, M. (2009). Main predictions of the interpersonal–psychological theory of suicidal behavior: Empirical tests in two samples of young adults. *Journal of Abnormal Psychology, 118,* 634–646.

Joiner, T., Walker, R., Rudd, M. & Jobes, D. (1999). Scientizing and routinizing the assessment of suicidality in outpatient practice. *Journal of Professional Psychology: Research & Practice, 30,* 447–454. http://doi.org/10.1037/0735-7028.30.5.447

Joiner, T.E., Hollar, D. & Van Orden, K. (2006). On Buckeys, Gators, Super Bowl Sunday and the Miracle on Ice: „Pulling together" is associated with lower suicide rates. *Journal of Social and Clinical Psychology, 25,* 179–195. http://doi.org/10.1521/jscp.2006.25.2.179

Jordan, J.R. & McIntosh, J.L. (2011). Is suicide bereavement different? A framework for rethinking the question. In J.R. Jordan & J.L. McIntosh (Eds), *Grief after suicide* (pp. 19–42). New York, NY: Routledge.

Jordan, J.R. (2001). Is suicide bereavement different? A reassessment of the literature. *Suicide and Life-threatening behavior, 31,* 91–102. http://doi.org/10.1521/suli.31.1.91.21310

Juurlink, D. N., Herrmann, N., Szalai, J. P., Kopp, A. & Redelmeier, D. A. (2004). Medical illness and the risk of suicide in the elderly. *Archives of Internal Medicine, 164,* 1179–1184. http://doi.org/10.1001/archinte.164.11.1179

Kaess, M., Parzer, P., Haffner, J., Stehen, R., Roos, J., Klett, M. et al. (2011). Explaining gender differences in non-fatal suicidal behavior among adolescents. *BMC Public Health, 11,* 597. http://doi.org/10.1186/1471-2458-11-597

Kapusta, N. D., Fegert, J. M., Haring, C. & Plener, P. L. (2014). Psychotherapeutische Interventionen bei suizidalen Jugendlichen. *Psychotherapeut, 59,* 16–23. http://doi.org/10.1007/s00278-013-1027-z

Katz, C., Bolton, S. L., Katz, L. Y., Isaak, C., Tilston-Jones, T. & Sareen, J. (2013). A systematic review of school-based suicide prevention programs. *Depression and Anxiety, 30,* 1030–1045. http://doi.org/10.1002/da.22114

Keiser, O., Spoerri, A., Brinkhof, M., Hasse, B., Gayet-Ageron, A., Tissot, F. et al. (2010). *Suicide in HIV-infected individuals and the general population in Switzerland,* 1988–2008. *American Journal of Psychiatry, 167,* 143–150. http://doi.org/10.1176/appi.ajp.2009.09050651

Kellerman, A. L. & Reay, D. T. (1986). Protection or peril? An analysis of firearm-related deaths in the home. *New England Journal of Medicine, 327,* 1557–1560.

Khan, A., Khan, S., Leventhal, R. & Brown, W. (2001). Symptom reduction and suicide risk among patients treated with placebo in antipsychotic clinical trails: an analysis of the Food and Drug Administration database. *American Journal of Psychiatry, 158,* 1449–1454. http://doi.org/10.1176/appi.ajp.158.9.1449

Khan, A., Khan, S., Kolts, R. & Brown, W. (2003). Suicide rates in clinical trials of SSRIs, other antidepressants, and placebo: analysis of FDA reports. *American Journal of Psychiatry, 160,* 790–792. http://doi.org/10.1176/appi.ajp.160.4.790

Kiesler, D. J. (1983). The Interpersonal Circle: A taxonomy for complementarity in human transactions. *Psychological Review, 90,* 185–214. http://doi.org/10.1037/0033-295X.90.3.185

Kim, C. D., Seguin, M., Therrien, N., Riopel, G., Chawky, N., Lesage, A. D. & Turecki, G. (2005). Familial aggregation of suicidal behavior: a family study of male suicide completers from the general population. *The American Journal of Psychiatry, 162,* 1017–1019. http://doi.org/10.1176/appi.ajp.162.5.1017

King, C. A., Foster, C. E. & Rogalski, K. M. (2013). *Teen suicide risk.* New York: The Guilford Press.

Kliem, S. & Brähler, E. (2015). *Beck-Suizidgedanken-Skala (BSS).* Frankfurt: Pearson Assessment.

Kleespies, P. M., Penk, W. E. & Forsyth, J. P. (1993). The stress of patient suicidal behavior during clinical training: incidence, impact, and recovery. *Professional Psychology: Research and Practice, 24,* 293–303. http://doi.org/10.1037/0735-7028.24.3.293

Kleiman, E. M., Law, K. C. & Anestis, M. D. (2014a). Do theories of suicide play well together? Integrating components of the hopelessness and interpersonal psychological theories of suicide. *Comprehensive Psychiatry, 55,* 431–438.

Kleiman, E. M., Liu, R. T. & Riskind, J. H. (2014b). Integrating the interpersonal psychological theory of suicide into the depression/suicidal ideation relationship: a short-term prospective study. *Behavior Therapy, 45,* 212–221.

Klomek, A. B., Sourander, A., Niemelä, S., Kumpulainen, K., Piha, J., Tamminen, T. et al. (2009). Childhood bullying behaviors as a risk for suicide attempts and completed suicides: A population-based birth cohort study. *Journal of the American Academy of Child and Adolescent Psychiatry, 48,* 254–261.

Klonsky, E. D., May, A. M. & Glenn, C. R. (2013). The relationship between nonsuicidal self-injury and attempted suicide: Converging evidence from four samples. *Journal of Abnormal Psychology, 122,* 231–237. http://doi.org/10.1037/a0030278

Koivumaa Honkanen, H., Honkanen, R., Viinamaki, H., Heikkila, K. et al. (2001). Life satisfaction and suicide: A 20-year follow-up study. *American Journal of Psychiatry, 158,* 433–439. http://doi.org/10.1176/appi.ajp.158.3.433

Koban, C. (2009). Das Ambivalenz-Schauspiel. In S. Fliegel & A. Kämmerer (Hrsg.), *Psychotherapeutische Schätze. Band 2.* (S. 117–120). Tübingen: dgvt.

Kokkevi, A., Rotsika, V., Arapaki, A. & Richardson, C. (2012). Adolescents' self-reported suicide attempts, self-harm thoughts and their correlates across 17 European countries. *Journal of Child Psychology and Psychiatry, 53,* 381–389. http://doi.org/10.1111/j.1469-7610.2011.02457.x

König, D., Klein, J. M., Blünml, V. & Kapusta, N. D. (2014). Die suizidprophylaktischen Effekte von Lithium im Trinkwasser. *Suizidprophylaxe, 41,* 154–162.

Körkel, J. & Veltrup, C. (2003). Motivational Interviewing. *Suchttherapie, 4,* 115–124. http://doi.org/10.1055/s-2003-42230

Krug, E. G., Kresnow, M., Peddicord, J. P., Dahlberg, L. L., Powell, K. E., Crosby, A. E. & Annest, J. L. (1999). Suicide after natural disasters. *The New England Journal of Medicine, 340,* 148. http://doi.org/10.1056/NEJM199901143400213

Labelle, R., Bidaud-De Serres, A. & Leblanc, F.-O. (2013). Innovating to treat depression and prevent suicide: the IPhone @PSY ASSISTENCE application. In B. L.Mishara & A. J. F. M. Kerkhof (Eds.), *Suicide prevention and new technologies* (pp. 166–180). New York: Palgrave. http://doi.org/10.1057/9781137351692.0017

Lapierre, S., Erlangsen, A., Waern, M., De Leo, D., Oyama, H., Scocco, P., Gallo, J., Szanto, K., Conwell, Y., Draper, B., Quinnett, P. & the International Research Group for Suicide among the Elderly (2011). A systematic review of elderly suicide prevention programs. *Crisis, 32,* 88–98.

Large, M., Smith, G., Sharma, S., Nielssen, O. & Singh, S. P. (2011). Systematic review and meta-analysis of the clinical factors associated with the suicide of psychiatric inpatients. *Acta Psychiatrica Scandinavica, 124,* 18–29. http://doi.org/10.1111/j.1600-0447.2010.01672.x

Larson, D.G. & Hoyt, W.T. (2007). What Has Become of Grief Counseling? An evaluation of the empirical foundations of the new pessimism. *Professional Psychology: Research and Practice, 38,* 347–355. http://doi.org/10.1037/0735-7028.38.4.347

Lasogga, F. & Gasch, B. (2009). Helfen als Beruf. In R. Lipp (Hrsg.), *Berufskunde und Einsatztaktik, Lehrbuch für präklinische Notfallmedizin* (S. 429–435). Edewecht: Stumpf und Kossendey.

Lewis, L. (2007). No-harm contracts: a review of what we know. *Suicide and Life-Threatening Behavior, 37,* 50–57. http://doi.org/10.1521/suli.2007.37.1.50

Lieb, K., Zanarini, M.C., Schmahl, C., Linehan, M.M. & Bohus, M. (2004). Borderline personality disorder. *Lancet, 364,* 453–461. http://doi.org/10.1016/S0140-6736(04)16770-6

Lindner, R., Hery, D., Schaller, S., Schneider, B. & Sperling, U. (2014). *Suizidgefährdung und Suizidprävention bei älteren Menschen.* Berlin: Springer.

Linehan, M. (1996). *Dialektisch-Behaviorale Therapie der Borderline-Persönlichkeitsstörung.* München: CIP-Medien.

Linehan, M., Comtois, K.A., Brown, M.Z., Heard, H.L. & Wagner, A. (2006a). Suicide attempt self-injury interview (SASII): development, reliability, and validity of a scale to assess suicide attempts and intentional self-injury. *Psychological Assessment, 18,* 303–312.

Linehan, M., Comtois, K., Murray, A., Brown, M., Gallop, R., Heard, H. et al. (2006b). Two-year randomized controlled trial and follow-up of dialectical behavior therapy vs. therapy by experts for suicidal behaviors and borderline personality disorder. *Archives of General Psychiatry, 63,* 757 1401.

Linehan, M., Korslund, K.E., Harned, M.S. Gallop, R.J., Lungu, A. Neacsiu, A.D. et al. (2015). Dialectical behavior therapy for high suicide risk in individuals with Borderline Personality Disorder: a randomized clinical trial and component analysis. *JAMA, eFirst:* doi:10.1001/jamapsychiatry.2014.3039

Links, P., Gould, B. & Ratnayake, R. (2003). Assessing suicidal youth with antisocial, borderline, or narcistic personality disorder. *Canadian Journal of Psychiatry, 48,* 301 310.

Lynch, T.R., Cheavens, J.S., Cukrowicz, K.C., Thorp, S.R., Bronner, L. & Beyer, J. (2007). Treatment of older adults with co-morbid personality disorder and depression: a dialectical behavior therapy approach. *International Journal of Geriatric Psychiatry, 22,* 131–143.

Lynch, T.R. & Cheavens, J.S. (2007). Dialectical behavior therapy for depression with comorbid personality disorder: an extension of standard dialectical behavior therapy. In L. Dimeff & K. Koerner (Eds.), *Dialectical Behavior Therapy in Clinical Practice* (pp. 69–111). New York: Guilford press.

Madsen, T., Agerbo, E., Mortensen, P. & Nordentoft, M. (2012). Predictors of psychiatric inpatient suicide: a national prospective register-based study. *Journal of Clinical Psychiatry, 73,* 144–151. http://doi.org/10.4088/JCP.10m06473

Mann, J.J., Bortinger, J., Oquendo, M.A., Currier, D., Li, S. & Brent, D.A. (2005). Family history of suicidal behavior and mood disorders in probands with mood disorders. *American Journal of Psychiatry, 162,* 1672–1679. http://doi.org/10.1176/appi.ajp.162.9.1672

Mann, J.J. & Currier, D. (2011). Relationships of genes and early-life experience to the neurobiology of suicidal behavior. In R. O'Conner, S. Platt & J. Gordon (Eds.), *International Handbook of Suicide Prevention: Research Policy and Practice* (pp. 133–150). Oxford: John Wiley & Sons, Ltd.

Mann, J.J., Currier, D., Stanley, B., Oquendo, M., Amsel, L. & Ellis, S. (2006). Can biological tests assist prediction of suicide in mood disorders? *International Journal of Neuropsychopharmakology, 9,* 465–474.

Martell, C.R., Dimidijan, S. & Herman-Dunn, R. (2010). *Behavioral activation for depression: A clinician's guide.* New York: Guilford Publishers.

Marzuk, P. (1994). Suicide and terminal illness. *Death Studies, 18,* 497 512. http://doi.org/10.1080/07481189408252695

Marzuk, P., Tardiff, K. & Hirsch, C. (1992). The epidemiology of murder-suicide. *Journal of the American Medical Association, 267,* 3179–3183.

Marzuk, P., Tardiff, K., Leon, A., Hirsch, J., Portera, L., Hartwell, N. & Iqbal, I. (1997). Lower risk of suicide during pregnancy. *American Journal of Psychiatry, 154,* 122–123. http://doi.org/10.1176/ajp.154.1.122

Mauchnik, J., Schmahl, C. & Bohus, M. (2005). New findings in the biology of borderline personality disorder. *Directions in Psychiatry, 25,* 197–215

McCullough, J.P. (2000). *Treatment of chronic depression: Cognitive Behavioral Analysis System of Psychotherapy.* New York: Guilford Press.

McCullough, J.P. (2006). *Treating chronic depression with disciplined personal involvement. Cognitive behavioral analysis system of psychotherapy.* New York: Springer.

McGirr, A., Paris, J., Lesage, A., Renaud, J. & Turecki, G. (2007b). Risk factors for suicide completion in borderline personality disorder: a case-control study af cluster B comorbidity and impulsive aggression. *Journal of Clinical Psychiatry, 68,* 721–729. http://doi.org/10.4088/JCP.v68n0509

McGirr, A., Renaud, J., Bureau, A., Seguin, M., Lesage, A. & Turecki, G. (2008). Impulsive-aggressive behaviors and completed suicide across the life cycle: A predisposition for younger age of suicide. *Psychological Medicine, 38,* 407–417. http://doi.org/10.1017/S0033291707001419

McGirr, A., Renaud, J., Seguin, M., Alda, M., Benklfat, C., Lesage, A. & Turecki, G. (2007a). An examination of DSM-IV depressive symptoms and risk for suicide completion in major depressive disorder: a psychological autopsy study. *Journal of Affective Disorders, 97,* 203–209.

McGirr, A. & Turecki, G. (2008). What is specific to suicide in schizophrenia? *Schizophrenia Research, 98,* 217–224.

McIntosh, J.L. & Kelly, L.D. (1992). Survivors' reactions: Suicide vs. other causes. *Crisis, 13,* 82–93.

McIntosh, J.L. (1996). *Survivors of suicide: A comprehensive bibliography update,* 1986–1995. *Omega, 33,* 147–175. http://doi.org/10.2190/BCWL-BL0J-NLY2-K161

McMain, S., Links, P., Gnam, W., Guimond, T., Cardish, R., Korman, L. & Streiner, D. (2009). A randomized trial of dialectical behavior therapy versus general psychiatric managment for borderline personality disorder. *American Journal of Psychiatry, 166,* 1365–1374. http://doi.org/10.1176/appi.ajp.2009.09010039

Mehlum, L., Tormoen, A.J., Ramberg, M., Haga, E., Diep, L.M., Laberg, S., Larsson, B.S., Stanley, B.H., Miller, A.L., Sund, A.M. & Groholt, B. (2014). Dialectical behavior therapy for adolescents with repeated suicidal and self-harming behavior: a randomized trial. *Journal of the American Academy of Child and Adolescent Psychiatry, 53,* 1082–1091.

Meltzer, H.Y., Alphs, L., Green, A.I., Altamura, A.C., Anand, R., Bertoldi, A., Bourgeois, M., Chouinard, G., Islam, M.Z., Kane, J., Krishnan, R., Lindenmayer, J.P. & Potkin, S. (2003). International Suizide Prevention Trial Study Group. Clozapine treatment for suicidality in schizophrenia: International Suicide Prevention Trial (InterSePt). *Archives of General Psychiatry, 60,* 82–91.

Minuchin, S. (1974). *Families and family therapy.* Cambridge: Harvard University Press.

Mitchell, A.M., Kim, Y., Prigerson, H.G. & Mortimer-Stephens, M. (2004). Complicated grief in survivors of suicide. *Crisis, 25,* 12–18. http://doi.org/10.1027/0227-5910.25.1.12

Miller, A.L. (1999). Dialectical behavior therapy: A new treatment approach for suicidal adolescents. *American Journal of Psychotherapy, 53* (3), 413–417.

Miller, A.L., Rathus, J.H., DuBose, A.P., Dexter-Mazza, E.T. & Goldklang, A.R. (2007). Dialectical behavior therapy for adolescents. In L.A. Dimeff & K. Koerner (Eds.), *Dialectical behavior therapy in clinical practice: Applications across disorders and settings* (pp. 245–263). New York: Guliford Press.

Miller, W.R. & Rollnick, S. (1999). *Motivierende Gesprächsführung.* Freiburg: Lambertus.

Mishara, B.L. & Kerkhof, A.J.F.M. (2013). *Suicide prevention and new technologies. Evidence based practice.* New York: Palgrave. http://doi.org/10.1057/9781137351692

Milos, G., Spindler, A., Hepp, U. & Schnyder, U. (2004). Suicide attempts and suicidal ideation: links with psychiatric comorbidity in eating disorder subjects. *General Hospital Psychiatry, 26,* 129–135. http://doi.org/10.1016/j.genhosppsych.2003.10.005

Morley, K.C., Sitharthan, G., Haber, P.S., Tucker, P. & Sitharthan, T. (2014). The efficacy of an opportunistic cognitive behavioral intervention package (OCB) on substance use and comorbid suicide risk: a multisite randomized controlled trial. *Journal of Consulting and Clinical Psychology, 82,* 130–140.

Morrison, R. & O'Connor, R. (2008). A systematic review of the relationship between rumination and suicidality. *Suicide and Life-Threatening Behaviour, 38,* 523–538. http://doi.org/10.1521/suli.2008.38.5.523

Moscicki, E.K. (2014). Suicidal behaviors among adults. In M. Nock (Ed.), *The Oxford handbook of suicide and self-injury* (pp. 82–112). Oxford: Oxford University Press.

Motto, J. & Bostrom, A. (2001). A randomized controlled trial of postcrisis suicide prevention. *Psychiatric Services, 52,* 828–833. http://doi.org/10.1176/appi.ps.52.6.828

Murphy, S.A., Johnson, C., Cain, K.C., Gupta, A.D., Diamond, M., Lohan, J. & Baugher, R. (1998). Broadspectrum group treatment for parents bereaved by the violent deaths of their 12 to 28 years old children: A randomized controlled trial. *Death Studies, 22,* 209–235.

Neimeyer, R.A. (2000). Searching for the meaning of meaning: Grief therapy and the process of reconstruction. *Death Studies, 24,* 541–558. http://doi.org/10.1080/07481180050121480

Ness, D.E. & Pfeffer, C.R. (1990). Sequelae of bereavement resulting from suicide. *American Journal of Psychiatry, 14,* 279–285.

Niederkrotenthaler, T., Voracek, M., Herberth, A., Till, B., Strauss, M., Etzersdorfer, E., Eisenworth, B. & Sonneck, G. (2010). Role of media reports in completed and prevented suicide: Werther vs. papageno effects. *The British Journal of Psychiatry, 197,* 234–243.

Nock, M., Borges, G., Bromet, E., Alonso, J.A.M., Beautrais, A., Bruffaerts, R. et al. (2008). Cross-national prevalence and risk factors for suicidal ideation, plans and attempts. *The British Journal of Psychiatry, 192,* 98–105. http://doi.org/10.1192/bjp.bp.107.040113

Nock, M.K., Borges, G. & Ono, Y. (2014). *Suicide. Global perspectives from the WHO World Mental Health Survey.* Cambridge: Cambridge University Press.

Nock, M.K., Greif Green, J., Hwang, I., McLaughlin, K.A., Sampson, N.A., Zaslavsky, A.M. & Kessler, R.C. (2013). Prevalence, correlates, and treatment of lifetime suicidal behavior among adolescents. *JAMA, 70,* 300–310. http://doi.org/10.1001/2013.jamapsychiatry.55

Nock, M.K., Holmberg, E.B., Photos, V.L. & Michel, B.D. (2007). Self-injurious thoughts and behaviors interview: Development, reliability, and validity in an adolescent sample. *Psychological Assessment, 19,* 309–317. http://doi.org/10.1037/1040-3590.19.3.309

Nock, M., Hwang, I., Sampson, N., Kessler, R., Angermeyer, M., Beautrais, A. et al. (2009). Cross-national analysis of the associations among mental disorders and suicidal behavior: findings from the WHO World Mental Health Surveys. *PLoS Medicine, 6,* e1000123. http://doi.org/10.1371/journal.pmed.1000123

Nock, M., Joiner, T., Gordon, K. H., Lloyd-Richardson, E. & Prinstein, M. J. (2006). Non-suicidal self-injury among adolescents: diagnostic correlates and relation to suicide attempts. *Psychiatry Research, 144,* 65–72. http://doi.org/10.1016/j.psychres.2006.05.010

Nordentoft, M., Mortensen, P. B. & Pedersen, C. B. (2011). Absolute risk of suicide after first hospital contact in mental disorder. *Archives of General Psychiatry, 68,* 1058–1964. http://doi.org/10.1001/archgenpsychiatry.2011.113

Nordström, P., Samuelsson, M., Åsberg, M., Träskman-Bendz, L., Åberg-Wistedt, A., Nordin, C. et al. (1994). CSF 5-HIAA predicts suicide risk after attempted suicide. *Suicide and Life-Threatening Behavior, 24,* 1–9.

O'Connor, R. (2011) Towards an integrated motivational-volitional model of suicide behavior. In R. O'Connor, S. Platt & J. Gordon (Eds.), *International Handbook of Suicide Prevention: Research Policy and Practice* (pp. 181–198). Oxford: John Wiley & Sons, Ltd.

O'Connor, R. C., Fraser, L., Whyte, M. C., Machale, S. & Masterton, G. (2008). A comparison of specific positive future ecpectancies and global hopelessness as predictors of suicidal ideation in an prospective study of repeat self-harmers. *Journal of Affective Disorders, 110,* 207–214.

O'Connor, R. C. & Nock, M. K. (2014). The psychology of suicidal behavior. *The Lancet Psychiatry, 1,* 73–85.

O'Connor, R., Platt, S. & Gordon, J. (Eds.). (2011). *International Handbook of Suicide Prevention: Research Policy and Practice.* Oxford: John Wiley & Sons, Ltd. http://doi.org/10.1002/9781119998556

O'Connor, R. C., Rasmussen, S. & Hawton, K. (2012). Distinguishing adolescents who think about self-harm from those who engage in self-harm. *The British Journal of Psychiatry, 200,* 330–335. http://doi.org/10.1192/bjp.bp.111.097808

O'Connor, R. C., Smyth, R., Ferguson, E., Ryan, C. & Williams, J. M. G. (2013). Psychological processes and repeat suicidal behavior: a four-year prospective study. *Journal of Consulting and Clinical Psychology, 81,* 1137–1143.

Ogrodniczuk, J. S., Piper, W. E., Joyce, A. S., McCallum, M. & Rosie, J. S. (2003). NEO-five factor personality traits as predictors of response to two forms of group psychotherapy. *International Journal of Group Psychotherapy, 53,* 417–442. http://doi.org/10.1521/ijgp.53.4.417.42832

Oldham, J. M. (2006). Borderline personality disorder and suicidality. *The American Journal of Psychiatry, 163,* 20–26. http://doi.org/10.1176/appi.ajp.163.1.20

Omer, H. & Elitzur, A. (2003). Wie spricht man mit dem „Menschen auf dem Dach?". *Psychotherapie im Dialog, 4,* 354–359. http://doi.org/10.1055/s-2003-45300

O'Riley, A. A., Van Orden, K. A., He, H., Richardson, T. M., Podgorski, C. & Conwell, Y. (2014). Suicide and death ideation in older adults obtaining aging services. *American Journal of Geriatric Psychiarty, 22,* 614–622. http://doi.org/10.1016/j.jagp.2012.12.004

Ösby, U., Brandt, L., Correia, N., Ekbom, A. & Sparén, P. (2001). Excess mortality in bipolar and unipolar disorder in Sweden. *Archives of General Psychiatry, 58,* 844–850. http://doi.org/10.1001/archpsyc.58.9.844

Osman, A., Bagge, C., Gutierrez, P., Konick, L., Kopper, B. & Barrios, F. (2001). The suicidal behaviors questionnaire-revised (SBQ-R): validation with clinical and nonclinical samples. *Assessment, 8,* 443–454. http://doi.org/10.1177/107319110100800409

Owens, D., Horrocks, J. & House, A. (2002). Fatal and non-fatal repetition of self-harm. *British Journal of Psychiatry, 181,* 193–199. http://doi.org/10.1192/bjp.181.3.193

Palmer, S., Pankratz, S. & Bostwick, J. (2005). The lifetime risk of suicide in schizophrenia. *Archives of General Psychiatry, 62,* 247–253. http://doi.org/10.1001/archpsyc.62.3.247

Panagioti, M., Gooding, P., Taylor, P. J. & Tarrier, N. (2013). A model of suicidal behavior in posttraumatic stress disorder (PTSD): the mediating role of defeat and entrapment. *Psychiatry Research, 209,* 55–59. http://doi.org/10.1016/j.psychres.2013.02.018

Panagioti, M., Gooding, P. & Tarrier, N. (2009). Post-traumatic stress disorder and suicidal behavior: A narrative review. *Clinical Psychology Review, 29,* 471–482. http://doi.org/10.1016/j.cpr.2009.05.001

Panagioti, M., Gooding, P. A. & Tarrier, N. (2012). An empirical investigation of the effectiveness of the broad-minded affective coping procedure (BMAC) to boost mood among individuals with posttraumatic stress disorder (PTSD). *Behaviour Research and Therapy, 50,* 589–595.

Paris, J. (2011). Personality disorders and suicidal behavior. In R. O'Conner, S. Platt & J. Gordon (Eds.), *International Handbook of Suicide Prevention: Research Policy and Practice* (pp. 109–118). Oxford: John Wiley & Sons, Ltd.

Pasieczny, N. & Connor, J. (2011). The effectiveness of dialectical behaviour therapy in routine public mental health settings: an Australian controlled trial. *Behaviour Research and Therapy, 49,* 4–10. http://doi.org/10.1016/j.brat.2010.09.006

Pasupathi, M. & Carstensen, L. L. (2003). Age and emotional experience during mutual reminiscing. *Psychology and Aging, 18,* 430–442. http://doi.org/10.1037/0882-7974.18.3.430

Phillips, D. P. (1974). The influence of suggestion on suicide: Substantive and theoretical implications of the Werther effect. *American Sociological Review, 39,* 340–354. http://doi.org/10.2307/2094294

Piacentini, J., Rotheram-Borus, M. J., Gillis, J. R., Graae, F., Trautman, P., Cantwell, C., Garcia-Leeds, C. & Shaffer, D. (1995). Demographic predictors of treatment attendance among adolescent suicide attempters. *Journal of Consulting and Clinical Psychology, 63,* 469–473.

Pinquart, M. & Forstmeier, S. (2012). Effects of reminiscence on psychosocial outcomes: A meta-analysis. *Aging & Mental Health, 16,* 541–558. http://doi.org/10.1080/13607863.2011.651434

Pilkington, P. & Etkin, M. (2003). Encountering suicide: The experience of psychiatry residents. *Academic Psychiatry, 27,* 93–99. http://doi.org/10.1176/appi.ap.27.2.93

Pitman, A., Osborn, D., King, M. & Erlangsen, A. (2014). Effects of suicide bereavement on mental health and suicide risk. *Lancet Psychiatry, 3,* 1–9. http://doi.org/10.1016/S2215-0366(14)70224-X

Pirkis, J. & Nordentoft, M. (2011). Media influences on suicide and attempted suicide. In R. C. O'Connor, S. Platt & J. Gordo (Eds.), *International Handbook of Suicide Prevention* (pp. 531–544). Chichester: Wiley.

Pirkis, J., Spittal, M. J., Cox, G., Robinson, J., Cheung, Y. T. D. & Studdert, D. (2013). The effectiveness of structural interventions at suicide hotspots: a meta-analysis. *International Journal of Epidemiology, 42,* 541–548. http://doi.org/10.1093/ije/dyt021

Plener, P. L. (2015). *Suizidales Verhalten und nichtsuizidale Selbstverletzung.* Berlin: Springer.

Plener, P. L., Libal, G., Keller, F., Fegert, J. M. & Muehlenkamp, J. J. (2009). An international comparison of adolescent non-suicidal self-injury (NSSI) and suicide attempts: Germany and the USA. *Psychological Medicine, 39,* 1549–1558. http://doi.org/10.1017/S0033291708005114

Pöldinger, W. (1968). *Zur Abschätzung der Suizidalität.* Bern: Hans Huber Verlag.

Pollock, L. & Williams, J. (2004). Problem-solving in suicide attempters. *Psychological Medicine, 34,* 163–167. http://doi.org/10.1017/S0033291703008092

Pompili, M., Girardi, P., Tatarelli, G., Ruberto, A. & Tatarelli, R. (2006). Suicide and attempted suicide in eating disorders, obesity and weight-image concern. *Eating Behaviors, 7,* 384–394. http://doi.org/10.1016/j.eatbeh.2005.12.004

Posner, K., Oquendo, M., Gould, M., Stanley, B. & Davies, M. (2007). Columbia classification algorithm of suicide assessment (C-CASA): classification of suicidal events in the FDA's pediatric suicidal risk analysis of antidepressants. *American Journal of Psychiatry, 164,* 1035–1043.

Posner, K., Brodsky, B., Yershova, K., Buchanan, J. & Mann, J. (2014). The classification of suicidal behavior. In M. Nock (Ed.), *The Oxford handbook of suicide and self-injury* (pp. 7–22). Oxford: Oxford University Press.

Posner, K., Brown, G. K., Stanley, B., Brent, D. A., Yershova, K. V., Oquendo, M. A. et al. (2011). The Columbia-Suicide Severity Rating Scale: initial validity and internal consistency findings from three multisite studies with adolescents and adults. *The American Journal of Psychiatry, 168,* 1266–1267.

Potkin, S. G., Alphs, L., Hsu, C., Krishnan, K. R., Anand, R., Young, F. K., Meltzer, H., Green, A. & InterSePT Study Group (2003). Predicting suicidal risk in schizophrenic and schizoaffective patients in a prospective two-year trail. *Biological Psychiatry, 54,* 444–452.

Preti, A., Rocchi, M. B., Sisti, D., Camboni, M. V. & Miotto, P. (2011). A comprehensive meta-analysis of the risk of suicide in eating disorders. *Acta Psychiatrica Scandinavica, 124,* 6–17. http://doi.org/10.1111/j.1600-0447.2010.01641.x

Prochaska, J. O.& DiClemente, C. C. (1982). Transtheoretical therapy: Toward a more integrative model of change. *Psychotherapy:Theory, Research & Practice, 19,* 276–288.

Prochaska, J. O. & Norcross, J. C. (2002). Stages of change. In J. C. Norcross (Ed.), *Psychotherapy relationships that work.* New York: Oxford University Press.

Qin, P., Agerbo, E., Westergård-Nielsen, N., Eriksson, T. & Mortensen, P. B. (2000). Gender differences in risk factors for suicide in Denmark. *British Journal of Psychiatry, 177,* 5467–550. http://doi.org/10.1192/bjp.177.6.546

Qin, P. & Mortensen, P. (2003). The impact of parental status on the risk of completed suicide. *Archives of General Psychiatry, 60,* 797. http://doi.org/10.1001/archpsyc.60.8.797

Qin, P. & Nordentoft, M. (2005). Suicide risk in relation to psychiatric hospitalization: evidence based on longitudinal registers. *Archives of General Psychiatry, 62,* 427–432. http://doi.org/10.1001/archpsyc.62.4.427

Radomsky, E. D., Haas, G. L., Mann, J. J. & Sweeney, J. A. (1999). Suicidal behavior in patients with schizophrenia and other psychotic disorders. *The American Journal of Psychiatry, 156,* 1590–1595. http://doi.org/10.1176/ajp.156.10.1590

Radtke, M. (2015). *Langzeitoutcome nach stationärer CBASP-Behandlung.* Dissertation am Albert-Ludwigs-Universitätsklinikum Freiburg.

Range, L. M. & Calhoun, L. G. (1990). Responses following suicide and other types of death: The perspective of the bereaved. *Omega, 21,* 311–320. http://doi.org/10.2190/LLE5-7QNT-7M59-GURY

Rathus, J. H. & Miller, A. L. (2000). DBT for adolescents: Dialectical dilemmas and secondary treatment targets. *Cognitive and Behavioral Practice, 4,* 425–434.

Rathus, J. H. & Miller, A. L. (2002). Dialectical behavior therapy adapted for suicidal adolescents. *Suicide and life-threating behavior, 32,* 146–157.

Reitzel, L. R., Burns, A. B., Repper, K. K., Wingate, L. R. & Joiner, T. E. (2004). The effect of therapist availability on the frequency of patient-initiated between-session contact. *Professional Psychology: Research and Practice, 35,* 291–296. http://doi.org/10.1037/0735-7028.35.3.291

Renaud, J., Brent, D. A., Birmaher, B., Chiapetta, L. & Bridge, J. (1999). Suicide in adolescents with disruptive disorders. *Journal of the American Academy of Child and Adolescent Psychiatry, 38,* 846–851. http://doi.org/10.1097/00004583-199907000-00014

Rhimer, Z. (2011). Depression and suicidal behaviour. In R. O'Conner, S. Platt & J. Gordon (Eds.), *International*

Handbook of Suicide Prevention: Research Policy and Practice (pp. 59–74). Oxford: John Wiley & Sons, Ltd.

Rihmer, Z., Barsi, J., Arató, M. & Demeter, E. (1990). Suicide in subtypes of primary major depression. *Journal of Affective Disorders, 18,* 221–225. http://doi.org/10.1016/0165-0327(90)90039-B

Ribeiro, J. D., Bender, T. W., Selby, E. A., Hames, J. L. & Joiner, T. E. (2011). Development and validation of a brief self-report measure of agitation: the Brief Agitation Measure. *Journal of Personality Assessment, 93,* 597–604. http://doi.org/10.1080/00223891.2011.608758

Ribeiro, J. D., Pease, J. L., Gutierrez, P. M., Silva, C., Bernert, R. A., Rudd, M. D. & Joiner, T. E. (2012). Sleep problems outperform depression and hopelessness as cross-sectional and longitudinal predictors of suicidal ideation and behavior in young adults in the military. *Journal of Affective Disorders, 136,* 743–750.

Riso, L. P., Miyatake, R. K. & Thase, M. E. (2002). The search for determinants of chronic depression: a review of six factors. *Journal of Affective Disorders, 70,* 103–115. http://doi.org/10.1016/S0165-0327(01)00376-7

Roy, A., De Jong, J. & Linnoila, M. (1989). Cerebrospinal fluid monoamine metabolites and suicidal behavior in depressed patients. A 5-year follow-up study. *Archives of General Psychiatry, 46,* 609–612. http://doi.org/10.1001/archpsyc.1989.01810070035005

Roy, A. & Segal, N. L. (2001). Suicidal behavior in twins: A replication. *Journal of Affective Disorders, 66,* 71–74. http://doi.org/10.1016/S0165-0327(00)00275-5

Rudd, M. D. (2006). Fluid vulnerability theory: a cognitive approach to understanding the process of acute and chronic suicide risk. In T. E. Ellis, Thomas E. (Ed.), *Cognition and suicide: Theory, research, and therapy* (pp. 355–368). Washington: American Psychological Association. http://doi.org/10.1037/11377-016

Rudd, M. D., Joiner, T. & Rajab, M. (2001). *Treating suicidal behavior: An effective time limited approach.* New York: Guilford Press.

Rudd, M. D., Brown, G. K., Jobes, D. A., Joiner, T., Cukrowicz, K. & Silverman, M. (2009). Informed consent with suicidal patients: rethinking risks in (and out of) treatment. *Psychotherapy: Theory, Research, Practice, Training, 46,* 459–468. http://doi.org/10.1037/a0017902

Rudd, M. D., Bryan, C. J., Wertenberger, E. G., Peterson, A. L., Young-McCaughan, S., Mintz, J. et al. (2015). Brief cognitive-behavioral therapy effects on post-treatment suicide attempts in a military sample: results of a randomized clinical trial with 2-year follow up. *American Journal of Psychiatry, 172,* 441–449.

Rudd, M. D., Mandrusiak, M. & Joiner, T. E. (2006). The case against no-suicide contracts: the commitment to treatment statement as a practice alternative. *Journal of Clinical Psychology, 62,* 243–251. http://doi.org/10.1002/jclp.20227

Runeson, B., Tidemalm, D., Dahlin, M., Lichtenstein, P. & Långström, N. (2010). Method of attempted suicide as predictor of subsequent successful suicide: national long term cohort study. *British Medical Journal, 341,* c3222. http://doi.org/10.1136/bmj.c3222

Runeson, B. & Åsberg, M. (2003). Family history of suicide among suicide victims. *The American Journal of Psychiatry, 160,* 1525–1526. http://doi.org/10.1176/appi.ajp.160.8.1525

Ruskin, R., Sakinofsky, I., Bagby, R. M., Dickens, S. & Sousa, G. (2004). Impact of patient suicide on psychiatrists and psychiatric trainees. *Academic Psychiatry, 28,* 104–110. http://doi.org/10.1176/appi.ap.28.2.104

Saarinen, P. I., Hintikka, J., Vnamäki, H., Lehtonen, J. & Lönnqvist, J. (2000). Is it possible to adapt to the suicide of a close individual? Results of a 10-year prospective follow-up study. *International Journal of social psychiatry, 46,* 182–190. http://doi.org/10.1177/002076400004600304

Sass, H., Wittchen, H. U., Zaudig, M. & Houben, I. (Hrsg.). (2003). *Diagnostisches und Statistisches Manual Psychischer Störungen – Textrevision – DSM-IV-TR.* Göttingen: Hogrefe.

Schaller, S. & Wolfersdorf, M. (2011). Depression und Suizid – Übersicht und klinische Anmerkungen. *Suizidprophylaxe, 38,* 105–118.

Schmidtke, A., Sell, R. & Löhr, C. (2008). Epidemiologie von Suizidalität im Alter. *Zeitschrift für Gerontologie und Geriatrie, 41,* 3–13. http://doi.org/10.1007/s00391-008-0517-z

Schmidtke, A. & Häfner, H. (1988). The Werther effect after television films: new evidence for an old hypothesis. *Psychological Medicine, 18,* 665–676. http://doi.org/10.1017/S0033291700008345

Schramm, H. & Seidlitz, J. (2013). Person droht zu springen … Talk-down. In J. Müller-Lange, U. Rieske & J. Unruh (Hrsg.). *Handbuch Notfallseelsorge* (S. 153–160). Edewecht: Stumpf & Kossendey.

Schulsinger, F., Kety, S., Rosenthal, D. & Wender, P. (1979). *A family study of suicide.* In: M. Schou & E. Stromgren (Eds.). Origin, Treatment of Affective Disorders (pp. 277–287). London: Academic Press.

Seguin, M., Lesage, A. & Kiely, M. C. (1995). Parental bereavement after suicide and accident: a comparative study. *Suicide and Life-Threatening Behavior, 25,* 489–498.

Seibl, R., Antretter, E. & Haring, C. (2001). Konsequenzen eines Suizids für Personen im Umfeld des Suizidenten. Stand der Forschung, offene Fragen und Aufgaben zukünftiger Forschung. *Psychiatrische Praxis, 28,* 316–322. http://doi.org/10.1055/s-2001-17776

Seiden, R. (1978). Where are they now? A follow-up study of suicide attempters from the Golden Gate Bridge. *Suicide and Life-Threatening Behavior, 8,* 1–13.

Shea, S. (2011). *The practical art of suicide assessment.* New York, N.Y: Wiley.

Shneidman, E. (1989). Overview: a multidimensional approach to suicide. In D. Jacobs & H. Brown (Eds.), *Suicide: understanding and responding* (pp. 1–30). Madison: International University Press.

Shneidman, E. S. (1969). Prologue: Fifty-Eight Years. In E. S. Shneidman (Ed.), *On the Nature of Suicide* (pp. 1–30). San Francisco, CA: Jossey-Bass.

Silverman, M., Berman, A., Sanddal, N., O'Carroll, P. & Joiner, T. (2007). Rebuilding the Tower of Babel: a revised nomenclature for the study of suicide and suicidal behavior: Part 2: suicide-related ideations, communications, and behaviors. *Suicide and Life-Threatening Behavior, 37,* 264–277.

Simon, G. & Savarino, J. (2007). Suicide attempts among patients starting depression treatment with medications or psychotherapy. *American Journal of Psychiatry, 164,* 1029–1034. http://doi.org/10.1176/ajp.2007.164.7.1029

Simon, R. I. (2007). Gun safety management with patients at risk for suicide. *Suicide and Life-Threatening Behavior, 37,* 518–526. http://doi.org/10.1521/suli.2007.37.5.518

Simon, T., Swann, A., Powell, K., Potter, L., Kresnow, M. & O'Carroll, P. (2001). Characteristics of impulsive suicide attempts and attempters. *Suicide and Life-Threatening Behavior, 32,* 49–59. http://doi.org/10.1521/suli.32.1.5.49.24212

Singh, B. & Raphael, B. (1981). Postdiseaster morbidity of the bereaved: A possible role for preventive psychiatry? *The Journal of Nervous and Mental Disease, 169* (4), 203–212.

Slade, K., Edelmann, R., Worrall, M. & Bray, D. (2012). Applying the cry of pain model as a predictor of deliberate self-harm in an early-stage adult male prison population. *Legal and Criminological Psychology, 19,* 131–146. http://doi.org/10.1111/j.2044-8333.2012.02065.x

Smith, P. & Cukrowicz, K. (2010). Capable of suicide: a functional model of the acquired capability component of the interpersonal-psychological theory of suicide. *Suicide and Life Threatening Behavior, 40,* 266–275. http://doi.org/10.1521/suli.2010.40.3.266

Soloff, P., Lis, J., Kelly, T., Cornelius, J. & Ulrich, R. (1994). Risk factors for suicidal behavior in borderline personality disorder. *American Journal of Psychiatry, 151,* 1216–1323.

Sonneck, G., Kapusta, N., Tomandl, G. & Voracek, M. (2012). *Krisenintervention und Suizidverhütung*. Wien: Facultas.

Sonnenmoser, M. (2009). Ethik in der Psychotherapie: Schweigepflicht – Unterschiedliche Auslegungen. *Deutsches Ärzteblatt, 2,* 67–68.

Stack, S. (2005). Suicide in the media: a quantative review of studies based on nonfictional stories. *Suicide and Life-Threatening Behavior, 35,* 121–133. http://doi.org/10.1521/suli.35.2.121.62877

Stanley, B. & Brown, G. K. (2012). Safety planning intervention: a brief intervention to mitigate suicide risk. *Cognitive and Behavioral Practice, 19,* 256–264. http://doi.org/10.1016/j.cbpra.2011.01.001

Stanley, B., Brown, G. K., Brent, D., Wells, K., Poling, K., Curry, J. et al. (2009). Cognitive-behavioral therapy for suicide prevention (CBT-SP): treatment model, feasibility, and acceptability. *Journal of American Academy of Child and Adolescent Psychiatry, 48,* 1005–1013.

Stanley, B., Brown, G. K., Currier, G. W., Lyons, C., Chesin, M. & Knox, K. L. (2015). Brief intervention and follow-up for suicidal patients with repeated emergency department visists enhances treatment engagement. *American Journal of Public Health, 105,* 1570–1572.

Statham, D. J., Heath, A. C., Madden, P. A. F., Bucholz, K.K, Bierut, L., Dinwiddie, S. H. et al., (1998). Suicidal behaviour: an epidemiological and genetic study. *Psychological Medicine, 28,* 839–855. http://doi.org/10.1017/S0033291798006916

Statistisches Bundesamt (2014). *Todesursachenstatistik*. Zugriff am 15. 09. 2015 unter https://www.destatis.de/DE/ZahlenFakten/GesellschaftStaat/Gesundheit/Todesursachen/Tabellen/Sterbefaelle_Suizid_ErwachseneKinder.html.

Staudinger, U. M. & Pasupathi, M. (2000). Life-span perspectives on self, personality and social cognition. In F. I. M. Craik & T. A. Salthouse (Eds.), *The handbook of aging and cognition* (pp. 633–688). Mahwah, NJ: Erlbaum.

Steer, R. A., Beck, A. T., Garrison, B. & Lester, D. (1988). Eventual suicide in interrupted and uninterrupted attempters: a challenge to the cry-for-help hypothesis. *Suicide and Life-Threatening Behavior, 18,* 119–128.

Stone, M., Laughren, T., Jones, M. L., Levenson, M., Holland, P. C., Hughes, A., Hammad, T. A., Temple, R. & Rochester, G. (2009). Risk of suicidality in clinical trials of antidepressants in adults: analysis of proprietary data submitted to US Food and Drug Administration. *British Medical Journal, 339,* b2880.

Suokas, J. T., Suvisaare, J. M., Gissler, M., Löfman, R., Linna, M. S., Raevuori, A. & Haukka, J. (2013). Mortality in eating disorders: a follow-up study of adults eating disorder patients treated in tertiary care, 1995–2010. *Psychiatry Research, 201,* 1101–1106. http://doi.org/10.1016/j.psychres.2013.07.042

Suominen, K., Isometsä, E., Suokas, J., Haukka, J., Achte, K. & Lönnqvist, J. (2004). Completed suicide after a suicide attempt: a 37-year follow-up study. *American Journal of Psychiatry, 161,* 562–563. http://doi.org/10.1176/appi.ajp.161.3.562

Sourander, A., Klomek, A. B., Niemelä, S., Haavisto, A., Gyllenberg, D., Helenius, H., Sillanmäki, L. et al. (2009). Childhood predictors of completed and severe suicide attempts. Findings From the Finnish 1981 Birth Cohort Study. *Archives of General Psychiatry, 66,* 398–406. http://doi.org/10.1001/archgenpsychiatry.2009.21

Sveen, C. A. & Walby, F. A. (2008). Suicide survivors' mental health and grief reactions: A systematic review of controlled studies. *Suicide and Life-Threatening Behavior, 38* (1), 13–34.

Szumilas, M. & Kutcher, S. (2011). Post suicide Intervention Programs: A Systematic Review. *Revue Canadienne de Santé Publique, 1202,* 18–28.

Tang, N. & Crane, C. (2006). Suicidality in chronic pain: a review of prevalence, risk factors and psychological links. *Psychological Medicine, 36,* 575–586. http://doi.org/10.1017/S0033291705006859

Tarrier, N., Gooding, P., Pratt, D., Kelly, J., Awenat, Y. & Maxwell, J. (2013). *Cognitive behavioural prevention of suicide in psychosis*. London: Routledge.

Tarrier, N., Taylor, K. & Gooding, P. (2008). Cognitive-behavioral interventions to reduce suicide behavior. A systematic review and meta-analysis. *Behavior Modification, 32,* 77–108. http://doi.org/10.1177/0145445507304728

Taylor, P.J., Gooding, P., Wood, A.M. & Tarrier, N. (2011). The role of defeat and entrapment in depression, anxiety, and suicide. *Psychological Bulletin, 137,* 391–420. http://doi.org/10.1037/a0022935

Taylor, P.J., Wood, A.M., Gooding, P. & Tarrier, N. (2010a). Appraisals and suicidality: the mediating role of defeat and entrapment. *Archives of Suicide Research, 14,* 236–247.

Taylor, P.J., Gooding, P., Wood, A.M., Johnson, J., Pratt, D. & Tarrier, N. (2010b). Defeat and entrapment in schizophrenia: The relationship with suicidal ideation and positive psychotic symptoms. *Psychiatry Research, 178,* 244–248.

Teasdale, J.D. (1998). Cognitive vulnerability to persistent depression. *Cognition and Emotion, 2,* 247–274. http://doi.org/10.1080/02699938808410927

Teismann, T. & Dorrmann, W. (2014). *Suizidalität*. Göttingen: Hogrefe.

Teismann, T. & Dorrmann, W. (2015). *Suizidgefahr? Ein Ratgeber für Betroffene und Angehörige*. Göttingen: Hogrefe.

Teismann, T. & Forkmann, T. (2015). Rumination, entrapment and suicide ideation: a mediational model. *Clinical Psychology & Psychotherapy,* ePub. http://doi.org/10.1002/cpp.1999

Teismann, T., Forkmann, T., Glaesmer, H., Egeri, L. & Margraf, J. (2016). Remission of suicidal thoughts: Findings from a longitudinal epidemiological study. *Journal of Affectives Disorders, 190,* 723–725.

Teismann, T., Schwidder, J. & Willutzki, U. (2013). *Mediale Berichterstattung über den Suizid von Robert Enke. Zeitschrift für Gesundheitspsychologie, 21,* 113–121. http://doi.org/10.1026/0943-8149/a000096

Trockel, M., Karlin, B.E., Taylor, C.B., Brown, G.K. & Manber, R. (2015). Effects of cognitive behavioral therapy for insomnia on suicidal ideation in veterans. *Sleep, 38,* 259–265. http://doi.org/10.5665/sleep.4410

Tsuang, M.T. (1983). Risk of suicide in the realtives of shizophrenics, manics, depressives and controls. *Journal of Clinical Psychiatry, 44,* 396–400.

Tsai, A.C., Lucas, M., Sania, A., Kim, D. & Kawachi, I. (2014). Social integration and suicide mortality among men: 24-year cohort study of U.S. health professionals. *American College of Physicians, 161,* 85–95. http://doi.org/10.7326/M13-1291

Turvey, C.L., Conwell, Y., Jones, M.P., Phillips, C., Simonsick, E., Pearson, J.L. & Wallace, R. (2002). Risk factors for late-life suicide: A prospective, community-based study. *The American Journal of Geriatric Psychiatry, 10,* 398–406. http://doi.org/10.1097/00019442-200207000-00006

Tyrer, P., Thompson, S., Schmidt, U., Jones, V., Knapp, M., Davidson, K. et al. (2003). Randomized controlled trial of brief cognitive behavior therapy versus treatment as usual in recurrent deliberate self-harm: the POPMACT study. *Psycological Medicine, 33,* 969–976.

Valtonen, H., Suominen, K., Mantere, O., Leppämäki, S., Arvilommi, P. & Isometsä, E.T. (2005). Suicidal ideation and attempts in bipolar I and II disorders. *Journal of Clinical Psychiatry, 66,* 1456–1462. http://doi.org/10.4088/JCP.v66n1116

Van Beek, W., Kerkhof, A. & Beekman, A. (2009). Future oriented group training for suicidal patients: a randomized clinical trial. *BMC Psychiatry, 9*:65.

Van Heeringen, C., Jannes, S., Buylaert, W., Henderick, H., De Bacquer, D. & Van Remoortel, J. (1995). The management of non-compliance with referral to out-patient after-care among attempted suicide patients: a controlled intervention study. *Psychological Medicine, 25,* 963–970.

Van Heeringen, K., Godfrin, K. & Bijttebier, S. (2011). Understanding the suicidal brain: a review of neuropsychological studies of suicidal ideation and behavior. In R. O'Conner, S. Platt & J. Gordon (Eds.), *International Handbook of Suicide Prevention: Research Policy and Practice* (pp. 151–168). Oxford: John Wiley & Sons, Ltd. http://doi.org/10.1002/9781119998556.ch9

Van Orden, K.A., Witte, T.K., Cukrowicz, K.C., Braithwaite, S.R., Selby, E.A. & Joiner, T.E. (2010). The interpersonal theory of suicide. *Psychological Review, 177,* 575–600. http://doi.org/10.1037/a0018697

Van Orden, K.A., Witte, T.K., Gordon, K.H., Bender, T.W. & Joiner, T.E. (2008). Suicidal desire and the capability for suicide: tests of the interpersonal-psychological theory of suicidal behavior among adults. *Journal of Consulting and Clinical Psychology, 76,* 72–83.

Vannoy, S.D. & Robins, L.S. (2011). Suicide-related discussions with depressed primary care patients in the USA: gender and quality gaps. A mixed methods analysis. *British Medical Journal, 1,* e000198.

Värnik, A., Kõlves, K., Allik, J., Arensman, E., Aromaa, E., van Audenhove, C. et al. (2009). Gender issues in suicide rates, trends and methods among youths aged 15–24 in 15 European countries. *Journal of affective disorders, 113* (3), 216–226. http://doi.org/10.1016/j.jad.2008.06.004

Von Glischinski, M., Teismann, T., Prinz, S., Gebauer, J. & Hirschfeld, G. (2016). Depressive Symptom Inventory – Suicidality Subscale: psychometric properties and cut-points for clinical and nonclinical samples. *Clinical Psychology & Psychotherapy.* http://doi.org/10.1002/cpp.2007

Wachtel, S. & Teismann, T. (2013). Die Interpersonale Theorie suizidalen Verhaltens: eine systematische Übersichtsarbeit. *Zeitschrift für Klinische Psychologie und Psycho-*

therapie, 42, 96–106. http://doi.org/10.1026/1616-3443/a000193

Waern, M., Beskow, J., Runeson, B. & Skoog, I. (1999). Suicidal feelings in the last year of life in elderly people who commit suicide. *The Lancet, 354,* 917–918.

Waern, M., Rubenowitz, E., Runeson, B., Skoog, I., Wilhelmson, K. & Allebeck, P. (2002). Burden of illness and suicide in elderly people: Case-control study. *British Medical Journal, 324,* 1355–1357. http://doi.org/10.1136/bmj.324.7350.1355

Waern, M., Rubenowitz, E. & Wilhelmson, K. (2003). Predictors of suicide in the old elderly. *Gerontology, 49,* 328–334. http://doi.org/10.1159/000071715

Wagner, B. & Maercker, A. (2010). The diagnosis of complicated grief as a mental disorder: A critical appraisal. *Psychologica Belgica, 50,* 1–2. http://doi.org/10.5334/pb-50-1-2-27

Wagner, B. (2014). *Komplizierte Trauer.* Wien & New York: Springer.

Walker, A.M., Lanza, L.L., Arellano, D. & Rothmann, K.J. (1997). Mortality in current and former users of clozapine. *Epidemioogy, 8,* 671–677.

Wasserman, D., Hoven, C.W., Wasserman, C., Wall, M., Eisenberg, R., Hadlaczky, G. et al. (2015). School-based suicide prevention programmes: the SEYLE cluster-randomised, controlled trial. *The Lancet, 385,* 1536–1544. http://doi.org/10.1016/S0140-6736(14)61213-7

Wenzel, A. & Beck, A. (2008). A cognitive model of suicidal behavior: theory and treatment. *Applied and Preventive Psychology, 12,* 189–201. http://doi.org/10.1016/j.appsy.2008.05.001

Wenzel, A., Berchick, E.R., Tenhave, T., Halberstadt, S., Brown, G.K. & Beck, A.T. (2011). Predictors of suicide relative to other deaths in patients with suicide attempts and suicide ideation: a 30-year prospective study. *Journal of Affective Disorders, 132,* 375–382.

Wenzel, A., Brown, G. & Beck, A.T. (2009). *Cognitive therapy for suicidal patients: scientific and clinical applications.* Washington, D.C, London: American Psychological Association. http://doi.org/10.1037/11862-000

Wenzel, A. & Spokas, M. (2014). Cognitive and information processing approaches to understanding suicidal behaviors. In M. Nock (Ed.), *The Oxford handbook of suicide and self-injury* (pp. 235–254). Oxford: Oxford University Press.

WHO (2006). *Preventing suicide: A resource for media professionals.* Zugriff am 16.12.2015 unter http://www.who.int/mental_health/prevention/suicide/resource_media.pdf

WHO (2014). *Preventing suicide. A global imperative.* Genf: WHO Press.

Wiersma, J.E., Hovens, J.G.F.M., van Oppen, P., Giltay, E.J., van Schaik, D.J.F., Beekman, A.T.F. & Penninx, B.W.J.H. (2009). The importance of childhood trauma and childhood life events for chronicity of depression in adults. *Journal of Clinical Psychiatry, 70,* 983–989.

Williams, M. (2001). *Suicide and attempted suicide.* London: Penguin Books.

Williams, J.M., Barnhofer, T., Crane, C. & Beck, A.T. (2005). Problem solving deteriorates following mood challenge in formerly depressed patients with a history of suicidal ideation. *Journal of Abnormal Psychology, 114,* 421–431. http://doi.org/10.1037/0021-843X.114.3.421

Williams, J.M.G., Barnhofer, T., Crane, C., Hermans, D., Raes, F. & Dalgleish, T. (2007). Autobiographical memory specificity and emotional disorder. *Psychological Bulletin, 133,* 122–148. http://doi.org/10.1037/0033-2909.133.1.122

Williams, J.M.G., Crane, C., Barnhofer, T. & Duggan, D. (2005). Psychology and suicidal behavior: elaborating the entrapment model. In K. Hawton (Ed.), *Prevention and treatment of suicidal behavior* (pp. 71–89). Oxford: Oxford University Press.

Williams, J.M.G., Crane, C., Barnhofer, T., Van der Does, A.J.W. & Segal, Z.S. (2006). Recurrence of suicidal ideation across depressive episodes. *Journal of Affective Disorders, 91,* 189–194. http://doi.org/10.1016/j.jad.2006.01.002

Williams, J.M., Van der Does, A.J.W., Barnhofer, T., Crane, C. &. Segal, Z.S. (2008). Cognitive reactivity, suicidal ideation and future fluency: preliminary investigation of a differential activation theory of hopelessness/suicidality. *Cognitive Therapy and Research, 32,* 83–104.

Willutzki, U. & Teismann, T. (2013). *Ressourcenaktivierung in der Psychotherapie.* Göttingen: Hogrefe.

Winter, S., Brockmann, E. & Hegerl, U. (2005). Die Situation Hinterbliebener nach Suizid. *Verhaltenstherapie, 15,* 47–53. http://doi.org/10.1159/000083937

Wolfersdorf, M. (2000). *Der suizidale Patient in Klinik und Praxis. Suizidalität und Suizidprävention.* Stuttgart: Wiss. Verlagsgesellschaft.

Wolfersdorf, M. & Etzersdorfer, E. (2011). *Suizid und Suizidprävention.* Stuttgart: Kohlhammer.

Wolff, S., Stiglmayr, C.E., Bretz, J., Lammers, C.H. & Auckenthaler, A. (2007). Emotion identification and tension in female patients with borderline personality disorder. *British Journal of Clinical Psychology, 46,* 347–360. http://doi.org/10.1348/014466507X173736

Wurst, F.M., Kunz, I., Skipper, G., Wolfersdorf, M., Beine, K.H., Vogel, R., Müller, S., Petijean, S. & Thon, N. (2013). How therapists react to patient's suicide: findings and consequences for health care professionals' wellbeing. *General Hospital Psychiatry, 35,* 565–570.

Wurst, F.M., Mueller, S., Petitjean, S., Euler, S., Thon, N., Wiesbeck, G. & Wolfersdorf, M. (2010). Patient suicide: a survey of therapists' reactions. *Suicide and Life-Threatening Behavior, 40,* 328–336. http://doi.org/10.1521/suli.2010.40.4.328

Wyder, M., Ward, P. & De Leo, D. (2009). Separation as a suicide risk factor. *Journal of Affective Disorders, 116,* 208–213. http://doi.org/10.1016/j.jad.2008.11.007

Yaseen, Z., Katz, C., Johnson, M. S., Eisenberg, D., Cohen, L. J. & Galynker, I. I. (2010). Construct development: The Suicide Trigger Scale (STS- 2), a measure of a hypothesized suicide trigger state. *BMC Psychiatry, 10,* 110. http://doi.org/10.1186/1471-244X-10-110

Yen, S., Shea, M. T., Sanislow, C. A., Grilo, C. M., Skodol, A. E., Gunderson, J. G., McGlashan, T. H., Zanarini, M. C. & Morey, L. C. (2004). Borderline personality disorder criteria associated with prospectively observed suicidal behavior. *The American Journal of Psychiatry, 161,* 1296–1298.

Yip, P. S. F., Law, C. K., Fu, K-W., Wong, P. W. C. & Xu, Y. (2010). Restricting the means of suicide by charcoal burning. *The British Journal of Psychiatry, 196,* 241–242. http://doi.org/10.1192/bjp.bp.109.065185

Yip, P. S. F., Caine, E., Yousuf, S., Chang, S.-S., Wu, K. C.-C. & Chen, Y.-Y. (2012). Means restriction for suicide prevention. *The Lancet, 379,* 2393–2399.

Yousaf, U., Christensen, M., Engholm, G. & Storm, H. (2005). Suicides among Danish cancer patients 1971–1999. *British Journal of Cancer, 92,* 995–1000. http://doi.org/10.1038/sj.bjc.6602424

Zanarini, M. C., Frankenburg, F. R., Hennen, J. & Silk, K. R. (2003). The longitudinal course of borderline psychopathology: 6-year prospective follow-up oft he phenomenology of borderline personality disorder. *The American Journal of Psychiatry, 160,* 274–283. http://doi.org/10.1176/appi.ajp.160.2.274

Anhang

Fragen zur Risikoabschätzung
Suizidgedanken offen ansprechen:
– Ihr Leben ist gerade wirklich extrem schwierig! … Ich kenne andere Menschen, die sich bereits in einer weniger zugespitzten Situation nicht mehr sicher waren, ob sie überhaupt noch leben möchten – wie ist das denn bei Ihnen? Oder: – Gibt es derzeit Momente, in denen Sie sich wünschen, lieber tot zu sein? Oder: – Denken Sie daran, sich das Leben zu nehmen/sich selbst zu töten?
Etwaige Schamgefühle proaktiv normalisieren:
– Es ist absolut menschlich, dass Ihnen in dieser Situation die Frage durch den Kopf geht, ob Sie noch weiterleben möchten. Ich finde das sehr nachvollziehbar und überhaupt nicht verwunderlich! – Viele Menschen erwägen im Laufe ihres Lebens die Möglichkeit einer Selbsttötung. – Gerade nach traumatischen Erlebnissen/in Anbetracht massiver Schmerzen/der Diagnose einer solchen Erkrankung usw. ist es nicht unnormal, an einen Suizid zu denken.
Art und Ausmaß von Suizidgedanken und Suizidplänen abklären:
Häufigkeit, Dauer, Intensität und Auslöser aktueller Suizidgedanken – Wie sehen diese Gedanken genau aus? – Wie oft denken Sie derzeit daran, sich das Leben zu nehmen …. stündlich … täglich … wöchentlich … monatlich? – Wie lange halten diese Gedanken normalerweise an? Ein paar Minuten? Stunden? Den ganzen Tag? – Als wie überwältigend (belastend, bedrohlich) erleben Sie diese Gedanken? – Wann bzw. in welchen Situationen denken Sie darüber nach? – Was löst die Gedanken aus? *Spezifität der Gedanken und konkrete Planung* – Haben Sie konkrete Gedanken, wie Sie sich das Leben nehmen wollen? – Über welche Methode haben Sie nachgedacht? – Gibt es noch andere Methoden, über die Sie nachgedacht haben? – Haben Sie sich auch Gedanken darüber gemacht, wann und wo Sie sich das Leben nehmen wollen? *Verfügbarkeit der Mittel* – Stehen Ihnen diese Mittel zur Verfügung? – Haben Sie überlegt, wie Sie sich die Mittel beschaffen können? – Haben Sie Zugang zu diesen Mitteln? *Vorbereitungen und Probehandlungen* – Haben Sie auch andere Dinge schon vorbereitet (Internet nach Suizidmethoden abgesucht, Abschiedsbrief geschrieben, persönliche Sachen verschenkt, Testament verfasst, Zahlungsmodalität der Lebensversicherung abgeklärt etc.)? – Haben Sie schon mal probiert, wie es wäre, wenn Sie es dann wirklich tun würden (potenziellen Suizidort aufgesucht, Seil geknüpft, Medikamentenmix erstellt etc.)? – Was genau haben Sie gemacht? *Entschlossenheit/Distanz zu suizidalen Impulsen* – Wie stark ist Ihre aktuelle Absicht, diesen Todeswunsch in die Tat umzusetzen? – Wo stehen Sie auf einer Skala von 0 bis 10, wenn 0 heißt „keine Absicht, die Gedanken umzusetzen" und 10 heißt „die Gedanken bei der ersten sich bietenden Gelegenheit umzusetzen"?

Suizidales Verhalten/Suizidversuche in der Vergangenheit explorieren:

- Haben Sie schon einmal versucht, sich das Leben zu nehmen?
- Haben Sie schon mehrmals versucht, sich das Leben zu nehmen?
- Wie oft haben Sie in Ihrem Leben versucht, sich umzubringen?
- Wann haben Sie zuletzt versucht, sich das Leben zu nehmen?
- Was genau haben Sie gemacht?
- Hatten Sie Alkohol getrunken oder Drogen genommen, bevor Sie versucht haben, sich das Leben zu nehmen?
- Haben Sie den Versuch länger geplant, oder ist es eher plötzlich dazu gekommen?
- Haben Sie damit gerechnet zu sterben?
- Wie ist es dazu gekommen, dass Sie überlebt haben?
- Waren Sie im Anschluss in medizinischer Behandlung?
- Wie fanden Sie es seinerzeit, überlebt zu haben?
- Und welchen Suizidversuch würden Sie als Ihren schwersten bezeichnen, d. h. wann war Ihr Wunsch zu sterben am allergrößten bzw. wann waren Sie sich am sichersten, dass das gewählte Vorgehen tödlich sein würde? Und wie ist es da gewesen? …

Selbstverletzungen (ohne suizidale Absicht)

- Haben Sie sich schon einmal oder mehrfach absichtlich selbst verletzt (ohne dass Sie hierbei sterben wollten)?
- Auf welche Weise verletzen Sie sich selbst (Schneiden, Kratzen, Headbanging …)?
- An welchen Körperteilen verletzen Sie sich selbst?
- Wann haben Sie damit begonnen, sich Selbstverletzungen zuzufügen?
- Wann haben Sie sich zuletzt selbst verletzt?
- Haben Sie den Eindruck, dass selbstverletzendes Verhalten zunehmend häufiger stattfindet und/oder die Schwere der Selbstverletzung zunimmt?
- Haben Sie einen aktuellen Tetanusimpfschutz?
- Akute Selbstverletzungen sollten inspiziert werden, um abschätzen zu können, ob es einer Wundversorgung bedarf.

Suizide in der Familie

- Gibt es Menschen in Ihrer Familie, die sich das Leben genommen haben?
- Was wissen Sie darüber?
- Und wie stehen Sie dazu?

Motive und Risikofaktoren erheben:

Hoffnungslosigkeit
- Wie stark sind Sie eigentlich derzeit davon überzeugt, dass sich die Situation für Sie nicht mehr ändern wird?
- Gibt es einen Teil in Ihnen (und mag er noch so klein sein), der manchmal daran glaubt, dass Ihre Situation sich wieder verbessert?
- Welche Gründe führt dieser Teil an?

Entrapment
- Wie sehr haben Sie derzeit den Eindruck, in einer Situation festzustecken aus der Sie nicht entkommen können?

Soziale Isolation und fehlendes Zugehörigkeitserleben
- Gibt es Menschen, denen Sie sich momentan nah fühlen?
- Gibt es Menschen, die Sie anrufen können, wenn es Ihnen nicht gut geht?
- Wer weiß eigentlich davon, dass Sie manchmal mit dem Gedanken spielen, sich das Leben zu nehmen?

- Wie wäre das für Ihre Frau/Ihren Mann, wenn sie das wüsste?
- Wie würde sie reagieren?

Eindruck, eine Last für andere zu sein
- Manchmal denken Leute in Ihrer Situation, dass es für andere besser sei, wenn sie tot wären. Haben Sie auch solche Ideen?
- Leiden Sie derzeit unter dem Eindruck, eine Last für andere zu sein?
- Hat schon mal jemand gesagt, dass Sie eine Last sind?

Furchtlosigkeit vor Schmerz, Sterben und Tod
- Viele Menschen fürchten die Schmerzen, die mit einem Suizid verbunden sind, oder sie fürchten sich vor dem Sterben und Tot-Sein – wie ist das bei Ihnen?
- Gibt es Erfahrungen in Ihrem Leben, aus denen Sie den Schluss ziehen, dass Sie mit dieser Form von Schmerzen und Angst zurechtkommen werden?

Agitiertheit, Impulsivität und Selbstkontrolle
- Mal angenommen, die Situation ändert sich nicht oder wird sogar noch schlimmer. Wie lange können Sie es wohl noch ertragen, ohne etwas in die Richtung zu unternehmen, sich zu töten?
- Vielleicht gibt es einen Teil in Ihnen, der noch Bedenkzeit will. Wie viel Zeit können Sie diesem Teil noch geben?
- Inwieweit haben Sie den Eindruck, suizidale Impulse kontrollieren zu können?
- Könnte es Ihnen passieren, dass Sie suizidale Impulse „aus dem Moment heraus" unmittelbar umsetzen?
- Haben Sie in anderen Lebensbereichen manchmal Schwierigkeiten mit impulsivem Verhalten (Alkohol- und Drogenkonsum, aggressives Autofahren, Schwierigkeiten, Wut zu kontrollieren, promiskuitives sexuelles Verhalten, Spielsucht etc.)?

Im Fall von widersprüchlichen Informationen, den beobachtbaren Indikatoren stärkeres Gewicht beimessen:

- Sie haben erwähnt, dass Sie keine Pläne haben, sich das Leben zu nehmen und gleichzeitig haben Sie begonnen, Medikamente zu horten. Ist es okay, wenn wir uns das nochmal genauer angucken, um besser zu verstehen was da gerade passiert?

Im Fall diskrepanter Selbst- und Fremdbeurteilung des aktuellen Zustandes, diese Auffälligkeit artikulieren:

- Auf der einen Seite sagen Sie, dass Sie noch nie an einen Suizid gedacht haben und auf der anderen Seite macht sich Ihre Frau (Ihr Hausarzt …) große Sorgen um Sie und erinnert sich an mehrere Situationen, in denen Sie von einem Suizid gesprochen haben. Wie kommt das?

Protektive Faktoren und Ressourcen erheben:

- Wann in der vergangenen Woche haben Sie sich am wenigsten suizidal gefühlt? Oder: Gibt es Zeiten oder Momente, in denen Sie anders über die Möglichkeit, sich das Leben zu nehmen, nachdenken? Was ist dann anders?
- Gab es Dinge, die Sie in der vergangenen Woche/in den vergangenen Wochen gemacht haben, die Ihnen ein wenig Erleichterung verschaffen haben?
- Wie haben Sie sich bislang von einer Selbsttötung abgehalten? Was hat bislang die Entscheidung für das Leben getragen?
- Auf einer Skala von 0 bis 10 (0 steht für gar nicht suizidal und 10 für massiv suizidal), wie suizidal fühlen Sie sich jetzt im Moment? Und wie suizidal haben Sie sich – auf der gleichen Skala – gefühlt, bevor Sie sich dazu entschieden haben, Hilfe in Anspruch zu nehmen?
- Suizid ist eine endgültige Lösung – welche anderen Wege haben Sie bislang probiert, um Ihre Probleme zu lösen?
- Wie erklären Sie sich selbst, dass Sie angesichts Ihres schweren Lebens erst jetzt die Idee entwickeln, Ihrem Leben ein Ende zu setzen?

Im Fall einer überwundenen suizidalen Krise, die Gründe des Gelingens explorieren
- Wie haben Sie damals ins Leben zurück gefunden? Was haben Sie selbst in dieser Situation getan, um sie zu überwinden? Wie haben Sie mit sich selbst geredet?
- Wer hat Ihnen geholfen und welche Hilfestellungen waren gut und nützlich? Wie haben Sie um Hilfe und Unterstützung gebeten? Wen konnten Sie fragen: Wer war hilfreich und wer nicht?
- Was hat Sie seinerzeit davon abgehalten, sich das Leben zu nehmen?
- Wenn ich Ihre Frau/Freundin/Mutter fragen würde, was glauben Sie, was die sagen würden, was Ihnen aus der Krise geholfen hat?

Nach Personen, Stärken und Interessen fragen, die als Schutzfaktoren wirken
- Fühlen Sie sich jemandem besonders verbunden? Familie, Freunde, Tiere, Religion?
- Bevor sich die Situation so zugespitzt hat, wie haben Sie da den Tag verbracht und was haben Sie gerne gemacht?

Tobias Teismann / Wolfram Dorrmann

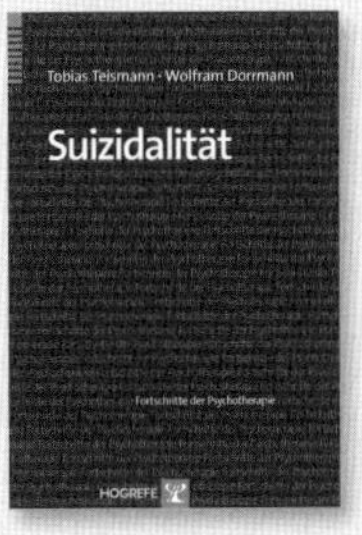

Suizidalität

(Reihe: „Fortschritte der Psychotherapie", Band 54)
2014, VI/92 Seiten,
€ 19,95 / CHF 28.50 (Im Reihenabonnement € 15,95 / CHF 22.90)
ISBN 978-3-8017-2436-8
Auch als eBook erhältlich

Der Band vermittelt eine praxisbezogene Darstellung diagnostischer und therapeutischer Interventionen im Umgang mit akuter und wiederkehrender Suizidalität.

Tobias Teismann / Wolfram Dorrmann

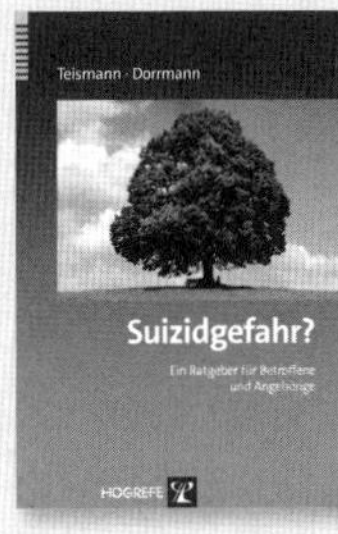

Suizidgefahr?

Ein Ratgeber für Betroffene und Angehörige

(Ratgeber zur Reihe: „Fortschritte der Psychotherapie", Band 32)
2015, 125 Seiten, Kleinformat,
€ 12,95 / CHF 16.90
ISBN 978-3-8017-2595-2
Auch als eBook erhältlich

Der Ratgeber wendet sich an Menschen in einer suizidalen Krise sowie an deren Angehörige und Freunde. Er stellt verschiedene Maßnahmen vor, die helfen können, mit Suizidgedanken umzugehen, um sich selbst zu schützen.

Thomas Forkmann / Tobias Teismann / Heide Glaesmer

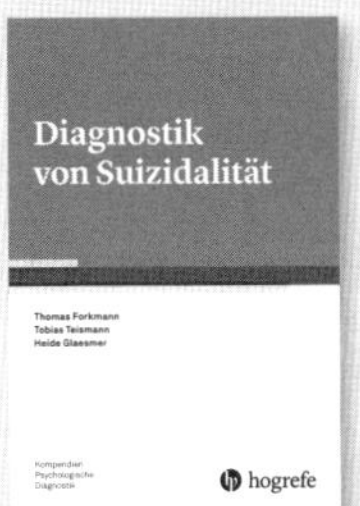

Diagnostik von Suizidalität

(Reihe: „Kompendien Psychologische Diagnostik", Band 14)
2016, 162 Seiten,
€ 24,95 / CHF 32.50
ISBN 978-3-8017-2639-3
Auch als eBook erhältlich

Dieses Buch bietet erstmals für den deutschen Sprachraum einen umfassenden Überblick über diagnostische Techniken und Instrumente zur Erfassung von Suizidalität und stellt somit ein wichtiges Nachschlagewerk für die klinisch-diagnostische Praxis dar.

Anja Gysin Maillart / Konrad Michel

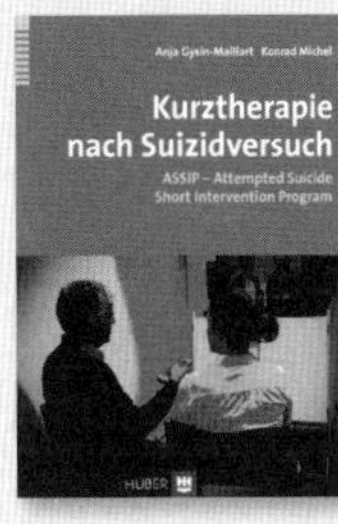

Kurztherapie nach Suizidversuch

ASSIP – Attempted Suicide Short Intervention Program

2013, 132 Seiten,
€ 36,95 / CHF 49.90
ISBN 978-3-456-85238-6
Auch als eBook erhältlich

Das Therapieprogramm ASSIP (Attempted Suicide Short Intervention Program) richtet sich an Patienten nach einem Suizidversuch.

Sonia Chehil / Stan Kutcher

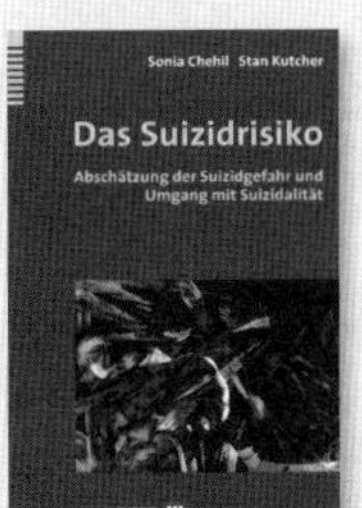

Das Suizidrisiko

Abschätzung der Suizidgefahr und Umgang mit Suizidalität

Aus dem Englischen von Christoph Goddenmeier.
2013, 176 Seiten, € 24,95 / CHF 35.50
ISBN 978-3-456-85197-6
Auch als eBook erhältlich

Dieses Buch liefert klare Anweisungen für die Suizidprävention, die Intervention bei unmittelbarer Suizidgefahr, die Nachsorge für Überlebende eines Suizidversuchs und die Betreuung von Helfenden, deren Patienten sich selbst getötet haben.

Tina In-Albon / Paul L. Plener / Romuald Brunner / Michael Kaess

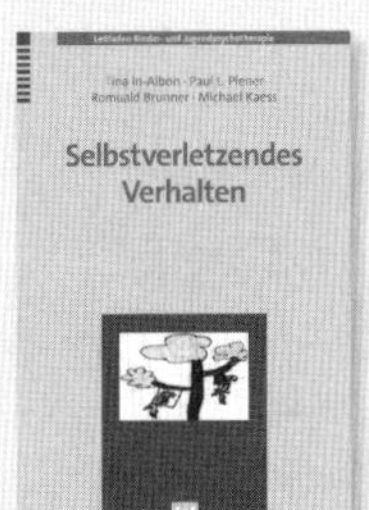

Selbstverletzendes Verhalten

(Reihe: „Leitfaden Kinder- und Jugendpsychotherapie", Band 19)
2015, VIII/107 Seiten,
€ 24,95 / CHF 35.50 (Im Reihenabonnement € 17,95 / CHF 25.90)
ISBN 978-3-8017-2571-6
Auch als eBook erhältlich

Der Leitfaden beschreibt konkrete Leitlinien zur Diagnostik und Behandlung Selbstverletzenden Verhaltens. Kernstück des Leitfadens sind die Leitlinien zur Diagnostik und Behandlung von Nicht-suizidalem Selbstverletzendem Verhalten.

www.hogrefe.com

hogrefe